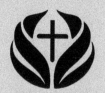

全国高职高专医药院校护理专业
"十三五"规划教材（临床案例版）

供护理、助产等专业使用

丛书顾问　文历阳　沈彬

用药基础
（临床案例版）

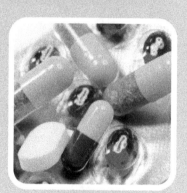

U0333477

主　编　于　雷　姚苏宁　叶　新
副主编　王冬梅　高建岭　徐胤聪
编　者　（以姓氏笔画为序）
　　　　于　雷　济南护理职业学院
　　　　王中晓　南阳医学高等专科学校
　　　　王冬梅　泰山护理职业学院
　　　　叶　新　上海济光职业技术学院
　　　　李　婷　泸州医学院
　　　　张晓宇　上海东海职业技术学院
　　　　姚苏宁　宁波卫生职业技术学院
　　　　徐胤聪　济南护理职业学院
　　　　高仁甫　上海济光职业技术学院
　　　　高建岭　南阳医学高等专科学校

华中科技大学出版社
http://www.hustp.com
中国·武汉

内 容 简 介

本书是全国高职高专医药院校护理专业"十三五"规划教材（临床案例版）。

本书主要由总论、外周神经系统的用药基础、中枢神经系统的用药基础、泌尿系统和脱水药的用药基础、心血管系统的用药基础、变态反应性疾病的用药基础、内脏系统的用药基础、内分泌系统的用药基础、感染性疾病的用药基础、抗恶性肿瘤药的用药基础、其他类药物的用药基础，以及实训部分组成。本书突出"临床案例版"的教材编写特色，体现"工学结合"人才培养的理念。

本书适用于高职高专护理、助产等专业使用。

图书在版编目（CIP）数据

用药基础：临床案例版/于雷，姚苏宁，叶新主编.—武汉：华中科技大学出版社，2015.2
全国高职高专医药院校护理专业"十三五"规划教材
ISBN 978-7-5680-0698-9

Ⅰ.①用⋯ Ⅱ.①于⋯ ②姚⋯ ③叶⋯ Ⅲ.①用药法-高等职业教育-教材 Ⅳ.①R452

中国版本图书馆 CIP 数据核字（2015）第 044369 号

用药基础（临床案例版） 于 雷 姚苏宁 叶 新 主编
Yongyao Jichu (Linchuang Anli Ban)

策划编辑：周 琳
责任编辑：程 芳 叶丽萍
封面设计：范翠璇
责任校对：张 琳
责任监印：周治超
出版发行：华中科技大学出版社（中国·武汉） 电话：(027)81321913
武汉市东湖新技术开发区华工科技园 邮编：430223
录 排：华中科技大学惠友文印中心
印 刷：北京虎彩文化传播有限公司
开 本：880mm×1230mm 1/16
印 张：26.5
字 数：908 千字
版 次：2018 年 12 月第 1 版第 3 次印刷
定 价：66.00 元

全国高职高专医药院校护理专业"十三五"规划教材
（临床案例版）教材编委会

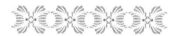

前言

Qianyan

为体现培养高素质技能型医学人才的目标,体现高等院校的职业化和实践化,根据《国家中长期教育改革和发展规划纲要(2010—2020 年)》中"以服务为宗旨,以就业为导向"的思想精神,满足我国高等卫生职业教育教学与医疗卫生事业的需要,我们启动了"全国高职高专医药院校护理专业'十三五'规划教材(临床案例版)"《用药基础》的编写工作。

本教材在编写过程中融入"工学结合"的理念,搭建系统化、立体化的教学体系,坚持"终身学习、能力本位、岗位需要、教学需要、社会需要"的理念,坚持"三基"(基本理论、基本知识、基本技能)、"五性"(思想性、科学性、先进性、启发性、适用性)、"三特定"(特定对象、特定要求、特定限制)、"四贴近"(贴近护理人员、贴近护理岗位、贴近学生现状、贴近资格考试)的原则,充分体现高职教材的特点,目标是着重培养与实际工作能够紧密联系的应用型人才。

根据高职教育的特点和护理岗位的需求,在本书的编排上做了一些尝试,以项目、任务、情景的方式提出单元学习的目标和任务,力求打造"易教易学",既能提高学生动手能力及观察、分析、处理问题的能力,又能提高学生对药物实际应用的综合能力的新型教材。本教材的特点概括如下。一是体现基础与临床的双重性,在理论知识中穿插模拟了若干不同的情景,按临床岗位工作的方式对理论知识进行梳理和总结归纳,既有学科体系的知识架构,又兼顾了临床工作的思维模式。二是体现职业性和实践性,借鉴医学 PBL 的教学理论和问题引导式自主学习方法,全书采用案例导引式教学,重要知识点也有临床案例示例,而用药护理模块更是根据护理专业的职业性从实践工作出发,阐述临床岗位工作人员应掌握的知识与技能。三是体现技能型和应用型,实训是高职院校培养的重点内容,本教材一改传统的科研型实验为更适应就业和岗位的实训,让学生提前进行针对性训练,提高学生综合分析的能力。护考真题和练习题也收入教材,供学生巩固知识和练习提高。

由于编者水平有限,书中难免有疏漏和不足之处,在此,恳请广大读者提出宝贵意见,以便今后进行修订,使本书不断完善和提高。

编　者

目录

Mulu

总论　认识药理与用药基础理论

项目一　概述 / 3
　任务一　药理的研究内容 / 3
　任务二　药物与药理的发展简史 / 3
　任务三　药物治疗原则和用药护理程序 / 4
　任务四　学习用药基础的意义和方法 / 6
项目二　药物效应动力学 / 7
　任务一　药物作用的基本规律 / 7
　任务二　药物剂量与效应关系 / 10
　任务三　药物作用机制 / 12
项目三　药物代谢动力学 / 15
　任务一　药物的跨膜转运 / 15
　任务二　药物的体内过程 / 16
　任务三　药物的速率过程 / 20
项目四　影响药物效应的因素 / 24

模块一　外周神经系统的用药基础

项目五　传出神经系统药物概述 / 31
　任务一　传出神经的分类和递质 / 31
　任务二　传出神经的受体和效应 / 33
　任务三　传出神经系统的药物分类 / 35
项目六　胆碱受体激动药和胆碱酯酶抑制药的
**　　　　用药基础** / 37
　任务一　胆碱受体激动药 / 37
　任务二　胆碱酯酶抑制药 / 39
项目七　胆碱受体阻断药 / 45
　任务一　M 胆碱受体阻断药 / 45
项目八　肾上腺素受体激动药的用药基础 / 52
　任务一　α、β受体激动药 / 53
　任务二　α受体激动药 / 56

任务三　β受体激动药　　　　　　　　　　　／57

项目九　肾上腺素受体阻断药的用药基础　　　／61
　　任务一　α受体阻断药　　　　　　　　　　／61
　　任务二　β受体阻断药　　　　　　　　　　／64
　　任务三　α、β受体阻断药　　　　　　　　／66

项目十　麻醉药的用药基础　　　　　　　　　　／70
　　任务一　局部麻醉药　　　　　　　　　　　／70
　　任务二　全身麻醉药　　　　　　　　　　　／74

模块二　中枢神经系统的用药基础

项目十一　镇静催眠药的用药基础　　　　　　／83
　　任务一　苯二氮䓬类　　　　　　　　　　　／83
　　任务二　巴比妥类　　　　　　　　　　　　／85
　　任务三　其他类镇静催眠药　　　　　　　　／86

项目十二　抗癫痫药和抗惊厥药的用药基础　　／91
　　任务一　抗癫痫药　　　　　　　　　　　　／91
　　任务二　抗惊厥药　　　　　　　　　　　　／95

项目十三　治疗中枢神经系统退行性疾病药的
　　　　　用药基础　　　　　　　　　　　　／100
　　任务一　抗帕金森病药　　　　　　　　　／100
　　任务二　抗阿尔茨海默病药　　　　　　　／102

项目十四　抗精神失常药的用药基础　　　　／106
　　任务一　抗精神病药　　　　　　　　　　／106
　　任务二　抗躁狂症药　　　　　　　　　　／109
　　任务三　抗抑郁症药　　　　　　　　　　／109
　　任务四　抗焦虑症药　　　　　　　　　　／111

项目十五　镇痛药的用药基础　　　　　　　／115
　　任务一　阿片生物碱类药　　　　　　　　／115
　　任务二　人工合成镇痛药　　　　　　　　／118
　　任务三　其他镇痛药　　　　　　　　　　／119

项目十六　解热镇痛抗炎药　　　　　　　　／123
　　任务一　解热镇痛抗炎药的概述　　　　　／123
　　任务二　常用解热镇痛抗炎药　　　　　　／124
　　任务三　治疗痛风药　　　　　　　　　　／130

项目十七　中枢兴奋药的用药基础　　　　　／133
　　任务一　主要兴奋大脑皮质药　　　　　　／133
　　任务二　主要兴奋延脑呼吸中枢药　　　　／134
　　任务三　促大脑功能恢复药　　　　　　　／135

模块三　泌尿系统和脱水药的用药基础

项目十八　利尿药的用药基础　　　　　　　／139

　　任务一　利尿作用基础　　　　　　　　　　　　　　　/ 139
　　任务二　常用利尿药　　　　　　　　　　　　　　　　/ 141
项目十九　脱水药的用药基础　　　　　　　　　　　　　/ 145

模块四　心血管系统的用药基础

项目二十　抗高血压药的用药基础　　　　　　　　　　　/ 153
　　任务一　抗高血压药的作用和分类　　　　　　　　　/ 153
　　任务二　常用抗高血压药物　　　　　　　　　　　　/ 154
　　任务三　其他抗高血压药物　　　　　　　　　　　　/ 158
项目二十一　抗心律失常药的用药基础　　　　　　　　　/ 164
　　任务一　抗心律失常药的基本作用和分类　　　　　　/ 164
　　任务二　常用抗心律失常药　　　　　　　　　　　　/ 165
项目二十二　抗慢性心功能不全药的用药基础　　　　　　/ 172
　　任务一　正性肌力药　　　　　　　　　　　　　　　/ 173
　　任务二　肾素-血管紧张素-醛固酮系统抑制药　　　　/ 175
　　任务三　减轻心脏负荷药　　　　　　　　　　　　　/ 176
　　任务四　β受体阻断药　　　　　　　　　　　　　　/ 176
项目二十三　调血脂药与抗动脉粥样硬化药的
　　　　　　　用药基础　　　　　　　　　　　　　　　/ 180
　　任务一　调血脂药　　　　　　　　　　　　　　　　/ 180
　　任务二　抗氧化剂　　　　　　　　　　　　　　　　/ 182
　　任务三　多烯脂肪酸　　　　　　　　　　　　　　　/ 183
项目二十四　抗心绞痛药的用药基础　　　　　　　　　　/ 186
　　任务一　硝酸酯类　　　　　　　　　　　　　　　　/ 186
　　任务二　β受体阻断药　　　　　　　　　　　　　　/ 187
　　任务三　钙通道阻滞剂　　　　　　　　　　　　　　/ 188

模块五　变态反应性疾病的用药基础

项目二十五　变态反应性疾病的用药基础　　　　　　　　/ 193
　　任务一　抗组胺药　　　　　　　　　　　　　　　　/ 193
　　任务二　其他抗变态反应药　　　　　　　　　　　　/ 195

模块六　内脏系统的用药基础

项目二十六　血液和造血系统用药基础　　　　　　　　　/ 201
　　任务一　抗血栓药　　　　　　　　　　　　　　　　/ 202
　　任务二　止血药　　　　　　　　　　　　　　　　　/ 207
　　任务三　抗贫血药及造血细胞生长因子　　　　　　　/ 210
　　任务四　血容量扩充药　　　　　　　　　　　　　　/ 213
项目二十七　呼吸系统用药基础　　　　　　　　　　　　/ 217
　　任务一　镇咳药　　　　　　　　　　　　　　　　　/ 217
　　任务二　祛痰药　　　　　　　　　　　　　　　　　/ 220

任务三　平喘药　　　　　　　　　　　　　/ 221
项目二十八　消化系统疾病用药基础　　　/ 229
　　　任务一　抗消化性溃疡药　　　　　　　　/ 229
　　　任务二　消化功能调节药　　　　　　　　/ 233
项目二十九　生殖系统用药基础　　　　　　/ 238
　　　任务一　子宫平滑肌兴奋药　　　　　　　/ 238
　　　任务二　子宫平滑肌抑制药　　　　　　　/ 241

模块七　内分泌系统的用药基础

项目三十　肾上腺皮质激素类药物的用药基础　/ 245
　　　任务一　糖皮质激素类药　　　　　　　　/ 245
　　　任务二　盐皮质激素类药　　　　　　　　/ 250
　　　任务三　促皮质素及皮质激素抑制药　　　/ 250
项目三十一　甲状腺激素及抗甲状腺药的
　　　　　　　用药基础　　　　　　　　　/ 254
　　　任务一　甲状腺激素　　　　　　　　　　/ 254
　　　任务二　抗甲状腺药　　　　　　　　　　/ 256
项目三十二　降血糖药的用药基础　　　　　/ 264
　　　任务一　胰岛素　　　　　　　　　　　　/ 264
　　　任务二　口服降血糖药　　　　　　　　　/ 267
项目三十三　性激素类药与抗生育药　　　　/ 273
　　　任务一　性激素类药　　　　　　　　　　/ 273
　　　任务二　抗生育药　　　　　　　　　　　/ 276

模块八　感染性疾病的用药基础

项目三十四　抗微生物药的基本知识　　　　/ 283
　　　任务一　基本概念与常用术语　　　　　　/ 283
　　　任务二　抗菌药的作用机制　　　　　　　/ 284
　　　任务三　细菌耐药性　　　　　　　　　　/ 285
项目三十五　抗生素的用药基础　　　　　　/ 287
　　　任务一　β-内酰胺类抗生素　　　　　　　/ 287
　　　任务二　大环内酯类抗生素　　　　　　　/ 293
　　　任务三　林可霉素类抗生素　　　　　　　/ 295
　　　任务四　多肽类抗生素　　　　　　　　　/ 296
　　　任务五　氨基糖苷类抗生素　　　　　　　/ 297
　　　任务六　四环素类及氯霉素类　　　　　　/ 300
项目三十六　人工合成抗菌药的用药基础　　/ 307
　　　任务一　喹诺酮类抗菌药　　　　　　　　/ 307
　　　任务二　磺胺类抗菌药与甲氧苄啶　　　　/ 309
　　　任务三　其他合成类抗菌药　　　　　　　/ 312
项目三十七　抗病毒药的用药基础　　　　　/ 318

项目三十八　抗真菌药的用药基础　/ 322

项目三十九　抗结核病药及抗麻风病药的
用药基础　/ 326
　　任务一　抗结核病药　/ 326
　　任务二　抗麻风病药　/ 329

项目四十　抗寄生虫病药的用药基础　/ 332
　　任务一　抗疟药　/ 332
　　任务二　抗阿米巴病药和抗滴虫病药　/ 336
　　任务三　抗血吸虫病药和抗丝虫病药　/ 339
　　任务四　抗肠道蠕虫病药　/ 340

模块九　抗恶性肿瘤药的用药基础

项目四十一　抗恶性肿瘤药的用药基础　/ 347
　　任务一　概述　/ 347
　　任务二　常用抗恶性肿瘤药　/ 351

模块十　其他类药物的用药基础

项目四十二　调节免疫功能药物的用药基础　/ 361
　　任务一　免疫抑制药　/ 361
　　任务二　免疫增强药　/ 367
　　任务三　计划免疫药　/ 368

项目四十三　解毒药的用药基础　/ 372
　　任务一　常用的解毒药　/ 372
　　任务二　常见药物中毒及解救药物　/ 376

项目四十四　糖类、盐类及调节酸碱平衡药物的
用药基础　/ 378
　　任务一　糖类药物　/ 378
　　任务二　盐类药物　/ 379
　　任务三　调节酸碱平衡药物　/ 380

项目四十五　维生素及酶类药物的用药基础　/ 382
　　任务一　维生素类药物　/ 382
　　任务二　酶类药物　/ 384

项目四十六　消毒防腐药的用药基础　/ 385

实 训 部 分

实训 1　药物常用剂型及药品说明书的临床应用　/ 387
实训 2　药物的处方与用药医嘱的执行　/ 388
实训 3　药物的相互作用及配伍禁忌　/ 392
实训 4　感染性休克的抢救及用药护理　/ 393
实训 5　心跳骤停的抢救及用药护理　/ 394
实训 6　有机磷酸酯类农药中毒及其解救用药护理　/ 395

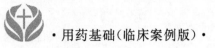

实训 7　解热镇痛药的退热作用及用药护理　　　　　/ 396

实训 8　吗啡成瘾性、急性中毒及用药护理　　　　　/ 397

实训 9　利尿药的用药护理　　　　　　　　　　　　/ 398

实训 10　抗心律失常药的用药护理　　　　　　　　　/ 399

实训 11　抗心绞痛药的用药护理　　　　　　　　　　/ 400

实训 12　强心苷类药的用药护理　　　　　　　　　　/ 401

实训 13　铁剂的用药护理　　　　　　　　　　　　　/ 401

实训 14　平喘药的用药护理　　　　　　　　　　　　/ 402

实训 15　糖皮质激素类药的用药护理　　　　　　　　/ 403

实训 16　甲状腺危象和甲亢术前准备的用药护理　　　/ 404

实训 17　抗糖尿病药的用药护理　　　　　　　　　　/ 405

实训 18　青霉素过敏性休克的抢救及用药护理　　　　/ 406

实训 19　药物的应用和不良反应观察　　　　　　　　/ 407

参考文献　　　　　　　　　　　　　　　　　　　/ 410

总 论

认识药理与用药基础理论

项目一　概　　述

导学

药理学是研究药物与机体相互作用规律及其机制的科学,主要包括药物效应动力学和药物代谢动力学两个方面。用药护理不仅介绍了药理学的基本理论和基本内容,还着重阐述了药物的毒副反应和防治措施、禁忌证、药物相互作用、药疗监护须知及护理人员在临床合理用药中的地位和作用等方面的内容,为指导临床用药安全提供有效的理论依据。

项目目标 …

> 1. 掌握药物、药理学、药效学、药动学、用药基础的概念。
> 2. 掌握药物治疗的原则和护理程序。
> 3. 了解药物发展简史。

任务一　药理的研究内容

药物(drug)是用于预防、治疗、诊断疾病及计划生育的化学物质。根据来源可分为天然药物、人工合成药物和基因工程药物。

药理学(pharmacology)是研究药物与机体(包括病原体)之间相互作用及其规律的科学。其中,研究药物对机体的作用及作用机制的科学称为药物效应动力学,简称药效学。研究机体对药物的作用及作用规律的科学称为药物代谢动力学,简称药动学(图 0-1)。

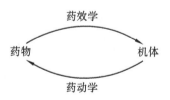

图 0-1　药效学与药动学关系示意图

用药护理(medication nursing)是药理学的一个分支,是以药理学理论为基础,合理用药为目的,阐述用药护理中必需的基本理论、基本知识和基本技能及临床用药护理措施的一门课程。

本课程是护理专业的核心课程之一,主要研究包括药物的药理作用、临床应用、体内过程、不良反应、药物相互作用及用药护理措施等。通过本课程的学习,使护理专业学生具备正确理解和执行处方和医嘱的能力,具备对处方和医嘱所用药物正确评价的能力,具备对药物治疗有效监护的能力,具备对药物不良反应进行判断和处理的能力,具备对患者进行合理用药指导的能力,确保药物发挥最佳疗效,防止或减少不良反应的发生。

任务二　药物与药理的发展简史

我国早在公元一世纪前后就著有《神农本草经》,它是世界上最早的药学专著,全书收载药物

365种,其中不少药物至今仍广为应用,如大黄导泻、麻黄治喘、楝实祛虫、柳皮退热等。自《神农本草经》问世后,历代医药学家对其多有增补和修订。唐代的《新修本草》是世界上第一部由政府颁布的药典,收载药物844种。明代伟大医药学家李时珍竭尽毕生精力,亲身实践,写成《本草纲目》,全书52卷,收载药物1892种、药方11000余条、插图1160幅,约190万字。《本草纲目》促进了我国医药学的发展,并受到国际医药界的重视,被译成英、日、朝、德、法、俄及拉丁文7种文字,成为世界药物学的重要文献之一。

现代药理学是随着19世纪科学技术的兴起而发展的,解剖学、化学和实验生理学的发展为药理学的发展奠定了基础。1819年,法国F. Magendie发现切断或破坏蛙脊髓,士的宁就不会引起惊厥,因而确定了士的宁的作用部位在脊髓,从而开创了实验器官药理学。1783—1841年,德国化学家F. W. Serturner首先从罂粟中分离、提纯出吗啡,通过狗的实验证实其有镇痛作用。之后世界各国科学家相继从植物中提取出活性成分,得到依米丁、奎宁、士的宁等较高纯度药物。1878年,英国生理学家J. N. Langley在研究阿托品与毛果芸香碱对猫唾液分泌的不同作用时,提出受体的概念。1909年,德国微生物学家P. Ehrlich从近千种有机砷化合物中筛选出治疗梅毒新药砷凡纳明,象征着药理学进入人工合成新药时期。1940年英国H. W. Florey从青霉菌的培养液中提取出青霉素,从而使药物治疗从化学治疗转为抗生素治疗,促进了药理学对药物构效关系、作用机制和体内过程的研究。20世纪中叶,自然科学技术的蓬勃发展为新药研究与开发提供了理论依据、技术和方法,使药理学的研究从系统、器官水平逐渐深入到细胞、分子水平,对药物作用机制研究也逐步深入。

近几十年来,随着分子生物学技术的应用,药理学与其他学科之间相互渗透,从而产生了许多药理学分支,如分子药理学、临床药理学、行为药理学、精神药理学、免疫药理学、遗传药理学、生化药理学、细胞药理学、护理药理学等,新药的开发和新理论的研究均取得飞速发展,对促进医药事业的发展、保障人民身体健康做出了巨大贡献。

知识链接

《本草纲目》,中国药学著作,52卷,明朝李时珍撰写,刊于1590年。全书共190多万字,载有药物1892种,收集医方11096个,绘制精美插图1160幅,分为16部60类,是中国古代汉族传统医学集大成者。李时珍在继承和总结以前本草学成就的基础上,结合自身长期学习、采访积累了大量药学知识,经过实践和钻研,历时数十年编成了这部巨著。书中不仅考证了过去本草学中的若干错误,综合了大量科学资料,提出了较科学的药物分类方法,融入了先进的生物进化思想,并反映了丰富的临床实践。该书也是一部具有世界性影响的药物学著作。

任务三 药物治疗原则和用药护理程序

一、药物治疗原则

临床用药是以取得近期满意疗效为主要目标。而近年来循证医学在药物治疗方面更注重远期疗效,即用药在控制症状、促进康复的同时,也应考虑到对患者的生存质量和延长寿命有益。药物治疗的原则就是在充分发挥药物疗效的同时,尽可能避免或减少不良反应的发生。药物治疗原则具体如下。

1. 明确诊断、慎重选择 用药时应权衡疗效与不良反应等各方面作用,综合考虑患者用药的适应证、不良反应、禁忌证和经济承受能力。

2. 选择合适的给药方案 根据药物作用特点,尽量选用"高效、低毒、价廉、方便使用"的药物。需要合并用药时,应发挥有益的药物协同作用,避免采用多种药物进行不合理的预防性给药,防止耐药性产生,避免有害的药物相互作用和浪费。

3. 用药个体化 用药应该因人、因地、因时和病情而定,要注意患者的个体差异。

4. 对因治疗和对症治疗并重 掌握急者治其标、缓者治其本、标本兼治的原则。在采用对因治疗和对症治疗的同时还应注意维持生命的支持疗法,如在治疗严重感染性休克时,要注意综合使用抗菌、抗休克,以及维持呼吸、循环等重要生命指征的支持疗法。

5. 及时调整药物治疗方案 明确诊断和开出处方仅是治疗的开始,在整个治疗过程中,应密切观察药物的疗效和患者的反应,及时调整药物及其剂量,使患者能够始终安全有效地进行治疗。

二、用药护理程序

用药护理程序在药物治疗中运用的目的是便于有计划、有组织、有步骤地进行护理活动。护理程序对于提高护理质量,促进患者恢复健康具有重要作用,是当今世界科学、规范的操作标准。

用药护理程序包括5个过程:用药前护理评估、用药护理诊断、用药护理计划、用药计划实施、用药护理评价。

（一）用药前护理评估

在执行药物治疗前,护理人员需运用专业知识对患者的基本情况与用药相关资料进行评估,其主要内容包括:

1. 收集患者的基础资料 如年龄、性别、身高、体重、营养、体质、活动能力、心理、生理、社会经济状况(如生活环境、文化背景、职业、经济收入)等。

2. 了解既往史和用药史 患者患病情况、有无遗传性疾病、治疗状况、用药情况、有无药物和食物过敏史。

3. 了解患者基本生理情况和当前病情 如生命指标(心率、脉搏、呼吸、血压、体温)、体检情况(心电图、X线、化验指标),同时了解当前病情和医生用药目的。

4. 了解患者及其家属对药物治疗的有关知识 有些患者出院后需继续用药,要评价其自理能力,对药物的作用、临床应用、用法、不良反应,以及防治知识、药品保管知识的了解。

（二）用药护理诊断

护理人员依据护理评估的结果与所用药物联系起来加以分析,作出用药护理诊断。用药护理诊断有如下几方面:

1. 药物疗效不明确 与用药方法、时间、剂量、疗程、吸收、合并用药、个体差异等有关。

2. 药物的不良反应 如胃肠道反应(恶心、呕吐、腹痛、腹泻、便秘)、肝肾功能不良、神经系统反应(头痛、眩晕、失眠)、血液系统反应(白细胞减少、血小板减少等)以及其他系统反应。

3. 患者用药知识不足 如缺乏用药知识、漏服或错服药物、患者自己不能服药。

4. 患者不合作 经济状况不佳、心情不好或无治疗信心、精神异常、医疗纠纷等导致患者不能服从药物治疗。

（三）用药护理计划

用药护理计划是根据用药护理诊断所作出的解决方案,通常包括两部分:用药护理目标和用药护理措施。

1. 用药护理目标 护理人员预测患者或服务对象在用药护理期限内能够达到的健康状况。

2. 用药护理措施 用药护理措施是护士执行护理工作的依据,与药物治疗、预防或减少不良反应有关。其内容包括:如何正确安全使用药物、对药物疗效的观察、对药物不良反应的观察与防治、有效的药物治疗管理、健康教育计划等。

（四）用药计划实施

用药计划实施是用药护理程序中最为重要的组成部分,护士依据已制订的用药护理措施进行护理,确保计划的落实。在实施用药计划过程中,要随时书写护理记录,继续收集资料,评估患者的健康状况和用药反应,并对用药计划随时进行调整,同时要注意患者的用药安全。

（五）用药护理评价

用药护理评价是将患者的健康状况与原先确定的用药护理目标进行比较,评价是否达到了预期目标。评价的内容主要包括:

1. 疗效评价 评价药物是否产生了良好的治疗效果,包括患者的主诉症状和体征。

2. 安全评价 评价药物是否产生了不良反应,其性质和程度如何。

3. 服药能力评价 评价患者是否服从药物治疗,其服从程度如何。

任务四 学习用药基础的意义和方法

护理工作是整个医疗工作的重要组成部分,护士在临床药物治疗过程中,既是药物治疗的实施者,又是用药前后的监护者,对发挥药物的疗效和减少不良反应起重要作用。护理人员不仅需要具备扎实的用药护理的基础理论知识,还要熟练掌握用药护理技能,学会运用护理程序来评价药效并及时发现药物的不良反应,防止药源性疾病的发生。

1. 培养执行医嘱的能力 护理人员应以用药护理基础理论为指导执行用药医嘱。执行医嘱前,必须了解医生的用药目的、患者的病情与所用药物特点;执行医嘱时,应严格执行"三查、七对、一注意"。对医嘱有疑问时应及时与医师或药师沟通,及时处理,避免医疗事故的发生。

2. 培养观察及评价药效的能力 药效评价是决定治疗是否继续或修正治疗方案的重要环节。护理人员与患者接触,可及时观察及评价药效,及时将观察到的信息反馈给医生。

3. 培养监测药物不良反应的能力 护理人员在使用药物前,应了解药物应用时可能发生的不良反应及相应的预防和处理措施;在用药过程中,主动询问并观察患者的反应,如患者有不适,应及时与医生联系、作出处理并做好记录。

4. 培养药物信息咨询服务的能力 护理人员应做好用药咨询服务工作,包括让患者或家属了解药名、剂量、给药方法、有效期及药品的储存要求,向患者和家属介绍药物可能出现的疗效、不良反应及处理方法等。

知识链接

用药护理的学习方法

用药护理是联系基础医学与临床护理课程之间的一门桥梁课程,为护理专业课程学习及临床药物治疗提供支撑服务。药物的种类繁多、作用各异,掌握学习方法尤为重要。

1. 联系基础知识 药物通过影响或改变机体原有生理、生化或病理功能状态而发挥作用。掌握生理、生化和病理等基础知识有助于对药物作用、应用及不良反应等知识的理解学习,做到融会贯通。

2. 联系临床实践 药物均有各自的适应证,在学习过程中可通过生活事例或临床案例,分析疾病的临床表现,掌握用药原则,学会用药护理。

3. 学会分析归纳 药物种类很多,首先要掌握药物分类及代表药物,分析比较共性,抓住特点,及时归纳总结,加深理解。

4. 加强实际应用 要立足于药物作用、应用、不良反应和用药护理学习,注重实际应用。通过综合实训及实验,培养分析问题和解决问题的能力。

(叶 新)

项目二　药物效应动力学

导学

　　药物效应动力学阐明了药物对机体的作用和作用原理,是药物作用的结果,是机体反应的表现,包括药物产生的不良反应。

项目目标

　　1. 掌握药物基本作用、药物作用的选择性、预防作用、治疗作用、不良反应、副作用、毒性作用、变态反应、依赖性、个体差异;掌握药物常用剂量术语及量-效曲线、效能、效价强度、治疗指数;掌握受体激动剂、受体拮抗剂。
　　2. 熟悉药物作用的两重性、特异质反应、后遗效应、继发反应、撤药反应、受体的概念和特性、受体的调节。
　　3. 了解药物的作用机制。

任务一　药物作用的基本规律

导学

　　药物作用是临床选用药物的依据,在药物治疗过程中,如何最大限度地发挥药物的防治效果,减少不良反应的发生,是合理用药的关键。

　　药物作用(drug action)是指始发于药物与机体细胞之间的反应;药物效应(drug effect)是指继发于药物作用之后组织细胞功能或形态变化,是机体对药物反应的表现。两者意义接近,习惯上统称为药物作用。

一、药物的基本作用

　　药物的基本作用是指药物对机体原有功能活动的影响。凡是使机体组织器官原有的功能活动增强的作用称为兴奋作用(excitation action),如肾上腺素具有升高血压的作用、尼可刹米具有加快呼吸的作用等;反之,凡能使机体组织器官原有的功能活动减弱的作用称为抑制作用(inhibition action),如地西泮可产生镇静催眠作用。兴奋作用和抑制作用在一定条件下是可以相互转化的,如中枢神经过度兴奋可导致惊厥,长时间惊厥又会引起中枢抑制甚至昏迷或死亡。

二、药物作用的选择性

　　药物吸收后经血液循环分布于全身,但并不是对所有的器官组织都起到同样的作用。在治疗剂量时,常常只选择性地对某一个或几个组织器官产生明显作用,而对其他组织器官不发生作用或作用不明显。这是由于药物对这些细胞组织具有较强亲和力,或机体不同组织器官对药物敏感性有差异,称之为药物作用的选择性(selectivity)。选择性高的药物针对性强,如洋地黄对心肌有兴奋作用,青霉素主要对革兰阳性菌有杀菌作用等;而选择性低的药物影响器官多,作用广泛,应用时副作用较多,如阿托品具有扩瞳、口干、心率加快等多方面作用。药物作用的选择性往往是相对的,常与应用时的剂量有关,如咖啡因对大脑皮层有兴奋作用,可以提神,消除疲劳,而大剂量应用时会广泛兴奋中枢神经系统,引起惊厥发生。因此,临床应根据药物选择性作用的规律,对不同的疾病选择不同的药物。

三、药物的作用方式

1. 局部作用和吸收作用　局部作用是指药物在用药部位所产生的作用,如碘酒、酒精对皮肤表面的消毒作用,口服抗酸药中和胃酸的作用。吸收作用又称全身作用,是指药物吸收入血后随血液分布到机体各组织器官所呈现的作用,如地西泮的镇静催眠作用、洋地黄的抗心衰作用。

2. 直接作用和间接作用　药物与组织器官直接接触后所产生的效应为直接作用,如局部麻醉药的局部麻醉作用,洋地黄直接兴奋心脏、加强心肌收缩力、改善心力衰竭症状,均属直接作用。间接作用又称继发作用,是由药物的某一作用而引起的另一作用,通常通过神经反射或体液调节产生,如洋地黄加强心肌收缩力,随之而产生的心率减慢、传导阻滞和利尿作用均属间接作用。

四、药物作用的两重性

治疗作用和不良反应是药物作用的两重性表现。

(一) 治疗作用(preventive action)

凡符合用药目的、能达到防治疾病效果的作用均称为治疗作用。根据治疗目的的不同,又可分为对因治疗(etiological treatment)和对症治疗(symptomatic treatment)。对因治疗的目的是能消除原发致病因子,彻底治愈疾病,又称治本,如用抗生素杀灭体内的病原体、用解毒药清除体内毒物。用药目的在于改善临床症状的称为对症治疗,又称治标,如阿司匹林的降低体温作用、吗啡缓解晚期癌症引起的剧痛。对症治疗不能消除病因,但在某些危急情况是非常必要的,如休克、惊厥、心跳骤停等,及时给予对症治疗,可防止病情恶化。在临床实践中,应根据患者具体情况,遵循"急者治其标,缓者治其本,标本兼治"的原则,妥善处理好对因治疗和对症治疗的关系。

(二) 不良反应(adverse reaction)

用药后产生的与治疗目的无关且给患者带来不适或痛苦的反应,称为不良反应。任何药物或多或少都有一定的不良反应。不良反应可分为以下类型。

1. 副反应(side reaction)　副反应是指药物在治疗剂量时出现的与治疗目的无关的作用,通常也称为副作用。产生的原因是药物的选择性低,作用广泛。药物的治疗作用和副作用不是固定不变的,常随治疗目的的不同而变化,当其中一种作用成为治疗作用时,其他的作用就成为副作用。如阿托品有抑制腺体分泌、解除平滑肌痉挛、加快心率等作用,若用于治疗胃肠痉挛所致的胃肠绞痛,可引起口干、便秘、心悸等副作用,若用于麻醉前给药,其抑制腺体分泌作用成为治疗作用,而松弛平滑肌引起的腹胀气和尿潴留则成为副作用。

副作用是药物本身固有的作用,可以预知,危害较小,难以避免。护理人员在用药过程中,应告知患者,同时设法纠正副作用,如用麻黄碱治疗支气管哮喘时有兴奋中枢作用,可引起失眠,若同时服用催眠药可予以纠正。

2. 毒性反应(toxic reaction)　毒性反应是指用药剂量过大、用药时间过长或机体对药物敏感性过高时产生的病理性危害反应,一般比较严重。用药后迅速发生的毒性反应称为急性毒性,多损害循环、呼吸及神经系统功能;长期用药在体内逐渐积蓄而发生的毒性反应称为慢性毒性,多损害肝、肾、骨髓、内分泌等器官功能,如链霉素引起的耳鸣、耳聋,氯霉素抑制骨髓造血功能,洋地黄过量引起心律失常,长期应用四环素对肝脏的损害等。药物的致癌、致畸、致突变反应称为药物的"三致"作用,是药物特殊慢性毒性反应。用药时应注意避免毒性反应发生。

知识链接

反应停事件

  20 世纪 50 年代前西德研制开发了一种治疗孕妇妊娠反应的药物——沙利度胺(反应停),孕妇应用后产下手脚发育畸形的"海豹肢"样新生儿(图 0-2),是历史上典型的药物致畸事件,被称为"反应停"事件,是"20 世纪最大的药物灾难"。

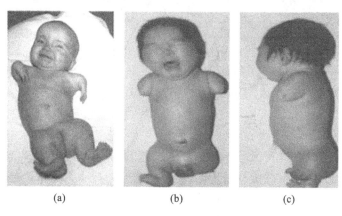

(a)   (b)   (c)

图 0-2　反应停引起的"海豹肢"样畸形儿

  3. 变态反应(allergic reaction)　变态反应又称过敏反应,是指少数具有过敏体质者对某些药物产生的一种病理性免疫反应。过敏反应的发生与用药剂量无关,且不易预知,即使小剂量也可以造成严重变态反应。致敏原可以是药物本身、药物在体内的代谢产物或制剂中的杂质等。它们刺激机体免疫系统产生相应抗体,待药物再次进入机体后就可以产生抗原抗体反应。临床表现常见的有药热、皮疹、血管神经性水肿、哮喘等,严重时可发生过敏性休克。在应用抗生素、磺胺类、阿司匹林、碘等半抗原药物以及生物制品等全抗原药物时应慎重。

  对于易致过敏的药物或过敏体质者,用药前应详细询问患者有无用药过敏史,并按有关规定做过敏试验,凡有过敏史或过敏试验阳性反应者禁用。

  4. 后遗效应(residual effect)　停药后血药浓度已降至阈浓度以下时残存的药理效应称为后遗效应。这种效应可以很短暂,也可以较持久。如服用长效巴比妥类催眠药后,次晨仍有困倦、头晕、乏力等现象。

  5. 停药反应(withdrawal reaction)　长期应用某些药物,突然停药使原来疾病症状迅速重现或加剧的现象称为停药反应,又称回跃反应或反跳现象。如长期应用普萘洛尔降血压,突然停药可出现血压骤升现象。

  6. 继发反应(secondary reaction)　由于药物治疗作用引起的不良后果,称为继发反应,又称治疗矛盾,如长期服用广谱抗生素造成体内正常菌群的失调而引起二重感染。

  7. 依赖性(dependence)　长期应用某些药物后患者对药物产生主观和客观上连续用药的现象,称为依赖性。若停药后仅表现为主观上的不适,没有客观上的体征表现,称为习惯性或精神依赖性、心理依赖性;若用药时产生欣快感,而停药后不仅会出现主观上的不适,还会发生严重生理功能紊乱的戒断症状,则称为成瘾性或身体依赖性、生理依赖性。

  8. 特异质反应(idiosyncrasy)　少数患者因遗传异常而对某些药物所产生的异常反应,称为特异质反应。如缺乏葡萄糖-6-磷酸脱氢酶的患者,在食用新鲜的蚕豆以及伯氨喹、磺胺类药时可发生溶血性贫血。特异质反应的性质与常人不同,只在极少数人中发生,通常是有害的,甚至是致命的。特异质反应发生与否与剂量无关,但严重程度与剂量有关。

课堂互动:患者注射青霉素后出现严重的过敏性休克导致死亡,属于哪种不良反应? 应如何预防?

五、个体差异

大多数人对同一药物的反应是相似的,但少数人可以有明显的差异。如同一药物,有些患者特别敏感,应用很小剂量就能产生强烈作用甚至中毒反应,称为高敏性。而有的患者对药物敏感性降低,需要较大剂量才能达到应有的作用,称为耐受性。有的药物长期反复应用后,机体对药物产生耐受性,但停药一段时间还可以恢复敏感性,称为后天耐受。

任务二 药物剂量与效应关系

在一定剂量范围内,药物效应随着剂量增加或浓度增高而增强,这种剂量与效应的关系称为药物剂量-效应关系(dose-effect relationship),简称量-效关系。通过量-效关系研究,可定量分析和阐明药物剂量-效应之间的规律,有助于了解药物作用的性质,为临床用药提供参考。

一、剂量的概念

剂量即用药的分量。按剂量大小和与药效的关系,剂量可分为下列几种:剂量太小,不出现药理效应,则该剂量为无效量;随着剂量增加,出现疗效时的最小剂量称为最小有效量(minimum effective dose),又称阈剂量(threshold dose);极量(maximal dose)是能引起最大效应而又不至于中毒的剂量,又称最大治疗量,是国家药典明确规定允许使用的最大剂量。超过极量用药有中毒的危险;介于最小有效量和极量之间,并能对机体产生明显效应而又不引起毒性反应的剂量,称为治疗量(therapeutic dose);比最小有效量大,比极量小,临床常用的剂量称为常用量;药物引起毒性反应的最小剂量为最小中毒量;引起死亡的最小剂量为最小致死量;最小有效量和最小中毒量之间的剂量范围称为安全范围。一个药物的安全范围愈大则用药愈安全,反之则易中毒,如洋地黄类药物安全范围小,剂量稍大很容易引起中毒反应(图0-3)。

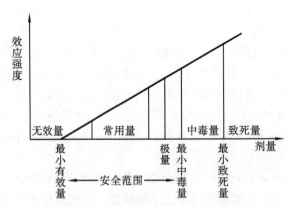

图0-3 药物剂量与效应关系示意图

二、量-效曲线

量效关系可用量-效曲线表示。以药理作用强度为纵坐标、药物剂量(或浓度)为横坐标绘制出的长尾S形曲线即量-效曲线。根据所观察的药物效应指标不同,量-效曲线可分为量反应的量-效曲线和质反应的量-效曲线。

(一)量反应量-效曲线

药物效应强度可用数据或量的分级来表示,如心率、血压、血糖浓度、尿量、酶活性等,是连续增减的量变,称为量反应。如用药物剂量(浓度)的对数值为横坐标,效应强度为纵坐标,则呈典型的对称S形曲线,这就是量反应量-效曲线(图0-4)。

从量反应量-效曲线可以看出下列特定位点：

1. 阈剂量（阈浓度） 阈剂量（阈浓度）亦称最小有效量（最小有效浓度）。

2. 效能（efficacy） 效能即药物所能产生的最大效应。随着剂量增加，药物效应相应增强并达到极限，再增加剂量，效应不再增强，这一药理效应的极限称为最大效应，反映药物内在活性大小。

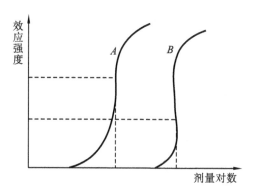

图 0-4　量反应量-效曲线

3. 效价强度（potency） 效价强度简称效价，是指引起同等效应所需的剂量，所需的剂量愈小，效价愈高。如药物是通过受体机制起作用的，则效价强度可反映药物与受体亲和力的大小。

效能与效价强度反映药物的不同性质，两者之间无相关性，效能高的药物其效价强度不一定高，效价强度低的药物其效能不一定低。例如，利尿药以每日排钠量为效应指标进行比较，氢氯噻嗪的效价强度大于呋塞米，但呋塞米的效能大于氯噻嗪（图 0-5）。

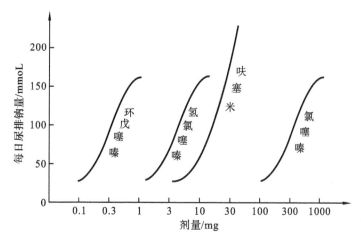

图 0-5　各种利尿药的作用强度及最大效能比较

（二）质反应量-效曲线

质反应是指药物的效应不能用数量来表示，只能用有或无、阳性或阴性（有效或无效、存活或死亡、出现或未出现）表示，不呈连续量变，其研究对象为一个群体。若以剂量对数为横坐标，以阳性反应百分数为纵坐标作图，可得到呈正态分布的倒钟形曲线，当纵坐标为累加阳性反应百分数，则得到对称的 S 形曲线（图 0-6）。S 形曲线正中点的阳性率为 50％，故可求得 50％阳性率时的剂量。

从质反应量-效曲线上可以看出下列特定位点：

1. 半数有效量（median effective dose，ED_{50}） 在动物实验中，在一群动物中引起半数动物产生阳性反应的剂量，称为半数有效量。

2. 半数致死量（median lethal dose，LD_{50}） 能引起半数动物死亡的剂量称为半数致死量。

量效关系可用于药物安全性（drug safety）分析，目前常用的安全性指标有两种：①治疗指数

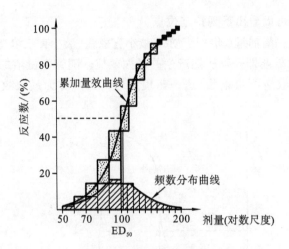

图 0-6　质反应量-效曲线

(therapeutic index，TI)：药物半数致死量与半数有效量的比值，即 $TI＝LD_{50}/ED_{50}$，治疗指数越大，用药越安全。②安全范围(margin of safety，SI)：95％有效量与 5％致死量之间的距离，即 $ED_{95}\sim LD_5$ 之间的距离，其范围越大越安全。但 $ED_{95}\sim LD_5$ 非常大的药物也不是绝对安全，例如毒性很低的青霉素，可因引起过敏性休克而危及患者生命。

任务三　药物作用机制

药物作用机制是指药物产生作用的原理，它研究药物如何与机体细胞结合而发挥作用。药物作用机制研究有助于阐述药物的治疗作用和不良反应，以指导临床合理用药，是药效学研究的重要内容。

一、非特异性药物作用机制

非特异性药物作用机制主要与药物的理化性质如解离度、溶解度、表面张力等有关，通过酸碱反应、渗透压改变等而发挥疗效，与化学结构关系并不密切，机制相对比较简单。如：静脉注射甘露醇溶液，利用其高渗透压对周围组织产生脱水作用，消除脑水肿；药物在体内不被代谢，经肾排泄，故有渗透性利尿作用；口服氢氧化铝、三硅酸镁等抗酸药可中和胃酸，治疗消化性溃疡；口服碳酸氢钠可使尿液碱化，促进巴比妥类等酸性药物排泄；依地酸钙钠在体内可与多数二、三价金属离子络合，形成配合物而从尿中排出，可用于铅、镉、锰、铜等金属中毒的治疗。

二、特异性药物作用机制

特异性药物作用机制主要与药物的化学结构有关，是通过药物分子自身结构的特异性与机体生物大分子的功能基团结合，从而引起一系列生理、生化效应的。大多数药物属于此类作用机制，为结构特异性药物。特异性药物作用机制相对比较复杂，可概括为以下几个方面。

1. 参与或影响细胞代谢　如 Fe^{2+} 参与血红蛋白形成，治疗缺铁性贫血；维生素 D 参与钙、磷代谢，可治疗佝偻病；甲氨蝶呤、氟尿嘧啶等抗肿瘤药通过阻碍 DNA、RNA 的合成而抑制肿瘤细胞生成。

2. 影响酶的活性　如新斯的明抑制胆碱酯酶产生拟胆碱作用；卡托普利抑制血管紧张素 I 转化酶，减少血管紧张素 II 的形成，降低血压；奥美拉唑抑制胃黏膜壁细胞的 H^+-K^+-ATP 酶，抑制胃酸分泌。

3. 影响离子通道　局部麻醉药阻滞神经细胞上的钠通道，阻断神经冲动的传导；硝苯地平阻滞血管平滑肌的钙通道，扩张小动脉，降低血压；利多卡因作用于心肌，阻滞钠通道，开放钾通道，而纠正室性心律失常。

4. 影响物质转运 如麻黄碱促进去甲肾上腺素能神经释放递质去甲肾上腺素;大剂量碘抑制甲状腺激素释放,起抗甲状腺作用;丙磺舒竞争性抑制尿酸从肾小管重吸收,增加排泄,治疗痛风。

5. 影响免疫功能 如白细胞介素-2能诱导B细胞、辅助性T细胞和杀伤性T细胞的增殖与分化,具有增强免疫的作用。

6. 作用于受体 详见受体理论部分。

三、药物受体作用机制

(一)受体的概念

1. 受体和配体的概念 受体(receptor)是指存在于细胞膜或细胞内的一类功能蛋白质,能识别、结合特异性生物活性物质(如神经递质、激素、自体活性物质、药物等),并通过信息放大系统,引起生理反应或药理效应。能与受体特异性结合的物质称为配体。

2. 受体的特性 受体与配体的结合必须具有下列特性。

(1)灵敏性 受体与配体有高亲和力,多数配体在很低浓度时就产生明显的效应。

(2)特异性 特定的受体只能与特定配体结合,产生特定的生理效应。受体只能与其结构相适应的配体结合,即具有结构专一性。

(3)饱和性 受体的数量是一定的,因此配体与受体的结合具有饱和性,作用于同一受体的配体之间存在竞争现象。

(4)可逆性 配体与受体的结合是可逆的。配体-受体复合物可以解离或被其他结构相似的配体所置换。

(5)多样性 同一类型的受体可广泛分布到不同的细胞而产生不同效应,受体多样性是受体亚型分类的基础。

(二)药物的受体学说

药物与受体结合产生效应。药物作用的强度与被药物占领的受体数量成正比。药物与受体结合产生效应,必须具备两个条件:一是药物与受体结合的能力,即亲和力;二是药物与受体结合后,激活受体产生生物效应的能力,称为内在活性,它决定药物作用的最大效应。根据药物与受体结合后所产生效应的不同,可将药物分为以下类型。

1. 激动药(agonist) 激动药又称兴奋药,是指药物既与受体有较强的亲和力,又有较强的内在活性的药物。本类药物能兴奋受体产生效应,如吗啡激动阿片受体引起镇痛作用。

2. 拮抗药(antagonist) 拮抗药又称阻断药,是指药物与受体有较强亲和力,但没有内在活性的药物,故本类药物不能引起效应,但能阻断激动剂与受体的结合,与激动剂有对抗作用。如纳洛酮本身无明显药理作用,但在体内和吗啡竞争同一受体,具有对抗吗啡的药理作用。

3. 部分激动药(partial agonist) 本类药物与受体有亲和力,但只有弱的内在活性,具有激动剂和拮抗剂双重作用。剂量很小或单独应用时,能发挥激动受体的作用并产生效应;但与激动剂并用,随着剂量增加,则表现出竞争性对抗作用。

(三)受体的调节

受体的数量、亲和力及效应力受到多种因素(如生理、病理或药物等)影响而发生的变化,称为受体的调节。受体的调节是维持机体内环境稳定的重要因素。根据其调节的效果可分为以下类型。

1. 向上调节 受体数目增多、亲和力增大或效应力增强,称为向上调节。长期应用受体拮抗药,可使相应受体数目增加、受体的敏感性和反应性增强,出现增敏现象。如长期应用β受体阻断药,可使β受体向上调节,一旦突然停药,可使递质去甲肾上腺素大量激活β受体,产生强烈反应,引起心动过速、心律失常甚至心肌梗死等。向上调节是造成某些药物突然停药后出现撤药反

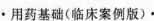
应或反跳现象的原因之一。

    2. 向下调节 受体数目减少、亲和力降低或效应力减少，称为向下调节。长期应用激动药，可使相应受体数目减少，受体的敏感性和反应性降低，药效减弱，此现象称为受体脱敏，是产生药物耐受性的原因之一。

（叶 新）

项目三 药物代谢动力学

 导学

药物代谢动力学阐明了药物在体内吸收、分布、生物转化和排泄等过程,及药物效应和血药浓度随时间消长的规律。

 项目目标

1. 掌握首关效应、药酶、药酶诱导剂、药酶抑制剂、肝肠循环、半衰期、稳态血药浓度、生物利用度的概念及其临床意义。
2. 熟悉药物的吸收、分布、代谢、排泄的基本规律及其影响因素;熟悉各种给药途径的特点。
3. 熟悉血药浓度-时间曲线、曲线下面积、药物的消除速率、表观分布容积。
4. 了解药物跨膜转运方式。

药物代谢动力学简称药动学,主要研究机体对药物的处置过程及体内血药浓度随时间变化的规律。机体对药物的处置过程包括机体对药物的吸收、分布、代谢和排泄等过程,也称为药物的体内过程。

任务一 药物的跨膜转运

药物在体内吸收、分布、代谢和排泄都要通过各种生物膜,这一通过生物膜的过程称为跨膜转运。药物跨膜转运方式分为被动转运和主动转运。

一、被动转运

被动转运(passive transport)是指药物分子顺着生物膜两侧的浓度差,从高浓度侧向低浓度侧扩散转运,又称顺梯度转运。这种转运方式不消耗能量,不需要载体,无竞争抑制和饱和现象。大多数药物以这种方式转运,转运的速度与生物膜两侧的浓度差成正比。浓度梯度越大,扩散越容易。当膜两侧药物浓度达到动态平衡时转运停止。被动转运有以下几种类型。

1. 简单扩散(simple diffusion) 简单扩散又称脂溶扩散,是脂溶性药物直接溶入生物膜脂质层而通过生物膜的一种转运方式。扩散的速度除与膜两侧的药物浓度梯度有关外,还与药物的理化性质有关,分子小、极性小、解离度小及脂溶性大的药物易通过生物膜。大多数药物呈弱酸性或弱碱性,所处体液 pH 值的变化会影响药物的解离度,从而影响药物的转运。弱酸性药物在酸性环境中,解离度小、极性小、脂溶性大,易通过生物膜,而在碱性环境中解离度大,不易跨膜转运;弱碱性药物在酸性环境中解离度大,不易跨膜转运,而在碱性环境中不易解离,容易通过生物膜。因此可通过改变药物所在环境的 pH 值,来调节药物的跨膜转运。如碱化尿液,可使酸性药物的解离度增大,减少其在肾小管和集合管的重吸收,而加速酸性药物中毒时的排泄。

2. 滤过(filtration) 滤过又称膜孔扩散,是水溶性药物通过生物膜膜孔转运的一种方式。毛细血管壁的膜孔较大,多数药物可以通过;肾小球的膜孔更大,大多数药物及代谢产物均可经过肾小球滤过而排泄;但多数细胞膜的膜孔较小,只有小分子药物可以通过。

3. 易化扩散(facilitated diffusion) 易化扩散是某些药物依赖生物膜上的特定载体通过生物膜的一种顺梯度转运方式。其特点是需要载体、有竞争性抑制现象及饱和现象。葡萄糖、氨基酸、核苷酸等多通过此种方式转运。

二、主动转运

主动转运(active transport)是指药物分子逆着生物膜两侧的浓度梯度,从低浓度一侧向高浓度一侧转运。其特点是需要载体、消耗能量、有饱和现象和竞争性抑制现象。如细胞内 Na^+ 转运到细胞外、细胞外 K^+ 转运到细胞内、血液中碘进入甲状腺腺泡的转运以及青霉素等弱酸性药物和弱碱性药物从肾近曲小管的分泌均为主动转运。

任务二 药物的体内过程

药物从进入机体到消除的全过程称为药物的体内过程,一般包括吸收、分布、生物转化和排泄四个过程(图 0-7)。

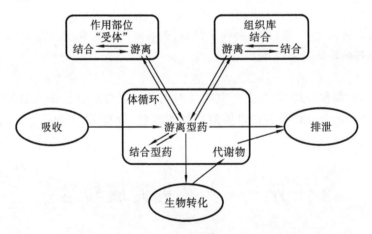

图 0-7 药物的代谢过程

一、吸收(absorption)

药物从给药部位进入血液循环的过程称为吸收,药物吸收的快慢和多少,直接影响着药物起效的快慢和作用的强弱。影响药物吸收的因素有如下方面。

(一)给药途径

除静脉给药直接进入血液循环外,其他给药途径均存在吸收过程。给药途径会影响药物吸收的速度和程度。一般来说,吸收快慢顺序为:静脉>吸入>舌下>肌内注射>皮下注射>直肠>口服>皮肤。

1. 口服给药 口服是最常用的给药途径,大多数药物口服后在胃肠道内是以简单扩散的方式被吸收的。小肠是吸收的主要部位,由于小肠黏膜薄、绒毛多、吸收面积大(200 m²)、血流丰富、蠕动快、pH 值偏中性等,对弱酸性或弱碱性药物均易吸收。其吸收过程为:药物先通过胃肠黏膜,再进入毛细血管,然后经门静脉进入肝脏,最后进入体循环。

影响药物吸收的因素:①药物的制剂:液体制剂易于吸收;片剂、胶囊剂必须先在胃肠道崩解、溶解后吸收。②胃肠道 pH 值:pH 值高低决定胃肠道非解离性药物分子的多少,改变胃肠道的 pH 值可改变胃肠道吸收药物的速度和数量。③胃肠内容物、胃排空速度和肠蠕动快慢均可影响药物的吸收。④首关效应(first pass effect):药物在胃肠道吸收时,经胃肠及肝细胞代谢酶的部分代谢灭活,使进入体循环的药量减少,药效降低,这种现象称为首关效应或首关消除(first pass elimination),又称第一关卡效应。首关效应明显的药物不宜口服给药,如硝酸甘油口服后90%被灭活,不宜口服给药。

2. 舌下给药 舌下黏膜血管丰富,但吸收面积较小,适用于脂溶性较高、用量较小的药物。此法起效快,给药方便,且无首关效应。

3. 直肠给药 制成栓剂或溶液,经肛门塞入或灌肠,药物由直肠或结肠黏膜吸收,起效快,且无首关效应。

4. 注射给药 常见的注射给药有静脉注射、静脉滴注和皮下注射、肌内注射。

(1)静脉注射和静脉滴注 是将药物直接注入体循环的注射给药方式。

(2)皮下注射或肌内注射 药物经毛细血管壁吸收进入血液循环。药物一般吸收较快而完全,其吸收速率与注射部位的血流量及药物的剂型有关。肌肉组织的血流量比皮下组织丰富,故肌内注射比皮下注射吸收快;但周围循环衰竭时,皮下及肌内注射药物的吸收速度大大减慢。水溶剂吸收快;混悬剂、油剂或植入片剂吸收慢。

5. 吸入给药 肺泡表面积大,血流量丰富,药物只要到达肺泡,吸收极其迅速。气体及挥发性药物(如吸入麻醉药)可直接进入肺泡吸收;气雾剂可将药液雾化为微粒,从肺泡迅速吸收。

6. 皮肤给药 传统医学使用膏药通过皮肤给药治疗肌肉和关节疼痛。近年来发现不少药物能透过皮肤吸收而发挥长效作用,如临睡前应用硝酸甘油透皮贴剂贴于前臂内侧或胸前区可预防夜间心绞痛发作。

(二)其他因素

1. 药物的理化性质 相对分子质量小、脂溶性高、极性低的药物易被吸收,反之则难吸收。

2. 药物的剂型 口服给药时,溶液剂较片剂、胶囊剂等固体制剂吸收快,片剂的崩解、胶囊剂的溶解等均可影响药物的吸收速度。肌内或皮下注射时,水溶剂比油剂、混悬剂吸收快。

3. 吸收环境 吸收部位的血液循环、pH 值、吸收面积、胃肠内容物的量和性质、胃排空的速度、肠蠕动的快慢等均可影响药物的吸收。

二、分布

分布(distribution)是指药物随着血液循环运转到组织器官的过程。多数药物在体内的分布是不均匀的。影响分布的因素主要如下。

(一)药物与血浆蛋白结合

药物吸收进入血液循环后,可不同程度地与血浆蛋白结合,使药物以结合型和游离型两种形式存在。只有游离型药物能通过毛细血管壁到达组织细胞产生药理作用。而结合型药物暂时失去药理活性,也不能被代谢或排泄,故血浆蛋白结合率高的药物在体内消除慢,作用维持时间长。结合型药物有以下特点:①药理活性暂时消失;②结合型药物分子较大,不易进行跨膜转运;③结合是可逆的,游离型和结合型可相互转化,处于动态平衡状态;④两种与血浆蛋白结合率高的药物同时应用时,可产生竞争性置换现象,从而引起血浆中游离型药物浓度增加,使药理效应增强或毒性增大;⑤药物与血浆蛋白结合具有饱和性,血药浓度过高,血浆蛋白结合达到饱和时,游离型药物突然增多,可使药效增强甚至出现毒性反应。

(二)药物的理化性质和体液 pH 值

药物的理化性质如分子大小、脂溶性等均可影响药物的分布。脂溶性药物或水溶性小分子药物均易透过毛细血管进入组织;水溶性大分子药物或离子型药物则难以透过血管壁而进入组织,如右旋糖酐由于其分子较大,不易透过血管壁,故静脉注射后,可改变血浆胶体渗透压,从而达到扩充血容量的目的。体液 pH 值也能影响药物的分布,生理情况下细胞内液的 pH 值约为

要点提示:弱酸性药物容易分布在碱性环境中(细胞外液),弱碱性药物容易分布在酸性环境里(细胞内液)。

7.0,细胞外液的 pH 值约为 7.4;弱酸性药物在细胞内液中解离较少,而在细胞外液中解离较多,容易从细胞内向细胞外转运,故细胞内的浓度略低于细胞外。弱碱性药物则相反。提升血液 pH 值,可使细胞内的弱酸性药物向细胞外转运。如应用碳酸氢钠碱化血液和尿液,能促进巴比妥类药物(弱酸性)由脑组织向血浆转运,并使肾小管重吸收减少,加速其从尿液排出,常用于巴比妥类药物中毒的解救。

(三)局部器官的血流量

药物吸收后首先到达血流量大的组织器官如肝、肾、脑、肺等,随后向血流量少的组织转运。静脉注射麻醉药硫喷妥钠,硫喷妥钠首先分布到血流量大的脑组织发挥作用,随后由于其脂溶性高又向血流量少的脂肪组织转移,致使脑组织内硫喷妥钠浓度降低,麻醉作用迅速消失,这种现象称为药物在体内的再分布。

(四)药物与组织的亲和力

有些药物对某些组织有特殊亲和力,使其在该组织中的浓度明显高于其他组织,如:碘在甲状腺中的浓度比在血浆中的浓度高约 25 倍,比其他组织中高约 1 万倍;氯喹在肝组织中的浓度高于血浆 700 倍,适用于治疗阿米巴肝脓肿。药物对某些组织有特殊亲和力是药物作用部位具有选择性的重要原因。

(五)体内屏障

1. 血脑屏障(blood-brain barrier) 血脑屏障是位于血液与脑组织间、血液与脑脊液间、脑脊液与脑组织间三种隔膜的总称,脑组织内的毛细血管内皮细胞间连接紧密、无间隙,且毛细血管外面还有一层星状细胞包围,这种特殊结构构成了血脑屏障,此屏障对脑组织有一定的保护作用,可阻碍许多大分子、水溶性或解离型药物通过,只有脂溶性高的药物才能以简单扩散的方式通过血脑屏障。但血脑屏障的通透性也会发生改变,当脑膜炎时,其通透性增加,使某些药物通过血脑屏障而发挥作用。如脑膜炎时对青霉素 G 的通透性增加,脑脊液中可达到有效治疗浓度。

2. 胎盘屏障(placental barrier) 胎盘绒毛与子宫血窦之间的屏障称为胎盘屏障。因胎盘对药物的通透性与一般毛细血管无明显差异,几乎所有进入母体的药物都能穿透胎盘屏障进入胎儿体内,胎盘屏障对药物的转运并无屏障作用,只是程度、速度有别。因此对孕妇用药要特别慎重,应禁用可引起畸胎或对胎儿有毒性的药物。

3. 血眼屏障(blood-eye barrier) 血眼屏障是血液与视网膜间、血液与房水间、血液与玻璃体间屏障的总称。此屏障可影响药物向眼内的分布,若采用全身给药的方法治疗眼病,则很难在眼内达到有效治疗浓度,故治疗眼病应采用局部滴眼、结膜下注射及球后注射给药,以提高眼内浓度,减少全身不良反应。

三、生物转化

生物转化(drug biotransformation)也称药物代谢(drug metabolism),是指药物在体内发生化学结构变化的过程。

(一)生物转化的意义

多数药物经代谢后药理活性减弱或消失,称为灭活;少数药物如环磷酰胺经代谢后才具有活性,称为活化,也有药物如青霉素在体内不被代谢而以原形从肾排出。药物生物转化的最终目的是促进药物及其代谢产物排出体外,代谢药物的器官主要是肝脏,其次是肠、肾、肺等组织。

(二)生物转化的方式

药物在体内代谢一般分为两个步骤:第一个步骤是氧化、还原及水解反应,这一步反应使大部分有药理活性的药物转化为无药理活性的代谢物;第二个步骤是结合反应,经第一步反应的代谢物或某些原形药物可与体内的葡萄糖醛酸等内源性物质结合,结合后的产物药理活性降低或消失,水溶性和极性增加,易经肾脏排泄。

（三）生物转化酶系

药物的代谢依赖于酶的催化，体内催化药物代谢的酶被称为药物代谢酶，简称药酶。药酶根据特异性不同分为专一性酶和非专一性酶。

1. 专一性酶 专一性酶是催化作用选择性很高的酶，如胆碱酯酶水解乙酰胆碱、单胺氧化酶催化单胺类药物等。

2. 非专一性酶 非专一性酶一般指肝细胞微粒体混合功能酶系统（细胞色素 P450 酶系），又称肝药酶，是促进药物转化的主要酶系统，其特点如下：①选择性低，能催化多种药物代谢，药物间可发生竞争性；②个体差异性大，常因遗传、年龄、机体状态、营养状态、疾病的影响而产生明显的个体差异；③酶活性可变，受外界某些化学物质及药物的影响而增强或减弱。

（四）药酶诱导剂或药酶抑制剂

某些药物可改变药酶的活性，因而影响本身及其他药物的代谢速度并可影响药物疗效，在临床合并用药时应注意。

1. 药酶诱导剂 凡能增强药酶活性或加速药酶合成的药物称为药酶诱导剂，如苯巴比妥、苯妥英钠、利福平等。药酶诱导作用可解释连续用药产生的耐受性、交叉耐受性、停药敏化现象、药物相互作用、个体差异等。当经肝药酶代谢的药物与药酶诱导剂合用时，代谢加快、药效降低，因而应适当增加药物剂量。如苯巴比妥与抗凝血药合用，因苯巴比妥具有药酶诱导作用，可使双香豆素的代谢加快、血药浓度降低、抗凝作用减弱，连续应用苯巴比妥，可加速其本身代谢而产生耐药性。常见药酶诱导剂及影响结果见表 0-1。

表 0-1 常见药酶诱导剂及影响结果

药酶诱导剂	增强代谢的药物	结 果
巴比妥类	洋地黄毒苷、类固醇激素等	血药浓度下降，药效减弱或不良反应减轻
保泰松、苯妥英钠	口服降血糖药、氢化可的松、茶碱	
利福霉素、灰黄霉素	口服抗凝血药、普萘洛尔、美托洛尔	

2. 药酶抑制剂 凡能减弱药酶活性或减少药酶生成的药物称为药酶抑制剂，如氯霉素、西咪替丁、异烟肼等。药酶抑制剂与经药酶代谢的药物合用，使该药的药理活性增强，如氯霉素与苯妥英钠合用，可使苯妥英钠在肝内的生物转化减慢，血药浓度升高，作用增强，甚至可引起毒性反应，因此应适当减少药物剂量。常见药酶抑制剂及影响结果见表 0-2。

表 0-2 常见药酶抑制剂及影响结果

药酶抑制剂	抑制代谢的药物	结 果
西咪替丁、阿司匹林	苯二氮䓬类	血药浓度升高，药效增强甚至出现毒性反应
氯霉素、异烟肼	苯妥英钠、口服降血糖药	
别嘌醇	口服抗凝血药、硫唑嘌呤	
肾上腺皮质激素	三环类抗抑郁药、环磷酰胺	

四、排泄

排泄（excretion）是指药物原形及其代谢产物通过排泄器官或分泌器官排出体外的过程。肾为最重要的排泄器官，其次为胆汁排泄，肺、乳汁、唾液、汗腺等也有一定的排泄功能。

1. 肾排泄 大多数游离型药物及其代谢产物主要经过肾小球滤过，少数药物经过肾小管主动分泌。有些弱酸性或弱碱性药物经肾小管滤过后，部分在肾小管重吸收，重吸收的量与尿液的 pH 值有关，如弱酸性药物在酸性尿液中解离少，肾小管重吸收多，排泄慢，若要加快其肾排泄，则需碱化尿液。如苯巴比妥中毒时，可碱化尿液以加速药物排泄。

自肾小管分泌的药物有弱酸性和弱碱性两大类，它们各有其转运载体。若两种药物以同一

要点提示：酸药碱尿排，碱药酸尿排。

类载体转运,两者间可发生竞争抑制现象,从而影响药物的排泄,如青霉素与丙磺舒合用时,相互竞争弱酸性载体,丙磺舒可抑制青霉素的主动分泌,使青霉素的排泄减慢,作用时间延长,药效增强。

2. 胆汁排泄 某些药物及其代谢产物经胆汁排入肠道随粪便排出。有些药物在肠腔内又被重吸收入血,形成肝肠循环(hepatoenteral circulation),使药物作用时间延长,如洋地黄毒苷、地高辛等。从胆汁排泄的多为抗菌药,如利福平、多西环素、红霉素等,有利于胆道感染的治疗。

3. 其他途径排泄 药物可自乳汁排出,弱碱性药物(如吗啡、阿托品、甲巯咪唑等)及脂溶性高的药物易由乳汁排泄而影响乳儿,故哺乳期妇女用药应慎重。有些药物可从唾液排出,且排出量与血药浓度有相关性。气体或挥发性药物主要从肺排出。某些药物可从汗腺排泄。微量金属也可从头发排出,具有一定诊断意义。

任务三　药物的速率过程

药物的体内过程,始终伴随着药物浓度随时间变化而变化的动态过程,称之为药物的速率过程或动力学过程。药动学参数的计算能够定量反映药物在体内的动态变化的规律,是临床制订和调整给药方案的重要依据。

一、血药浓度-时间曲线

血药浓度-时间曲线(药-时曲线)是指给药后药物浓度随时间迁移发生的变化过程,是以血药浓度为纵坐标,以时间为横坐标绘制的血药浓度随时间变化的曲线图。非血管途径给药的药-时曲线见图0-8。

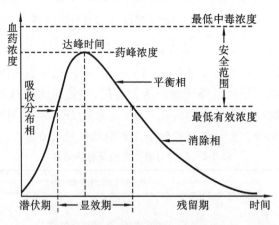

图 0-8　单次口服给药后的药-时曲线

1. 药-时曲线的时间段 反应药物在体内的时间过程,受药物的吸收与消除速率的影响。①潜伏期(latent period):给药后到开始呈现疗效或达到有效血药浓度的时间。静脉给药无吸收过程。②显效期(effective time):药物刚开始产生疗效或达到最小有效血药浓度的时间。③药峰浓度(peat time, T_{max}):药物在体内达峰值浓度的时间。④持续期(persistent period):药物维持最小有效血药浓度或基本疗效的持续时间。⑤残留期(residual period):体内药物降至最小有效浓度以下,到体内完全消除的时间。

同一药物给药途径不同则药-时曲线不同,当改变给药途径时,药-时曲线上升段的斜率不同。吸收快时,斜率大;吸收慢时,斜率小。单次静脉注射给药的药-时曲线没有上升段。不同给药途径的潜伏期、药峰浓度、达峰时间、药效持续时间均有明显差异。

2. 曲线下面积(area under the curve, AUC) 曲线下面积是指坐标轴与药-时曲线围成的面积。反映进入体循环药物的相对量,AUC与吸收进入血液的药物相对积累量成比例(图0-9)。

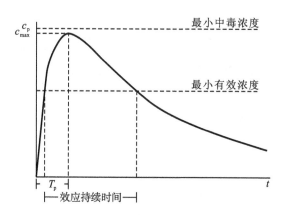

图 0-9　口服给药的 AUC

二、消除速率类型

药物在体内的吸收、分布、代谢和排泄是一个连续变化的过程。在药物动力学过程研究中，将血药浓度随时间逐渐下降，称为药物的消除速率过程。药物在体内的消除速率过程可分为两种方式。

（一）一级动力学（恒比消除）

一级动力学（first-order kinetic process）指单位时间内消除恒定百分比的药物，即一定时间内血药浓度降低恒定比例。消除速率与血药浓度的高低相关，血药浓度高，单位时间内消除的药量多，实际消除的药量随时间递减。按一级动力学消除的药物半衰期与血药浓度高低无关，是恒定值。

半对数血药浓度-时间曲线呈直线，故又称线性消除。绝大多数药物都按恒比消除，典型的有利多卡因、普鲁卡因胺、地高辛等。

（二）零级动力学（恒量消除）

零级动力学（zero-order kinetic process）指单位时间内消除恒定数量的药物，即一定时间内血药浓度降低恒定数量，即恒量转运，又称非线性动力学。通常出现在机体消除功能低下或用药剂量过大超过机体最大消除能力时。

零级动力学与剂量或浓度无关，按恒量转运，即等量转运，其半衰期、总体清除率不恒定。剂量加大，半衰期可超比例延长，总体清除率可超比例减少。

三、常用的动力学参数及其意义

（一）生物利用度

生物利用度（bioavailability，F）指药物制剂被吸收进入体循环的程度和速度，可用 F 来表示。

$$F = A/D \times 100\%$$

式中，A 为进入体循环的药量，D 为服药剂量。药物的吸收程度用 AUC 来估计，以口服药物为例，其绝对和相对生物利用度计算公式为

绝对生物利用度＝口服制剂 AUC/静脉制剂 AUC×100%

相对生物利用度＝被检制剂 AUC/标准制剂 AUC×100%

生物利用度反映药物制剂被机体吸收利用的程度，是评价药物吸收率、药物制剂质量的一个重要指标。绝对生物利用度可用于评价同一药物的不同给药途径的吸收程度，相对生物利用度反映不同厂家同一种制剂或同一厂家不同批号药品的吸收情况，如各药厂制造地高辛制剂的工艺存在差异，甚至同一药厂生产的不同批号也有差异，使地高辛的生物利用度差别很大。生物利用度大，说明药物吸收较好，反之则药物吸收较差。

NOTE

(二)半衰期

半衰期(half-life time, $t_{1/2}$)指血浆药物浓度下降一半所需要的时间(图 0-10)。半衰期是反映药物消除速度的重要参数。大多数药物的消除属恒比消除,计算公式: $t_{1/2}=0.693/k$。式中, k 为消除速率常数。

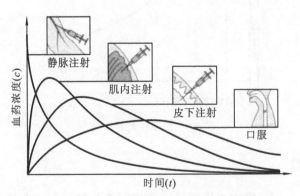

图 0-10 不同给药途径的药物血浆半衰期

1. 半衰期的特点 每一种按恒比消除的药物都有其固定的半衰期(表 0-3),不受血药浓度高低影响,也不受给药途径的影响,但受肝、肾功能的影响。肝功能不良可使经肝生物转化药物的半衰期延长;肾功能不良可使经肾排泄药物的半衰期延长。

表 0-3 按半衰期给药药物的消除量和蓄积量的关系

半衰期	一次给药		多次恒速恒量给药 (一个半衰期给一个剂量)		
	体内药量/(%)	累计消除药量/(%)	消除药量/(%)	累计药量/(%)	给药后当时总药量
1	50.00	50.00	50.00	50.00	1
2	25.00	75.00	75.00	75.00	1.50
3	12.50	87.50	87.50	87.50	1.75
4	6.25	93.75	93.75	93.75	1.875
5	3.13	96.87	96.87	96.87	1.937
6	1.56	98.44	98.44	98.44	1.968
7	0.78	99.22	99.22	99.22	1.984

2. 半衰期的意义 ①作为药物分类的依据:根据半衰期不同可分为长效、中效、短效药。②作为给药间隔时间的依据:根据半衰期决定给药间隔时间,一个半衰期后需要重复给药一次。③预测达到稳态血药浓度的时间:通常恒速静脉滴注或分次恒速给药,经过 5 个半衰期,消除速度与给药速度相等,即达到稳态血药浓度。④预测药物基本消除的时间:通常停药时间达到 5 个半衰期,药量消除 95% 以上即达到基本消除。

(三)稳态血药浓度

恒比消除的药物在连续恒速给药或分次恒量给药过程中,血药浓度会逐渐增高,当给药速度大于消除速度时称为药物蓄积。当给药速度等于消除速度时,血药浓度维持在一个基本稳定的水平,称为稳态血药浓度(steady state concentration, C_{ss}),又称坪浓度或坪值(plateau)。

1. 稳态血药浓度的特点 ①凡属恒比消除的药物,恒量给药时达到稳态血药浓度所需要的时间均为 5 个半衰期。当单位时间内给药总量不变时,延长或缩短给药间隔,并不影响达到稳态血药浓度的时间;②恒速静脉滴注能维持稳态血药浓度而无明显的上下波动。分次肌内注射或口服给药可使稳态血药浓度随着吸收、分布和消除过程而有明显的上下波动,而且,给药间隔时间越长,稳态血药浓度上下波动越大,但平均稳态血药浓度相同(图 0-11);③稳态血药浓度的高

课堂互动:试分析三种不同给药方案对稳态血药浓度的影响:①缩短给药时间,但单位时间给药量不变;②增加给药剂量;③负荷量给药。

低取决于恒量给药时连续给药的剂量。剂量大则稳态血药浓度高,剂量小时则稳态血药浓度低。

2. 稳态血药浓度的意义 ①调整给药剂量的依据:当治疗效果不满意或发生不良反应时,可通过测定稳态血药浓度对给药剂量加以调整。②确定负荷剂量的依据:病情危急需要立即达到有效血药浓度时应给予负荷剂量,可采用首次剂量加倍给药,即首次剂量就能达到稳态血药浓度剂量,静脉滴注时可采用第一个半衰期剂量的 1.44 倍静脉注射给药(图 0-11)。③制订理想给药方案的依据:理想的维持剂量应使稳态血药浓度维持在最小中毒浓度与最小有效浓度之间,即最高稳态血药浓度不超过最小中毒浓度,而最低稳态血药浓度不低于最小有效浓度。快速、有效、安全的给药方法是每隔一个半衰期给半个有效剂量,并把首次剂量加倍。

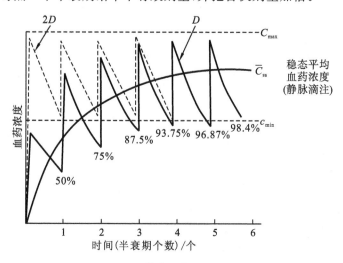

图 0-11 血管内给药稳态血药浓度

(四)表观分布容积

表观分布容积(apparent volume of distribution)是理论上药物均匀分布机体应占有的体液容积,即药物在体内达分布平衡时,按照血药浓度(c)推算体内药物总量(A)在理论上应占有的体液容量。计算公式:

$$V_d(L) = A(mg)/c(mg/L)$$

根据 V_d 可推测药物在体内的分布情况:如 V_d 为 5 L,相当于血浆的容量,表示药物基本分布于血浆,如酚红;如 V_d 为 10~20 L,相当于细胞外液容量,则表示药物分布于细胞外液,如甘露醇;如 V_d 为 40 L,相当于细胞内、外液容量,则表示药物分布于全身体液;如 V_d 为 100 L 以上,则表示药物集中分布于某一器官等。

利用 V_d 数值可以从血浆浓度计算出机体内的药物总量或者要求达到某一血浆有效浓度时所需要的药物剂量以及药物排泄速度,V_d 小的药物排泄快,V_d 大的药物排泄慢。

(五)清除率

单位时间内机体能将多少容积体液中的药物清除,称为清除率,公式是 $CL = kV_d$,单位是 L/h 或 mL/min。公式表明:清除率与消除速率常数及表观分布容积成正比,单位时间内清除的药量等于清除率与血药浓度的乘积。

多数药物是通过肝脏生物转化及肾排泄从体内清除的。清除率主要反应肝、肾的功能,肾排泄多的药物易受肾功能的影响,肝转化多的药物易受肝功能的影响。肝、肾功能不全的患者,应适当调整剂量或延长给药间隔时间,以免过量蓄积而中毒。

(叶 新)

项目四 影响药物效应的因素

 导学

药物在机体内产生的药理作用和效应是药物和机体相互作用的结果,受药物和机体等多种因素影响。临床用药时,为保证达到最大疗效和产生最小不良反应,作为临床护士应该熟悉影响药物作用的各种因素。

 项目目标 ▏⋯

1. 掌握药物耐受性、依赖性、协同作用与拮抗作用对药物作用的影响。
2. 熟悉年龄、性别对药物作用的影响。
3. 了解影响药物效应的主要因素。

一、药物因素

药物因素主要有药物的理化性质和化学结构、药物剂型、给药途径、药物相互作用与耐受性和药物依赖性等。

(一)药物的理化性质和化学结构

不同药物均有不同的理化性质和化学结构,它们只有进入体内,到达作用部位,或通过与其相应的受体结合后才能发挥作用。因此,药物在体内被动转运,药物的溶解度、解离度、pH值等因素均可影响药物作用。此外,在药物与受体相互作用时,药物分子结构中的功能部位可与受体的立体结构特异性结合,结构改变会影响药物的结合。

(二)药物剂型

药物剂型可影响药物的体内过程,主要表现在药物的吸收和消除两方面。一般来说,口服给药的吸收速率:水溶剂>散剂>片剂。缓释制剂可使药物缓慢释放、用药次数减少、药效维持时间延长。

同一种药物的不同剂型,生物利用度往往不同。值得注意的是,不同厂家相同药物的同一制剂,甚至同一厂家相同药物不同批号的制剂,可因生产工艺的微小差异,造成生物利用度的极大差别。

要点提示:不同给药途径起效快慢为:静脉>吸入>舌下>肌内注射>皮下注射>直肠>口服>皮肤。

(三)给药途径

多数情况下,不同给药途径能影响药效的强弱和起效快慢,某些情况下还会产生不同的作用和用途。如硫酸镁口服产生导泻和利胆作用,而注射给药却产生镇静和降压作用。注射给药由于药物吸收快,血药浓度迅速上升,起效快且比口服作用强,适宜于急危重症患者的治疗。其他给药途径有舌下、肛门、直肠给药等,这些给药方式可使药物容易透过口腔黏膜及肠黏膜,分别从舌下静脉、直肠静脉进入体循环,可避免吸收过程受肝的影响和消化液对药物的破坏。临床用药时,应综合病情需要,选择合适的给药途径。

NOTE

（四）药物相互作用

临床上两种或两种以上药物同时或先后序贯应用,称为联合用药,目的是增加疗效,减少不良反应。多种药物合用可产生药物之间或机体与药物之间的相互作用,导致药物在吸收、分布、代谢、排泄及效应方面相互干扰,从而使药物的效应和毒性发生变化。联合用药后引起的效应可分为协同作用和拮抗作用。

1. 协同作用（synergism） 协同作用是指联合用药后使药物的药理作用增强。如 SMZ 与 TMP 合用时抗菌作用增强。

2. 拮抗作用（antagonism） 拮抗作用是指联合用药后使药物的药理作用减弱。如氢氧化铝与四环素,在肠道中形成配合物,而影响四环素的吸收,降低四环素的疗效。

不合理的联合用药,不仅难以提高疗效,甚至会出现不良反应,这是由于两种药物在药动学或药效学方面的相互干扰所造成的。

（五）耐受性和药物依赖性

连续用药后出现药效逐渐降低,需加大剂量才能达到原有疗效的现象,称为耐受性（tolerance）。若短期内连续用药即产生上述现象,称为快速耐受,一般停药后可恢复敏感性。有些药物在连续用药后,可使患者对药物产生精神依赖,称为习惯性（habituation）,通常在停药后可出现主观不适和有继续用药的强烈愿望,如镇静催眠药、某些中枢抑制药或中枢兴奋药等精神药品应用不当可产生习惯性。有些药物（如吗啡、哌替啶等）长期或反复使用后还能产生躯体依赖,称为成瘾性（addiction）,即在突然停药后会出现戒断症状,表现为一系列临床症状,如烦躁不安、流泪、打哈欠、腹痛、腹泻等,只有再次用药症状才会消失。因此成瘾者为求得继续用药,常不择手段,丧失道德人格。关于此类会导致成瘾性的麻醉药品的管理,应严格按照国务院颁布的《麻醉药品和精神药品管理条例》执行。

二、机体因素

机体因素主要有年龄、性别、遗传因素、病理状态和心理因素等。

（一）年龄

一般药物的常用剂量是适用于 18～60 岁成年人的平均剂量,儿童与老年人由于生理特点不同,对药物的反应与成年人也有所不同。

1. 小儿 小儿各项生理功能及调节机制都不完善,对药物的代谢和排泄能力差而敏感性高。对中枢抑制药、中枢兴奋药、利尿药、激素类药物反应比成年人强烈。因此,我国药典对儿童用药剂量即计算方法有明确规定,应严格遵守。

2. 老年人 老年人生理功能及调节机制逐渐降低,对药物的处理能力较差,用药剂量一般为成人剂量的 2/3。老年人肝、肾功能随年龄增长而衰退,药物清除率逐年下降,各种药物的血浆半衰期都呈不同程度的延长,如:地西泮的血浆半衰期可自常人的 20～24 h 延长 4 倍;经肾排泄的氨基糖苷类抗生素的血浆半衰期可延长 2 倍。老年人对许多药物的敏感性增加,使用苯二氮䓬类药物易引起精神错乱,而心血管反射减弱,使用降压药常引起体位性低血压。

（二）性别

一般来说,性别对药物的敏感性差异不显著,但女性在月经期、妊娠期及哺乳期用药应特别注意。月经期应避免使用作用强烈的泻药、抗凝血药,以免引起月经过多。妊娠期避免使用可引起畸胎或流产的药物,如:甲氨蝶呤易引起流产、胎儿畸形（无脑儿、腭裂）;白消安可引起多发性畸胎等。哺乳期妇女应注意有些药物可进入乳汁,对乳儿产生影响,如哺乳期妇女若使用吗啡,可通过乳汁排泄,而抑制新生儿呼吸;哺乳期妇女服用抗甲状腺药可致新生儿甲状腺功能低下,导致呆小症。

（三）遗传因素

遗传因素可影响药物的体内过程,从而影响药物的效应,使药物作用表现出个体差异和种族差异。当红细胞缺乏葡萄糖-6-磷酸脱氢酶的患者在使用阿司匹林、伯氨喹、氯喹、奎宁、维生素 K及磺胺类药物时，细胞膜上的巯基被氧化，产生溶血现象。正常人红细胞内高铁血红蛋白可不断地还原为血红蛋白，但先天性缺乏高铁血红蛋白还原酶患者接触到硝酸酯类氧化剂时，高铁血红蛋白大量产生，不能迅速还原为血红蛋白，可导致组织缺氧、发绀。

（四）病理状态

病理状态可改变机体处理药物的能力，并影响机体对药物反应的敏感性。如：低蛋白血症患者药物血浆蛋白结合率降低，可使游离型药物增加，药效增强；肝病患者药酶活性降低，可导致某些药物代谢减慢，半衰期延长，作用增强；肾功能不全时，主要由肾排泄的药物从体内消除减慢，半衰期延长，可能导致中毒。

（五）心理因素

患者的精神状态与药物疗效关系密切，安慰剂不含药理活性成分，仅含赋形剂，而头痛、心绞痛、手术疼痛、感冒咳嗽、神经官能症等患者，使用安慰剂能获得30％～50％的疗效。患者对所用药物治疗信心不足或出现焦虑、恐惧、消极、悲观等情绪，药物往往难以发挥应有的疗效。这就要求护理人员对患者给予积极的心理治疗，解除患者的心理顾虑，使其乐观地接受药物治疗，增强其战胜疾病的信心，以便使药物更好地发挥疗效。

知识链接

不论是药物因素还是机体因素，往往会引起不同个体或是对药物的吸收、分布和消除发生变异，导致药物在作用部位的浓度不同，表现为药物代谢动力学差异；或是虽然药物浓度相同，但反应性不同，表现为药物效应动力学差异。这两方面的变异，均能引起药物反应个体差异。药物反应的个体差异，在绝大多数情况下只是"量"的不同，即药物产生的作用大小或是作用时间长短不同，但药物作用性质没有改变，仍是同一种反应。但有时药物作用出现"质"的差异，产生了不同性质的反应。在临床用药时，应熟悉各种因素对药物作用的影响，根据个体的情况，选择合适的药物和剂量，做到用药个体化。

三、影响合理用药的因素

药物作为人们诊断、治疗和预防疾病的一种武器，或作为改善机体功能的物质而被广泛应用。那么如何运用这个武器？能否确保其应用合理？影响合理用药的因素很多，有客观因素，也有主观因素。

1. **医生因素**　医生是患者疾病诊断和治疗的主要责任者，掌握着是否用药和如何用药的决定权，只有具备法定资格的医生才有处方权。

2. **药师因素**　当患者离开医院药房或药店时，药品的管理和使用就从药师管理变为患者自己管理，所以药师的主要职责就是把好药品流通的最后一道关，并耐心地进行用药指导。

3. **护士因素**　护士既是药物治疗的实施者，又是用药前后的监护者，对发挥药物的最佳疗效和减少不良反应起重要作用。对护士来说，常见的影响合理用药的因素包括对药品专业知识不够熟悉、没有严格执行医嘱给药。

4. **患者因素**　患者积极配合治疗，遵照医嘱正确服药是保证合理用药的一个关键因素。一个再好的治疗方案，若得不到患者正确的实施，是达不到合理用药的目的的。

5. **联合用药**　多药联用是否合理是临床用药必须考虑的问题。随着联合用药品种的增多，不良反应的发生率也不断增加。

6. **社会因素**　如：厂家、经销商只说优点，不说缺点；说明书书写不详，用法笼统，语言晦涩难懂;明星现身说法,广告误导。比如,一广告词"百服宁效果好,安全无副作用",导致一发烧幼儿短时间内连续多次服用,致使体温降至 36 ℃而送急诊。

思考与练习

A₁型题

1. 关于药效学的概念,准确的是(   )。

A. 是研究药物对机体的作用及作用规律的科学   B. 是研究机体对药物的作用的科学

C. 是用于防治、诊断疾病的化学物质的科学   D. 是研究药物的体内过程的科学

E. 是研究药物与机体间相互作用的规律

2. 关于副作用的描述,错误的是(   )。

A. 是药物在治疗剂量时所发生的不良反应

B. 副作用给机体带来的损害一般都比较轻微

C. 副作用产生的原因是由于药物的选择性低

D. 副作用是可以随治疗目的而改变的

E. 副作用是由于剂量太大而引起的对机体的损害性反应

3. 药物产生副作用是由于(   )。

A. 药物安全范围小   B. 用药剂量过大   C. 患者对药物敏感

D. 患者肝肾功能下降   E. 药物作用的选择性低

4. 关于 ED₅₀的描述,正确的是(   )。

A. 是指引起一半动物死亡的剂量   B. 是指对一半动物有效的剂量

C. 是指对一半动物无效的剂量   D. 是安全用药的最高极限

E. 是指常用量

5. 关于过敏反应的描述,错误的是(   )。

A. 过敏反应的发生与药物的剂量无关

B. 过敏反应是由于机体对药物的反应特别敏感造成的

C. 过敏反应是少数人对药物产生的病理性免疫反应

D. 过敏反应的发生与药物的作用无关

E. 过敏反应是由于剂量太大而引起的对机体的损害性反应

6. 影响药物分布的因素不包括(   )。

A. 血浆蛋白结合率   B. 局部器官的血流量

C. 首过效应   D. 血脑屏障

E. 体液的 pH 值

7. 药物的两重性是指药物的(   )。

A. 治疗作用和副作用   B. 治疗作用和不良反应

C. 副作用和毒性反应   D. 对因治疗和对症治疗

E. 过敏反应和治疗作用

8. 药物的血浆半衰期指的是(   )。

A. 药物效应降低一半所需要的时间   B. 药物被代谢一半所需要的时间

C. 药物血浆浓度下降一半所需要的时间   D. 药物被排泄一半所需要的时间

E. 起效快慢

9. 药物的吸收过程是指(   )。

A. 药物与作用部位结合   B. 静脉给药

C. 药物进入胃肠道   D. 药物从给药部位进入血液循环

E. 口服药物

B₁型题

A. 与药物剂量有关
B. 与机体体质有关
C. 与药物消除速度有关
D. 与给药途径有关
E. 与剂量太大,用药时间太长有关

1. 过敏反应的发生(　　)。
2. 药物起效的快慢(　　)。
3. 毒性反应的发生(　　)。
4. 药物在体内维持时间的长短(　　)。

(叶　新)

模块一

外周神经系统的用药基础

项目五 传出神经系统药物概述

 导学

　　传出神经系统药物是指作用于传出神经系统的一类药物,临床应用十分广泛,但其作用机制较为复杂,作用部位是在传出神经系统的突触前后,从而产生拟似或拮抗传出神经功能的作用。因此,在学习具体药物之前,先熟悉传出神经系统的解剖生理知识显得非常必要。

 项目目标

　　1. 掌握传出神经系统受体的分类、分布及效应。
　　2. 熟悉传出神经按递质的分类以及突触的化学传递。
　　3. 了解传出神经系统药物的作用方式及分类。
　　4. 学会辨识传出神经系统受体效应,并能利用受体效应进行用药护理分析,正确进行用药指导。

任务一　传出神经的分类和递质

 案例导引

　　小王和小李是医学院大一新生,早上经常一起跑步锻炼身体,细心的两人发现剧烈运动后会大汗淋漓、心跳加快、呼吸加快加深、皮肤潮红等,如果立即吃早餐,还会出现厌食、食欲减退,吃完后腹痛等表现,他们经常讨论其中的原因,但仍迷惑不解,于是准备向老师请教:为什么剧烈运动后会有这些表现? 为什么立即吃早餐,还会出现厌食、食欲减退、腹痛呢?

　　传出神经是将神经冲动由中枢传向效应器的神经。传出神经系统包括运动神经系统和自主神经系统(植物神经系统),前者支配骨骼肌,调控其功能活动,后者支配内脏、平滑肌和腺体等效应器,参与内脏活动、腺体分泌等功能活动调节。自主神经系统由交感神经和副交感神经组成,由于传导通路上存在神经节,交感神经、副交感神经各自又分为节前纤维和节后纤维。交感神经节前纤维短,节后纤维长,副交感神经则相反。支配同一器官的交感神经和副交感神经功能往往相反(图1-1)。作用于传出神经系统的药物通过直接或间接影响传出神经突触的化学传递、效应器功能而产生药理效应。

要点提示:传出神经依据功能不同分为运动神经和自主神经(交感神经和副交感神经),而依据递质不同则可分为去甲肾上腺素能神经和胆碱能神经。

　　知识链接

　　支配同一器官的交感神经和副交感神经功能往往相反。交感神经可促进机体对环境的急剧变化进行适应,而副交感神经则可促进机体积聚能量,休整恢复。

交感神经兴奋时可表现为：心率加快、血压升高、心肌收缩力增强、传导速度加快；胃肠平滑肌舒张、消化液分泌减少；支气管平滑肌扩张；子宫平滑肌舒张、膀胱逼尿肌舒张；瞳孔开大肌收缩，瞳孔扩大；汗腺分泌；肝糖原分解，血糖升高等。

副交感神经兴奋时则表现为：心率减慢、血压降低、心肌收缩力减弱、传导速度减慢；胃肠平滑肌收缩、消化液分泌增加；支气管平滑肌收缩；子宫平滑肌收缩、膀胱逼尿肌收缩；瞳孔括约肌收缩，瞳孔缩小；胰岛素分泌增多，血糖降低等。

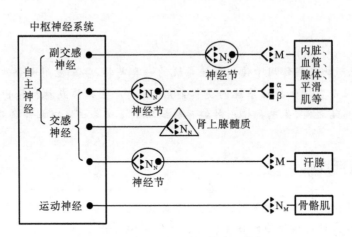

图 1-1　传出神经分类、递质及受体

——胆碱能神经　　　▲乙酰胆碱
----去甲肾上腺素能神经　■去甲肾上腺素

一、传出神经的分类和递质

在传出神经系统中神经元之间或神经元与效应器之间相互接触的部位称为突触，由突触前膜、突触间隙和突触后膜三部分组成。运动神经末梢与骨骼肌细胞之间的接触部位称为神经-肌肉接头或运动终板，该部位骨骼肌细胞膜称为运动终板膜。传出神经末梢脱去髓鞘的膨大部分称为突触小体，内有线粒体和囊泡，线粒体内有合成、代谢递质的酶，囊泡具有合成、储存、释放递质等功能。

突触前膜释放化学物质，经突触间隙与突触后膜上相应受体结合，将兴奋传递给突触后膜或运动终板膜的过程称为突触传递。这种传递神经信息的化学物质称为递质。传出神经系统的递质主要有两种，即去甲肾上腺素(noradrenaline，NA)和乙酰胆碱(acetylcholine，ACh)。

不同类别的神经纤维兴奋时，其末梢释放的递质不同。根据传出神经末梢释放的递质不同，可将其分为去甲肾上腺素能神经和胆碱能神经，兴奋时末梢释放 NA 者为去甲肾上腺素能神经，包括大部分交感神经的节后纤维；兴奋时其末梢释放 ACh 者为胆碱能神经，包括：①运动神经；②交感神经和副交感神经的节前纤维；③副交感神经的节后纤维；④极少数交感神经的节后纤维，如支配汗腺和骨骼肌血管的部分交感神经(图 1-1)。

此外，少数效应器还受多巴胺能神经、5-羟色胺能神经等支配。

二、传出神经递质的体内过程

1. 乙酰胆碱为胆碱能神经递质

（1）合成　在胆碱能神经末梢内以胆碱和乙酰辅酶 A 为原料，在胆碱乙酰化酶作用下合成。

（2）储存　转移并储存在囊泡中。

（3）释放　当胆碱能神经兴奋时，神经冲动传到突触前膜，激发 Ca^{2+} 内流，促进囊泡膜与突触前膜融合而形成裂孔，乙酰胆碱以"胞裂外排"方式释放到突触间隙，并与其突触后膜上的受体结合，产生相应生理效应。

（4）消除　释放后的乙酰胆碱迅速被突触间隙中的乙酰胆碱酯酶（acetylcholinesterase，AChE）水解生成胆碱和乙酸，其中部分胆碱被神经末梢再摄取，重新合成乙酰胆碱。

2. 去甲肾上腺素为去甲肾上腺素能神经递质

（1）合成　在去甲肾上腺素能神经末梢内以酪氨酸为原料，在羟化酶作用下转化为多巴，多巴经脱羧酶转化为多巴胺（dopamine，DA），多巴胺进入囊泡，在β-羟化酶作用下合成去甲肾上腺素。

（2）储存　在囊泡中。

（3）释放　当去甲肾上腺素能神经兴奋时，囊泡中的去甲肾上腺素以"胞裂外排"方式释放到突触间隙，并与突触后膜上的受体结合，产生相应生理效应。

（4）消除　去甲肾上腺素的消除途径包括：①释放到突触间隙的去甲肾上腺素75%～90%被突触前膜再摄取，其中大部分经胺泵转运重新储存于囊泡中，以供重新利用；少部分囊泡外的去甲肾上腺素被线粒体膜上单胺氧化酶（monoamine oxidase，MAO）代谢。②非神经组织如心肌、平滑肌等也可摄取10%～25%的去甲肾上腺素，但随即被细胞内的儿茶酚氧位甲基转移酶（catecholomethyl transferase，COMT）和单胺氧化酶灭活。③此外，还有少量去甲肾上腺素可从突触间隙扩散到血液中，最后被肝、肾组织中的 COMT 和 MAO 灭活。

任务二　传出神经的受体和效应

案例导引

患者，男，50岁，汽车司机。近1个月来经常加班开长途车，渐出现头痛、头晕伴耳鸣等症状。近4天加重，未曾用药治疗。查体：一般状况良好，心率、呼吸、体温正常，护士测血压2次，分别为160/100 mmHg、162/102 mmHg。医生诊断为高血压。建议降压治疗。Rp：美托洛尔片25 mg×48，Sig. 12.5 mg b. i. d. p. o. 。

该患者服用美托洛尔（β₁受体阻断药）30天后发现血压虽降为正常，但自觉乏力，心率明显变慢，偶有胸闷表现，前来找护士咨询。

请你作为值班护士为患者答疑，并进行合理用药指导。

传出神经系统受体依据结合的递质不同主要分为胆碱受体和肾上腺素受体两大类。凡能和乙酰胆碱结合的受体称为胆碱受体；凡能和去甲肾上腺素结合的受体称为肾上腺素受体。每种受体的亚型分类与效应如下。

（一）胆碱受体

根据其对不同拟胆碱药的敏感性差异又可分为两大类。

1. 毒蕈碱型胆碱受体（M 受体）　此型受体对毒蕈碱（muscarine）较为敏感，能选择性与毒蕈碱结合，故称毒蕈碱型胆碱受体，主要分布于副交感神经节后纤维支配的效应器细胞膜上，如心脏、血管、胃肠平滑肌、支气管平滑肌、膀胱逼尿肌、瞳孔括约肌及腺体等处。M 受体兴奋时，表现为心脏抑制（心率减慢、心肌收缩力减弱、传导速度减慢），血管扩张，胃肠平滑肌、支气管平滑肌、膀胱逼尿肌、瞳孔括约肌收缩，瞳孔缩小，腺体分泌增加等，这些表现统称 M 样作用。目前已知，还可将 M 受体分为 M_1、M_2、M_3、M_4、M_5 亚型，M_1 受体主要分布于胃腺细胞、中枢神经，M_2 受体主要分布于心脏、突触前膜，M_3 受体主要分布于平滑肌及腺体等处，M_4、M_5 受体主要分布于中枢神经系统，具体作用尚不清楚。

2. 烟碱型胆碱受体（N 受体）　此型受体对烟碱（nicotine）较为敏感，能选择性与烟碱结合，故称烟碱型胆碱受体，该型受体可分为 N_N 和 N_M 两个亚型。N_N 受体主要分布于神经节、肾上腺髓质上，N_N 受体兴奋时，神经节兴奋，肾上腺髓质分泌，此表现称为 N_N 样作用；N_M 受体主要分布于骨骼肌细胞膜(运动终板)上，N_M受体兴奋时，骨骼肌兴奋收缩，此表现称为N_M样作用。N_N样作用和N_M样作用合称为N样作用。

(二)肾上腺素受体

根据其对特异性配体的亲和力、敏感性差异，又可分为两大类。

1. α型肾上腺素受体(α受体) 该型受体分为α_1、α_2两个亚型。α_1受体位于突触后膜上，主要分布于血管平滑肌(皮肤、黏膜、内脏血管等)和瞳孔开大肌上，α_1受体兴奋时，血管收缩，瞳孔扩大；α_2受体则位于突触前膜上，α_2受体兴奋时，抑制突触前膜释放递质去甲肾上腺素，对递质释放产生负反馈调节作用。α受体兴奋后产生的效应称为α型作用。

2. β型肾上腺素受体(β受体) 该型受体分为β_1、β_2两个亚型。β_1受体主要分布于心脏和脂肪组织等处，另外，肾小球旁细胞上也有β_1受体，β_1受体兴奋时，心脏兴奋(心率加快、心肌收缩力增强、传导速度加快)，脂肪分解加快，肾素分泌增多；β_2受体主要分布于支气管平滑肌和血管平滑肌上，β_2受体兴奋时，支气管平滑肌松弛，骨骼肌血管和冠脉血管舒张等。突触前膜也有β_2受体，该受体兴奋时，促进突触前膜释放递质去甲肾上腺素，对递质释放产生正反馈调节作用。β_1、β_2受体兴奋时产生的效应称为β型作用。

此外，体内还存在多巴胺受体(DA受体)，即可与递质多巴胺结合的受体，分为D_1和D_2两个亚型，D_1受体主要分布于外周组织，D_1受体兴奋时，肾血管和肠系膜血管扩张；D_2受体则主要分布于中枢神经系统中，D_2受体兴奋时，可引起呕吐、诱发精神失常、导致内分泌紊乱等。

需要注意的是：人体多数器官同时受去甲肾上腺素能神经和胆碱能神经双重支配，且两者的功能是相互拮抗的，当某种神经功能占优势时，则表现为该器官的正常生理反应。如：心脏上同时分布β_1受体和M受体，β_1受体兴奋时，心率加快，M受体兴奋时，心率减慢。当两种神经同时兴奋时，若胆碱能神经占优势，心率则减慢。

传出神经系统受体的分类、分布及主要效应见表1-1。

表1-1 传出神经系统受体的分类、分布及主要效应

受体类型		受体分布	受体兴奋时效应
胆碱受体	M受体 M_1受体	胃腺细胞和中枢神经	胃酸分泌、中枢兴奋
	M_2受体	心脏、突触前膜	心率减慢、心肌收缩力减弱、传导减慢
	M_3受体	平滑肌、腺体	平滑肌收缩、腺体分泌、瞳孔缩小
	N受体 N_N受体	神经节、肾上腺髓质	神经节兴奋、肾上腺髓质分泌
	N_M受体	骨骼肌细胞膜	骨骼肌兴奋收缩
肾上腺素受体	α受体 α_1受体	血管平滑肌(皮肤、黏膜、内脏)、瞳孔开大肌	血管收缩、瞳孔扩大
	α_2受体	突触前膜	抑制去甲肾上腺素释放
	β受体 β_1受体	心脏和脂肪组织、肾小球旁细胞	心率加快、心肌收缩力增强、传导加快、肾素分泌增多
	β_2受体	平滑肌(支气管、胃肠、子宫等)、血管平滑肌(骨骼肌、冠状动脉)、突触前膜	支气管平滑肌松弛，骨骼肌血管和冠脉血管舒张
多巴胺受体	D_1受体	外周组织	肾血管和肠系膜血管扩张
	D_2受体	中枢神经系统	呕吐、精神失常及内分泌紊乱

任务三 传出神经系统的药物分类

一、传出神经系统药物的作用方式

(一)直接作用于受体

某些药物可直接与受体结合而产生药理作用。根据结合后受体是否被激动,将传出神经系统药物分为受体激动药和受体阻断药两大类。若与受体结合后能激动受体,并产生与递质相似作用的药物,称为受体激动药(拟似药),包括胆碱受体激动药和肾上腺素受体激动药;若与受体结合后不能激动受体,且阻碍递质或受体激动药与受体结合,产生与递质相反作用的药物,称为受体阻断药(拮抗药),包括胆碱受体阻断药和肾上腺素受体阻断药。

(二)影响递质的体内过程

某些药物也可通过影响递质的合成、储存、释放、消除或摄取等过程而产生药理作用。如新斯的明,通过抑制胆碱酯酶活性而阻止递质乙酰胆碱水解,使乙酰胆碱蓄积,激动胆碱受体,呈现拟胆碱作用,此类药物称为胆碱酯酶抑制药,又称抗胆碱酯酶药。又如解磷定,通过恢复被抑制的胆碱酯酶活性而解除有机磷农药中毒,此类药物称为胆碱酯酶复活药。

二、传出神经系统药物的分类

根据作用部位、作用方式、对受体的影响及产生的药理作用不同,传出神经系统药物的分类及代表药物见表1-2。

表 1-2 传出神经系统药物的分类及代表药物

拟 似 药	拮 抗 药
(一)胆碱受体激动药	(一)胆碱受体阻断药
1.M、N受体激动药:乙酰胆碱	1.M受体阻断药
2.M受体激动药:毛果芸香碱	(1)非选择性M受体阻断药:阿托品
3.N受体激动药:烟碱	(2)M_1受体阻断药:哌仑西平
(二)抗胆碱酯酶药	2.N受体阻断药
1.易逆性抗胆碱酯酶药:新斯的明	(1)N_N受体阻断药:美加明
2.难逆性抗胆碱酯酶药:有机磷酸酯类	(2)N_M受体阻断药:琥珀胆碱、筒箭毒碱
(三)肾上腺素受体激动药	(二)胆碱酯酶复活药:解磷定
1.α、β受体激动药:肾上腺素	(三)肾上腺素受体阻断药
2.α受体激动药	1.α、β受体阻断药:拉贝洛尔
(1)α_1、α_2受体激动药:去甲肾上腺素	2.α受体阻断药
(2)α_1受体激动药:去氧肾上腺素	(1)α_1、α_2受体阻断药:酚妥拉明
(3)α_2受体激动药:可乐定	(2)α_1受体阻断药:哌唑嗪
3.β受体激动药	(3)α_2受体阻断药:育亨宾
(1)β_1、β_2受体激动药:异丙肾上腺素	3.β受体阻断药
(2)β_1受体激动药:多巴酚丁胺	(1)β_1、β_2受体阻断药:普萘洛尔
(3)β_2受体激动药:沙丁胺醇	(2)β_1受体阻断药:美托洛尔

思考与练习

A₁型题

1. β_2受体兴奋可引起( )。

A. 血管收缩　　　　　　　B. 血压升高　　　　　　　C. 支气管平滑肌松弛

D. 心脏抑制　　　　　　　E. 腺体分泌

A₂型题

2. 患者,女,53岁。查体:呼吸、心率正常,血压150/100 mmHg,降血压时应使用的药物是( )。

A. 阿托品　　B. 毛果芸香碱　C. 美托洛尔　　D. 肾上腺素　　E. 新斯的明

A₃型题

(3～5题共用题干)

患者,男,42岁,农民。在喷洒有机磷农药后,自我感觉极度不适,出现恶心、呕吐、出汗、身体发抖、腹痛、视力模糊等。

3. 该患者可能是( )。

A. 有机磷农药中毒　　　　B. 过度疲劳　　　　　　　C. 饥饿

D. 食物中毒　　　　　　　E. 痢疾

4. 该患者的发病机理是( )。

A. 胆碱酯酶受到抑制　　　B. 单胺氧化酶受到抑制　　C. M受体受到抑制

D. N受体受到抑制　　　　E. β受体受到抑制

5. 应选择的解毒药是( )。

A. 有机磷农药　　　　　　B. 解磷定　　　　　　　　C. 新斯的明

D. 肾上腺素　　　　　　　E. 氟哌酸

案例分析

患者,女,52岁。既往有支气管哮喘病史,2天前洗澡时不慎受凉,以后出现发热、头痛、咳嗽、咳痰、哮喘等。去医院查血常规正常,胸部X线片提示两肺未见明显异常。听诊呼吸急促、有明显哮鸣音。

请思考:①该患者应选用什么药物治疗? ②作为护士如何进行用药指导?

(高建岭)

导学

　项目目标

1. 掌握毛果芸香碱、新斯的明的药理作用、临床用途、不良反应及用药护理。
2. 熟悉有机磷酸酯类农药中毒的机制、表现及治疗措施。
3. 了解毒扁豆碱、吡斯的明及胆碱酯酶复活药。
4. 学会观察胆碱受体激动药和胆碱酯酶抑制药的不良反应,能够利用此知识进行用药护理分析,并进行正确用药指导。

任务一 　胆碱受体激动药

　案例导引

患者,女,26 岁。三年前无明显诱因右眼出现胀痛伴视物不清,近 1 年来逐渐加重,视力明显下降,胀痛持续,发作时眼球坚硬如石,头痛明显。查体:右眼视力 0.2,左眼 1.0;右眼轻度发红充血,角膜稍水肿,前房、虹膜正常,晶状体略混浊,眼压 35.76 mmHg,左眼未见异常。无其他病史。

初步诊断为何种疾病? 应用什么药物治疗? 作为护士应如何进行用药指导?

胆碱受体激动药是既能与胆碱受体结合,又能激动胆碱受体的药物。根据其对受体的选择性不同,可分为 M 胆碱受体激动药、N 胆碱受体激动药,以及 M、N 胆碱受体激动药三大类。由于 N 胆碱受体激动药(如烟碱)只具有毒理学意义或仅作为实验用药,故不做介绍。

一、M、N 胆碱受体激动药

乙酰胆碱(acetylcholine,ACh)

乙酰胆碱为胆碱能神经递质,能直接激动 M、N 受体,产生 M 样和 N 样作用。现已能人工合成,性质不稳定,易被胆碱酯酶水解,作用十分广泛,不良反应较多,故无临床应用价值,常作为药理学实验用药或工具用药。

卡巴胆碱(carbacholine,氨甲酰胆碱)

卡巴胆碱为人工合成品,其药理作用与乙酰胆碱相似,可直接激动 M 受体,大剂量也可激动

N 受体。由于化学性质稳定,不易被胆碱酯酶水解,故作用时间较长。全身用药能同时激动 M 受体和 N 受体,产生广泛的 M 样及 N 样作用,但毒性大,故仅限于眼科局部用药。本药滴眼可透过角膜,激动瞳孔括约肌的 M 受体,缩小瞳孔,降低眼内压,临床主要用于开角型青光眼的治疗。眼部注射也可用于需要缩瞳的眼科手术,如白内障摘除、人工晶体植入及角膜移植等。禁用于支气管哮喘、心力衰竭、消化性溃疡及动脉硬化等患者。

二、M 胆碱受体激动药

毛果芸香碱(pilocarpine,匹罗卡品)

毛果芸香碱是从芸香科植物毛果芸香中提取的生物碱,现已能人工合成。

【药理作用】 可直接激动 M 受体,产生 M 样作用,对眼和腺体的 M 受体选择性高,作用明显。

1. 对眼的作用 用其溶液滴眼可产生缩瞳、降低眼内压及调节痉挛等药理作用。

(1)缩瞳 瞳孔大小与虹膜内瞳孔开大肌、括约肌的舒缩有关。瞳孔括约肌受胆碱能神经支配,突触后膜分布有 M 受体,兴奋时,瞳孔括约肌向中心收缩,瞳孔缩小。瞳孔开大肌受去甲肾上腺素能神经支配,突触后膜分布有 α 受体,兴奋时,瞳孔开大肌向周边收缩,瞳孔扩大。本药可激动瞳孔括约肌上的 M 受体,使瞳孔括约肌向中心收缩,瞳孔缩小。

(2)降低眼内压 眼内压的维持有赖于房水的正常循环。房水由睫状肌上皮细胞分泌及血管渗出后,由后房经瞳孔流入前房,再经前房角,流入巩膜静脉窦,汇入静脉,进入血液循环。若房水循环障碍,则可使眼内压升高即青光眼。毛果芸香碱通过缩瞳作用,使虹膜向瞳孔中心拉紧,根部变薄,前房角因此扩大,房水回流增加,而使眼内压降低(图 1-2)。

(3)调节痉挛 眼睛通过改变晶状体的屈光度来调节视物距离,此过程称为视力调节。晶状体周围有悬韧带牵拉,悬韧带又受睫状肌控制。睫状肌由环状肌和辐射肌两种平滑肌组成,环状肌受胆碱能神经支配,分布有 M 受体。毛果芸香碱通过激动环状肌上的 M 受体,使睫状肌向中心收缩,悬韧带松弛,晶状体靠自身弹性变凸,屈光度增强,使远处物体成像在视网膜之前,视近物清楚,视远物模糊,此作用称为调节痉挛(图 1-2)。

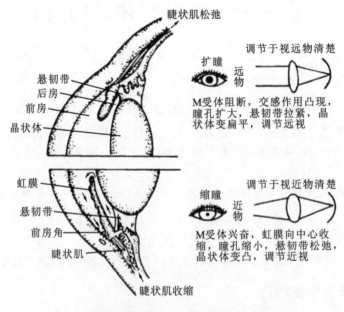

图 1-2 M 受体激动药和 M 受体阻断药对眼的作用

2. 对腺体的作用 毛果芸香碱吸收后,可激动腺体上 M 受体,引起腺体分泌增加,其中对汗腺、唾液腺作用明显。泪腺、胃腺分泌也可增加。

【临床用途】

1. 青光眼 房水循环障碍导致眼压升高是青光眼的主要病理特征,可引起视力下降、视物模糊、头痛、失眠等,严重者可致失明。毛果芸香碱可降低眼压,临床主要用于闭角型青光眼的治疗,对开角型青光眼也有一定疗效。

2. 虹膜炎 与扩瞳药(如阿托品)交替使用,可防止虹膜炎造成的虹膜与晶状体粘连。

3. 阿托品类药物中毒 毛果芸香碱为阿托品的拮抗剂,皮下注射 1~2 mg,用于解救阿托品类药物中毒症状。

【不良反应与用药护理】 吸收过量可出现 M 受体过度兴奋表现,如恶心、呕吐、腹痛、腹泻、流涎、多汗、视物模糊、支气管痉挛、呼吸困难等,可用足量阿托品对抗,并采用对症治疗和支持治疗,如人工呼吸和维持血压等。滴眼时应压迫内眦,避免药物经鼻泪管流入鼻腔,引起吸收中毒。滴眼液应于密闭、避光、阴凉处或置于冰箱内保存,如变色或混浊,禁用。

知识链接

房水循环:睫状肌上皮细胞→后房→瞳孔→前房→前房角→巩膜静脉窦→血液循环。

任务二 胆碱酯酶抑制药

案例导引

患者,男,25 岁。因直肠息肉进行手术切除,术后出现尿潴留,给予新斯的明治疗,治疗过程中患者主诉视远物模糊,前来找护士咨询。作为值班护士如何为患者答疑并进行合理用药指导。

胆碱酯酶抑制药是能与胆碱酯酶结合,并抑制其活性,致使胆碱能神经末梢堆积 ACh,从而激动胆碱受体,间接产生 M 样、N 样作用的药物,故又称抗胆碱酯酶药。根据药物与胆碱酯酶亲和力及解离速度的不同,可分为易逆性胆碱酯酶抑制药和难逆性胆碱酯酶抑制药两类。

一、易逆性胆碱酯酶抑制药

新斯的明(neostigmine)

【体内过程】 新斯的明又名普鲁斯的明,为人工合成的季铵类化合物,口服吸收少而不规则,故口服剂量比注射剂量大 10 倍以上。不易透过血脑屏障,几乎无中枢作用。滴眼时也不易通过角膜进入眼内,故对眼睛作用较弱。

【药理作用】 新斯的明可与胆碱酯酶结合,暂时抑制胆碱酯酶活性,导致胆碱能神经突触间隙乙酰胆碱堆积,激动胆碱受体,间接产生 M 样、N 样作用。本药具有选择性,对眼、腺体、心血管和支气管平滑肌的作用较弱,对胃肠和膀胱平滑肌的兴奋作用较强,对骨骼肌的兴奋作用最强。对骨骼肌作用明显的机制:①抑制胆碱酯酶活性,增强乙酰胆碱作用;②对骨骼肌细胞膜上 N_M 受体有直接激动作用;③能促进运动神经末梢释放乙酰胆碱。

【临床用途】

1. 重症肌无力 新斯的明对骨骼肌有选择性兴奋作用,轻型患者口服给药,严重者皮下或肌内注射给药,急症、重症患者静脉滴注,可改善肌无力症状。

2. 术后腹气胀、尿潴留 新斯的明间接激动 M 受体,可使胃肠平滑肌收缩、蠕动加快,膀胱逼尿肌收缩、排尿增多,故适用于缓解术后腹气胀、尿潴留症状。

3. 阵发性室上性心动过速 当采用压迫眼球或颈动脉窦等兴奋迷走神经方法无效时,可利用新斯的明间接激动 M 受体作用,抑制心脏,减慢阵发性室上性心动过速患者的心率。

重症肌无力是自身免疫性神经肌肉传递功能障碍性疾病,发病年龄多在10～35岁,与遗传因素有一定关系,但患者血清中存在抗胆碱受体抗体,运动终板膜上的 N_M 受体数目减少,是其主要病理特征。主要临床表现:眼睑下垂、复视、斜视、颈肌无力、说话无力、全身无力等。严重者可出现重症肌无力危象,表现为突然发作性的呼吸肌麻痹症状,如呼吸困难、缺氧、窒息甚至死亡。

【不良反应与用药护理】 常用量不良反应较少,过量可出现恶心、呕吐、腹痛、腹泻、心动过缓、肌肉震颤等,中毒量时可致"胆碱能危象",表现为大汗淋漓、大小便失禁、心动过速及其他心律失常,严重时可有肌无力症状加重,甚至出现呼吸肌麻痹,危及生命,是由于肌细胞膜过度除极化,阻碍神经-肌肉接头传导所致。因此,在用药过程中需监测患者的生命体征如呼吸、心率等,还需观察吞咽功能及握力是否改善,以便及时调整给药剂量;注意鉴别是原发病情加重还是用药剂量过大导致的胆碱能危象。一旦发生,立即静脉注射阿托品和解磷定,必要时使用呼吸机,维持患者呼吸。氨基糖苷类抗生素能抑制神经-肌肉接头传导功能,降低新斯的明的疗效,两药合用可产生拮抗作用。

【禁忌证】 心动过缓、机械性肠梗阻、尿路梗阻、支气管哮喘患者禁用。

毒扁豆碱(eserine,依色林)

毒扁豆碱是从非洲出产的毒扁豆的种子中提取的生物碱,现已能人工合成。本药脂溶性大,易通过血脑屏障和角膜。其抑制胆碱酯酶作用与新斯的明相似。眼内局部应用,作用较毛果芸香碱强而持久,眼压降低可维持1～2天,临床用于青光眼的治疗;中枢作用明显,小剂量兴奋中枢,大剂量则抑制中枢,中毒剂量可致呼吸麻痹。缓慢静脉注射时可用于麻醉术后的催醒,也可解救阿托品等抗胆碱药中毒。其水溶液不稳定,易氧化变红而失效,刺激性增强,故须临用前配制,滴眼液应置于棕色瓶内避光保存。因其选择性低,毒性大,故滴眼时一定要压迫内眦,以防止吸收中毒。

吡斯的明(pyridostigmine)

吡斯的明口服吸收良好,作用同新斯的明,但起效慢,药效弱而持久,不良反应少。临床主要用于治疗重症肌无力,也用于肠麻痹、术后腹气胀和尿潴留的治疗。

安贝氯铵(ambenonium chloride,酶抑宁)

安贝氯铵作用同新斯的明,但作用强而持久,可口服给药,临床主要用于治疗不能耐受新斯的明或吡斯的明的重症肌无力,也可用于治疗术后腹气胀和尿潴留等。

二、难逆性抗胆碱酯酶药

案例导引

患者,女,45岁。昏迷1 h。患者2 h前因与家人吵架,自服1小瓶药水并把药瓶打碎丢弃,家人发现后患者开始出现腹痛、恶心,并呕吐2次,吐出物有大蒜味,继而神志不清,遂急送就诊,病后大小便失禁、汗多。既往体健,无其他病史,无药物过敏史,月经史、个人史及家族史无特殊。查体:体温、心率正常,血压90/65 mmHg,呼吸30次/分,平卧位,神志不清,呼之不应,皮肤湿冷,肌肉颤动,针尖样瞳孔,对光反射弱,口腔流涎,肺有哮鸣音和散在湿啰音,心界不大,律齐,无杂音,腹平软,肝脾未触及,下肢不肿。血常规检查均正常。

请为患者家属解释这是什么药物中毒?应怎样处理?

（一）有机磷酸酯类中毒

有机磷酸酯类为人工合成的难逆性抗胆碱酯酶药,根据用途不同可分为:①农业及环境卫生用杀虫剂,常用的有敌百虫(美曲磷酯)、敌敌畏(DDVP)、乐果、对硫磷(1605)、内吸磷(1059)、甲拌磷(3911)、马拉硫磷(4049)等;②化学战争用神经毒剂,如沙林、梭曼、塔崩等也属于有机磷酸酯类。此类药物对人、畜具有强烈毒性,故生产及使用过程中必须严格管理,注意防护,预防中毒。

【中毒途径】 本类药物可经皮肤、黏膜、呼吸道、消化道等途径吸收中毒。在农业生产过程中,经皮肤吸收是主要的中毒途径。

【中毒机制】 有机磷酸酯类进入体内后,其结构中亲电性的磷原子可与胆碱酯酶的酯解部位的氧原子以共价键牢固结合,生成难以水解的磷酰化胆碱酯酶,使胆碱酯酶失去活性,不能水解乙酰胆碱,致使突触间隙蓄积大量乙酰胆碱,激动 M 受体、N 受体,产生 M 样、N 样及中枢神经系统症状。若不及时救治,磷酰化胆碱酯酶可在几分钟或几小时内产生单烷氧基磷酰化胆碱酯酶即"老化",此时再使用胆碱酯酶复活药,也难以恢复胆碱酯酶活性,必须等待数天,待新生的胆碱酯酶出现,才能水解蓄积的乙酰胆碱,故抢救有机磷酸酯类药物中毒时应及早使用胆碱酯酶复活药。

【中毒表现】

1. 急性中毒 急性中毒症状复杂多样。轻度中毒患者仅表现为 M 样症状,中度中毒患者可同时出现 M 样和 N 样症状,重度中毒患者除出现 M 样、N 样症状外,还可出现明显的中枢神经系统症状。

（1）M 样症状 ①眼睛:瞳孔缩小、视物模糊、眼痛等。②腺体:分泌增加,可有口吐白沫、流涎、流泪、流涕、大汗淋漓、呼吸道分泌物增加、肺部啰音等。③平滑肌:兴奋收缩,可有恶心、呕吐、腹痛、腹泻、大小便失禁、胸闷、气短、呼吸困难等。④心血管系统:可见心率减慢、血压下降等。

（2）N 样症状 交感神经和副交感神经神经节上的 N_N 受体被激动时,可表现为心动过速、血压升高;骨骼肌运动终板上的 N_M 受体被激动时,表现为抽搐、肌肉震颤等,严重时可致肌无力甚至肌麻痹。

（3）中枢神经系统症状 重度中毒时,中枢神经系统表现为先兴奋后抑制,先有躁动、不安、失眠、谵语、全身肌肉抽搐,后转为共济失调、意识模糊、反射消失、昏迷等,甚至因呼吸中枢麻痹、循环衰竭而死亡。

2. 慢性中毒 慢性中毒多发生在从事有机磷酸酯类药物生产的工人或长期接触有机磷酸酯类药物的人员中,由于其血液中胆碱酯酶活性逐渐减低,故临床症状不典型,主要有头晕、头痛、失眠、多梦、记忆力减退、注意力不集中等类似神经衰弱综合征表现,偶见肌肉颤动和瞳孔缩小等。慢性中毒以预防和对症治疗为主,如轮换劳动岗位,避免长期接触有机磷酸酯类药物,加强劳动防护等。

【急性中毒的解救措施】

1. 迅速清除毒物 发现中毒,立即切断毒源,将患者移离现场,去掉污染的衣物,根据中毒途径不同,采取相应措施。如经皮肤吸收者,立即用温水或温肥皂水清洗皮肤,清除毒物。如经胃肠吸收者,立即用 2％碳酸氢钠溶液、1％生理盐水或 1:5000 高锰酸钾溶液反复洗胃,直至洗出液不含农药味,然后用硫酸钠或硫酸镁导泻,昏迷者不用硫酸镁导泻,以免加重中枢抑制。但应注意敌百虫中毒者不宜用碱性溶液洗胃,因其在碱性溶液中可变成毒性更大的敌敌畏;对硫磷、内吸磷和乐果中毒者不可用高锰酸钾溶液洗胃,因其氧化后毒性更强。眼部轻度感染,可用 2％碳酸氢钠溶液或生理盐水冲洗。

2. 阿托品解除 M 样症状 阿托品属 M 受体阻断药,是解救急性有机磷酸酯类中毒的高效能解毒药物,及早、足量、反复给药能迅速解除 M 样症状,如恶心、呕吐、腹痛、腹泻、口吐白沫、流涎、出汗、瞳孔缩小、大小便失禁、心率减慢、血压下降、肺水肿等,直至出现"阿托品化",即口干、皮肤干燥、颜面潮红、瞳孔散大、心率加快、肺部啰音消失、意识好转等。对于轻度中毒者,可单用阿托品。对于中、重度中毒者,因阿托品对 N_M 受体无阻断作用,故对骨骼肌震颤无效,也不能恢复胆碱酯酶活性,故解救时必须合用胆碱酯酶复活药。

3. 及早应用特效解毒药 及早应用胆碱酯酶复活药可以恢复胆碱酯酶活性。

(二)胆碱酯酶复活药

胆碱酯酶复活药是一类能使已被有机磷酸酯类抑制的胆碱酯酶恢复活性的药物,其化学结构属于肟类化合物,能与磷酰化胆碱酯酶结合,使胆碱酯酶游离出来,恢复水解乙酰胆碱活性,使突触间隙蓄积的乙酰胆碱浓度降低,解除 M 样、N 样症状;此外,本类药物还能直接与体内游离的有机磷酸酯类结合转化成无毒物质,由肾脏排出,阻止有机磷酸酯类对胆碱酯酶的继续抑制。它不但能解除单用阿托品所不能缓解的中毒症状,还可缩短一般中毒的病程。但若中毒时间过长,即使应用胆碱酯酶复活药抢救也无明显效果。临床常用的药物有氯解磷定、碘解磷定、双复磷等。

氯解磷定(pralidoxime chloride,PAM-CL)

【体内过程】 口服不易吸收,肌内注射及静脉注射均可迅速分布至全身,并达到有效浓度,大剂量可通过血脑屏障进入脑组织。经肝代谢,由肾快速排泄,无蓄积作用,半衰期短,小于 1 h,故需反复多次给药,以维持持久疗效。

【临床用途】 临床主要用于中、重度有机磷酸酯类中毒的解救。对神经-肌肉接头处胆碱酯酶的复活作用最为明显,能迅速纠正肌肉震颤。对自主神经功能的恢复作用较差,对突触间隙蓄积的乙酰胆碱无对抗作用,故解救中毒时需与阿托品合用。对"老化"的胆碱酯酶无效,故应及早使用。本药对有机磷酸酯类中毒的解毒效果因有机磷的类别不同而有差异:对内吸磷、对硫磷和马拉硫磷等中毒有良好疗效;对敌百虫、敌敌畏中毒疗效较差;对乐果中毒无效,因乐果制剂中含有苯,中毒时往往同时伴有苯中毒,故解救乐果中毒以阿托品为主。对轻度有机磷酸酯类中毒,可单用也可与阿托品合用;对中、重度有机磷酸酯类中毒必须合用阿托品。

【不良反应与用药护理】 治疗量不良反应少见,偶见恶心、呕吐、头痛、嗜睡、乏力、眩晕、视物模糊等。给药过快对呼吸有抑制作用,故解救时避免使用麻醉性镇痛药。剂量过大可抑制胆碱酯酶,引起暂时性神经-肌肉传递障碍,加重中毒症状。本类药物在碱性溶液中可分解为氰化物,故禁与碱性药物混合或同时注射,肾功能不全者慎用。

碘解磷定(pralidoxime iodide,PAM-I)

碘解磷定的药理作用及临床用途与氯解磷定相似,但仅能静脉给药,不良反应多,故目前临床已较少应用。因含碘故对注射部位有刺激性,可致剧痛,有时也可引起腮腺肿大。对碘过敏者禁用。

双复磷(toxogonin)

双复磷的药理作用与氯解磷定相似,但作用强而持久。同时还具有阿托品样作用,对 M 样、N 样症状有效;脂溶性高,能通过血脑屏障,对中枢神经系统症状疗效较好。临床主要与阿托品合用解救中、重度有机磷酸酯类中毒。

常用制剂和用法

硝酸毛果芸香碱 滴眼液或眼膏:1%~2%。滴眼次数按需要决定,晚上或需要时涂眼膏。

甲硫酸新斯的明 注射剂:0.5 mg/mL、1 mg/2 mL。皮下或肌内注射,一次 0.25~1.0 mg,1~3 次/天。极量:一次 1 mg,5 mg/d。

水杨酸毒扁豆碱 滴眼液或眼膏:0.25%。按需要决定滴眼次数,溶液变红色后不可用。注射剂:0.5 mg/mL、1 mg/mL。

溴新斯的明 片剂:15 mg。一次 15 mg,3 次/天或按需要决定。极量:一次 30 mg,100

NOTE

mg/d。

溴吡斯的明　片剂：60 mg。一次 60 mg，3 次/天。极量：一次 120 mg，360 mg/d。注射剂：1 mg/mL、5 mg/mL。

安贝氯铵　片剂：5 mg、10 mg、25 mg。一次 5～25 mg，3～4 次/天。

氯解磷定注射剂：0.25 mg/2 mL、0.5 mg/2 mL。治疗有机磷中毒的用量根据中毒程度而定。轻度中毒时，一次肌内注射 0.25～0.5 g，必要时 2 h 后重复注射一次；中度中毒时，肌内注射或静脉注射，首次 0.5～0.75 g，必要时 2 h 后重复肌内注射 0.5 g；重度中毒时，首次静脉注射 1 g，必要时 30～60 min 后再注射 0.75～1 g，以后改为静脉滴注，每小时 0.25～0.5 g，好转后酌情减量或停药。

碘解磷定注射剂：0.5 g/20 mL。治疗有机磷中毒的用量根据中毒程度而定。轻度中毒时，可一次静脉注射 0.5 g，必要时 2 h 后重复注射一次；中度中毒时，首次静脉注射 0.8～1 g，必要时每 2 h 重复注射 0.5～0.8 g，或每小时静脉滴注 0.4 g，共用 4～6 h；重度中毒时，一次静脉注射 1～1.2 g，30 min 后如效果不明显，再重复注射一次，以后每小时静脉滴注 0.4 g，好转后渐停药。

双复磷注射剂：0.25 g/2 mL，肌内注射、静脉注射或静脉滴注。成人剂量：轻度中毒时，肌内注射，每次 0.125～0.25 g，必要时 2～3 h 后重复 1 次；中度中毒时，肌内注射或静脉注射，每次 0.5 g，2～3 h 后再注射 0.25 g，必要时重复 2～3 次；重度中毒时，静脉注射每次 0.5～0.75 g，2～3 h 后再注射 0.5 g，以后可重复使用，并酌情减量。小儿剂量酌减。

思考与练习

A₁ 型题

1. 用于治疗青光眼的药物是（　　）。

　A. 阿托品　　　　　　　　B. 东莨菪碱　　　　　　　C. 毛果芸香碱

　D. 酚妥拉明　　　　　　　E. 新斯的明

A₂ 型题

2. 患者，男，27 岁，因眼睑下垂、行走肌肉无力而诊断为重症肌无力，可缓解肌无力的药物是（　　）。

　A. 阿托品　　　　　　　　B. 肾上腺素　　　　　　　C. 毛果芸香碱

　D. 新斯的明　　　　　　　E. 烟碱

A₃ 型题

患者，男，37 岁。有机磷农药中毒，就诊时有恶心、呕吐、腹痛、大小便失禁、出汗、肌肉震颤症状。

3. 该患者的症状属于（　　）。

　A. M 样症状　　　　　　　B. N 样症状　　　　　　　C. 中枢症状

　D. M 样、N 样症状　　　　E. M 样、中枢症状

4. 抢救该患者除用阿托品外还要应用的药物是（　　）。

　A. 毛果芸香碱　B. 新斯的明　C. 毒扁豆碱　D. 解磷定　E. 吡斯的明

5. 阿托品可对抗的症状是（　　）。

　A. M 样症状　　　　　　　B. N 样症状　　　　　　　C. 中枢症状

　D. M 样、N 样症状　　　　E. M 样、中枢症状

案例分析

1. 患者，女，32 岁。因右眼胀痛伴视物不清、眼压高而被诊断为青光眼。但每次应用降眼压药滴眼后，都出现流涎、流涕、轻度腹痛。

请思考：①患者选用的是什么药物？②作为护士应如何进行用药指导？

2. 患者，男，65 岁。慢性心力衰竭患者，近来眼睑下垂、行走无力，被医生诊断为重症肌无

力。遵医嘱服用新斯的明后病情缓解。但服用后有胸闷、气短、下肢水肿加重表现。

请思考:患者为什么会出现胸闷、气短、下肢水肿加重表现?

3. 患者,男,42 岁,农民。入院前因使用有机磷农药喷洒农作物,未加防护,于当晚出现头痛、头晕、厌食,继而呕吐、流涎、腹痛、腹泻、呼吸困难,立即送医院急诊。查体:血压 90/60 mmHg,呼吸急促,心率快,无杂音,肝脾未触及,大汗淋漓,口唇发绀,瞳孔缩小,对光反射弱,神志尚清,肌肉震颤。诊断为有机磷农药急性中毒。

请思考:该患者应用什么药物抢救?

(高建岭)

项目七 胆碱受体阻断药

 导学

胆碱受体阻断药包括 M 胆碱受体阻断药和 N 胆碱受体阻断药两大类。M 胆碱受体阻断药分为阿托品类生物碱和人工合成代用品,其中阿托品类生物碱如阿托品的作用典型,是本类药物的代表药;人工合成代用品选择性高,不良反应少,临床应用广泛。N 胆碱受体阻断药分为 N_N 胆碱受体阻断药和 N_M 胆碱受体阻断药两类,N_N 胆碱受体阻断药不良反应多,临床应用较少,N_M 胆碱受体阻断药因具有良好肌松作用,广泛用于外科手术及辅助麻醉。

 项目目标

1. 掌握阿托品的药理作用、临床用途、不良反应及用药护理。
2. 熟悉东莨菪碱、山莨菪碱的药理作用及特点。
3. 了解 N 受体阻断药的作用机制及临床用途。
4. 学会观察胆碱受体激动药的不良反应,能够作出相应用药护理分析,并进行正确用药指导。

任务一 M 胆碱受体阻断药

 案例导引

小李同学喜欢早起跑步锻炼身体,但在去年冬天的一个早上跑完步后,腹痛加剧,吃完早饭后疼痛仍然不止。于是到医院就诊,遵医嘱服用阿托品后,腹痛明显减轻。但有口干、面红、心慌等表现。小李不解,向护士咨询其中原因。作为护士应该如何向小李解释?

胆碱受体阻断药是一类能与胆碱受体结合,阻断乙酰胆碱或胆碱受体激动药与胆碱受体结合,产生抗胆碱作用的药物,故又称抗胆碱药。根据其对胆碱受体的选择性不同,将其分为如下两类。

(1)M 胆碱受体阻断药　如阿托品、东莨菪碱、山莨菪碱及人工合成代用品。

(2)N 胆碱受体阻断药　又分为:①N_N 胆碱受体阻断药,如樟磺咪芬、美卡拉明等。②N_M 胆碱受体阻断药,如筒箭毒碱、琥珀胆碱等。

一、M 胆碱受体阻断药

(一)阿托品类生物碱

阿托品类生物碱是从茄科植物颠茄、曼陀罗、洋金花等植物中提取到的生物碱,现已能人工合成。临床常用的药物有阿托品、东莨菪碱、山莨菪碱等。

阿托品(atropine)

【体内过程】 口服经胃肠吸收迅速,生物利用度为80%,服用后1 h血药浓度达峰值,半衰期为4 h;肌内注射15~20 min后作用最强,24 h约有85%的药物经尿排出。吸收后分布于全身组织,可通过血脑屏障和胎盘屏障,也可经乳汁微量分泌。局部滴眼可通过角膜,但作用时间长,可达数天。

【药理作用】 治疗量阿托品可选择性与M受体结合,阻断乙酰胆碱或M胆碱受体激动药与M受体结合,产生与M样作用相反的作用。大剂量还可阻断神经节上的N_1受体。阿托品的药理作用广泛,因其对各器官选择性不同,作用依次如下。

1. 腺体 阻断腺体上的M受体,抑制腺体分泌。对唾液腺和汗腺作用最明显,治疗量即可引起口干、皮肤干燥;对泪腺、支气管腺体作用次之;较大剂量也可抑制胃液分泌,但对胃酸浓度影响较小。

2. 平滑肌 阻断平滑肌上的M受体,松弛内脏平滑肌。对过度兴奋或痉挛状态的内脏平滑肌解痉作用明显,对功能正常的平滑肌影响小。对不同器官的平滑肌解痉效果不同,对胃肠道平滑肌作用最为明显,对膀胱逼尿肌也有较好作用;对胆管、支气管平滑肌作用弱;对子宫平滑肌影响很小。

3. 眼 阿托品对眼的作用与毛果芸香碱相反。

(1)扩瞳:阻断瞳孔括约肌上的M受体,使瞳孔括约肌舒张,瞳孔开大肌保持原有收缩力向外收缩,故瞳孔扩大。

(2)升高眼内压:由于瞳孔扩大,虹膜退向外缘,虹膜根部变厚,前房角间隙变窄,房水回流不畅,致使房水蓄积,引起眼内压升高。

(3)调节麻痹(调节远视):阻断睫状肌上的M受体,使睫状肌松弛而退向外缘,悬韧带拉紧,晶状体处于扁平状态,屈光度降低,视近物成像于视网膜后面,致使视近物不清,对远物成像影响不大,视远物清楚,此作用称为调节麻痹。

4. 心脏 兴奋心脏。注射较大剂量(1~2 mg)可阻断心脏上的M受体,解除迷走神经对心脏的抑制作用,使心率加快、房室传导加速,对迷走神经张力高的青壮年作用明显。但注射小剂量(0.5 mg)可使某些患者的心率轻度短暂减慢,这与阿托品阻断突触前膜M_1受体有关。

5. 血管 扩张血管。大剂量阿托品有扩血管作用,尤以皮肤血管最为明显,对处于痉挛状态的小血管解痉作用强,可改善微循环,增加重要器官供血。其扩血管机制与阻断M受体无关,可能是其抑制汗腺分泌,引起体温升高后的代偿性散热反应,也可能是阿托品直接扩血管的结果。

6. 中枢神经系统 阿托品能透过血脑屏障,对中枢神经系统有兴奋作用。较大剂量(1~2 mg)兴奋延髓和大脑,增加剂量则兴奋作用增强,出现焦虑不安、谵妄等;中毒剂量(>10 mg)可致幻觉、运动失调、定向障碍及惊厥等,过度兴奋可转为抑制,出现昏迷甚至呼吸肌麻痹而死亡。

【临床用途】

1. 缓解内脏绞痛 阿托品可用于各种内脏绞痛:对胃肠道痉挛性疼痛疗效最好;对膀胱刺激症状如尿频、尿急疗效较好;对胆绞痛、肾绞痛疗效较差,需与阿片类镇痛药如哌替啶合用以增强疗效。

2. 抑制腺体分泌 用于麻醉前给药,可减少呼吸道腺体及唾液腺分泌,防止在麻醉过程中分泌物阻塞气管、支气管,引起吸入性肺炎。也用于严重盗汗及流涎症。

3. 眼科

(1)虹膜睫状体炎:用阿托品滴眼,瞳孔括约肌和睫状肌松弛,可使之充分休息,以利于炎症恢复;与缩瞳药毛果芸香碱交替使用,还可防止虹膜与晶状体粘连。

(2)眼底检查:阿托品具有扩瞳作用,可增大视野,便于充分观察如视网膜血管等眼底病变,用于眼底检查。

(3)验光配镜:阿托品具有调节麻痹作用,可固定晶状体,便于验光配镜时准确测定晶状体屈光度,用于验光配镜时屈光检查。但阿托品对眼的作用时间过长,使视力恢复过慢,故目前临床已较少用,已被作用时间更短的后马托品等取代,其主要用于儿童验光配镜。

4. 抗感染性休克 主要用于暴发型流行性脑脊髓膜炎、中毒性菌痢、中毒性肺炎等并发的感染性休克,可在补充血容量的基础上应用大剂量阿托品,以扩张外周血管,解除小血管痉挛,改善微循环,增加重要器官供血,缓解休克。但休克伴高热或心率快者不宜使用。

5. 抗缓慢型心律失常 主要用于迷走神经过度兴奋所致的窦性心动过缓、房室传导阻滞和阿-斯综合征等。

6. 解救有机磷酸酯类中毒 有机磷酸酯类中毒给予阿托品,可迅速解除 M 样症状,也可缓解部分中枢症状。单用治疗轻度中毒,与胆碱酯酶复活药合用可治疗中、重度中毒。

【不良反应】 阿托品作用广泛,副作用多。剂量过大,也可出现毒性反应。

1. 副作用 治疗量可有口干、皮肤干燥、潮红、瞳孔扩大、怕光、视近物模糊、便秘、排尿困难、心悸、体温升高等,无需处理,停药后可自行消失。

2. 毒性反应 剂量过大可致中毒,除上述外周症状加重外,还可出现中枢兴奋表现,如呼吸加快、烦躁不安、幻觉、谵妄甚至惊厥等,严重时可由兴奋转为抑制,出现昏迷、呼吸抑制甚至死亡。一旦中毒,主要采取对症处理。毛果芸香碱(或毒扁豆碱)可对抗其外周症状;镇静、抗惊厥药可对抗其中枢兴奋症状;物理降温可有效降低体温;吸氧或人工呼吸可缓解呼吸困难。

【禁忌证】 青光眼、前列腺肥大、幽门梗阻患者,以及休克伴高热或心动过速者禁用。

【用药护理】

1. 用药前沟通 详细了解用药过程,根据适应证和禁忌证,提出合理化建议和措施。①告知患者可能出现的副作用,以防止患者紧张。②心率高于 100 次/分、体温高于 38 ℃或眼压高者应报告医生。老年人慎用。

2. 用药后护理 ①用药过程中应注意观察心率及体温变化,尤其夏天应用时更要密切注意体温变化,避免中暑。②用药过程中应注意监测不良反应:有无尿潴留表现,特别是对前列腺增生和尿道狭窄者更应注意;有无眼压升高症状,如泪水多、视力下降、眼胀痛、恶心、呕吐等。③眼科局部用药时应教会患者正确滴眼方法,尤其是压迫内眦方法;滴眼后应嘱患者避免光线刺激,注意眼睛防护。④不良反应发生时应采取必要措施缓解:口干患者,应告知患者多用冷开水含漱或多饮水;便秘患者可多饮水,给予高纤维素食物;尿潴留患者要及时导尿。

3. 用药护理评价 评估药物疗效。内脏绞痛减轻、腺体分泌减少、休克缓解、有机磷酸酯类中毒症状得到控制说明本药起效,应停用或调整治疗方案。

东莨菪碱(scopolamine)

东莨菪碱是从洋金花等植物中提取到的一种生物碱。

本药的药理作用与阿托品相似,但有以下特点:①抑制腺体分泌作用较阿托品强;②对内脏平滑肌的松弛作用较弱;③对中枢有很强的抑制作用,与阿托品不同,表现为镇静、催眠,但对呼吸中枢是兴奋作用;④兴奋心脏、扩血管、扩瞳、调节麻痹作用弱;⑤有防晕、止吐作用。

临床主要用于麻醉前给药、帕金森病等,也用于晕动病、妊娠呕吐及放射性呕吐。本药是中药洋金花中的有效成分,因此可代替洋金花用于中药麻醉,也可用于解救有机磷酸酯类中毒。

本药的不良反应及禁忌证与阿托品相似。

山莨菪碱(anisodamine,654)

山莨菪碱是从茄科植物唐古特山莨菪中提取的一种生物碱,简称654,天然品称654-1,人工合成品称654-2。

本药的药理作用与阿托品类似,但有以下特点:①松弛内脏平滑肌、解除血管痉挛、改善微循环作用强;②抑制唾液分泌及扩瞳作用仅为阿托品的 1/20～1/10;③不易通过血脑屏障,中枢作用弱,也不易透过角膜,对眼无影响。

不良反应与阿托品相似但较少,目前临床上作为阿托品的替代品,主要用于治疗感染性休克,如暴发型流行性脑脊髓膜炎、中毒性菌痢、中毒性肺炎等并发的休克,也用于缓解内脏平滑肌痉挛性疼痛。

要点提示:阿托品对中枢神经有兴奋作用,东莨菪碱对中枢神经有抑制作用。

（二）人工合成代用品

阿托品作用广泛，选择性差，副作用多，毒性较大，调节麻痹时间长。针对这些缺点，通过改变其化学结构，人工合成了一些作用与阿托品相似，但选择性更高、副作用更少的代用品，主要包括合成扩瞳药和合成解痉药两类。

1. 合成扩瞳药

后马托品(homatropine)

后马托品属短效 M 受体阻断药，与阿托品相比，调节麻痹和扩瞳作用出现快，但维持时间短，仅为 1～2 天，故临床适用于一般眼底检查和屈光检查等。由于儿童睫状肌调节能力强，而后马托品调节麻痹作用较阿托品弱，儿童应用可出现调节麻痹作用不完全现象，故儿童验光仍需用阿托品。

托吡卡胺(tropicamide,托品酰胺)

托吡卡胺的药理作用与阿托品相似，但扩瞳和调节麻痹作用强，起效快，恢复时间短，用药后瞳孔散大及调节麻痹作用恢复正常仅需 6 h，是目前扩瞳检查眼底和屈光检查的首选药。

2. 合成解痉药

溴丙胺太林(propantheline bromide,普鲁本辛)

溴丙胺太林为人工合成的解痉药，药理作用与阿托品相似，但脂溶性小，不易通过血脑屏障，对中枢作用弱，口服吸收不完全，对胃肠平滑肌的解痉作用强而持久，并可减少胃液分泌，临床主要用于治疗胃十二指肠溃疡和胃肠痉挛等。因易受食物影响，多饭前服用。

贝那替秦(benactyzine,胃复康)

贝那替秦的药理作用与溴丙胺太林相似，但脂溶性大，易通过血脑屏障，有镇静作用，口服易吸收，对胃肠平滑肌有较强的解痉作用，并可抑制胃液分泌，临床主要适用于伴有焦虑症状的胃肠溃疡、胃肠痉挛及胃酸过多患者。

二、N 胆碱受体阻断药

（一）N_N 受体阻断药

N_N 受体阻断药又称神经节阻断药，是指能与乙酰胆碱竞争神经节上 N_N 受体，阻断乙酰胆碱与 N_N 受体结合，从而阻断神经冲动在神经节传导的药物。本类药物的药理作用取决于交感神经和副交感神经对何种器官支配占优势，交感神经对血管支配占优势，副交感神经对窦房结、胃肠、膀胱、眼及腺体支配占优势。交感神经节被阻断，引起血管扩张，外周阻力降低，静脉回心血量及心输出量减少，故血压降低；副交感神经节被阻断，窦房结兴奋，胃肠蠕动减慢，膀胱逼尿肌舒张，瞳孔括约肌松弛，腺体分泌减少，故出现心率加快、便秘、尿潴留、瞳孔扩大和口干。

由于本类药物作用广泛，不良反应多而严重，目前临床已少用，仅用于麻醉时控制血压，以减少手术出血。较常用的药物有美卡拉明(mecamylamine,美加明)和樟磺咪芬(trimetaphan camsylate,阿方那特)。

（二）N_M 受体阻断药

N_M 受体阻断药又称骨骼肌松弛药，简称肌松药，是一类选择性作用于神经-肌肉接头运动终板膜上 N_M 受体，阻断神经肌肉传导而使肌肉松弛的药物。按其作用机制不同，分为除极化型肌松药和非除极化型肌松药两类。

1. 除极化型肌松药 本类药物能与骨骼肌细胞膜上 N_M 受体结合，产生与乙酰胆碱相似而持久的除极化作用，使 N_M 受体不再对乙酰胆碱产生兴奋作用，骨骼肌因此出现松弛。其作用特点：①用药后先出现短暂的肌束颤动，以胸、腹部肌肉最为明显；②肌松作用出现快、维持时间短，易于控制；③连续用药可产生快速耐受性；④治疗量对神经节无阻断作用，却有兴奋作用；⑤与胆碱酯酶抑制药有协同作用，故中毒时不能用新斯的明解救。除极化型肌松药的代表药物是琥珀胆碱。

琥珀胆碱(succinylcholine,司可林)

琥珀胆碱是由一分子琥珀酸和两分子胆碱组成的化合物。

【体内过程】 本药口服不易吸收,静脉注射 1 min 后出现肌松作用,在体内代谢迅速,可被血浆中假性胆碱酯酶水解为琥珀酸和胆碱,故作用短暂。静脉滴注可延长其作用时间。不易透过胎盘屏障。$10\%\sim15\%$ 的药物可到达作用部位,仅少量药物以原形从肾脏排泄。胆碱酯酶抑制药新斯的明可抑制假性胆碱酯酶活性,增强琥珀胆碱作用,故不能用以解救本品过量中毒。

【药理作用】 琥珀胆碱静脉注射后先出现短暂的肌束颤动,1 min 后出现肌松作用,2 min 作用达高峰,5 min 左右作用消失。其肌松顺序是眼睑、颜面部肌肉、颈部肌肉、上肢肌肉、下肢肌肉、躯干肌肉、肋间肌肉和膈肌,对呼吸肌影响不明显。恢复顺序则相反。

【临床用途】

(1)静脉注射起效快,维持时间短,对咽喉肌肉松弛作用强,因此适用于气管内插管、气管镜、胃镜和食管镜等短时间操作的检查。

(2)静脉滴注给药肌松作用时间长,还可减少麻醉药用量、降低不良反应发生率,故可用于较长时间手术的辅助麻醉。

【不良反应与用药护理】

(1)肌肉疼痛 术后早期活动可出现肩胛部及胸腹部肌肉疼痛,与用药初期肌束颤动有关,用小剂量地西泮可缓解。

(2)高血钾 肌肉持久除极化,使钾离子外流增多引起高血钾。故血钾偏高患者(如烧伤、恶性肿瘤、脑血管意外患者等)禁用,用药过程中要监测血钾,以防血钾过高而致心脏骤停。

(3)窒息 大剂量可引起呼吸肌麻痹,故使用前须备好人工呼吸机及抢救设备,一旦中毒,禁用新斯的明解救。也不能与氨基糖苷类和肽类抗生素合用,否则会增强本药的呼吸肌麻痹作用。

(4)眼压升高 本药有短暂收缩眼球外骨骼肌作用,可使眼压升高。

(5)本药水溶液呈酸性,忌与碱性的硫喷妥钠混合使用。

【禁忌证】 遗传性血浆假性胆碱酯酶活性降低、严重肝功能不良、营养不良和电解质紊乱患者禁用,高血钾、青光眼和晶状体摘除术患者亦禁用。

2. 非除极化型肌松药 非除极化型肌松药能与乙酰胆碱竞争骨骼肌细胞膜上的 N_M 受体,阻断乙酰胆碱与 N_M 受体结合,使骨骼肌不能除极化,因而呈现松弛作用,故又称竞争性肌松药。与除极化型肌松药相比,具有如下作用特点:①无肌束颤动现象;②肌松作用起效慢,但维持时间长;③连续用药不产生耐受性;④有神经节阻断和促进组胺释放作用,可出现支气管痉挛、血压下降、心律失常等不良反应;⑤胆碱酯酶抑制药可拮抗其肌松作用,故过量中毒时可用新斯的明解救。非除极化型肌松药的代表药物是筒箭毒碱。

筒箭毒碱(d-tubocurarine)

筒箭毒碱简称箭毒,是南美印第安人从防己科植物中提取到的生物碱。本品口服不吸收,静脉注射后 5 min 起效,可维持 20 min 以上。肌松作用从眼部开始,然后依次是四肢、颈部、躯干肌肉,继而累及肋间肌。给药剂量过大,可致膈肌麻痹,出现呼吸停止,可用新斯的明对抗。肌肉恢复顺序与肌松顺序相反。临床主要作为麻醉辅助用药,用于气管插管和胸腹手术等。

因来源有限、用药后作用不易逆转、副作用多,目前临床已少用,已被其他非除极化型肌松药所替代(表 1-3)。

禁用于重症肌无力、支气管哮喘和严重休克者。10 岁以下儿童对本药敏感,故不宜应用。

表 1-3 其他非除极化型肌松药

药 名	分 类	起效时间/min	维持时间/min	消 除 方 式	禁 忌 证
米库氯铵 (mivacurium)	短效	2～4	12～18	血浆胆碱酯酶水解	

续表

药　　名	分　类	起效时间/min	维持时间/min	消除方式	禁　忌　证
阿曲库铵 (atracurium)	中效	2～4	30～40	霍夫曼降解,肾排泄	支气管哮喘者禁用
维库溴铵 (vecuronium)	中效	2～4	30～40	肝代谢,肾排泄	新生儿、孕妇禁用, 肝肾功能不全者慎用
泮库溴铵 (pancuronium)	长效	4～6	120～180	肝代谢,肾排泄	高血压、冠心病、心 动过速、肝肾功能不全 者慎用
哌库溴铵 (pipecuronium)	长效	2～4	80～120	肝代谢,肾排泄	肾功能不全者慎用

常用制剂和用法

硫酸阿托品　片剂:0.3 mg。一次 0.3～0.6 mg,3 次/天。注射剂:0.5 mg/mL、1 mg/2 mL、5 mg/mL。肌内注射或静脉注射,一次 0.5 mg。滴眼液:0.5%、1%。眼膏:1%。极量:口服,一次 1 mg,3 mg/d;皮下注射或静脉注射,一次 2 mg。

氢溴酸山莨菪碱　片剂:5 mg、10 mg。一次 5～10 mg,3 次/天。注射剂:5 mg/mL、10 mg/mL、20 mg/mL。静脉注射或肌内注射,一次 5～10 mg,1～2 次/天。

氢溴酸东莨菪碱　片剂:0.2 mg。一次 0.2～0.3 mg,3 次/天。注射剂:0.3 mg/mL、0.5 mg/mL。皮下注射或肌内注射,一次 0.2～0.5 mg。极量:一次 0.6 mg,2 mg/d。静脉注射,一次 0.5 mg,1.5 mg/d。

氢溴酸后马托品　滴眼液:1%～2%。1～2 滴/次。

托吡卡胺　滴眼液:0.5%。1～2 滴/次,如需产生调节麻痹作用,可用 1%浓度 1～2 滴,5 min 后重复 1 次,20～30 min 后可再给药 1 次。

溴丙胺太林　片剂:15 mg。一次 15 mg,3 次/天。

贝那替秦　片剂:1 mg。饭前口服,一次 1～3 mg,3 次/天。

氯化琥珀胆碱　注射剂:50 mg/mL、100 mg/2 mL。成人,1～2 mg/kg,静脉注射;小儿,1.5～2 mg/kg,肌内注射。维持肌松作用,可用 5%葡萄糖溶液或生理盐水稀释至浓度为0.1%再静脉滴注。极量:静脉注射,一次 0.25 g。

氯化筒箭毒碱　注射剂:10 mg/mL。首次静脉注射 6～9 mg,重复时用量减半。

泮库溴铵　注射剂:4 mg/2 mL。静脉注射初始剂量为 40～100 μg/kg,可追加至10～20 μg/kg。

维库溴铵　注射剂:静脉注射初始剂量为 80～100 μg/kg,可追加至 10～15 μg/kg。

苯磺酸阿曲库铵　注射剂:10 mg/2.5 mL、10 mg/5 mL。一般成人剂量为 0.3～0.6 mg/kg,维持 15～35 min。如需延长时间,增补剂量至 0.1～0.2 mg/kg。

哌库溴铵　注射剂:静脉注射初始量为 20～85 μg/kg,维持量为初始量的 1/4。

米库氯铵　注射剂:静脉注射初始剂量为 70～150 μg/kg,每 15 min 给维持量为 100 μg/kg。

思考与练习

A₁型题

1. 阿托品主要用于(　　)。

A. 失血性休克　B. 心源性休克　C. 感染性休克　D. 过敏性休克　E. 神经性休克

A₂型题

2. 患儿,女,10岁。高度近视,今欲验光配镜。可用的屈光检查药物是( )。

A. 新斯的明　　B. 阿托品　　C. 后马托品　　D. 托品卡胺　　E. 琥珀胆碱

A₃型题

(3~5题共用题干)

夏某,男,5岁。因高烧、腹泻、四肢抽动急诊入院。查体:体温 39.5 ℃,呼吸 30 次/分,心率 110 次/分,血压 80/50 mmHg,心律齐,未闻及杂音,腹软,肝脾未触及,面色及皮肤苍黄,口唇及指甲轻度发绀,面色苍白,四肢厥冷,精神极度萎靡。

3. 该患者可能是( )。

A. 失血性休克　B. 心源性休克　C. 感染性休克　D. 过敏性休克　E. 神经性休克

4. 应首选的抗休克药物是( )。

A. 新斯的明　　B. 山莨菪碱　　C. 后马托品　　D. 托品卡胺　　E. 琥珀胆碱

5. 该药抗休克的机制是( )。

A. 解除平滑肌痉挛　　　　　B. 解除血管痉挛　　　　　C. 兴奋心脏

D. 扩瞳　　　　　　　　　　E. 降低眼压

案例分析

1. 患儿,男,12岁。突发寒战、高热、呕吐 3 h,急诊入院。查体:精神极度萎靡,全身皮肤多处淤点,面色苍白,四肢厥冷,口唇发绀,脉搏细速,血压:80/45 mmHg,脑膜刺激征阳性。实验室检查:白细胞 $25×10^9$/L,中性粒细胞 90%。脑脊液涂片有革兰阴性双球菌。诊断:流脑并发感染性休克,立即给予青霉素抗感染治疗。

请思考:该患者同时还应采取何药抢救?

2. 患者,男,16岁。因饮用冰镇饮料而出现急性腹痛,服用温开水腹痛仍不减轻。医生应用阿托品治疗,病情明显缓解。

请思考:①该患者会出现哪些副作用? ②作为护士如何进行用药指导?

(高建岭)

项目八 肾上腺素受体激动药的用药基础

 导学

　　根据药物对肾上腺素受体的选择性不同,肾上腺素受体激动药可分为 α 受体激动药和 β 受体激动药,以及 α、β 受体激动药三大类。肾上腺素、麻黄碱、多巴胺属于 α、β 受体激动药,其中肾上腺素临床较为常用,其药理作用典型,是本类药的代表药物。去甲肾上腺素、间羟胺、去氧肾上腺素属于 α 受体激动药,异丙肾上腺素属于 β 受体激动药。

 项目目标

　　1. 掌握肾上腺素、去甲肾上腺素、异丙肾上腺素的药理作用、临床用途、不良反应及用药护理。
　　2. 熟悉多巴胺、麻黄碱的药理作用及临床用途。
　　3. 了解间羟胺、去氧肾上腺素、多巴酚丁胺的作用特点。
　　4. 学会观察并预防肾上腺素受体激动药的不良反应,能够作出相应用药护理分析,并进行正确用药指导。

　　肾上腺素受体激动药是一类能与肾上腺素受体结合并激动受体,产生肾上腺素样作用的药物,故又称拟肾上腺素药,因其药理作用与交感神经兴奋表现相似,故又称拟交感胺。本类药物的基本化学结构是 β-苯乙胺,由苯环、碳链、氨基三部分组成。苯环上有两个邻位羟基者,为儿茶酚胺类,如肾上腺素、多巴胺、去甲肾上腺素、异丙肾上腺素、多巴酚丁胺等。苯环上无邻位羟基者,则为非儿茶酚胺类,如去氧肾上腺素、间羟胺、麻黄碱等。

　　根据药物对肾上腺素受体的选择性不同可分为:①α、β 受体激动药;②α 受体激动药;③β 受体激动药三类(表 1-4)。

表 1-4　肾上腺素受体激动药的分类、对受体选择性及代表药物

分　类	对受体选择性	代 表 药 物
α、β 受体激动药	α_1、α_2、β_1、β_2	肾上腺素
	α_1、α_2、β_1、β_2	麻黄碱
	α_1、β_1、DA	多巴胺
α 受体激动药	α_1、α_2、β_1	去甲肾上腺素
	α_1、α_2、β_1	间羟胺
	α_1	去氧肾上腺素
β 受体激动药	β_1、β_2	异丙肾上腺素
	β_1	多巴酚丁胺

任务一 α、β 受体激动药

案例导引

　　小王同学喜欢将头发染成彩色，星期天和几位女同学去美发店染发，小王同学染完后，其他同学感觉好看，也一同染了头发。但第二天，小王同学发现自己的面部有些水肿，同时浑身瘙痒。她十分不解，为什么原来染头发不过敏而这一次过敏？应用同样的染发剂为什么其他同学不过敏？于是向老师咨询其中的原因，并询问有哪些药物可缓解过敏反应。

肾上腺素(adrenaline,AD)

　　肾上腺素又名副肾素，是人体肾上腺髓质分泌的主要激素。药用肾上腺素可从动物肾上腺髓质提取，也可人工合成，其化学性质不稳定，见光易分解，应避光保存；在碱性溶液中迅速氧化变红而失效，故忌与碱性药物合用。

　　【体内过程】 本药口服易被碱性肠液及肝脏破坏，不能达到有效血药浓度，故口服无效；肌内注射因能扩张骨骼肌血管，故吸收快，作用时间约为 30 min；静脉注射显效虽快，但作用时间极短；皮下注射可收缩局部血管，致使吸收缓慢，作用时间延长（可达 1 h 左右）。故临床以皮下注射为宜。肾上腺素在体内一部分可迅速被去甲肾上腺素能神经末梢摄取并被儿茶酚氧位甲基转移酶(COMT)和单胺氧化酶(MAO)代谢，另一部分则被非神经组织摄取，最终经肾脏排出体外。

　　【药理作用】 肾上腺素能直接激动 α 受体、β 受体，产生 α 型、β 型作用，其显效快、作用强，但持续时间短。

　　1. 心脏 兴奋心脏。肾上腺素可直接激动心脏 β_1 受体，对心脏产生强大的兴奋作用，使心率加快、心肌收缩力增强、房室传导加速、心输出量增加。当心肌收缩力增强、心率加快时，心脏做功量及代谢会显著增加，致使心肌耗氧量增加，故易引起心肌缺氧；当剂量过大或静脉注射过快时易诱发心律失常如期前收缩、心动过速，甚至心室颤动等。

　　2. 血管 舒缩血管。肾上腺素激动 α_1 受体，使以 α 受体分布占优势的皮肤、黏膜血管和内脏血管收缩；激动 β_2 受体，使以 β_2 受体分布占优势的冠状血管和骨骼肌血管舒张。

　　3. 血压 肾上腺素对血压的影响与剂量有关。注射小剂量或治疗剂量时，因心脏兴奋，心输出量增多，故收缩压升高。但因对 β_2 受体兴奋作用占优势，故对骨骼肌血管的扩张作用抵消或超过了对皮肤、黏膜及内脏血管的收缩作用，因此舒张压降低或不变（图 1-3）；注射较大剂量时，除强烈兴奋心脏外，对 α 受体的兴奋作用占优势，使血管收缩，故收缩压和舒张压均升高。如预先给予 α 受体阻断药（如酚妥拉明），再用肾上腺素，则取消了肾上腺素激动 α 受体的血管收缩作用，肾上腺素激动 β 受体的血管扩张作用得以表现出来，此时血压不升高，反而降低，这种现象称为肾上腺素升压作用的翻转。故氯丙嗪（α 受体阻断药）过量中毒时血压降低，不应用肾上腺素抢救，而应用去甲肾上腺素抢救，以防止血压过低诱发休克。

　　此外，肾上腺素激动肾小球旁细胞 β_1 受体促进肾素分泌也可导致血压升高。

　　4. 支气管 ①肾上腺素激动支气管平滑肌上 β_2 受体，使支气管平滑肌舒张，尤其当支气管平滑肌处于痉挛状态时，其解痉作用更强；②激动支气管黏膜血管上 α 受体，收缩支气管黏膜血管，降低毛细血管壁通透性，减轻支气管黏膜充血和水肿；③同时还可抑制肥大细胞、嗜碱性粒细胞释放组胺等过敏介质，缓解支气管痉挛。

　　5. 代谢 促进代谢。肾上腺素可促进肝糖原分解和糖原异生，使血糖升高；还可促进脂肪分解，使血中游离脂肪酸含量升高。

　　【临床用途】

　　1. 心脏骤停 肾上腺素具有强大的兴奋心脏作用，是心跳骤停复苏的首选药，主要用于抢救

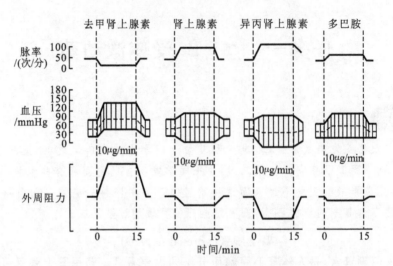

图 1-3 去甲肾上腺素、肾上腺素、异丙肾上腺素、多巴胺对心血管系统的影响

电击、溺水、缺氧、高血钾、麻醉、手术意外、药物中毒、急性传染病及房室传导阻滞等引起的心跳骤停,在配合心脏按压、人工呼吸和纠正酸中毒等措施的同时,可单用肾上腺素 0.25~1 mg 静脉注射、心室内注射或气管给药,兴奋心脏,使心脏起搏。也可应用"三联针"(阿托品、肾上腺素各 1 mg,利多卡因 100 mg)心室内注射,抢救心跳骤停。

2. 过敏性休克　肾上腺素是抢救青霉素等药物过敏及其他因素所致过敏性休克的首选药。过敏性休克发生时由于过敏反应释放组胺等过敏介质,导致小血管扩张,平滑肌痉挛,从而引起面色苍白、皮肤瘙痒、脉搏细速、血压下降、喉头水肿、呼吸困难等症状。肾上腺素可激动 α 受体,收缩小血管,降低毛细血管通透性;还能激动 β 受体,兴奋心脏,舒张支气管,抑制过敏介质释放等,故能迅速缓解过敏性休克症状,因此是抢救过敏性休克的首选药物。

一般采用皮下或肌内注射 0.5~1 mg,危重时用生理盐水稀释 10 倍后缓慢静脉注射,并配合糖皮质激素等其他抢救措施。但应注意必须控制剂量与速度,以免引起心律失常等反应。

知识链接

　　过敏性休克是指由于机体接触生物制剂、抗生素、普鲁卡因以及右旋糖酐等致敏物质,引起组胺等过敏介质释放,导致小血管扩张、毛细血管通透性增高、平滑肌痉挛,致使血容量骤减、血压降低、组织灌注不足、呼吸困难而诱发休克。临床可表现为恶心、呕吐、腹痛、面色苍白、皮肤瘙痒、荨麻疹、发热、头晕、胸闷、烦躁、咳嗽、呼吸困难、脉搏细速、血压降低,严重者表情淡漠、神志昏迷,如不及时抢救,可迅速死亡。

3. 支气管哮喘　肾上腺素是缓解支气管哮喘急性发作的良好药物,其作用迅速而强大,但维持时间短。肾上腺素除不仅能解除支气管平滑肌痉挛,还能减轻支气管黏膜充血水肿,因此可迅速缓解哮喘症状,由于作用时间过短,仅适用于急性发作时的抢救,且不能用于心源性哮喘,因其兴奋心脏,可提高心肌耗氧量,易诱发心律失常。

4. 局部应用　与局麻药配伍应用,在局麻药液中加入适量肾上腺素(浓度为 1:200000),可收缩注射部位血管,减少局麻药吸收,延长局麻药作用时间,也可减少因吸收所带来的不良反应。但应注意:末梢循环部位如手指、耳廓及脚趾等的手术麻醉,禁用肾上腺素,以防组织缺血坏死,延迟伤口愈合。此外将浸有 0.1% 肾上腺素溶液的棉球或纱布填塞在出血的鼻黏膜或齿龈处,可收缩血管,有止血作用。

【不良反应】　主要表现为激动不安、心悸、出汗、头痛、面色苍白等,过量或静脉注射速度过快,可引起血压突然升高,有诱发脑出血的危险,也可引起心律失常、心室颤动等严重不良反应。

【禁忌证】 高血压、器质性心脏病、脑动脉硬化、室性心律失常、糖尿病、甲状腺功能亢进患者禁用,老年患者慎用。

【用药护理】

1. 用药前沟通 详细了解用药过程,根据适应证和禁忌证,提出合理化建议和措施。①告知患者可能出现的不良反应,以防患者情绪紧张。②告知患者药物禁忌证。

2. 用药后护理 ①本药化学性质不稳定,见光易氧化,应密闭避光保存于阴凉处。在酸性溶液中性质较稳定,但在中性尤其是碱性溶液中可迅速氧化为粉红色或棕色而失效,故变色后禁用,禁与碱性药物配伍使用。②本药作用剧烈,大剂量或静注过快,可引起心律失常及血压骤升,有诱发脑出血的危险,故应严格掌握剂量与给药方法,静注时需稀释后缓慢注射。注射后,每 2～5 min 测量血压及心率一次,稳定后改为每 15～30 min 测一次,直到完全稳定。③本药与强心苷类药物或全麻药合用可致心律失常,甚至心室颤动。与三环类抗抑郁药合用可致心律失常、高血压、心动过速。④局麻药中加入适量肾上腺素时,其浓度为 1:200000,一次用量也不宜超过 0.3 mg。且耳廓、手指、脚趾、阴茎等肢体末端部位手术时禁加肾上腺素,否则可致局部组织缺血坏死。⑤本药与 β 受体阻断药合用时,只产生 α 型效应,易引起血压突然升高而致脑出血。⑥氯丙嗪、酚妥拉明等 α 受体阻断药引起的低血压,不能用肾上腺素升压,而要用去甲肾上腺素。

3. 用药护理评价 评估药物疗效,心脏恢复正常跳动、哮喘症状缓解、休克症状得到控制说明本药起效,应停用或调整治疗方案。

多巴胺(dopamine,DA)

多巴胺又名 3-羟酪胺,是体内合成去甲肾上腺素的前体,它既是外周神经递质,又是中枢神经递质。药用者为人工合成品。

【体内过程】 因易被胃肠道破坏,故口服无效,临床常采取静脉滴注给药。在体内可迅速被 COMT 和 MAO 水解失效,故维持时间短。不易通过血脑屏障,对中枢几乎无作用,故对中枢多巴胺递质缺乏所致的帕金森病无效。

【药理作用】 多巴胺主要激动 α、β 受体和 DA 受体。

1. 心脏 多巴胺通过激动心脏 β_1 受体,并促进去甲肾上腺素能神经末梢释放去甲肾上腺素,使心肌收缩力增强,心输出量增加,但对心率影响不大,故与肾上腺素相比很少引起心悸和心律失常。

2. 血管 治疗量多巴胺激动 DA 受体,使肾、肠系膜血管扩张;激动 α 受体,使皮肤、黏膜、内脏血管收缩,故外周阻力总体变化不大。大剂量多巴胺则以激动血管平滑肌上 α 受体为主,引起血管收缩,外周阻力升高。

3. 血压 兴奋心脏,故收缩压升高。多巴胺对舒张压的影响与剂量有关。治疗量时,由于缩血管与舒血管作用相互抵消,对总外周阻力影响不大,故舒张压变化不明显,脉压加大(图 1-3);大剂量时,血管以收缩为主,故舒张压升高。

4. 肾功能 治疗量多巴胺一方面通过激动肾血管上 DA 受体,使血管舒张,增加肾血流量和肾小球滤过率;另一方面还可抑制肾小管对钠的重吸收,产生排钠利尿作用,从而改善肾功能。但大剂量时则可明显收缩肾血管,减少肾血流量,引起肾功能不全。

【临床用途】

1. 抗休克 临床适用于各种休克,如感染性休克、出血性休克、心源性休克等,对伴有心肌收缩力减弱及尿量减少的休克患者尤为适宜。

2. 急性肾功能衰竭 本药治疗量时可改善肾功能,增加尿量,故可与利尿药合用治疗急性肾功能衰竭。

【不良反应及用药护理】 治疗量时不良反应较轻,偶有恶心、呕吐、心悸等,停药后消失。过量或过快给药时,可出现心动过速、心律失常、血压升高,甚至发生肾功能不全,因此禁忌将多巴胺直接从莫非氏滴壶加入,其最大静脉滴注速度为 75～100 $\mu g/min$。应用本药治疗前必须先纠正低血容量和酸中毒,防止因扩血管作用而使休克加重。

【禁忌证】 高血压、冠心病、室性心律失常等患者禁用。

麻黄碱(ephedrine)

麻黄碱又名麻黄素,是从中草药麻黄中提取到的生物碱,现已能人工合成。因本品属易制毒药品,故国家食品药品管理局发布文件规定,含麻黄碱的复方制剂属限售药品。

【体内过程】 本药口服有效,但代谢缓慢,故作用时间长。吸收后大部分以原形从肾脏排出,易通过血脑屏障,故有中枢作用,也可从乳汁中分泌排泄。

【药理作用】 麻黄碱既能直接激动 α、β 受体,又可促进肾上腺素能神经末梢释放递质去甲肾上腺素。其药理作用与肾上腺素相似,但有以下特点:①性质稳定,口服有效;②易通过血脑屏障,中枢兴奋作用显著,可引起烦躁不安、失眠、肌肉震颤等;③对心脏、血管、支气管平滑肌作用弱,但维持时间长;④反复用药,因能耗竭肾上腺素能神经末梢递质而易产生快速耐受性。

【临床用途】 临床主要用途:①口服用于预防和治疗轻度支气管哮喘发作;②防治腰麻及硬膜外麻醉引起的低血压;③滴鼻(0.5%~1%)可缓解鼻黏膜充血肿胀引起的鼻塞;④减轻荨麻疹和血管神经性水肿等皮肤黏膜过敏症状。

【不良反应和用药护理】 剂量过大可引起兴奋、激动、不安、失眠、震颤等中枢神经兴奋表现,故不宜睡前服用,必须服用时加服镇静催眠药如苯巴比妥可对抗。局部应用不宜时间过长,以防产生耐受性,加重疾病症状。

【禁忌证】 高血压、冠心病、心动过速等患者禁用。

任务二 α 受体激动药

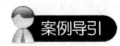
案例导引

患者,男,48 岁。反复柏油样黑便 2 周,呕血少许 1 天。面色苍白,乏力明显,体重正常,无发热。有"胃溃疡"史 10 年,常饮酒。请问该患者可能的诊断是什么? 可用什么药物治疗?

去甲肾上腺素(noradrenaline, NA)

去甲肾上腺素又名正肾素,是肾上腺素能神经末梢释放的递质,也可由肾上腺髓质少量分泌,现已人工合成。本药与肾上腺素类似,属儿茶酚胺类,化学性质不稳定,见光易分解,宜避光保存,在碱性溶液中易氧化失活,忌与碱性药物合用。

【体内过程】 口服不吸收,在肠道及肝脏易被破坏;皮下和肌内注射,因局部血管强烈收缩,易引起注射部位组织坏死,故全身用药一般采用静脉滴注。不易通过血脑屏障,大部分外源性去甲肾上腺素被神经末梢摄取后,储存在囊泡中,其余则被 COMT 和 MAO 代谢而失活。

【药理作用】 主要激动 α_1 和 α_2 受体,对 β_1 受体作用弱,对 β_2 受体几无作用。

1. 血管 收缩血管。激动血管平滑肌上 α_1 受体,使血管强烈收缩,以皮肤、黏膜血管收缩作用最强,其次为肝、肾、脑、肠系膜及骨骼肌血管。但因其兴奋心脏,使心肌代谢产物增加,同时血压升高,又提高了冠状动脉的灌注压,故冠状动脉血流量增加。

2. 心脏 兴奋心脏。去甲肾上腺素直接激动心脏 β_1 受体,使心肌收缩力增强、房室传导加速、心率加快。但在整体情况下,心率是减慢的,因为血压升高可通过减压反射,兴奋迷走神经,引起心率减慢。去甲肾上腺素兴奋心脏作用比肾上腺素弱,故较少引起心律失常。

3. 血压 升高血压。兴奋心脏,增加心输出量,故收缩压升高;收缩血管,增加外周血管阻力,故舒张压升高(图 1-3)。

【临床用途】

1. 抗休克 主要作为升压药用于神经性休克早期血压骤降时,小剂量静脉滴注去甲肾上腺素,可维持血压,保证心、脑、肾等重要器官供血,缓解症状。但长期大剂量使用,可剧烈收缩血管,导致微循环障碍而加重休克症状。也可用于补足血容量后血压不回升或外周阻力明显降低、心排出量减少的休克患者。

2. 上消化道出血 本品稀释后口服,可使食管及胃黏膜血管收缩,产生局部止血作用。

3. 药物中毒性低血压 中枢抑制药如安定中毒引起的低血压,应用本药静脉滴注,可维持血压,缓解症状。尤其是氯丙嗪、酚妥拉明等 α 受体阻断药中毒时,应选用去甲肾上腺素升高血压,不能用肾上腺素。

【不良反应】

1. 局部组织缺血坏死 多发生于静脉滴注时间过长、药物浓度过高或药物漏出血管外,因局部血管剧烈收缩而引起局部组织缺血坏死。如发现注射部位皮肤疼痛、苍白,应立即停药并及时处理。故去甲肾上腺素宜稀释后缓慢静脉滴注。

2. 急性肾功能衰竭 用药时间过久或过量用药,可使肾血管强烈收缩,肾血流量减少,导致少尿、无尿及急性肾缺血性损伤,引起急性肾功能衰竭,故用药期间应观察尿量,尿量应保持在每小时 25 mL 以上。

【禁忌证】 动脉硬化、高血压、器质性心脏病、尿少患者及孕妇禁用。

【用药护理】

1. 用药前沟通 详细了解用药过程,掌握药物禁忌证,并告知患者药物禁忌证。

2. 用药后护理 ①本药可被碱性肠液破坏,也易被肝脏、肠黏膜代谢,故口服不吸收。皮下及肌内注射时,可强烈收缩血管,引起局部组织缺血坏死,故常采用静脉滴注给药。②若发现药液外漏,应立即停药或更换注射部位,并进行热敷,可用 0.25% 普鲁卡因溶液 10~15 mL 或酚妥拉明 5 mg 溶解于 10~20 mL 生理盐水中皮下浸润注射。③在用药过程中,应严密监测血压和心率,注意观察尿量及末梢循环状态,如皮肤颜色、温度等,尤其是耳轮、嘴唇、甲床等部位,应视具体情况及时调整滴速或剂量。用药期间尿量少于每小时 25 mL,应及时报告医生。④长时间静脉给药,如突然停药,可使血压骤然降低,故应适当补充血容量,然后逐渐减慢滴速,直至停药。

3. 用药护理评价 评估药物疗效,血压回升、上消化道出血症状得到控制说明本药起效,应停用或调整治疗方案。

间羟胺(metaraminol)

间羟胺又名阿拉明,主要激动 α 受体,对心脏 β_1 受体作用较弱。除能直接激动受体外,还能促进肾上腺素能神经末梢释放递质去甲肾上腺素。与去甲肾上腺素相比,具有以下特点:①升压作用弱而持久,略增强心肌收缩力,故可使休克患者的心输出量增多;②对肾血管收缩作用弱,故较少引起急性肾功能衰竭;③心脏兴奋作用弱,不易引起心律失常;④既可静脉滴注,又可肌内注射,是去甲肾上腺素的良好代用品,临床主要用于神经性、心源性休克早期及其他原因引起的低血压。

长期用药或大剂量用药,可引起窦性或室性心动过速,连续用药也可产生快速耐受性。

去氧肾上腺素(phenylephrine)

去氧肾上腺素又名苯肾上腺素,为人工合成的 α_1 受体激动药。本品收缩血管、升高血压作用弱而持久,可用于防治麻醉及药物引起的低血压;由于血压升高可反射性引起心率减慢,故可用于阵发性室上性心动过速的治疗;激动瞳孔开大肌上 α_1 受体,产生扩瞳作用,但不引起调节麻痹和眼内压升高,临床上作为快速扩瞳药,用于眼科眼底检查。

任务三 β 受体激动药

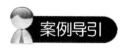

案例导引

患者,男,33 岁。反复胸闷、气喘 10 余年。一天前因接触油漆再次出现胸闷、憋气、气喘,并

NOTE

伴呼吸困难。自喷喘息定气雾剂后有所缓解,但有明显心慌表现,迷惑不解。于是向护士咨询其中原因,作为护士应该如何解释?

异丙肾上腺素(isoprenaline)

异丙肾上腺素又名喘息定,为人工合成品。它属儿茶酚胺类,其化学性质不稳定,易氧化变色失效。

【体内过程】 本药易在消化道内被破坏,故口服无效;气雾剂雾化吸入或舌下给药,吸收快而完全;静脉滴注给药亦可。吸收后主要在肝内迅速被 COMT 代谢,由肾脏排出,因 MAO 对其代谢弱,故作用时间比肾上腺素长,不易透过血脑屏障。

【药理作用】 异丙肾上腺素对 β_1 受体和 β_2 受体均有强大的激动作用,可产生 β 型作用。对 α 受体几乎无作用。

1. 心脏 兴奋心脏。激动心脏 β_1 受体,使心肌收缩力增强、心率加快、房室传导加速、心输出量增加。因其对窦房结兴奋作用强,但对异位起搏点兴奋作用弱,故较少引起心律失常。

2. 血管 扩张血管。激动血管平滑肌上的 β_2 受体,引起骨骼肌血管明显扩张,也易引起冠状血管扩张,对肾血管和肠系膜血管扩张作用弱。

3. 血压 兴奋心脏,使心输出量增多,故收缩压升高;扩张血管,使外周阻力降低,故舒张压下降,脉压变大(图 1-3)。

4. 支气管 舒张支气管。激动支气管平滑肌上 β_2 受体,引起支气管平滑肌舒张,其作用较肾上腺素强,并能抑制支气管黏膜肥大细胞释放组胺等过敏介质,因无 α 受体激动作用,故对支气管黏膜血管无收缩作用,因此消除支气管黏膜充血水肿效果不如肾上腺素。

5. 代谢 促进代谢。既可促进糖原分解,又可促进脂肪分解,故可使血糖、血中游离脂肪酸升高,组织耗氧量增加。

综上所述,肾上腺素、去甲肾上腺素、异丙肾上腺素因作用受体的不同,其作用存在着差异,区别如下(表 1-5)。

表 1-5 肾上腺素、去甲肾上腺素、异丙肾上腺素作用区别

作 用 比 较	肾 上 腺 素	去 甲 肾 上 腺 素	异 丙 肾 上 腺 素
受体	α、β_1、β_2	α、β_1	β_1、β_2
心率	加快	减慢	加快
外周阻力	不变或降低	升高	降低
收缩压	升高	升高	升高
舒张压	不变或降低	升高	降低
支气管平滑肌	舒张	无影响	舒张

【临床用途】

1. 心脏骤停 异丙肾上腺素心室内注射,对心脏有强大兴奋作用,可用于电击、溺水、手术意外、药物中毒及窦房结功能障碍所致的心跳骤停。必要时也可与肾上腺素、去甲肾上腺素配伍应用。

2. 支气管哮喘 本药雾化吸入或舌下给药,能迅速控制支气管哮喘急性发作症状,疗效快而强,但维持时间短,易引起心悸,反复应用也易产生耐受性,故目前多被选择性 β_2 受体激动药所替代。

3. 房室传导阻滞 本药舌下含服或静脉滴注,能激动心脏 β_1 受体,兴奋心脏,加快房室传导速度,临床可用于治疗 II、III 度房室传导阻滞。

4. 抗休克 本药既能兴奋心脏,增加心输出量,又能扩张血管,改善微循环,故可用于心源性休克及感染性休克。对中心静脉压高、心输出量低者,应在补足血容量的基础上使用。因易增加心肌耗氧量,现已少用。

【不良反应及用药护理】

1. 副作用 常见临床表现有头痛、头晕、心悸、皮肤潮红等。

2. 心律失常 用量过大或过于频繁,对已有明显缺氧的哮喘患者,易致心肌耗氧量增加,诱发心律失常,甚至出现室性心动过速或心室颤动。

3. 耐受性 长期用药可产生耐受性。

【禁忌证】 高血压、冠心病、心肌炎、心绞痛、心肌梗死、甲状腺功能亢进、糖尿病患者禁用。

【用药护理】

1. 用药前沟通 详细了解用药过程,掌握禁忌证。

2. 用药后护理 ①对于气雾吸入或舌下含服患者,应嘱患者按医嘱规定用药,擅自增加剂量可致心室颤动甚至猝死;雾化吸入后应立即漱口,以免对口腔产生刺激作用;舌下含服,应告知患者将药片置于舌下后任其自行溶化,不可吮吸或咽下,否则可引起腹痛。②本药起效快、作用强,用药期间应密切监测心率,根据心率调整滴速,心率应保持在 100 次/分以下,以免引起心室颤动。③长期使用易产生耐受性,应建议医生更换其他类型平喘药。

3. 用药护理评价 评估药物疗效,心脏恢复跳动、房室传导正常、休克和哮喘症状得到控制说明本药起效,应停用或调整治疗方案。

多巴酚丁胺(dobutamine)

多巴酚丁胺是多巴胺的人工合成衍生物,口服无效,仅供静脉注射。本药可选择性激动心脏 β_1 受体,增强心肌收缩力、增加心输出量,但心率影响不明显,故较少增加心肌耗氧量。临床主要用于治疗心肌梗死并发的心功能不全。可有恶心、头痛、胸痛、气短、血压升高等不良反应,偶见心律失常。心房颤动患者禁用。

其他选择性 β_2 受体激动药详见模块六项目二十七中的呼吸系统用药基础。

常用制剂和用法

盐酸肾上腺素 注射剂:0.5 mg/0.5 mL、1 mg/mL。一次 0.25~1 mg,皮下注射或肌内注射,必要时可取 0.25~1 mg,用生理盐水稀释 10 倍后静脉注射或心室内注射。极量:皮下注射,一次 1 mg。

盐酸多巴胺 注射剂:20 mg/20 mL。20 mg 加入 5% 葡萄糖溶液 200~500 mL 内,静脉滴注,75~100 μg/min。极量:每千克体重 20 μg/min。

盐酸麻黄碱 片剂:15 mg、25 mg、30 mg。口服,一次 15~30 mg,3 次/天。注射剂:30 mg/mL。皮下或肌内注射,一次 15~30 mg,45~60 mg/d。极量:口服、皮下或肌内注射,一次 0.06 g,0.15 g/d。

重酒石酸去甲肾上腺素 注射剂:2 mg/mL。一般以本品 2 mg 加入 5% 葡萄糖溶液 500 mL 中静脉滴注,1~2 mL/min。

重酒石酸间羟胺 注射剂:10 mg/mL。肌内注射,一次 10~20 mg;或以 10~40 mg 溶于 5% 葡萄糖溶液 100 mL 中静脉滴注。极量:静脉滴注,一次 100 mg,0.2~0.4 mg/min。

盐酸去氧肾上腺素 注射剂:10 mg/mL。10~20 mg 加入 5% 葡萄糖注射液 100~200 mL 内,缓慢静脉滴注。极量:静脉滴注,0.18 mg/min。

盐酸异丙肾上腺素 片剂:10 mg。舌下给药,一次 10 mg,3 次/天。极量:一次 20 mg,60 mg/d。注射剂:1 mg/2 mL。一次 0.5~1 mg,稀释后静脉滴注,0.5~2 μg/min,根据心率调整滴速。气雾剂:0.25%。喷雾吸入,一次 0.1~0.4 mg。极量:一次 0.4 mg,2.4 mg/d。

多巴酚丁胺 注射剂:20 mg/2 mL。成人常用量:多巴酚丁胺溶解于 5% 葡萄糖注射液或 0.9% 氯化钠注射液中,以每千克体重 2.5~10 μg/min 给予静脉滴注,在每千克体重 15 μg/min 以下剂量时,心率和外周血管阻力基本无变化,但需注意过大剂量仍然有可能加速心率并产生心律失常。

思考与练习

A₁型题

1. 过敏性休克首选治疗药物是( )。

A. 肾上腺素　　B. 麻黄碱　　　　C. 去甲肾上腺素　　D. 异丙肾上腺素　　E. 去氧肾上腺素

A₂型题

2. 患者,女,58岁。糖尿病晚期,今欲检查眼底。可用的快速扩瞳药是( )。

A. 新斯的明　　B. 肾上腺素　　C. 间羟胺　　　　D. 去氧肾上腺素　　E. 阿托品

A₃型题

(3~5题共用题干)

患者,男,50岁。神经性休克早期。查体:体温 36.5 ℃,呼吸 15 次/分,心率 90 次/分,血压 80/50 mmHg,心律齐,未闻及杂音,腹软,肝脾未及,口唇及指甲轻度发绀,面色苍白,四肢厥冷,精神极度萎靡。静脉滴注某药物用以升压。用药过程中发现滴注部位皮肤苍白,温度下降,疼痛难忍。

3. 此时,除更换注射部位、热敷外,可缓解局部缺血症状的药物是( )。

A. 多巴胺　　B. 阿托品　　C. 普萘洛尔　　　D. 酚妥拉明　　　E. 拉贝洛尔

4. 该患者滴注的药物是( )。

A. 新斯的明　　B. 麻黄素　　C. 间羟胺　　　　D. 去甲肾上腺素E. 阿托品

5. 该药属于( )。

A. α、β受体激动药　　　　　　　B. α受体激动药　　　　　　　　C. β受体激动药

D. M受体激动药　　　　　　　　E. N受体激动药

案例分析

1. 患者,女,62岁。反复气喘23年,再次发作2天。患者自40岁开始每当接触烟雾、油漆或感冒受凉均出现咳嗽、气喘。春冬季好发,每年发作2~3次。近5年来加重,每年发作4~5次。2天前因受凉再次发作,并伴心悸、呼吸困难。查体:体温 37.2 ℃,呼吸 26 次/分,血压 110/75 mmHg。神志恍惚、口唇发绀,双肺呼吸音粗、布满哮鸣音,心率 86 次/分,律齐。腹软,双下肢无水肿。血常规均正常。

请思考:①该患者的可能诊断是什么?②该患者能否用喘息定气雾剂吸入治疗?为什么?

2. 患者,男,42岁。反复黑便2周,呕血1天。2周前,自觉上腹部不适,伴有嗳气、反酸,自服抗酸药有好转,但发现大便色黑,次数不多,每天约2次,成形,未予注意,一天前饮酒后出现上腹不适,伴恶心,并有便意,排出柏油样便约 300 mL,并呕鲜血约 150 mL,当时晕倒,家人急送医院。查血红蛋白 68 g/L。乏力明显,体重正常,无发热。有"胃溃疡"史10年,常用制酸剂。无高血压、心脏病病史、结核病病史、药物过敏史。查体:体温 36.5 ℃,心率 110 次/分,血压 90/60 mmHg,重病容,皮肤苍白,无出血点,结膜苍白,巩膜正常,心界正常,心率快,律齐,未闻杂音,肺无异常,腹饱满,肝脏未及。

请思考:①该患者可能患有什么疾病?②除手术治疗外还可用什么药物治疗?

3. 患者,女,28岁。因右小腿肿痛3天,局部见脓性分泌物入院。5天前局部曾受过外伤,在院外治疗未愈。入院查体:体温 37.8 ℃,心率 75 次/分,呼吸 20 次/分,血压 115/75 mmHg,一般情况良好。查右小腿见一 3.6 cm×3.8 cm 红肿区,表面有脓性分泌物,局部有压痛。诊断为蜂窝织炎。青霉素皮试阴性后,给予青霉素静脉滴注,液体滴入 60 mL 后患者突然出现胸闷、心慌、四肢发凉、呼吸困难。查体:体温 37.8 ℃,心率 90 次/分,呼吸 29 次/分,血压 80/50 mmHg,神志欠佳,呼之能应,口唇发绀。

请思考:①该患者的可能诊断是什么?②首选治疗药物是什么?为什么?

(高建岭)

项目九 肾上腺素受体阻断药的用药基础

 导学

根据药物对 α 和 β 受体的选择性不同,肾上腺素受体阻断药分为 α 受体阻断药、β 受体阻断药,以及 α、β 受体阻断药三类,α 受体阻断药的代表药为酚妥拉明,该药可兴奋心脏,扩张血管,临床用于治疗外周血管痉挛性疾病、肾上腺嗜铬细胞瘤、顽固性心力衰竭及抗休克等;β 受体阻断药临床较为常用,普萘洛尔为其代表药,该药可抑制心脏,降低心率、减慢传导、减低心肌耗氧量,临床可用于治疗室上性及室性心律失常、心绞痛、高血压和甲状腺功能亢进等;α、β 受体阻断药的代表药为拉贝洛尔,多用于治疗中、重度高血压及心绞痛等。

 项目目标

1. 掌握酚妥拉明、β 受体阻断药的药理作用、临床用途、不良反应及用药护理。
2. 熟悉普萘洛尔的药理作用及临床用途。
3. 了解酚苄明及其他 β 受体阻断药的作用特点。
4. 学会观察并预防肾上腺素受体阻断药的不良反应,能够作出相应用药护理分析,并进行正确用药指导。

肾上腺素受体阻断药是一类能与肾上腺素受体结合,但却阻断肾上腺素能神经递质或肾上腺素受体激动药与之结合,产生抗肾上腺素效应的药物,故又称抗肾上腺素药。根据药物对 α 和 β 受体的选择性不同,将其分为 α 受体阻断药、β 受体阻断药,以及 α、β 受体阻断药三类。

任务一 α 受体阻断药

 案例导引

患者,女,32 岁。4 个月前某天因寒冷刺激后,双手手指突然发白,继而发紫,从指尖逐渐扩展到整个手指,伴有局部疼痛、发冷、麻木、出汗及感觉减退。持续数分钟后,逐渐转为潮红,皮肤转暖,恢复正常颜色。自此以后每次受凉,均出现类似现象,而且保暖或饮酒后,症状恢复更快。于是向护士咨询。作为护士,应当怎样向患者解释?该病是什么疾病?怎样引起?用什么药物可以缓解?

α 受体阻断药能选择性地与 α 受体结合,阻断去甲肾上腺素能神经递质或 α 受体激动药与 α 受体结合,从而产生抗肾上腺素作用。α 受体阻断药的作用范围较广,按其作用持续时间不同,分为短效类 α 受体阻断药和长效类 α 受体阻断药。

一、短效类 α 受体阻断药

本类药物以氢键或离子键等与 α 受体结合,结合力较弱,易解离,故体内维持时间短,作用温和。因与α受体激动药存在竞争性,当激动药浓度增高时,本药作用减弱或消失,故又称为竞争性α受体激动药。

酚妥拉明(phentolamine)

酚妥拉明又名立其丁、苄胺唑啉,为咪唑啉类人工合成品,对 α_1、α_2 受体具有相似的亲和力,故称为非选择性α受体阻断药。

【体内过程】 本药与受体结合力弱,转化和排泄速度快,故作用持续时间短。口服吸收差,肌内注射和静脉给药吸收完全。多以无活性代谢物从尿中排泄。

【药理作用】

1. 扩张血管 酚妥拉明既可阻断皮肤、黏膜、内脏血管平滑肌上 α_1 受体,又能直接舒张血管平滑肌(对小静脉的作用比对小动脉强),使血管扩张、外周阻力下降、血压降低。

2. 兴奋心脏 ①血管扩张引起血压降低,可反射性兴奋交感神经,致使心收缩力增强,心率加快,心输出量增加,呈现心脏兴奋作用;②阻断突触前膜 α_2 受体,促使去甲肾上腺素释放增多,激动心脏 β_1 受体,也可使心脏兴奋性增强。

3. 其他 具有拟胆碱作用,可使胃肠平滑肌收缩;具有组胺样作用,可使胃液分泌增多,皮肤潮红等。

【临床用途】

1. 外周血管痉挛性疾病 利用其扩张血管作用治疗这类疾病,如肢端动脉痉挛症(雷诺综合征)、血栓闭塞性脉管炎及冻伤后遗症等。

知识链接

雷诺综合征,又称肢端动脉痉挛症,是由于寒冷或情绪激动引起发作性手指(脚趾)苍白、发紫然后变为潮红的一组综合征,多由支配周围血管的交感神经功能紊乱引起。多发生在20~40岁,女性多见。起病缓慢,一般多为对称性双手手指发作,脚趾亦可发生。α受体阻断药可作为对症治疗药物,扩张血管,缓解症状。

2. 抗休克 酚妥拉明可扩张血管,降低外周阻力,从而改善微循环、增加组织灌流量;兴奋心脏,增强心肌收缩力,从而增加心输出量,以利于纠正休克。临床常用于感染性、出血性、心源性和神经源性休克的抢救,但给药前必须补足血容量,并常与去甲肾上腺素合用,对抗去甲肾上腺素的α型缩血管作用,保留去甲肾上腺素的β型增强心肌收缩力作用,提高抗休克效果,减少副作用。

3. 急性心肌梗死和顽固性心力衰竭 ①扩张小动脉,使外周阻力降低,减轻心脏后负荷,改善心脏泵血功能;②扩张小静脉,使回心血量减少,减轻心脏前负荷,缓解淤血症状,纠正心力衰竭。

4. 肾上腺嗜铬细胞瘤 用于此病的鉴别诊断、高血压危象的治疗及术前准备。用于鉴别诊断因嗜铬细胞瘤分泌大量肾上腺素而引起的高血压时,注射本品 5 mg 后,每隔 30 s 测血压一次,连续 10 min,如在 2~4 min 内,血压下降 35/25 mmHg 以上,为阳性反应,可能为嗜铬细胞瘤,但也有假阳性报道及死亡报道,应慎重使用。

5. 局部应用 取本品 5 mg,用 10~20 mL 生理盐水稀释后局部浸润注射,治疗大剂量静脉滴注去甲肾上腺素外漏所致的组织坏死,使症状缓解。

知识链接

嗜铬细胞瘤为起源于神经外胚层嗜铬组织的肿瘤,好发于肾上腺髓质、交感神经节及其他部位的嗜铬组织,持续性或间歇性释放大量儿茶酚胺类物质如肾上腺素是本病的主要病理环节。本病的临床表现个体差异较大，但其典型表现为高血压，可伴有心动过速、头痛、出汗、心悸、高代谢状态、高血糖等，发作期间血、尿儿茶酚胺及其代谢物显著升高，提示嗜铬细胞瘤，超声、放射性核素、CT、磁共振等可做定位诊断。

【不良反应】

1. 胃肠道反应 如恶心、呕吐、腹痛、腹泻等胃肠道反应。

2. 心血管反应 常引起体位性低血压，静脉给药过快或过量也可致心动过速及心绞痛发作。

3. 其他 偶有胃酸分泌增加、皮肤潮红等组胺样反应。

【用药护理】

1. 用药前沟通 详细了解用药过程，根据适应证和禁忌证，提出合理化建议和措施。①告知患者可能出现的不良反应，如胃肠道反应、皮肤潮红及体位性低血压等，以防患者情绪紧张。②告知患者药物禁忌证。

2. 用药后护理 ①掌握正确给药方法：本药口服吸收少，常需注射给药。静脉给药速度过快或过量可致严重心动过速、心绞痛，故应缓慢静脉注射或静脉滴注。②体位性低血压的防治：本药易引起体位性低血压，一旦发生，应立即让患者去枕平卧，静脉滴注去甲肾上腺素对抗，而不能用肾上腺素，否则可加重休克。③不良反应的监护：用药过程中应严密监测患者血压、脉搏、心率，如出现胸痛、头痛、神志不清、共济失调等症状，应立即停药。④做好健康咨询：注射本药后应让嘱患者平卧 30 min 以上，起床时，应先缓慢坐起，5～6 min 后再缓慢下床，以防因体位性低血压而摔倒。

3. 用药护理评价 评估药物疗效，肢端微循环改善、心力衰竭及休克症状得到控制说明本药起效，应停用或调整治疗方案。

【禁忌证】 低血压、冠心病及胃十二指肠溃疡病患者禁用。

二、长效类 α 受体阻断药

本类药物以共价键与 α 受体牢固结合，不易解离，故阻断 α 受体作用强，维持时间长。即使增加 α 受体激动药浓度，也难以与其竞争，故又称为非竞争性 α 受体阻断药。

酚苄明(phenoxybenzamine)

【体内过程】 本药口服吸收少而且不规则，皮下注射或肌内注射局部刺激性大，故主要以静脉滴注给药为主。起效慢，但作用强而持久，一次给药作用可维持 3～4 天，为长效类 α 受体阻断药。

【药理作用】 与酚妥拉明相似，通过阻断 α_1 受体，使血管扩张、血压降低；通过阻断 α_2 受体和减压反射，使心脏兴奋。本药扩张血管、降压作用均与血管功能状态有关，当交感神经兴奋、血容量低及直立体位时，其作用尤为明显。

【临床应用】

1. 外周血管痉挛性疾病 如血栓闭塞性脉管炎。

2. 纠正休克 主要是感染性休克。

3. 肾上腺嗜铬细胞瘤 对不宜手术或恶性嗜铬细胞瘤的患者，可持续应用。也可用于高血压危象的治疗及术前准备。

4. 前列腺增生 因能阻断前列腺及膀胱底部 α 受体，故可改善前列腺增生引起的排尿困难。

【不良反应及用药护理】 不良反应与酚妥拉明相似，主要有体位性低血压、心动过速、心律失常、鼻塞等，也可有恶心、呕吐、口干，少数患者还可出现中枢抑制症状如嗜睡、乏力等。肾功能不全及冠心病患者慎用。

任务二 β 受体阻断药

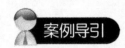 案例导引

患者,女,62岁。在一次老年市民体检中发现患有高血压,医生建议她服用美托洛尔,但用药后,患者自感疲乏无力、心跳减慢,甚至连山都爬不动。患者自认为经常锻炼,既往体健,也无高血压家族史。为什么会患高血压?为什么服药后反而无力?于是向护士咨询。作为护士,应当怎样向患者解释?

β受体阻断药能选择性与β受体结合,竞争性阻断肾上腺素能神经递质或β受体激动药与β受体结合,从而拮抗β受体激动产生的一系列效应。按其对β受体阻断作用的不同,分为β_1、β_2受体阻断药、β_1受体阻断药,以及α、β受体阻断药三类。各类代表药物见表1-6。

表 1-6　β受体阻断药的分类及作用比较

β受体阻断药的分类	内在拟交感活性	膜稳定作用	血浆半衰期/h
1.β_1、β_2受体阻断药			
普萘洛尔	−	+	2～5
噻吗洛尔	−	−	2～5
吲哚洛尔	++	+	2～3
2.β_1受体阻断药			
美托洛尔	−	±	3～4
阿替洛尔	−	−	6～9
3.α、β受体阻断药			
拉贝洛尔	±	±	5～6

【药理作用】　β受体阻断药种类虽然较多,但基本药理作用大致相似。

1. β受体阻断作用

(1) 心脏　抑制心脏。阻断心脏β_1受体,引起心肌收缩力减弱、心率及房室传导速度减慢、心输出量减少、血压略降、心肌耗氧量降低。

(2) 血管　血管收缩。阻断骨骼肌血管和冠脉血管上β_2受体,使血管收缩;心脏抑制可反射性引起交感神经兴奋,使血管收缩,外周阻力增加,致使肝、肾、心脏、骨骼肌血流量减少。

(3) 支气管　支气管收缩。阻断支气管平滑肌上β_2受体,使支气管平滑肌收缩,呼吸道阻力增加,故禁用于支气管哮喘患者。

(4) 代谢　脂肪的分解与激动β受体有关,肝糖原的分解与激动α、β受体有关。β受体阻断药能阻断脂肪细胞膜β受体,抑制脂肪分解;β受体阻断药与α受体阻断药合用时,能拮抗肾上腺素的升血糖作用,但对正常人血糖影响不大,可直接影响糖尿病患者血糖水平,延缓使用胰岛素后血糖水平的恢复。

(5) 肾素　抑制肾素分泌。阻断肾小球旁细胞上β_1受体,使肾素释放减少、血管紧张素生成减少、血管舒张、血压下降。此类药物以普萘洛尔作用最强。

2. 内在拟交感活性　有些β受体阻断药如吲哚洛尔在发挥β受体阻断作用时,尚有微弱的β受体激动作用,此作用称内在拟交感活性。这种作用较弱,易被其β受体阻断作用所掩盖,不易表现出来。但内在拟交感活性较强的药物具有抑制心肌收缩力、减慢心率和收缩支气管作用,一般较不具有内在拟交感活性的药物弱。普萘洛尔不具有内在拟交感活性。

3. 膜稳定作用　部分β受体阻断药在高浓度时能降低细胞膜对Na^+、K^+的通透性,从而稳

定神经细胞膜和心肌细胞膜,产生作用和奎尼丁样作用,称为膜稳定作用,此作用与 β 受体阻断作用完全无关。因这种作用所需浓度要高出临床有效血药浓度的几十倍,故临床意义不大。普萘洛尔具有膜稳定作用。

4. 其他 噻吗洛尔能减少房水生成,具有降低眼内压作用;普萘洛尔还有抑制血小板聚集作用。

【临床用途】

1. 高血压 β 受体阻断药通过不同作用机制,使血压降低,心率减慢,且不易发生体位性低血压,是临床治疗高血压较常用的药物,尤其适用于高肾素水平高血压及心排出量偏高的高血压患者。应用时可单用,也可与其他降压药联合应用。

2. 心绞痛和心肌梗死 因抑制心脏,使心肌收缩力减弱、心率减慢,故可减少心肌耗氧量,因此对心绞痛有良好疗效。与硝酸酯类合用既能增加疗效,又能相互抵消不良反应。心肌梗死患者长期用药可降低复发率和猝死率。

3. 心律失常 对由多种原因引起的室上性和室性过速型心律失常有效,如窦性心动过速、全身麻醉药及拟肾上腺素药引起的心律失常。

4. 其他 普萘洛尔常作为甲状腺功能亢进和甲状腺危象的治疗辅助用药,可控制情绪不安、心动过速、心律失常和代谢过快等症状。局部应用噻吗洛尔可减少房水生成,使眼内压降低,用于治疗青光眼。

【不良反应】

1. 一般反应 如恶心、呕吐、头痛、头晕、疲倦、失眠及抑郁、轻度腹泻等,偶见皮疹、药热、血小板减少等变态反应。

2. 心脏抑制 可诱发心动过缓、房室传导阻滞及低血压。对于心功能不全的患者,严重时引起心力衰竭,甚至心跳骤停。

3. 诱发或加重支气管哮喘 支气管平滑肌 β$_2$ 受体被阻断,可使支气管平滑肌收缩,呼吸道阻力增加,诱发、加重支气管哮喘,故禁用于支气管哮喘患者。

4. 外周血管痉挛 本类药物可阻断外周血管平滑肌上的 β$_2$ 受体,使外周血管收缩甚至痉挛,导致皮肤苍白、发绀、四肢厥冷,甚至可引起脚趾溃烂、坏死。对有外周血管痉挛性疾病的患者,可诱发或加重其间歇性跛行。

5. 反跳现象 长期用药若突然停药,使原有病情加重的现象,称为反跳现象。β 受体阻断药长期应用后,使 β 受体数量增多、对递质敏感性增高,受体向上调节,一旦突然停药,β 受体和去甲肾上腺素递质结合力增强,从而使原有病情加重,故停药时应逐渐减量。

6. 掩盖低血糖症状 β 受体阻断药抑制心脏,减慢心率,可掩盖低血糖症状(如心悸),故不宜在糖尿病患者使用降血糖药期间合用。

7. 其他 静脉注射速度宜慢,以防低血压、心功能不全、支气管哮喘发生,并应预先备好急救用品。

【用药护理】

1. 用药前沟通 详细了解用药过程,根据适应证和禁忌证,提出合理化建议和措施。①告知患者可能出现的不良反应,以防患者情绪紧张。②告知患者药物的禁忌证。

2. 用药后护理 ①掌握正确的服用方法:本类药物中有些药物个体差异大,除按医嘱从小剂量开始服用外,要注意观察心率,心率低于 50 次/分应及时向医生报告。普萘洛尔可引起失眠、多梦、精神抑郁等中枢抑制症状,不宜临睡前服用。②注意药物、食物与本类药的相互作用:铝盐、考来烯胺和考来替泊可减少普萘洛尔吸收;与食物同服可使普萘洛尔的血药浓度提高一倍。③对使用本类药物的糖尿病患者,因本类药可掩盖低血糖反应所引起的心动过速、出汗等症状,应引起高度警惕。④告知患者长期应用本类药物不能突然停药,以免诱发血压升高、心绞痛加剧等反跳现象发生,停药或换药时应在两周内逐渐减量。

3. 用药护理评价 高血压、心律失常及心绞痛症状得到控制说明本药起效,应停用或调整治

NOTE

疗方案。

【禁忌证】 低血压、心功能不全、窦性心动过缓、房室传导阻滞、慢性支气管炎及支气管哮喘患者禁用。

一、β₁、β₂受体阻断药

普萘洛尔(propranolol)

普萘洛尔又名心得安,为人工合成品。

【体内过程】 口服吸收快且完全,但通过肝脏时首关消除明显,口服生物利用度仅为30%,静脉注射后90%与血浆蛋白结合。脂溶性高,易通过血脑屏障和胎盘屏障,也可分布于乳汁中。主要在肝代谢,代谢物90%经肾排泄。不同个体口服剂量相同时,血药浓度可相差20多倍,因此临床用药应从小剂量开始,适当增加剂量,并需个体化;停药时,也应逐渐减量。

【药理作用】 普萘洛尔为非选择性β受体阻断药,对β₁、β₂受体均有较强的阻断作用,无内在拟交感活性,大剂量时有膜稳定作用。其主要药理作用:可使心率减慢、心肌收缩力减弱、心排出量减少、血压降低、冠脉血流量降低、心肌耗氧量下降、支气管平滑肌收缩。

【临床用途】 主要用于治疗室上性和室性心律失常、心绞痛、高血压和甲状腺功能亢进等。

【不良反应与用药护理】 阻断支气管平滑肌β₂受体,可使支气管平滑肌收缩、呼吸道阻力增加,诱发、加重支气管哮喘。也能阻断血管平滑肌上的β₂受体,使血管收缩,导致四肢发冷、皮肤苍白,可诱发外周血管痉挛性疾病。此外普萘洛尔还可引起幻觉、失眠、多梦等,故不宜睡前服用。

【禁忌证】 支气管哮喘、心功能不全、窦性心动过缓及重度房室传导阻滞患者禁用。糖尿病患者慎用。

噻吗洛尔(timolol)

噻吗洛尔又名噻吗心安,是已知的阻断β受体作用最强的药物,无膜稳定作用和内在拟交感活性。因能减少房水生成,降低眼内压,用药20 s内眼内压开始下降,可持续12~24 h,现已成为治疗青光眼疗效较好的药物之一。此药无缩瞳及调节痉挛等副作用。

二、β₁受体阻断药

阿替洛尔(atenolol,氨酰心安)和美托洛尔(metoprolol,美多心安)

阿替洛尔和美托洛尔对β₁受体有选择性阻断作用,对β₂受体阻断作用较弱,故一般情况下,不诱发或加重支气管哮喘,但哮喘患者仍需慎用。无内在拟交感活性和膜稳定作用。临床主要用于高血压、心绞痛及心动过速,也可用于甲状腺功能亢进引起的心律失常。

任务三 α、β 受体阻断药

拉贝洛尔(labetalol)

拉贝洛尔又名柳胺苄心定,对α、β受体均有阻断作用,但对β受体阻断作用强,对α受体阻断作用弱。因对β₂受体有内在拟交感活性和阻断α受体作用,故能扩张血管、增加肾血流量。临床主要用于中、重度高血压及心绞痛的治疗,静脉注射也可用于抢救高血压危象。

情景一 休克患者的用药基础

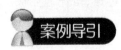
案例导引

患者,女,29岁。因妇科炎症在个体诊所静脉滴注头孢曲松钠时突发恶心、呕吐,随即意识丧失,双目凝视,四肢抽搐。该患者既往无剖官产手术史,无药物、食物过敏史,无结核病、肝炎病史。查体:体温 36.2 ℃,心率 116 次/分,呼吸 22 次/分,血压 70/50 mmHg,患者呈深度昏迷,躁动不安,面色青紫,四肢厥冷,双侧瞳孔散大,对光反射消失。诊断:头孢曲松钠所致过敏性休克。医生除采用对症处理抗休克措施外,还首选肾上腺素纠正休克。

请思考:用药方案中肾上腺素的药理作用是什么?作为护士,如何针对患者病情,制订合理的用药监护计划?

休克是机体遭受强烈致病因素侵袭后,由于有效循环血容量锐减、机体失去代偿、组织缺血缺氧、神经-体液因子失调,导致机体各重要器官功能及代谢发生严重障碍的一组临床综合征。其主要临床表现:意识不清,呼吸表浅,四肢温度下降,心音低钝,脉搏细速,血压降低,尿量减少,严重时可导致全身多器官功能衰竭而死亡。一旦发生,应立即抢救,以免使机体重要器官发生不可逆的损害而危及生命。在传出神经系统药物中,有较多药物可用于休克治疗,它们各有特点,在使用时,应根据病情合理应用。

一、常用药物

常用药物包括血管收缩药和血管扩张药两类。

1. 血管收缩药 本类药物可收缩血管,加强心肌收缩力,使血压升高而用于抗休克。

(1)常用药物 包括肾上腺素、去甲肾上腺素及间羟胺等。

(2)用药指征 ①血管广泛性扩张,血容量不足,导致有效循环血容量减少、血压降低的休克患者;②由于医疗条件限制,无法补充血容量,而又需要维持血压以保证重要器官供血的早期休克患者;③已使用过血管扩张药及其他抗休克措施,但血压仍偏低、休克病情无好转的患者。

(3)注意事项 应严格掌握用药指征和用药剂量。切忌滥用,不可过量、过久使用,以免血管过度收缩而使微循环障碍、加重休克病情。

2. 血管扩张药 本类药物可扩张血管,改善微循环而用于抗休克。

(1)常用药物 包括多巴胺、异丙肾上腺素、酚妥拉明、酚苄明、阿托品、山莨菪碱及东莨菪碱等。其中酚妥拉明和酚苄明不仅可扩张血管,改善微循环,而且能加强心肌收缩力,增加心输出量,故临床应用广泛。

(2)用药指征 ①交感神经兴奋、儿茶酚胺释放较多、微循环血量减少、组织缺血缺氧的休克患者,临床多表现为脸色苍白、四肢体温降低、小血管痉挛、少尿或无尿;②周围血管阻力正常或增高,但心输出量降低的休克患者,临床多表现为心音低沉、脉压减小。

(3)注意事项 必须在补足血容量的基础上使用。否则可引起血容量不足、血压进一步降低而危及生命。

二、药物选择

根据不同类型休克的表现,选用不同的药物。

1. 过敏性休克 过敏性休克是外界某些抗原性物质进入已致敏的机体后,通过免疫机制在短时间内发生的一种强烈的全身性过敏反应。过敏性休克的表现,与机体反应性、抗原进入量及途径等有较大关系,但通常都较为突然且剧烈,若不及时抢救,常危及生命。主要临床表现为呼吸困难和血压下降。宜首选既能舒张支气管痉挛,又能升高血压的肾上腺素进行治疗。同时配合其他抗过敏药或糖皮质激素提高疗效。

2. 失血性休克 因为大量失血引起的休克称为失血性休克。主要表现为心排血量减少,尽管周围血管收缩,血压仍下降,组织灌注减少,促使无氧代谢发生,导致血液乳酸含量增高和代谢性酸中毒。其主要治疗措施是补充血容量与止血,一般不用血管活性药物,但在无法补充血容量、血压又急剧下降时,可考虑短暂使用血管收缩药。另外,在补充血容量后,若微循环未得到改善,也可酌情使用去甲肾上腺素或多巴胺。

3. **神经性休克** 神经性休克是指控制循环功能的神经调节本身遭受原发性或继发性病因损害而产生的休克。多由外伤、疼痛及麻醉意外引起,其主要表现为血管扩张、血压急剧降低即低血压状态。可选用血管收缩药去甲肾上腺素及间羟胺治疗,因其可收缩血管、升高血压而具有抗休克作用。但应注意,神经性休克多伴有血容量不足,故必要时应补充血容量。

4. **心源性休克** 心源性休克是指由于心脏泵血功能极度减退,导致心输出量显著减少,而引起的严重急性周围循环衰竭的休克。多由急性心肌梗死及其他急性心脏疾病引起。心脏泵血功能降低是主要病因,故宜选用能增加心输出量,改善组织供血的药物治疗,如多巴胺、去甲肾上腺素及间羟胺。它们既可增加心肌收缩力,收缩非重要组织血管,升高血压,又可改善心脑供血,故有较好疗效。

5. **感染性休克** 感染性休克亦称中毒性休克,是由微生物及其毒素等产物引起的脓毒病综合征伴休克。多见于革兰阴性菌感染,其主要原因是感染灶中的微生物及毒素侵入血液循环,产生细胞因子和内源性介质,作用于机体器官、系统,导致组织细胞缺血缺氧、代谢紊乱、功能障碍,甚至多器官功能衰竭。早期微血管收缩,晚期微血管扩张,采取抗感染、补充血容量和纠正酸中毒后,如休克仍未改善,可选用血管扩张药多巴胺、异丙肾上腺素、酚妥拉明、酚苄明、阿托品、山莨菪碱及东莨菪碱等,扩张血管、改善微循环。如经上述措施治疗,血压仍偏低,可选用血管收缩药去甲肾上腺素、间羟胺,维持血压。也可将血管扩张药与血管收缩药联合使用。

常用制剂和用法

甲磺酸酚妥拉明 注射剂:50 mg/mL、10 mg/mL。肌内注射或静脉注射,一次 5～10 mg。20～30 min 后可按需要重复给药。

盐酸酚苄明 片剂:10 mg。一次 10～20 mg,2 次/天。注射剂:10 mg/mL。抗休克:0.5～1 mg/kg 加入 5%葡萄糖注射液 200～500 mL 内缓慢静脉滴注(2 h 滴完)。

盐酸普萘洛尔 片剂:10 mg。一次 10～30 mg,一日 3～4 次。注射剂:5 mg/mL。一次 2.5～5 mg,稀释后静脉滴注。

马来酸噻吗洛尔 片剂:5 mg、10 mg、20 mg。一次 5～20 mg,一日 3 次。滴眼剂:12.5 mg/5 mL、25 mg/5 mL。滴眼,一次 1 滴,一日 2 次。

阿替洛尔 片剂:25 mg、50 mg、100 mg。一次 50～100 mg,一日 1～2 次。

酒石酸美托洛尔 胶囊剂:50 mg。一次 50～100 mg,一日 100～200 mg。

拉贝洛尔 片剂:50 mg。一次 100 mg,一日 2～3 次,2～3 天后根据需要加量。常用维持量为 200～400 mg,每日 2 次,饭后服。极量:每日 2400 mg。

思考与练习

A₁型题

1. 酚妥拉明过量所致的体位性低血压可用的治疗药物是(   )。

A. 肾上腺素　　　　　　　　B. 去甲肾上腺素　　　　　　　C. 麻黄碱

D. 多巴胺　　　　　　　　　E. 异丙肾上腺素

A₂型题

2. 患者,男,35 岁。患青光眼多年,自认为毛果芸香碱副作用大,想更换药物。以下药物可减低眼压的是(   )。

A. 肾上腺素　　B. 去氧肾上腺素　　C. 噻吗洛尔　　D. 普萘洛尔　　E. 美托洛尔

A₃型题

(3～5 题共用题干)

刘某,高血压患者,心率偏快,无冠心病、心力衰竭,但有慢性支气管炎病史。

NOTE

3. 可选择的降压药物是(　　)。

A. 肾上腺素　　　B. 普萘洛尔　　　C. 美托洛尔　　　D. 酚妥拉明　　　E. 噻吗洛尔

4. 该药可阻断(　　)。

A. α、β 受体　　　B. α 受体　　　C. β_1 受体　　　D. β_2 受体　　　E. M 受体

5. 该药长期应用突然停药可出现(　　)。

A. 后遗效应　　　B. 反跳现象　　　C. 毒性反应　　　D. 特异质反应　　　E. 依赖性

案例分析

1. 患者,男,45 岁。既往有胃溃疡病史,近日左足及左小腿时有持续性疼痛、发凉、怕冷、麻木感,严重时肌肉抽搐,不能行走,休息后症状减轻或消失。

请思考:①该患者的可能诊断是什么? ②应用哪些药物可缓解症状?应怎样进行用药护理?

2. 患者,男,55 岁。因左胸前区疼痛、胸闷 2 个月,加重 8 天入院。患者于 2 个多月前生气后出现左胸前区疼痛、胸闷症状,随后每在劳累后症状逐步加重,咳嗽及过度活动常使症状加剧,表现为刺痛;发作时患者常产生濒死感。近 8 天来,左胸前区疼痛、胸闷加重。患者自发病以来,睡眠、精神欠佳,饮食减少,时有心慌,大小便正常。无肝炎、结核病病史,无手术、外伤及药物过敏史,有烟酒不良生活嗜好。

请思考:①该患者的可能诊断是什么? ②应用哪些药物可治疗该病?

(高建岭)

项目十　麻醉药的用药基础

导学

麻醉是指机体或机体局部暂时失去对外界刺激反应的一种状态。引起麻醉状态的药物称为麻醉药。依据麻醉药作用范围不同将其分为局部麻醉药和全身麻醉药两类。局部麻醉药包括酯类和酰胺类两类,普鲁卡因作用典型,临床较为常用,为代表药。用药过量或吸收过多也会导致中毒。全身麻醉药包括吸入麻醉药和静脉麻醉药两类,吸入麻醉药多为挥发性液体或气体,由呼吸道吸入产生麻醉,显效较快,临床多用。麻醉乙醚作用典型,为其代表药,但毒性较大,目前已少用。静脉麻醉药直接进入血液,起效快,方便易行,临床使用普遍。硫喷妥钠为其代表药,但过量对呼吸中枢有明显抑制作用,且可诱发支气管痉挛,使用时要做好应急抢救和护理准备。

项目目标

1. 掌握普鲁卡因的药理作用、临床用途、不良反应及用药护理。
2. 熟悉麻醉乙醚、硫喷妥钠的药理作用及临床用途。
3. 了解其他局部麻醉药及全身麻醉药的作用特点及麻醉知识。
4. 学会观察并预防麻醉药的不良反应,能够作出相应用药护理分析,并进行正确用药指导。

任务一　局部麻醉药

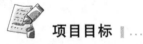

案例导引

患者,男,17岁。因慢性扁桃体炎即将施行扁桃体切除术。因惧怕手术疼痛,于是前来向护士咨询。作为护士,应当怎样向患者解释?该手术采用什么麻醉方法?麻醉时是否意识消失?手术中应注意哪些问题?

局部麻醉药简称局麻药,是一类以适当浓度局部应用于神经末梢或神经干周围产生麻醉作用的药物。此类药物能可逆性地阻断神经冲动的产生和传导,在意识清醒条件下,使局部痛觉等感觉暂时消失。局麻作用消失后,神经功能即恢复正常,同时对各类组织无损伤性影响。

知识链接

人类在外科手术中使用麻醉药的历史十分悠久。我国古代医家扁鹊使用的"毒酒"、华佗应用的"麻沸散",以及现在的中药麻醉等都属于麻醉药的范畴。1799年英国化学家戴维发明的"笑气"是国外最早使用的麻醉药。麻醉药真正使用的时代开始于19

世纪,1846 年 27 岁的美国牙医摩顿首次应用乙醚进行吸入麻醉,1847 年英国产科医生辛普逊发现了比乙醚麻醉作用更强的氯仿即三氯甲烷。随后各种麻醉方法及麻醉药相继出现,使外科麻醉学进入了一个高速发展的新时代。

在化学结构上,局麻药由三部分组成,即芳香环、中间链和氨基,其中可直接影响药物局麻作用的是中间链,多为酯链或酰胺链。中间链为酯链的称为酯类局麻药,主要有普鲁卡因、丁卡因;中间链为酰胺链的称为酰胺类局麻药,主要有利多卡因、布比卡因。

局麻药的氨基可与细胞膜上钠通道的磷酸基结合,阻断电压门控性 Na^+ 通道,通道关闭,Na^+ 内流受阻,神经元细胞膜不能除极化,致使神经冲动不能产生和传导,产生局麻作用。

一、药理作用及局麻方法

(一)药理作用

1. 局部作用 在正常情况下,局麻药的作用与神经细胞或神经纤维的直径大小及神经组织的解剖特点有关。一般情况下,神经纤维末梢、神经节及中枢神经系统的突触部位对局麻药最为敏感,细神经纤维比粗神经纤维更易被阻断。低浓度时对无髓鞘的交感、副交感神经节后纤维显效,高浓度时对神经系统的任何部分和各种类型的神经纤维都有阻断作用。感觉消失时,首先消失的是持续性钝痛(如压痛),而后是短暂性锐痛,继之依次为冷觉、温觉、触觉、压觉,最后发生运动麻痹。神经传导恢复时则按相反顺序进行。

2. 吸收作用 局麻药从给药部位吸收或直接进入血液循环时,可产生吸收作用。药物吸收的程度与用药局部血流量有关。其主要表现有中枢神经和心血管两个方面。

(1)抑制中枢 由于中枢抑制性神经元对局麻药较敏感,故中毒时会出现中枢先兴奋后抑制的特异表现,前者可有烦躁不安、震颤、抽搐、惊厥,中枢过度兴奋可转为抑制,最后为延脑抑制,导致呼吸衰竭而死亡。

(2)抑制心脏 局麻药能降低心肌兴奋性,具有减弱心肌收缩力、减慢传导、延长不应期作用。小剂量(1 mg/kg)利多卡因静脉给药即对心脏有抑制作用,临床上利用此作用可治疗室性心律失常。

(3)舒张血管 多数局麻药可抑制交感神经而使血管舒张,导致药物经血管吸收加速,增加中毒机会。故通常在局麻药液中加入缩血管药物,预防中毒。

(二)局麻药的应用方法

局麻药用于各种局部麻醉时,根据手术具体情况,选用不同的局部麻醉方法。

1. 表面麻醉 表面麻醉又称黏膜麻醉,是一种选用黏膜穿透力强的局麻药,滴、喷或涂在黏膜表面,使黏膜下神经末梢麻醉的方法。适用于眼、鼻、口腔、咽喉、气管、食管和泌尿生殖道等黏膜部位的小手术或检查。应用于烧伤面时需降低用药浓度。常用的药物有丁卡因、利多卡因等。

2. 浸润麻醉 浸润麻醉是将毒性低的局麻药液注入手术区域的皮下或深部组织,使局部神经末梢受药液浸润而麻醉的方法。此法适用于浅表小手术,注射给药时,应避免注入血管内。常用的药物有普鲁卡因、利多卡因等。

3. 传导麻醉 传导麻醉又称阻滞麻醉或神经干麻醉,是将局麻药注射到神经干或神经丛周围,阻滞其冲动传导,使该神经所支配的区域产生麻醉的方法。多用于四肢、口腔、会阴及盆腔手术等。常用的药物有普鲁卡因、利多卡因等。

4. 蛛网膜下腔麻醉 蛛网膜下腔麻醉又称腰麻,是将局麻药从第 3～4 或第 4～5 腰椎间隙注射到蛛网膜下腔,阻断该部位的脊神经根,使该处发出的神经支配区域麻醉的方法。此法多用于下腹部及下肢手术。常用的药物有普鲁卡因、利多卡因和丁卡因等。药物在蛛网膜下腔内扩散受患者体位、姿势、药量、注射力量和溶液比重的影响。因普鲁卡因溶液比重高于脑脊液,为了控制药物扩散,通常将其配制成高比重或低比重溶液。如用脑脊液溶解或在局麻药中加 10% 葡萄糖溶液,使其比重高于脑脊液,患者采用坐位或头高位时,高比重溶液可扩散到硬脊膜外腔的最低部位,避免局麻药液进入颅腔。

5. 硬膜外腔麻醉 硬膜外腔麻醉简称硬膜外麻醉,是将局麻药注入硬脊膜外腔,药液沿着神经鞘扩散,穿过椎间孔,阻滞附近脊神经根的传导,使该处神经所支配的区域产生麻醉的方法。因硬膜外腔不与颅腔相通,药液不能扩散至颅内,故不易引起呼吸中枢麻痹,也无腰麻时的头痛和脑膜刺激现象。临床上适用于颈部到下肢的手术,特别适用于上腹部手术。但因麻醉药用量比腰麻大5~10倍,故应避免手术刺破硬脊膜误入蛛网膜下腔,引起严重的呼吸及循环抑制等毒性反应。常用药物有利多卡因、普鲁卡因。

蛛网膜下腔麻醉和硬膜外腔麻醉统称为椎管内麻醉,因其可抑制交感神经,使麻醉区域血管扩张,导致血压下降,故可用麻黄碱预防和治疗。

各种局麻药的应用见图1-4。

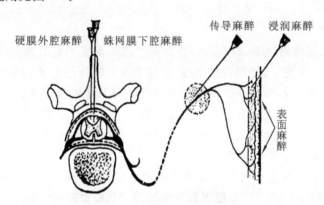

图1-4 各种局麻药的应用方法

二、常用的局麻药

(一)酯类局麻药

普鲁卡因(procaine)

普鲁卡因又名奴佛卡因(novocaine),属于短效局麻药,是最早合成的。其水溶液不稳定,遇光变性,储存长久的药液变黄,药效降低,故应避光保存,用时临时配制。本药易吸收入血,被假性胆碱酯酶分解后产生对氨基苯甲酸和二乙氨基乙醇,前者可对抗磺胺类药的抗菌活性,后者能增强强心苷类药的作用及毒性,故本药禁与磺胺类及强心苷类药合用。

【作用和用途】

1. 局部麻醉 本药毒性小,注射给药起效快(1~3 min),作用维持30~45 min。但黏膜穿透力差,因此一般不宜做表面麻醉。由于可舒张血管,故常与肾上腺素合用,局麻作用时间可延长1~2 h。但心脏病、高血压、指或趾端及阴茎手术等禁用肾上腺素,以免引起局部组织缺血坏死。临床广泛用于浸润、传导、腰麻及硬膜外腔麻醉。

2. 局部封闭 将0.25%~0.5%的普鲁卡因溶液注于损伤或炎症的病灶区域,可使损伤或炎症部位的症状得到缓解。

【不良反应】

1. 过敏反应 极少数患者用药后可发生皮疹、哮喘甚至休克,故用药前需详细询问过敏史,并做皮肤敏感试验(简称皮试)。同类药品有交叉过敏反应。

2. 毒性反应 大剂量或静脉注射过快可出现中枢神经及心血管反应,患者表现为先兴奋(烦躁不安、震颤、抽搐、惊厥)后抑制(昏迷、呼吸抑制等),血压降低,甚至心脏骤停。若惊厥可用地西泮对抗,若血压过低可用升压药纠正,并维持呼吸与循环功能。

【用药护理】

1. 用药前沟通 详细了解用药过程,根据适应证和禁忌证,提出合理化建议和措施。①与患者沟通可能出现的不良反应,如低血压、过敏反应等。②询问用药过敏史:应用普鲁卡因前应先询问患者有无过敏史,有过敏史者禁用。用药前应做皮试,阳性者禁用,可用利多卡因代替。皮试阴性者,仍有可能发生过敏反应,要密切观察。如过敏,应改用其他局麻药。③术前准备麻黄碱:腰麻和硬膜外腔麻醉时可引起血压下降,应用麻黄碱预防和治疗。④告知患者心脏病、高血压、指或趾端及阴茎手术等禁止联合应用肾上腺素。

2. 用药后护理 ①局麻药中应加入少量的肾上腺素(1∶200000):可延缓局麻药吸收,减少中毒反应发生,延长局麻作用,增强疗效。②应严格控制剂量和浓度:用量过大可引起中枢神经和心血管系统毒性反应,应采用小剂量多次注射的用药方法。③传导麻醉和浸润麻醉时,为避免局麻药误入血管内,每次推药前必须回抽注射器,无回血后方可注射。④避免药物相互作用:局麻药不得与碱性药液配伍,避免与磺胺类药、强心苷类药、胆碱酯酶抑制药合用。⑤给药后注意观察有无过敏反应,一旦出现过敏症状,立即停药,静脉注射肾上腺素,给予吸氧、补液等抢救措施。⑥观察患者有无兴奋不安、肌肉震颤甚至惊厥等兴奋症状,若出现上述症状应静脉注射地西泮或硫喷妥钠予以控制。⑦采用腰麻的患者清醒后可能会出现头痛及尿闭现象,可保持患者头低脚高仰卧位,如果患者在给药后 8 h 内需要活动,应有人陪护。⑧麻醉后吞咽动作未完全恢复前不宜饮水及进食,以免误入气道。

3. 用药护理评价 评估药物疗效,疼痛消失、麻醉平稳说明本药起效。

丁卡因(tetracaine)

丁卡因又名地卡因(dicaine),属于长效局麻药。其化学结构与普鲁卡因相似,但其局麻作用、毒性均比普鲁卡因强约 10 倍,不宜用于浸润麻醉,以免吸收中毒;因该药黏膜穿透力强,作用迅速而持久,1～3 min 显效,药效可维持 2～3 h,故主要用于眼科、耳鼻喉科、口腔科手术等表面麻醉;亦可用于传导麻醉、蛛网膜下腔麻醉和硬膜外腔麻醉,但须严格控制用量。

(二)酰胺类局麻药

利多卡因(lidocaine)

利多卡因又名赛罗卡因(xylocaine),属于中效局麻药,是目前应用最多的局麻药。

【作用和用途】

1. 局麻作用 本药脂溶性较高,穿透力强,对组织无刺激性,不舒张血管。相同浓度时比普鲁卡因起效快,作用强而持久,可达 1.5 h;其毒性及穿透力介于普鲁卡因和丁卡因之间。临床适用于表面麻醉、浸润麻醉、传导麻醉和硬膜外腔麻醉。尤其用于传导麻醉和硬膜外腔麻醉,具有全能麻醉药之称。但因其扩散性较强,腰麻时不易控制麻醉平面,应慎用。此药还适用于对普鲁卡因过敏患者。

2. 抗心律失常作用 利多卡因静脉给药可适用于快速性心律失常,疗效较好(详见抗心律失常药的用药基础。)

3. 局部封闭 作用同普鲁卡因,可用于普鲁卡因过敏者。

【不良反应与用药护理】 常见副作用有嗜睡或眩晕,剂量过大或吸收过快可致中毒反应,引起惊厥等中枢神经兴奋症状,同时可产生明显的循环抑制如房室传导阻滞、心跳骤停等症状,故使用过程中,要密切观察患者有无兴奋表现,监测患者血压及心电图,一旦出现传导阻滞及心跳骤停,应立即停药,及时抢救。肝功能严重受损、严重房室传导阻滞、有癫痫大发作病史者禁用。

布比卡因(bupivacaine)

布比卡因又名麻卡因(marcaine),其水溶液稳定,是目前常用局麻药中作用维持时间最长的药物,3～5 min 起效,可持续 5～10 h,局麻作用较利多卡因强 4～5 倍,属于长效、强效局麻药。安全范围较利多卡因大,无血管舒张作用,常用于浸润麻醉、传导麻醉、蛛网膜下腔麻醉和硬膜外腔麻醉。本品穿透力较弱,不适用于表面麻醉。不良反应较少,偶有精神兴奋、低血压等反应;心血管系统毒性反应较强,且复苏困难,应严格注意。本药需使用刚开启的药液,剩余的药物应报废处理。

常用局麻药的作用特点比较见表1-7。

表1-7 常用局麻药作用特点比较

分 类	药 物	麻醉强度	相对毒性	黏膜穿透力	作用维持时间/h	用 途
酯类	普鲁卡因	1	1	弱	0.5～1	浸润麻醉、传导麻醉、腰麻、硬膜外腔麻醉、局部封闭
	丁卡因	10	10～12	强	2～3	表面麻醉、传导麻醉、腰麻、硬膜外腔麻醉
酰胺类	利多卡因	2	1～2	较强	1～2	表面麻醉、浸润麻醉、传导麻醉、硬膜外腔麻醉、抗心律失常
	布比卡因	10	6.5	较弱	5～10	浸润麻醉、传导麻醉、硬膜外腔麻醉

任务二 全身麻醉药

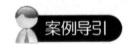 案例导引

患者,女,20岁。因停经3个月,咳嗽、咯血3天,腹痛8 h入院。入院诊断:绒癌,子宫病灶破裂,失血性休克。医生要求即刻进行手术,家属不解,于是向护士咨询。作为护士,应当如何向患者解释?该手术采用什么麻醉方法?

全身麻醉药简称全麻药,是一类能可逆性广泛抑制中枢神经系统功能,暂时引起意识、感觉、运动和大部分反射消失以及骨骼肌松弛等作用的药物,此类药物有利于进行外科手术。麻醉作用包括镇痛、催眠、遗忘、意识消失、肌肉松弛及抑制异常应激反应等诸多方面,镇痛作用是其最基本、最重要的作用。根据给药途径不同可分为吸入麻醉药和静脉麻醉药两类。

一、吸入麻醉药

吸入麻醉药是一类挥发性液体或气体,脂溶性高,易通过生物膜,经肺泡扩散而吸收入血,再透过血脑屏障转运分布至中枢神经系统而产生麻醉作用。临床上可通过对吸入气体中的全麻药浓度进行调节控制,维持其效应,满足手术时需要的麻醉深度。此类药物主要包括乙醚、氧化亚氮、氟烷、异氟烷、恩氟烷和七氟烷等。

(一)作用及机制

全麻药对中枢神经系统具有广泛性抑制作用。低浓度时,全麻药首先抑制脑干网状结构,使其介导的觉醒反应消失,随着血浆药物浓度的逐渐增加,大脑皮质及皮质下中枢由上而下、脊髓由下而上受到抑制;中毒剂量时,全麻药直接抑制延髓呼吸中枢和心血管运动中枢,最终可因中枢麻痹而死亡。

全麻药的作用机制目前尚未完全阐明。一般认为,全麻药是通过干扰神经细胞膜脂质层分子排列,改变膜上离子通道的结构,使通道受阻滞,导致神经细胞兴奋传递障碍,而出现中枢神经系统全面抑制的。最近研究资料证明,大多数全麻药可能与GABA(γ-氨基丁酸)受体上的特殊位点相结合,提高GABA受体对GABA的敏感性,从而增加Cl^-通道开放,引起神经细胞膜产生超极化而引起广泛的中枢抑制作用。

(二)分期

全身麻醉是中枢神经系统各部位逐渐受到抑制的连续过程,患者在用药后意识、感觉、血压、

脉搏、呼吸、瞳孔、各种反射及肌肉张力发生规律性变化,麻醉深度与给药剂量有明显的量-效关系并有相应特征性表现。为了便于掌握和判断麻醉深度,临床上常以乙醚吸入麻醉时的体征变化作为全身麻醉的分期标准。

第一期 镇痛期,从用药开始到意识完全消失,出现镇痛及健忘的麻醉状态。此期大脑皮质被抑制,痛觉消失,适合做小手术和分娩二期。

第二期 兴奋期,感觉消失并出现兴奋现象,此期皮质下中枢及运动中枢失去大脑皮质的控制和调节。患者出现血压、心率不稳定,呼吸不规则等兴奋现象。第一期和第二期合称为诱导期,在诱导期内,容易出现喉头痉挛、心跳骤停等麻醉意外,不宜做任何手术或外科检查。

第三期 外科麻醉期,从兴奋转入深睡。患者进入安静状态,呼吸规则,血压平稳。此期是麻醉的理想深度,宜进行绝大部分手术,故称为外科麻醉期。根据临床需要,外科麻醉期分为四级。第一级特征为反射消失,兴奋转为安静、呼吸规则,可进行腹部以外的手术。第二级特征为眼球固定,可进行大多数手术。第三级特征为胸式呼吸减弱,腹式呼吸明显,肌肉松弛,可进行支气管内插管的操作。此级为最深级,不可继续加深。第四级特征为血压明显下降、瞳孔散大,呼吸微弱为中毒先兆,应立即减量或停药。

第四期 延髓麻醉期,延髓生命中枢麻醉,瞳孔极度散大,呼吸衰竭,最后心跳骤停而死亡。

通常情况下,临床麻醉一般维持在第三期第一级到第二级,最深麻醉在第三期第三级。若麻醉深度达第三期第四级,应立即减量或停药;若达到第四期应立即停止麻醉和手术,进行人工呼吸、心脏复苏术等抢救措施,实施救治。

(三)常用药物

麻醉乙醚(anesthetic ether)

麻醉乙醚即供麻醉用的乙醚,是最早用于临床的吸入麻醉药。本品为无色澄清易挥发的液体,有特异臭味,遇火易燃烧或爆炸。遇空气、日光易氧化生成过氧化物及乙醛而产生毒性。本药麻醉时具有以下特点:①肌松作用较强;②毒性小,麻醉浓度的乙醚对呼吸功能和血压几乎无影响,对心、肝、肾等毒性也很小;③麻醉诱导期和苏醒期较长,易发生麻醉意外;④局部刺激性强,可致呼吸道分泌增加,导致呼吸道不通畅,并引起术后支气管肺炎。现因其诸多缺点,临床上已很少应用,但因其使用方便,在野外、救灾等情况下仍有使用。

氟烷(halothane)

氟烷又名三氟氯溴乙烷,为无色透明、具有芳香味的挥发性液体,化学性质不稳定,不燃不爆。本药麻醉作用较快且强,诱导期短,停药后苏醒快;对呼吸道黏膜无刺激性,并有扩张支气管作用,较少引起呼吸道并发症。但氟烷的镇痛、肌松作用较差;安全性较小,中度麻醉时,对呼吸和循环有直接抑制作用,故只作浅麻醉;因能增加心肌儿茶酚胺类药物的敏感性,易引起心律失常;此药还能抑制子宫平滑肌、升高血压以及具有一定肝脏毒性,故本药禁与儿茶酚胺类药物合用,同时也禁用于临产妇、颅内高压患者、肝病患者。

恩氟烷(enflurane)

恩氟烷又名安氟醚,为目前较为常用的吸入麻醉药。本药为无色液体,不燃不爆,稳定性好。麻醉时对黏膜无刺激性;诱导迅速、平稳、舒适,苏醒快;肌肉松弛良好;不增加心肌对儿茶酚胺的敏感性;肝脏毒性罕见。但本药应用时对呼吸有抑制作用;术后可见恶心、呕吐症状;吸入浓度过高时脑电图易见癫痫样波,甚至出现癫痫发作。用于复合全身麻醉,与静脉麻醉药及其他全麻辅助药合用。

异氟烷(isoflurane)

异氟烷又名异氟醚,是恩氟烷的同分异构体,为无色液体,性质稳定。吸入给药有良好的全麻作用。麻醉诱导及苏醒较恩氟烷快;肌松作用也较好;不增加心肌对儿茶酚胺的敏感性;毒性小,心律失常不常见;肝肾影响小;术后恶心、呕吐症状发生率低;不引起癫痫发作。亦为临床应用较广的吸入麻醉药之一,适用于多种手术的麻醉。

氧化亚氮(nitrous oxide)

氧化亚氮又名笑气,为无色、味甜、无刺激性气体,性质稳定,不燃不爆。对呼吸道无刺激性,一般不抑制呼吸及血液循环,也无肝肾影响;诱导期短而苏醒较快;镇痛作用较强。但本药麻醉效能差,需与其他麻醉药配伍使用方可达到满意的麻醉效果;肌松作用很差;对心肌有轻度抑制作用。临床主要用于诱导麻醉或与其他全麻药配伍使用。

二、静脉麻醉药

静脉麻醉药是由静脉给药的非挥发性全麻药。此类药与吸入麻醉药相比,用法简便,静脉注射后作用迅速,无诱导期。但麻醉分期不明显,药物的个体差异大,排泄较慢,不易掌握麻醉深度。大量药物直接进入血液循环,可抑制呼吸和循环系统。常用的静脉麻醉药有硫喷妥钠、氯胺酮、丙泊酚、羟丁酸钠、依托咪酯等。

硫喷妥钠(pentothal sodium)

硫喷妥钠又名戊硫巴比妥钠,为超短效巴比妥类药物,淡黄色粉末,易溶于水。水溶液在室温下不稳定,易破坏,故临床上应现用现配。

【作用和用途】 本药脂溶性高,静脉注射后极易透过血脑屏障而进入脑组织,作用迅速。麻醉无兴奋期,但因为此药在体内迅速重新分布并转运至肌肉、脂肪等组织中,故麻醉作用持续时间短暂,脑中药物半衰期只有 5 min,为了维持麻醉,需分次静脉注射或静脉滴注以延长麻醉时间。本药麻醉时各种反射依然存在,镇痛效果和肌肉松弛作用较弱,临床主要用于诱导麻醉、基础麻醉,以及骨折、脱臼的闭合性复位和脓肿切开引流等短时间内完成的小手术,还可用于抗惊厥。

知识链接

复合麻醉是指两种以上麻醉药物或其他辅助药物联合应用,目的是克服单独应用麻醉药的不足,完善手术镇痛效果,提供满意的外科手术条件。

常用的复合麻醉方法及用药目的有:①麻醉前给药,是指患者进入麻醉前应用的药物,旨在消除患者的紧张情绪,常用药物有巴比妥类、地西泮等;②基础麻醉,是指进入手术室之前给予较大剂量催眠药,旨在减少全麻药用量,常用药物是巴比妥类;③诱导麻醉,是指应用诱导期短的麻醉药使患者迅速进入外科麻醉期,旨在减少诱导期不良反应,常用药物有硫喷妥钠、氧化亚氮;④合用肌松药,在麻醉时合用肌松药可满足手术时肌松要求,常用药物有阿曲库铵、筒箭毒碱等;⑤控制性降压,麻醉前加用降压药使血压适度下降,可减少手术出血,常用硝普钠等;⑥低温麻醉,是指采用物理降温,降低心、脑等重要器官的耗氧量,旨在减少重要器官供血,常用药物是氯丙嗪;⑦神经安定镇痛术,将氟哌利多及芬太尼配伍使用,可使患者意识模糊,自主动作停止,痛觉消失,多适用于外科短小手术。

【不良反应与用药护理】

(1) 对呼吸中枢有明显抑制作用,新生儿、婴幼儿禁用,不宜与吗啡合用。

(2) 浅麻醉时明显抑制交感神经,增强迷走神经功能,导致喉头和支气管痉挛,故支气管哮喘、呼吸道梗阻患者禁用。在麻醉前注射阿托品 0.5 mg,可预防以上症状。

(3) 静脉注射过快或剂量过大易致低血压,休克未纠正前及心力衰竭患者禁用。

(4) 药液呈强碱性,刺激性较强,静脉注射时应防止其漏出血管外,以免引起组织损伤。

(5) 个体差异较大,应注意剂量个体化。

氯胺酮(ketamine)

氯胺酮又名凯他敏(ketalar),其盐酸盐为白色结晶粉末,易溶于水。

【作用和用途】 麻醉作用快,静脉注射约 1 min 起效,维持 10 min 左右,重复给药能延长麻醉时间。镇痛作用良好,安全范围大,毒性小,对呼吸仅有轻微、短暂的抑制,苏醒慢,噩梦增多。

氯胺酮是中枢兴奋性氨基酸递质 NMDA(N-甲基-D-天门冬氨酸)受体的特异性阻断药,在阻断痛觉冲动向丘脑传导的同时,兴奋脑干及边缘系统,引起意识模糊、痛觉消失、短记忆缺失,如入梦境,对环境刺激无反应,呈睡眠状态;同时患者又表现为睁眼、肌张力增加、心率加快、血压升高。氯胺酮麻醉作用导致的这种抑制和兴奋共存的状态称为"分离麻醉"。

氯胺酮麻醉时对体表镇痛作用明显,内脏镇痛作用弱,临床用于不需肌肉松弛的短小手术,烧伤创面修复或更换敷料,骨折、脱臼复位,诊断性检查及低血压患者的诱导麻醉。氯胺酮能扩张支气管,是哮喘患者麻醉的首选药。

【不良反应与用药护理】

(1)一般不良反应为恶心、呕吐、流涎、幻觉、谵妄和噩梦等。

(2)兴奋心血管系统,导致心率增加,血压升高,脑血流量增加,颅内压升高。高血压、肺动脉高压、颅内高压、动脉硬化和心脏病患者禁用。

(3)肌张力增强,可出现眼球震颤、眼内压升高。对需要肌肉松弛的手术应加用肌松药。青光眼患者禁用。

(4)麻醉恢复期易出现噩梦、谵妄。应避免外部刺激并预先给予巴比妥类、地西泮或氯丙嗪,在防止幻觉和躁动的同时加深和延长麻醉时间。

丙泊酚(propofol)

丙泊酚又名异丙酚,为烷基酚类短效静脉麻醉药,为白色等渗注射液。

本药能激活 GABA 受体-氯离子复合物,广泛抑制中枢神经,产生良好的镇静、催眠效应。起效快,作用时间短,苏醒迅速,无蓄积作用,镇痛作用微弱。能抑制咽喉反射,有利于气管插管,很少发生喉痉挛。能降低颅内压和眼压,减少脑耗氧量及脑血流量。对循环系统亦有抑制作用,与镇痛药、安定药合用或注射速度过快,可引起血压下降、心肌血液灌注量及耗氧量下降、外周血管阻力降低,心率无明显变化。

主要用于全麻诱导、维持麻醉、镇静催眠及门诊短小手术的辅助用药。

本药麻醉诱导作用较平稳,极少出现兴奋,在麻醉诱导期间,由于其剂量、术前用药及与其他药物合用,可导致低血压和短暂性呼吸暂停,此时可通过降低丙泊酚静脉输液速度来纠正低血压。

羟丁酸钠(sodium oxybate)

羟丁酸钠又名 γ-羟基丁酸钠,为白色结晶粉末,极易溶于水。

本品起效较慢,静脉注射 3~5 min 起效,5~10 min 进入麻醉,可维持 2 h 左右,是静脉麻醉药中作用时间最长的药物。羟丁酸钠主要作用于皮层和边缘系统,有镇静、催眠、抗惊厥作用。因对脊髓和丘脑传导系统无抑制作用,故不能镇痛,无肌肉松弛作用。毒性小,对呼吸、循环无明显影响,临床适用于基础麻醉、诱导麻醉和维持麻醉,尤其适用于老人、儿童,以及神经外科手术、外伤、烧伤患者的麻醉。但全麻作用弱,不宜单独使用。

依托咪酯(etomidate)

依托咪酯为强效、超短效非巴比妥类镇静催眠性静脉麻醉药。静脉注射后几秒内意识丧失,睡眠时间持续 5 min。镇痛作用差,对心血管毒性小。作为诱导麻醉用药时常需加用镇痛药、肌松药或吸入麻醉药,尤其对冠心病、瓣膜病和其他心脏功能差的患者适用。不良反应主要是恢复期出现恶心、呕吐,发生率高达 50%;也可抑制肾上腺皮质激素合成。

情景二 手术麻醉患者的用药基础

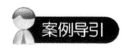
案例导引

患者,女,28 岁,已婚。腹痛、发热、呕吐 20 h。患者于入院前一天早上,在街边餐馆吃饭,半

NOTE

天后,出现腹部不适,呈阵发性疼痛并伴有恶心、呕吐,自服阿托品等对症治疗,疼痛未见好转,并出现发热及腹泻数次,呈稀便,无脓血,体温 37.5 ℃,急入院,查大便常规阴性,以"急性胃肠炎"给予 654-2、黄连素、氟哌酸等治疗,于当天夜间,腹痛加剧,呕吐加重,伴发热,体温 38.6 ℃,且腹痛由胃部移至右下腹部。既往体健,无肝肾病史、无结核史、无药物过敏史。查体:体温 38.5 ℃,心率 110 次/分,血压 100/75 mmHg,发育营养正常,全身皮肤无黄染,无出血点及皮疹,浅表淋巴结不大,眼睑无水肿,结膜无苍白,巩膜无黄染,颈软,甲状腺不大,心界大小正常,律齐,未闻及杂音、双肺清及湿啰音,腹平,肝脾未及,无包块,右下腹麦氏点压痛、反跳痛阳性。辅助检查:血红蛋白 125 g/L,白细胞 24.5×10⁹/L,中性分叶核粒细胞 85%,尿常规阴性,大便常规显示稀水样便,白细胞 3～5 个/高倍视野,红细胞 0～2 个/高倍视野,肝功能正常。诊断:急性阑尾炎。治疗:硬膜外腔麻醉行阑尾切除术。

请思考:该患者采用硬膜外腔麻醉时可选择的局麻药有哪些? 除麻醉药外还应使用什么药物? 作为护士,如何针对患者病情,制订合理的用药监护计划?

一、麻醉前用药

为了消除患者紧张情绪,增强麻醉效果,减少麻醉药用量及不良反应,于麻醉前应用的药物,称为麻醉前用药。常用的镇静药有:①镇静催眠药,如苯巴比妥、地西泮等,目的是镇静、催眠、抗惊厥、抗焦虑,减少麻醉药用量。②镇痛药,如吗啡、哌替啶、芬太尼等,目的是提高痛阈,增强麻醉效果。但应注意吗啡有呼吸抑制作用,老年人及呼吸功能障碍患者禁用或慎用。③抗胆碱药,如阿托品、东莨菪碱等,目的是抑制呼吸道腺体分泌,防止吸入性肺炎发生。④抗组胺药,如异丙嗪等,目的是镇静、止吐、抗心律失常、抗组胺,与哌替啶、阿托品等配伍效果尤好。

二、麻醉用药

(一)全身麻醉用药

全身麻醉用药分为吸入麻醉药和静脉麻醉药两类。

1. 吸入麻醉药 经呼吸道吸入后进入血液循环,作用于中枢神经系统而产生麻醉,称为吸入麻醉。吸入麻醉在临床中应用广泛、安全、有效,易于控制,肌松、痛觉消失为其主要优点。常用的吸入麻醉药有氧化亚氮、氟烷、恩氟烷、异氟烷、七氟烷等。

2. 静脉麻醉药 将麻醉药注入静脉,作用于中枢神经系统而产生麻醉,称为静脉麻醉。此法具有诱导迅速、对呼吸道无刺激、操作方便和药物无爆炸性等优点。由于肌松效果差,因此多用于吸入麻醉前的诱导或用于小手术。常用静脉麻醉药有硫喷妥钠、氯胺酮、丙泊酚等。

(二)局部麻醉用药

局部麻醉用药有酯类和酰胺类两类。前者有普鲁卡因、丁卡因等。酯类局麻药在血浆内易被胆碱酯酶分解,代谢产物成为半抗原,可引起过敏反应。后者有利多卡因、布比卡因等。酰胺类局麻药在肝内被酰胺酶分解,不形成半抗原,故引起过敏反应极为罕见。

三、麻醉并发症及处理

(一)局部麻醉并发症

1. 原因 ①局麻药过量;②局麻药中未加肾上腺素;③药物误注入血管内;④肝功能障碍致使局麻药代谢减慢。

2. 症状 主要表现有中枢神经系统兴奋及呼吸循环系统血压降低等症状。

3. 治疗 ①立即停用局麻药;②支持呼吸和循环功能,如人工呼吸、吸氧,使用升压药,心跳骤停时应立即复苏;③抗惊厥,静脉注射地西泮,惊厥时静脉注射硫喷妥钠。

4. 预防 局麻前应给予适量镇静药。局麻药液中加肾上腺素,可使局部血管收缩,延缓局麻药的吸收,延长麻醉时间,减少局麻中毒反应。脚趾、手指及阴茎等处做局麻时,不应加肾上腺素。老年人,甲状腺功能亢进、心律失常、高血压患者等不宜使用。备用麻黄碱以升高血压。

(二)全身麻醉并发症

1. 呼吸系统并发症 如呼吸暂停、上呼吸道梗阻、急性支气管痉挛、肺梗死、肺脂肪栓塞等。应立即维持呼吸,给予吸氧。

2. 循环系统并发症 如高血压、低血压、室性心律失常、心脏停搏等。应立即进行心肺复苏。

3. 术后恶心、呕吐 术后恶心、呕吐为最常见的并发症,多见于上消化道手术、吸入麻醉及术后以吗啡为主要镇痛药物的患者及年轻女性。应采取相应止吐措施。

常用制剂和用法

盐酸普鲁卡因 注射剂:25 mg/10 mL、50 mg/10 mL、100 mg/10 mL、40 mg/2 mL,150 mg/支(粉针剂)。浸润麻醉:用 0.5%～1%溶液。传导麻醉、硬膜外腔麻醉:用 0.5%～2%溶液。腰麻:应用 2%～5%溶液,一次不宜超过 200 mg。

盐酸利多卡因 注射剂:100 mg/5 mL、400 mg/20 mL。表面麻醉:用 2%～4%溶液。浸润麻醉:用 0.5%～1%溶液,总量不超过 6 mg/kg(加肾上腺素)。传导麻醉、硬膜外腔麻醉:用 1%～2%溶液。腰麻:应用浓度不超过 5%,剂量不应超过 100 mg。

盐酸丁卡因 注射剂:50 mg/5 mL。表面麻醉:眼科用 0.5%～1%溶液或软膏,鼻、咽部用 1%～2%溶液。传导麻醉、硬膜外腔麻醉:用 0.1%～0.3%溶液,一次用量,前者不超过 7.5 mg;后者不超过 75 mg。腰麻:用 0.3%～0.5%溶液,用量 5～10 mg,浓度不超过 0.5%,剂量不应超过 16 mg。

盐酸布比卡因 注射剂:12.5 mg/5 mL、25 mg/5 mL、37.5 mg/5 mL。每次 3 mg/kg。极量:一次 200 mg。400 mg/d。

麻醉乙醚 每瓶 100 mL、150 mL、250 mL。吸入给药。吸气内药物浓度按蒸气计算:全麻诱导,成人为 10%～15%,小儿为 4%～6%;全麻维持,成人为 4%～6%,小儿为 2%～4%。

氟烷 20 mL/瓶、250 mL/瓶。吸入给药,剂量视情况而定。

恩氟烷 20 mL/瓶、250 mL/瓶。吸入给药,剂量视情况而定。

异氟烷 100 mL/瓶。吸入给药。全麻诱导:吸入气体浓度为 1.5%～3%。全麻维持:吸入气体浓度为 1%～1.5%。

氧化亚氮 钢瓶装,液化气体,与氧气混合后吸入给药。全麻诱导:吸入气体浓度为 80%。全麻维持:吸入气体浓度为 50%～70%。

硫喷妥钠 粉针剂:0.5 g、0.1 g。临用前配制成 1.25%～2.5%的溶液后缓慢静脉注射,极量:一次 1 g。静脉滴注 2 g/d。

盐酸氯胺酮 注射剂:0.1 g/2 mL、0.1 g/10 mL、0.2 g/20 mL。全麻诱导:1～2 mg/kg,缓慢静脉注射。全麻维持:0.5～1 mg/kg。静脉注射极量:4 mg/(kg·min)。肌内注射极量:13 mg/kg。

丙泊酚 注射剂:200 mg/30 mL。静脉注射。诱导麻醉:每 10 s 40 mg。维持麻醉:静脉滴注。

羟丁酸钠 注射剂:2.5 g/10 mL。静脉注射。全麻诱导:60～80 mg/kg。全麻维持:12～80 mg/kg。极量:一次总量 300 mg/kg。

依托咪酯 注射剂:20 mg/10 mL。仅供静脉注射,剂量需个体化。全麻诱导:成人 0.3 mg/kg,于 30～60 s 内注射完毕。

思考与练习

A₁型题

1. 普鲁卡因不宜用于( )。

  A. 表面麻醉   B. 浸润麻醉   C. 腰麻
  D. 硬膜外腔麻醉   E. 传导麻醉

A₂型题

2. 患者,男,35 岁。因右侧小腿局部患有脓肿,要切开清创排脓,需进行( )。

  A. 表面麻醉   B. 浸润麻醉   C. 腰麻
  D. 硬膜外腔麻醉   E. 传导麻醉

A₃型题

(3~5 题共用题干)

患者,女,28 岁。足月妊娠,即将分娩,但胎位不正,需行剖宫产手术。有心脏病病史。

3. 应首选的麻醉方法是( )。

  A. 表面麻醉   B. 浸润麻醉   C. 腰麻
  D. 硬膜外腔麻醉   E. 传导麻醉

4. 可选择的麻醉药是( )。

  A. 普鲁卡因   B. 丁卡因   C. 利多卡因   D. 布比卡因   E. 氧化亚氮

5. 麻醉时预防血压降低的药物是( )。

  A. 肾上腺素   B. 麻黄素   C. 去甲肾上腺素
  D. 异丙肾上腺素   E. 去氧肾上腺素

案例分析

患者,男,18 岁。在工地干活时右侧食指外伤,需清创缝合。

请思考:①应怎样对患者进行麻醉? 为了延长麻醉时间,能否加入肾上腺素? ②作为护士应如何进行用药指导?

(高建岭)

模块二

中枢神经系统的用药基础

项目十一 镇静催眠药的用药基础

导学

镇静催眠药(sedative-hypnotic)是一类选择性抑制中枢神经系统,小剂量镇静,较大剂量引起近似生理性睡眠的药物。随着剂量增大,有些药物还可产生抗惊厥和麻醉作用。中毒量则能抑制延髓生命中枢,导致呼吸麻痹,甚至死亡。大多数药物有依赖性,应避免久用。临床常用镇静催眠药有苯二氮䓬类、巴比妥类和其他类,其中苯二氮䓬类最为常用。

项目目标

1. 掌握地西泮的作用、应用、不良反应和注意事项。
2. 熟悉其他苯二氮䓬类药物、苯巴比妥、硫喷妥钠、水合氯醛、多塞平、丁螺环酮的作用特点、应用、常见不良反应及防治。
3. 了解各类药物作用机制、体内过程与药物作用之间的关系。
4. 能根据失眠特点,为患者选用安全有效的催眠药。
5. 学会观察并识别镇静催眠药物的不良反应,能根据用药护理知识,实施防治措施和健康宣教。

任务一 苯二氮䓬类

案例导引

患者,男,68岁。患有肺气肿和失眠,某医生开写处方,既有治疗肺气肿的药,又有治疗失眠症的药(地西泮)。请分析:①合并肺气肿和失眠的患者能否用镇静催眠药?并说明理由。②该患者用药注意事项有哪些?

苯二氮䓬类(benzodiazepine,BZ)药物多为1,4-苯并二氮䓬类的衍生物,作用相似,但不同衍生物的抗焦虑、镇静、催眠、抗惊厥和中枢性肌肉松弛作用各有侧重。主要用于镇静催眠的苯二氮䓬类药物有地西泮(diazepam,安定)、氟西泮(furazepam,氟安定)、氯氮䓬类(chlordiazepoxide,利眠宁)、硝西泮(nitrazepam,硝基安定)、氯硝西泮(clonazepam,氯硝安定)、奥沙西泮(oxazepam,去甲羟基安定,舒宁)、艾司唑仑(estazolam,舒乐安定)、三唑仑(triazolam,醋乐欣)、劳拉西泮(lorazepam,氯羟安定)等。

地西泮(diazepam,**安定**,valium)

地西泮为苯二氮䓬类的代表药。因该药血浆蛋白结合率高达99%,且其肝脏代谢物去甲地西泮仍有镇静催眠作用,经肾排泄缓慢,因此属长效类药物,长期反复用药易致蓄积中毒。

【作用与应用】

1. 抗焦虑 小剂量(一次 2.5~5 mg,3 次/天)可产生良好的抗焦虑作用,选择性高,疗效确切,能明显改善患者的恐惧、忧虑、紧张、失眠等症状。

临床应用:①各种原因所致的焦虑症,是目前最好的抗焦虑药之一,但因久用可致依赖性,近年来临床多采用无依赖性的多塞平和丁螺环酮。目前临床治疗广泛性焦虑症的首选药物为新型抗抑郁药,如帕罗西汀等;②麻醉前给药;③心脏电击复律和内镜检查前给药。后两者应用的药理学基础是地西泮静脉注射给药后,产生暂时性记忆缺失,缓解患者对手术和检查操作的恐惧情绪,减少麻醉药用量,协同麻醉作用,并使患者对术中不良刺激术后不复记忆。

2. 镇静催眠 剂量增加(一次 5~15 mg,临睡前服)可产生镇静催眠作用。具有以下优点:①安全范围较大,对呼吸、循环影响小,过量不引起麻醉;②不影响快动眼睡眠(rapid eye movement,REM),停药后反跳现象及连续用药依赖性均较巴比妥类轻;③无肝药酶诱导作用,联合用药相互干扰少;④后遗效应小,醒后无明显宿醉现象。本类药物现已取代了巴比妥类药物,成为临床上常用的镇静催眠药,广泛用于各种原因导致的失眠症。因其是长效类药物,常用于易醒和早醒患者。

3. 抗惊厥、抗癫痫 有较强的抗惊厥和抗癫痫作用,常用于小儿高热、破伤风、子痫及药物中毒所致的惊厥;静脉注射给药(一次 5~20 mg)是治疗癫痫持续状态的首选方式。

4. 中枢性肌松 在降低肌张力的同时,不影响机体的正常活动。常用于缓解中枢性肌肉僵直(脑血管意外、脊髓损伤等)及外周性肌肉痉挛(腰肌劳损)。

【作用机制】 目前认为苯二氮䓬类药物对中枢神经系统的抑制作用与增强 γ-氨基丁酸(GABA)的抑制作用有关。GABA 是中枢神经系统内重要的抑制性递质,GABA$_A$ 受体是脑内主要的 GABA 受体,该受体与 Cl$^-$ 通道耦联,以 GABA$_A$ 受体-Cl$^-$ 通道复合体形式存在,是药物作用的结合部位。苯二氮䓬类药物与苯二氮䓬受体结合后,促进 GABA 与 GABA$_A$ 受体结合,导致 Cl$^-$ 通道开放的频率增加,使神经细胞超极化,从而增强 GABA 的中枢抑制效应。

【不良反应与用药护理】

1. 中枢神经系统 治疗量连续应用可出现头晕、嗜睡、乏力等副作用,大剂量可致共济失调、口齿不清、精神错乱等。用药期间不宜从事高空作业及驾驶等工作。

2. 急性中毒 过量使用或静脉注射过快可引起昏迷和呼吸、循环抑制,血压下降,心率减慢,重者可致呼吸及心跳停止。饮酒或合用其他中枢抑制药时尤易发生。故应缓慢注射,呼吸中枢抑制严重者可用苯二氮䓬受体阻断药氟马西尼(flumazenil)抢救。

3. 依赖性 长期用药可产生耐受性和依赖性,突然停药可出现戒断症状,表现为失眠、焦虑、激动、震颤等。避免长期应用,宜短期或间断性用药。停药时应逐渐减量,以避免产生戒断症状。

4. 其他 长期应用可致畸;偶有过敏反应,如皮疹、白细胞减少等;较大剂量可致尿潴留、呼吸性酸中毒等。孕妇、哺乳期妇女、新生儿、阻塞性肺疾病患者禁用。有过敏史者、青光眼患者、重症肌无力患者、老年人慎用,且老年人剂量应减半。

其他常用苯二氮䓬类药物见表 2-1。

表 2-1 其他常用苯二氮䓬类药物比较表

类别	常用药物	作用特点和临床应用	不良反应及用药护理
长效类	氟西泮	催眠作用强而持久。适用于各型失眠症,尤其适用于不能耐受其他催眠药的患者	眩晕、嗜睡、共济失调等。肝、肾功能不全者及孕妇慎用,15 岁以下小儿禁用
	氯氮䓬	抗焦虑、镇静催眠、抗惊厥、抗癫痫、中枢性肌松等作用。用于焦虑症,早醒、易醒,乙醇戒断症状等	嗜睡、便秘等,长期服用可产生耐受性和成瘾性。老年人慎用,孕妇和哺乳期妇女禁用

续表

类 别	常用药物	作用特点和临床应用	不良反应及用药护理
中效类	硝西泮	催眠、抗癫痫作用显著。适用于入睡困难者,癫痫持续状态,婴儿痉挛及阵发性肌痉挛	眩晕、嗜睡、共济失调等。服药期间禁酒,重症肌无力患者禁用
	氯硝西泮	催眠、抗惊厥、抗癫痫作用显著。用于入睡困难者,诱导麻醉	常见嗜睡、共济失调及行为紊乱,偶见焦虑、抑郁等。肝、肾功能不良者慎用,青光眼患者禁用
	艾司唑仑	镇静催眠、抗惊厥、抗焦虑作用显著。用于失眠症、焦虑症、癫痫、麻醉前给药	可见嗜睡、乏力,1～2 h后可消失
短效类	三唑仑	镇静催眠作用强、快、短,不良反应少,但依赖性较强。适用于入睡困难者	眩晕、乏力、嗜睡等。孕妇和哺期期妇女慎用,急性闭角型青光眼、重症肌无力患者禁用

任务二 巴 比 妥 类

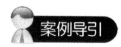案例导引

患者,女,23岁。因家庭琐事服用大量苯巴比妥,医生给予10%葡萄糖溶液静脉滴注和尼可刹米肌内注射,12 h后患者死亡,请分析所用抢救药物是否合理?

巴比妥类为巴比妥酸的衍生物,根据其脂溶性大小、起效快慢和持续时间长短可分为长效、中效、短效和超短效四类。主要药物有苯巴比妥(phenobarbital)、异戊巴比妥(amobarbital)、司可巴比妥(secobarbital)和硫喷妥钠(thiopental sodium)。各药作用特点见表2-2。

表 2-2 巴比妥类药物作用特点和应用比较

类 别	药 物	显效时间/h	维持时间/h	消除方式	临床应用
长效类	苯巴比妥	0.5～1	6～8	肾排泄肝代谢	癫痫大发作抗惊厥
中效类	戊巴比妥	0.25～0.5	3～6	肝代谢	失眠症
	异戊巴比妥	0.25～0.5	3～6	肝代谢	失眠症、抗惊厥
短效类	司可巴比妥	0.25	2～3	肝代谢	失眠症、抗惊厥
超短效类	硫喷妥钠	立即(静脉注射)	0.25	肝代谢	静脉麻醉

【作用和应用】 对中枢神经系统可产生普遍的抑制作用。随着剂量增大,依次出现镇静、催眠、抗惊厥、抗癫痫和麻醉作用。过量可抑制延髓呼吸中枢和血管运动中枢,导致呼吸麻痹而死亡。

1. 镇静催眠 与苯二氮䓬类相比具有以下特点:①安全范围小,过量可引起呼吸麻痹而致死,大剂量可引起麻醉;②对REM缩短明显,久用停药易出现反跳现象,患者停药困难,被迫继续用药,进而产生依赖性和成瘾性;③有肝药酶诱导作用(苯巴比妥),联合用药相互干扰明显;④后遗效应明显,故治疗失眠已被苯二氮䓬类取代。长效及中效巴比妥类可用作麻醉前给药,以消除患者手术前紧张情绪,但效果不及地西泮。

2. 抗惊厥、抗癫痫 巴比妥类药物用量大于催眠量具有强大的抗惊厥作用,可选用苯巴比妥钠、异戊巴比妥钠,用于小儿高热、破伤风、子痫、脑膜炎、中枢兴奋药等中毒所致的惊厥。本类药物小剂量即有抗癫痫作用,如苯巴比妥可用于治疗癫痫大发作和癫痫持续状态。

课堂互动:比较大剂量地西泮和苯巴比妥所致中毒的表现及解救方法。

3. **麻醉** 硫喷妥钠用于静脉麻醉或诱导麻醉。

4. **增强中枢抑制药作用** 与镇痛药、解热镇痛药配伍,以增强疗效;也能增强其他药物的中枢抑制作用。

【作用机制】 选择性抑制脑干网状上行激活系统,使大脑皮层兴奋性降低而转为抑制。

近年来认为,巴比妥类能增强 GABA 介导的 Cl^- 内流(Cl^- 通道开放的时间延长),使神经细胞超极化,从而发挥抑制中枢神经系统作用。

【不良反应】

1. **后遗效应** 服用催眠量的巴比妥类药后,次晨有头晕、嗜睡、精神不振及定向障碍等宿醉现象。

2. **耐受性及依赖性** 反复或长期服用可使患者对该类药产生耐受性及依赖性,耐受性产生的原因与其诱导肝药酶加速自身代谢和机体对巴比妥类药物产生适应性有关。突然停药易产生反跳现象和戒断症状。

3. **急性中毒** 大剂量(5~10 倍催眠量)或静脉注射速度过快可发生急性中毒,主要表现为昏迷、呼吸深度抑制、血压下降甚至消失,患者多死于呼吸衰竭。

4. **过敏反应** 少数人可引起药热、荨麻疹、血管神经性水肿、哮喘、粒细胞减少、血小板减少性紫癜、剥脱性皮炎等。

【用药护理】 ①高空作业和驾驶员服用后应注意后遗效应。②应对该类药物实施严格管理,以防滥用。③急性中毒抢救措施:清除体内毒物,如洗胃、灌肠、输液、碱化尿液、利尿、血液透析等;支持和对症治疗,维持呼吸和循环功能,保持呼吸道通畅,给予人工呼吸、吸氧,必要时实施气管切开、给予呼吸兴奋药等。④过敏者,哮喘患者,严重肺功能不全患者,心、肝、肾功能不良者及老年患者慎用或禁用。⑤本类药可透过胎盘并经乳汁排泄,影响胎儿和乳儿的呼吸,临产妇女服用后可使新生儿发生低凝血酶原血症及出血,孕妇、哺乳期妇女、临产妇女禁用。⑥苯巴比妥是药酶诱导剂,可加速其自身及双香豆素、皮质激素、口服避孕药、强心苷、苯妥英钠代谢,使上述药物作用减弱、时间缩短,需加大剂量才能达到原有的作用,但停用苯巴比妥前,需减少合用药的剂量,以防中毒。

苯二氮䓬类静脉注射过快可导致急性中毒,如昏迷和呼吸抑制。发生急性中毒时可采用氟马西尼解救。巴比妥类急性中毒主要表现为深度昏迷、呼吸抑制、反射减弱或消失、血压降低甚至休克。抢救时应立即采取对症治疗,维持呼吸、循环功能,并采取洗胃、导泻、强迫利尿和碱化尿液等措施加速药物排泄。

任务三 其他类镇静催眠药

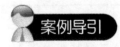

案例导引

患者,男,65 岁。去美国旅游,请为他选用合适的调节睡眠药,以保证游客状态良好,旅途愉快。

水合氯醛(chloral hydrate)

水合氯醛性质稳定,口服吸收快。其作用特点:①催眠作用强,不缩短 REM,无宿醉现象;②大剂量有抗惊厥作用;③久用可产生耐受性和依赖性,戒断症状严重,应防止滥用。因胃肠刺激性强,常以 10% 稀释溶液灌肠给药,用于子痫、破伤风、小儿高热惊厥和其他催眠药无效的患者和顽固性失眠。但安全范围较小,较易损害心、肝、肾等重要脏器,严重心、肝、肾疾病患者禁用。

丁螺环酮(buspirone)

丁螺环酮口服吸收快而完全,其作用特点:①与苯二氮䓬类不同,无镇静、中枢性肌松和抗惊厥作用；②为 5-羟色胺$_{1A}$（5-HT$_{1A}$）受体部分激动剂，有显著抗焦虑作用，适用于各种类型的焦虑症和焦虑引起的失眠治疗；③无明显依赖性。主要不良反应是头晕、头痛及胃肠功能紊乱等。对本品过敏者、严重肝肾功能不良、重症肌无力、分娩期及 18 岁以下儿童禁用。

甲丙氨酯（meprobamate，眠尔通）

甲丙氨酯口服易吸收，催眠效果较好。具有镇静、催眠、抗焦虑和较弱的中枢性肌松作用，临床短期用于焦虑症和失眠治疗，尤其适用于老年失眠患者。副作用有嗜睡、运动失调，偶见过敏反应，久用有依赖性。

多塞平（doxepin，多虑平）

多塞平是 5-HT 再摄取抑制剂，为三环类镇静功能较强的抗抑郁药。其作用特点：①具有较强的抗焦虑作用，兼有抗抑郁作用。②无依赖性。常用于治疗焦虑性抑郁症或神经性抑郁症，也可用于镇静催眠。不良反应少，可出现口干、便秘、视力模糊、排尿困难等。青光眼、对三环类抗抑郁药过敏者、心肌梗死恢复期患者禁用。

褪黑素（melatonin，MT）

褪黑素又名脑白金，是大脑松果体分泌的激素。能调节人体昼夜睡眠节律，改善睡眠质量。外源性褪黑素的半衰期短，在体内可维持 2～4 h，用于各种类型的睡眠障碍，尤适用于航空时差及昼夜节律性睡眠失调者。

佐匹克隆（zopiclone）

佐匹克隆为新型镇静催眠药，具有同苯二氮草类相似的镇静、抗焦虑、中枢性肌松及抗惊厥作用。口服吸收迅速，体内分布广，主要经尿排泄，也可经唾液和乳汁排出。其催眠特点为：使患者入睡快，延长睡眠时间，明显增加深睡眠，轻度缩短 REM，使睡眠质量高。临床主要用于治疗失眠。不良反应少，可出现口干、恶心、便秘、晨间嗜睡、肌无力等，长期用药突然停药也可出现戒断症状。

情景一　失眠患者的用药基础

案例导引

患者，男，70 岁。反复使用多种催眠药 35 年，近 10 年呈强制性使用。开始使用艾司唑仑 1 mg 用于改善睡眠，后剂量不断加大，最高剂量 34 mg 才能达到预期睡眠目的，停止或减量则出现失眠加重、焦虑、烦躁等情况，故呈强制性使用。一周前因突然停用艾司唑仑而出现眩晕，不认识亲人，看东西漂浮，焦虑，易激动，冲动打家人而到医院精神科诊治。入院诊断：镇静催眠药（艾司唑仑、地西泮、利眠宁、苯巴比妥）所致依赖综合征。28 天后出院，10 个月未复发。

如何向患者进行健康宣教和给予合理的药物治疗？

睡眠是重要的生理过程，可使机体得到必要的修整和恢复。生理性睡眠包括非快眼动睡眠（NREM-S）和快眼动睡眠（REM-S）两个时相，前者又分为浅睡眠和深睡眠或慢波睡眠（SWS）。一夜间两种睡眠时相交替 4～6 次。SWS 有助于机体的发育和疲劳的消除，REM-S 有助于脑和智力的发育。治疗睡眠障碍的药物主要是镇静催眠药（苯二氮草类、巴比妥类及其他类），其中巴比妥类药物已很少应用。

一、用药前

（1）告诫患者睡眠是一个复杂而又重要的生理过程，失眠在一生中几乎每个人都会涉及。理想的催眠药，不但要缩短入睡时间，还要求达到一定的睡眠深度和保证充足的睡眠时间，同时要求撤去药物后无反跳。目前尚无理想化的药物，故在选择药物时，要更多考虑其副作用。长期服用此类药均易产生耐药性和依赖性，宜短期、间断、交替使用，尽量避免长期应用，过量服用还会出现生命危险，应保持高度的警惕。

（2）了解患者失眠的原因，视具体情况分别对待。因疼痛、咳嗽而引起的失眠，应查清病因并给予治疗，否则催眠药也难以奏效；因神经衰弱所致失眠，要做好思想工作，帮助患者分析原因，消除焦虑、急躁情绪，再适当使用镇静催眠药，能收到事半功倍的效果。

（3）了解患者失眠的特点，对入睡困难者宜选用起效快、作用维持时间较短的催眠药；对睡眠不实或易醒者，则宜选择起效慢而作用持久的药物。

（4）询问患者用药史，是否应用过镇静催眠药，用药种类及剂量、时间、疗效、有无依赖性产生等；了解患者对镇静催眠药应用有关知识的知晓度。

二、用药后

1. 给药方法　地西泮静脉注射应缓慢，每分钟不超过 5 mg，一次量不超过 10 mg，24 h 内用量不超过 100 mg。

2. 主要护理措施　①地西泮静脉注射过快可发生呼吸中枢抑制，严重者致呼吸及心跳停止，应缓慢注射。饮酒或同时应用其他中枢抑制药尤为发生，静脉注射应单独给药，不能与其他药物配伍。呼吸中枢严重抑制者必要时可用苯二氮䓬类受体阻断药氟马西尼抢救。②地西泮应避免长期用药，宜短期或间断性用药。不可随意增加剂量，停药时逐渐减量至停药。劝诫患者用药期间不可吸烟、饮酒，以防增强中枢抑制作用，导致严重后果。③高空作业、驾驶员和操作精密仪器者服用巴比妥类后应注意宿醉现象，避免造成事故。④巴比妥类药物急性中毒抢救措施：清除体内毒物，给予支持和对症治疗。⑤大剂量水合氯醛可损害心、肝、肾重要脏器，应严格掌握用药剂量。严重心、肝、肾疾病患者禁用。

患者睡眠状况是否改善，能否保持正常睡眠；有无药物耐受性和依赖性发生，有无损伤情况及中毒反应发生；患者能否正确认识所用药物的作用、不良反应，能否正确使用该类药物。

要点提示：抢救苯巴比妥中毒，需用碳酸氢钠碱化血液和尿液，加速药物排出，而地西泮是碱性药，应选用氟马西尼抢救。因此，在临床抢救催眠药中毒，必须首先确认是哪一类镇静催眠药。

常用制剂和用法

地西泮　片剂：2.5 mg、5 mg。抗焦虑、镇静：每次 2.5～5 mg，3 次/天。注射剂：10 mg/2 mL。癫痫持续状态：一次 5～20 mg，缓慢静脉注射，再发作时可反复应用。心脏电复律：每 2～3 min 静脉注射 5 mg，至出现嗜睡、语言含糊或入睡。常用量：10～25 mg。

氯氮䓬　片剂：5 mg、10 mg。抗焦虑、镇静：每次 5～10 mg，3 次/天。催眠：每次 10～20 mg，睡前口服。

氟西泮　胶囊剂：15 mg。催眠：每次 15～30 mg，睡前口服。

硝西泮　片剂：5 mg。催眠：每次 5～10 mg，睡前口服。抗癫痫：每次 5 mg，3 次/天。

氯硝西泮　片剂：0.5 mg、2 mg。注射剂：1 mg(mL)。催眠：每次 2 mg，睡前口服。抗癫痫：常用量 4～8 mg/天。极量：20 mg。

艾司唑仑　片剂：1 mg、2 mg。镇静：每次 0.5～1 mg，3 次/天。催眠：每次 1～2 mg，睡前口服。抗癫痫：每次 2～3 mg，3 次/天。麻醉前给药：每次 2～4 mg，术前 1 h 服用。

劳拉西泮　片剂：0.5 mg、1 mg、2 mg。抗焦虑：每次 0.5～2 mg，3 次/天。

三唑仑　片剂：0.125 mg、0.25 mg。催眠：每次 0.25～0.5 mg，睡前口服。

苯巴比妥　片剂：15 mg、30 mg。镇静及抗癫痫：每次 15～30 mg，2～3 次/天。催眠：每次 60～100 mg，睡前口服。

苯巴比妥钠　粉针剂：100 mg。抗惊厥：每次 0.1～0.2 g，肌内注射。癫痫持续状态：每次 0.1～0.2 g，缓慢静脉注射。

丁螺环酮　片剂：5 mg。抗焦虑：每次 5～10 mg，3 次/天。

多塞平　片剂：25 mg。抗抑郁、抗焦虑：开始一次 25 mg，2～3 次/天，以后逐渐增加至一日总量 100～250 mg。极量：一日不超过 300 mg。

思考与练习

A₁型题

1. 地西泮作为抗焦虑药并不具备哪项优点？（　　）

　　A. 选择性高　　　　　　　　　B. 安全范围大　　　　　　　　C. 依赖性小

　　D. 早孕及哺乳期妇女应用安全　　E. 消除慢,作用持久

2. 苯二氮䓬类药物中起效快、消除快、无蓄积作用的短效药物是（　　）。

　　A. 地西泮　　　B. 三唑仑　　　C. 硝西泮　　　D. 氟西泮　　　E. 氯硝西泮

3. 地西泮不用于（　　）。

　　A. 焦虑症或焦虑性失眠　　　　　B. 麻醉前给药　　　　　　　　C. 高热、惊厥

　　D. 癫痫持续状态　　　　　　　　E. 诱导麻醉

4. 苯二氮䓬类与巴比妥类相比,前者不具有的作用是（　　）。

　　A. 镇静催眠　　　B. 抗惊厥　　　C. 麻醉　　　D. 抗焦虑　　　E. 抗癫痫

5. 巴比妥类药物中毒致死的主要原因是（　　）。

　　A. 肝损害　　　　　　　　　　　B. 循环衰竭　　　　　　　　　C. 呼吸中枢麻痹

　　D. 昏迷　　　　　　　　　　　　E. 肾损害

6. 巴比妥类急性中毒昏迷患者,抢救时不宜采取的措施是（　　）。

　　A. 洗胃　　　B. 给予催吐剂　　　C. 碱化尿液　　　D. 吸氧　　　E. 人工呼吸

7. 巴比妥类禁用于（　　）。

　　A. 高血压患者精神紧张　　　　　B. 甲亢患者兴奋失眠　　　　　C. 肺心病引起的失眠

　　D. 手术前患者恐惧心理　　　　　E. 神经官能症性失眠

8. 引起患者对巴比妥类成瘾的主要原因是（　　）。

　　A. 使患者产生欣快感　　　　　　B. 能诱导肝药酶　　　　　　　C. 抑制肝药酶

　　D. 停药后快动眼睡眠延长,梦增多　E. 以上都不是

9. 苯巴比妥急性中毒,可选用何种药加速苯巴比妥排泄？（　　）

　　A. 静脉滴注氯化铵溶液　　　　　　　　　B. 静脉滴注碳酸氢钠溶液

　　C. 静脉注射葡萄糖溶液　　　　　　　　　D. 静脉滴注生理盐水

　　E. 口服硫酸镁

10. 对各型癫痫均有一定作用的苯二氮䓬类药物是（　　）。

　　A. 地西泮　　　B. 氯氮䓬　　　C. 三唑仑　　　D. 氯硝西泮　　　E. 奥沙西泮

11. 口服对胃有刺激,消化性溃疡患者应慎用的药物是（　　）。

　　A. 水合氯醛　　　B. 苯巴比妥　　　C. 硫喷妥钠　　　D. 司可巴比妥　　　E. 地西泮

12. 硫酸镁中毒引起血压下降时,最好选用（　　）。

　　A. 肾上腺素　　　　　　　　　　B. 去甲肾上腺素　　　　　　　C. 异丙肾上腺素

　　D. 葡萄糖　　　　　　　　　　　E. 氯化钙

A₂型题

13. 患者,女,56 岁。患焦虑失眠症伴有腰肌劳损、肌强直等表现,选择何种药物治疗？（　　）

　　A. 地西泮　　　B. 司可巴比妥　　　C. 水合氯醛　　　C. 苯巴比妥　　　E. 氟西泮

14. 患者,男,63 岁,入睡困难,应选择何种药物治疗？（　　）

　　A. 地西泮　　　B. 三唑仑　　　C. 氟西泮　　　C. 水合氯醛　　　E. 苯巴比妥

15. 患者,男,30 岁。因失眠于睡前服用苯巴比妥钠 100 mg,次日呈现宿醉现象,这属于

（　　）。

　　A. 副作用　　　B. 毒性反应　　　C. 后遗效应　　　D. 停药反应　　　E. 变态反应

16. 患者,女,50岁。患有慢性胃肠道疾病,长期焦虑紧张、早醒、易醒,维持睡眠困难,首选何种药物可改善其睡眠障碍?(　　)

　　A. 地西泮　　　B. 苯巴比妥　　　C. 水合氯醛　　　D. 胃复康　　　E. 戊巴比妥钠

A₃型题

(17~18题共用题干)

　　患者,女,36岁。因颅脑手术愈后经常癫痫发作,采取自行用药控制。这次发作持续时间长,难以控制,呈持续发作状态,家人将其送往医院就诊。

17. 该患者用下列何药控制效果最好?(　　)

　　A. 司可巴比妥　B. 地西泮　　　C. 水合氯醛　　　C. 苯巴比妥　　　E. 氟西泮

18. 如果用该药治疗发生中毒反应,可用何药抢救效果较好?(　　)

　　A. 葡萄糖酸钙　B. 硫酸镁　　　C. 氯酯醒　　　　D. 氟马西尼　　　E. 碳酸氢钠

案例分析

　　某日,医院急诊收治一名服用大剂量安眠药自杀的年轻患者。

　　请思考:①对该患者应采取哪些抢救措施?②列举可应用的抢救药物及注意事项。

(姚苏宁　于　雷)

项目十二 抗癫痫药和抗惊厥药的 用药基础

 导学

癫痫是一类慢性、突然发作、反复性大脑机能失调的疾病,而惊厥是一种临床症状,由于中枢神经过度兴奋致全身骨骼肌强烈收缩,出现强直性或痉挛性抽搐,如高热、子痫、破伤风、大发作、药物中毒等都可引起惊厥。许多抗惊厥药同时也是抗癫痫药,如地西泮、巴比妥类。

 项目目标

1. 掌握苯妥英钠、苯巴比妥、乙琥胺、丙戊酸钠、卡马西平及地西泮的作用、应用、不良反应及应用注意事项。
2. 熟悉硫酸镁的作用、应用、不良反应及应用注意事项。
3. 了解抗癫痫药物应用的一般原则。
4. 学会观察抗癫痫药和抗惊厥药不良反应表现,学会采取有效的预防手段避免或减轻不良反应,能够利用用药护理知识,综合分析判断,正确进行用药指导。

任务一 抗 癫 痫 药

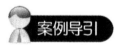 **案例导引**

一江湖医生,自制一丸剂,说是三天内包治愈癫痫,结果多数患者因不规律用药还是频繁发作,个别儿童患者还出现症状加重,经检测该药丸主要成分是苯妥英钠。请分析上述情况发生的原因。

癫痫是一类突发性、短暂性、反复发作的大脑功能失调综合征。多数患者脑组织有局部病灶,呈异常高频放电并向周围正常脑组织扩散。由于病灶部位和扩散范围不同,会出现不同的临床表现及脑电图波形,视为临床诊断的重要依据。癫痫主要发作类型和症状表现见表2-3。

表2-3 癫痫主要发作类型和症状表现

发 作 类 型	症状表现的主要特点
强直-阵挛性发作(大发作)	此型常见。患者突然全身抽搐,意识丧失,脑电波呈每秒15~40次的高幅慢波,持续数分钟。大发作有两种特殊发作类型
癫痫持续状态	特指大发作持续状态。患者反复抽搐,持续昏迷,可危及生命,应及时抢救
失神性发作(小发作)	好发于儿童,表现为短暂意识丧失,双目凝视失神,无抽搐,不跌倒,脑电波呈每秒3次圆波和高幅尖波间隔出现,数秒后消失

发作类型	症状表现的主要特点
局限性发作(单纯性局限发作)	表现为单侧肢体或面部感觉异常或肌肉抽搐。如单侧抽搐发展到对侧,表现为意识丧失,全身抽搐如大发作
复合性局限性发作(精神运动性发作)	表现为伴无意识动作及阵发性精神失常。典型脑电波异常呈每秒 4 次方波,可持续数分钟或数天

药物减轻或抑制癫痫发作的方式有两种:①直接抑制病灶神经元过度、高频放电,并阻止异常放电向周围正常组织扩散。②增强中枢抑制性神经递质 γ-氨基丁酸(GABA)的作用。

苯妥英钠(phenytoin sodium,大仑丁)

【体内过程】 呈碱性,刺激性强,不宜肌内注射给药。口服吸收缓慢而不规则。分布广,易进入脑组织。血浆蛋白结合率高达 90%,起效慢,个体差异大,临床用药应根据血药浓度调整剂量,有效血药浓度为 10~20 μg/mL。

【作用和应用】

1. 抗癫痫 对大脑皮层运动区有高度选择性抑制作用,一般认为是通过稳定脑细胞膜的功能及增加脑内抑制性神经递质的作用,防止异常放电的扩散。苯妥英钠是癫痫大发作治疗首选药之一,也可治疗局限性发作和癫痫持续状态。但对小发作无效,甚至使病情恶化。

2. 抗外周神经痛 可治疗三叉神经痛、舌咽神经痛和坐骨神经痛。

3. 抗心律失常 苯妥英钠是治疗强心苷中毒所致的室性心律失常的首选药。

【不良反应】

1. 局部刺激性 碱性强,口服易致恶心、呕吐、腹痛等胃肠道反应;静脉注射易发生静脉炎。

2. 齿龈增生 为慢性毒性反应,长期用药发生率约为 20%,多见于儿童和青少年。

3. 神经系统反应 血药浓度超过 20 μg/mL 出现头晕、复视、共济失调;超过 40 μg/mL 出现语言障碍、精神异常及昏睡等。

4. 血液系统反应 影响叶酸代谢,导致药物性巨幼细胞性贫血,可用甲酰四氢叶酸钙治疗。

5. 过敏反应 用药后出现皮疹、药热、白细胞和血小板减少、再生障碍性贫血及肝坏死。

6. 影响骨骼生长 诱导肝药酶,加速维生素 D 代谢,导致低钙血症、软骨病及佝偻病。可加服钙剂和维生素 D。

7. 其他反应 致畸,禁用于生育期妇女和妊娠期妇女;偶见男性乳房增大、女性多毛症、淋巴结肿大等。

【用药护理】

1. 用药前沟通 ①用药前了解患者癫痫的类型、程度、肝肾功能及用药情况;②苯妥英钠为药酶诱导剂,能加速多种药物如糖皮质激素、强心苷类、避孕药的代谢,使后者疗效降低,如同时使用上述药物,需适当增加上述药物的剂量;③与药酶诱导剂如苯巴比妥、卡马西平合用,疗效降低,需适当增加剂量;④与药酶抑制剂如氯霉素、异烟肼等合用,作用增强,宜适当减少剂量;⑤与蛋白结合能力强的药物如水杨酸类、磺胺药、保泰松等合用,游离量增多,作用增强,宜适当减少剂量。

2. 用药后护理 ①口服药物嘱患者饭后服用,静脉注射应选择较粗大的静脉,并稀释后缓慢注射;②用药过程中应密切观察病情,因起效较慢,初始服用时也可能出现癫痫发作,一旦出现异常情况,应及时报告医生;③做到剂量个体化,从小剂量开始,注意监测血药浓度,以防发生毒性反应;④定期观察血常规、骨骼情况、肝功能,若出现贫血或低钙血症、软骨病、佝偻病、肝功能异常等,及时做相应处理;⑤嘱患者用药时注意口腔卫生,并经常按摩牙龈以减轻齿龈增生;⑥告知患者久用突然停药可诱发癫痫发作,甚至出现癫痫持续状态,不可自行停药或减量,宜遵医嘱逐渐减量。

3. 用药护理评价 根据患者癫痫发作频率、程度、血常规、肝肾功能等指标评估药物疗效。

苯巴比妥(phenobarbital,鲁米那,luminal)

【作用和应用】 苯巴比妥是用于抗癫痫的第一个有机化合物,具有速效、高效、低毒、广谱、价廉等优点,是治疗癫痫大发作的首选药之一,也可治疗癫痫持续状态。因有中枢抑制作用,对要坚持工作的大发作患者应考虑选用苯妥英钠。

【不良反应与用药护理】 较大剂量有嗜睡甚至共济失调等不良反应。偶见血细胞异常如药物性巨幼细胞性贫血、白细胞缺乏、血小板减少,长期用药应注意查血常规。该药为药酶诱导剂,久用会产生耐受性,且能加快其他合用药的代谢,使作用减弱,时间缩短,需随时调整剂量。

扑米酮(primidone,扑癫酮)

扑米酮为苯巴比妥的衍生物,因其代谢物苯巴比妥和苯乙基丙二酰胺仍有抗癫痫作用,故作用时间较长,需注意其蓄积作用。与卡马西平、苯妥英钠合用有协同作用,不能与苯巴比妥合用。常用于其他药物不能控制的大发作和局限性发作。不良反应同苯巴比妥。

抗痫灵(antiepilepsirin)

抗痫灵为胡椒碱衍生物,是我国合成的新型、广谱抗癫痫药。主要对癫痫大发作效果显著,作用机制与升高脑内 5-HT 含量有关。不良反应少,偶见恶心、困倦、共济失调。尚未见对肝、肾及血液系统的毒性反应。

卡马西平(carbamazepine,CBZ,酰胺咪嗪)

卡马西平是广谱抗癫痫药。口服吸收慢而不规则,单次给药半衰期可达 36 h。因该药是药酶诱导剂,反复用药可使自身代谢加快,作用时间缩短。

【作用与应用】

1. 抗癫痫 对精神运动性发作、单纯性局限性发作为首选药物,对大发作也有效,但对小发作(失神性发作)不但无效,反而会加重病情。因不良反应相对较少,也可用于育龄妇女及儿童癫痫。

2. 抗外周神经痛 对三叉神经痛、舌咽神经痛的疗效优于苯妥英钠。

3. 抗躁狂、抗抑郁 适用于对碳酸锂无效或不能耐受的躁狂症、抑郁症患者。

4. 抗利尿 促进抗利尿激素分泌,用于治疗神经性尿崩症。

【不良反应】 常见不良反应有眩晕、嗜睡、恶心。偶见精神失常、共济失调、皮疹、白细胞和血小板减少、肝损害及心血管系统毒性反应。应定期查血常规和肝功能。青光眼、严重心血管疾病患者、老年患者慎用。严重肝功能不良者、哺乳期妇女禁用。

乙琥胺(ethosuximide)

乙琥胺属琥珀酰亚胺类。临床主要用于癫痫小发作(失神性发作)。疗效虽稍逊于氯硝西泮,但副作用及耐受性产生较少,故为防治小发作的首选药。混合型发作宜合用苯妥英钠或苯巴比妥。儿童达稳态血药浓度需 4～6 天,成人需更长时间。偶见粒细胞减少,再生障碍性贫血,肝、肾损害,应定期查血常规、尿常规及肝、肾功能。

丙戊酸钠(sodium valproate)

丙戊酸钠为新型广谱抗癫痫药,对各型癫痫均有一定疗效。对大发作疗效不及苯妥英钠和苯巴比妥;对小发作疗效优于乙琥胺。由于严重的肝毒性,不作为首选药,用药期间需严密监测肝功能。有致畸作用,孕妇禁用。

苯二氮䓬类(benzodiazepine,BZ)

常用于治疗癫痫的药物有地西泮、硝西泮、氯硝西泮。地西泮是抢救癫痫持续状态首选药,且速效、安全。硝西泮主要用于失神性发作、肌阵挛性发作和婴儿痉挛等。氯硝西泮为广谱抗癫痫药,适用于小发作、不典型小发作、肌阵挛性发作、婴儿痉挛、癫痫持续状态。

氟桂利嗪(flunarizine)

氟桂利嗪是强效钙拮抗药,近年发现具有较强的抗惊厥作用。临床适用于各型癫痫,尤其对局限性发作和大发作有良好治疗效果。使用时需注意其困倦、体重增加等不良反应。

拉莫三嗪(lamotrigine,利必通)

拉莫三嗪为新型抗癫痫药,口服吸收迅速而完全,半衰期为 25～30 h,抗癫痫作用主要通过阻断电压依赖性 Na$^+$ 通道,稳定突触前膜,减少兴奋性氨基酸的释放而发挥作用。可用于各型癫痫治疗,对部分发作有中度作用,对全身发作更有效,特别是不典型、失神及强直性发作,主要用于添加治疗,也可用于合并有 Lannox-Gastaut 综合征的癫痫发作,但对严重肌阵挛性发作无效,还可使之加重。美国癫痫协会(AES)和神经病学学会(AAN)于 2004 年发表的《癫痫诊治指南》将其定位为部分发作、全身强直-阵挛性发作等癫痫类型的一线药物。常见不良反应为头晕、嗜睡、头痛、共济失调及复视,还可出现恶心、呕吐、弱视,减量即可好转。

托吡酯(topiramate,妥泰,topamax)

托吡酯为新型抗癫痫药,半衰期为 20～30 h,可每日服药一次。与其他抗癫痫药少有相互作用,临床主要用于难治性部分性发作,部分性发作继发全身性强直阵挛发作、婴儿痉挛及全身性发作等的加用治疗。已获得 FDA 和 SFDA 的批准,用于癫痫的单药治疗。AES 和 AAN 于 2004年发表的《癫痫诊治指南》中,已把托吡酯推荐为治疗部分发作、全身强直阵挛发作、肌阵挛发作等癫痫类型的一线治疗药物。主要不良反应为中枢神经系统,如眩晕、感觉异常、嗜睡、语言障碍、遗忘等,久用可自行消退;胃肠道反应,如食欲不振、恶性、腹泻等,单药治疗毒副反应发生率低。

情景二　癫痫患者的用药基础

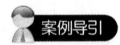

患儿,男,8 岁。从 2 岁起被确诊为 1 型糖尿病,开始接受胰岛素治疗,因同时有癫痫小发作而口服丙戊酸钠。请问:血糖波动对癫痫是否有影响。糖尿病合并癫痫平时要注意什么。

抗癫痫药大多数通过抑制异常放电向周围正常脑组织扩散,减弱或控制发作,其治疗原则如下。

1. 发作类型与选药　不同发作类型的患者应选用不同的抗癫痫药,详见表 2-4。

表 2-4　癫痫的主要类型与可供选择的药物

癫痫类型	可供选择的药物
单纯性和复杂性部分发作	卡马西平、苯妥英钠、苯巴比妥、扑米酮、丙戊酸钠、苯二氮䓬类
强直-阵挛性发作(大发作)	苯妥英钠、卡马西平、苯巴比妥、扑米酮、丙戊酸钠、苯二氮䓬类
失神性发作(小发作)	乙琥胺、苯二氮䓬类、丙戊酸钠
肌阵挛发作、失张力发作	丙戊酸钠、苯二氮䓬类
婴儿痉挛	促肾上腺皮质激素、糖皮质激素类、苯二氮䓬类、丙戊酸钠
癫痫持续状态	地西泮、异戊巴比妥钠、苯妥英钠、苯巴比妥、硫喷妥钠、水合氯醛

2. 用药方案的制订　常用抗癫痫药都有一定不良反应甚至毒性。为了减轻不良反应,一般尽量采用单一药物治疗,使用药个体化,剂量按体重计算,从小剂量开始,逐渐增量,最好能监测所用药物的血药浓度,联系疗效及副作用表现,分析并调整用药方案。当药物已用到通常的最大剂量,或血药浓度已达高值,但疗效仍不佳者,应考虑换药且必须采用规范的换药方法。换药时应先加用新换药,而原用药物则应逐步减量撤出,不可突然停用。只有在多种药物单用均无良效时,或者在为了拮抗原用药物的重要不良反应时,才考虑联合用药。要避免选用作用机制相同或者不良反应相似的两种药物。使用两种或更多药物时务必注意药物的相互作用。如果疗效满意,则继续治疗数年,然后根据症状及脑电图检查结果,慎重考虑是否停药。

3. 长期用药与停药　癫痫的治疗贵在坚持,患者的依从性差易造成疾病的迁延不愈。只有完全控制发作 3～4 年后才考虑停用抗癫痫药。如决定停药,则须逐渐减量,病程愈长,用药剂量

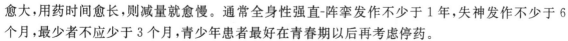

愈大,用药时间愈长,则减量就愈慢。通常全身性强直-阵挛发作不少于1年,失神发作不少于6个月,最少者不应少于3个月,青少年患者最好在青春期以后再考虑停药。

4. 密切注意不良反应 抗癫痫药大多有不良反应,有的还比较严重,在剂量不当或因药物相互作用而致血药浓度过高时尤易发生。因此,在整个治疗期内宜高度警惕。在治疗之前须先做血、尿常规,肝、肾功能检查,以备对照之用。治疗中宜每月复查血常规,每季度做生化检查。将此结果结合血药浓度监测结果随时调整剂量。

5. 孕妇用药问题 对患癫痫孕妇的处理应特别慎重。抗癫痫药可导致死胎、畸胎或新生儿死亡率增高。临床认为,已有两年未发作者怀孕时可慎重停药,对仍有发作的孕妇不能停药,可酌情减量,尽量采用单一用药,选用不良反应较小的药物,加强血药浓度的监测。对于发作难于控制,或多药合用者,不宜继续妊娠。

知识链接

糖尿病合并癫痫患儿需调整胰岛素剂量,防止发生低血糖反应。脑组织主要靠葡萄糖供应能量,如果低血糖反应反复发作就会影响患儿的脑组织发育及功能。有时严重的低血糖反应与癫痫发作十分相似,低血糖也可以引起癫痫发作。所以,当孩子有类似癫痫发作时需要检查血糖。没有条件查血糖可以让孩子先吃点儿糖果,如果类似癫痫发作症状好转,就不是癫痫发作。

任务二 抗惊厥药

案例导引

一脚底割伤患者到医院就诊,医生只给他应用头孢菌素类抗生素,而未用破伤风抗毒素,患者随后病情加重,并出现痉挛性抽搐。请为他选择合适药物控制病情。

惊厥是一种临床症状。由于中枢神经过度兴奋所致全身骨骼肌强烈收缩,出现强直性或痉挛性抽搐,如高热、子痫、破伤风、大发作、药物中毒等都可引起惊厥。常用抗惊厥药有地西泮、巴比妥类、水合氯醛、硫酸镁等。

硫酸镁(magnesium sulfate)

【作用与应用】 Mg^{2+}是机体重要的金属离子,参与体内许多生理、生化过程,影响神经肌肉传递和肌肉应激性维持等。硫酸镁不同的给药途径有不同的作用和应用。

1. 导泻、利胆作用(口服) 用于便秘及食物或药物中毒,阻塞性黄疸及慢性胆囊炎。

2. 抗惊厥和降低血压(注射) Mg^{2+}和Ca^{2+}化学性质相似,可特异性地竞争Ca^{2+}受点,拮抗Ca^{2+}的兴奋作用,引起骨骼肌、心肌、血管平滑肌松弛,从而产生抗惊厥、降血压作用。用于缓解子痫、破伤风所致惊厥,也作为高血压危象、高血压脑病的抢救用药。常用的给药途径是肌内注射或静脉滴注。

3. 消炎去肿(外用) 常用50%溶液外用热敷患处。

【不良反应】 安全范围小,需特别注意用量,过量致外周性呼吸抑制、血压骤降、心跳停止。呼吸抑制先兆是腱反射消失,需注意检查腱反射。中毒时应立即进行人工呼吸,并缓慢注射葡萄糖酸钙或氯化钙抢救。另外,中枢抑制药中毒用导泻药物抢救时,应选用中枢抑制作用弱的硫酸钠(芒硝),禁用硫酸镁。

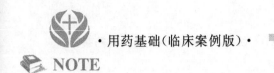

情景三　惊厥患者的用药基础

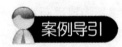

患儿,男,4岁。高烧2天,24 h内抽搐两次,发作后意识恢复快,无神经系统阳性体征,退热一周后脑电图恢复正常,属单纯性高热惊厥,预后良好。请问:小儿高热惊厥最常选用哪种抗惊厥药及一般处理措施。

惊厥(convulsion)是小儿常见的急症,尤以婴幼儿多见。6岁以下儿童期惊厥的发生率为4%~6%,较成人高10~15倍,年龄愈小发生率愈高。惊厥的频繁发作或持续状态可危及患儿生命或可使患儿遗留严重的后遗症,影响小儿的智力发育和身体健康。惊厥必须立即紧急处理。惊厥发作时,应取半侧卧位,松解衣领,在上、下磨牙间安放牙垫,防止舌咬伤,指压人中,轻扶肢体,避免关节损伤和摔倒。可将头偏向一侧,防止唾液或呕吐物吸入气管引起窒息。惊厥停止后,喉头分泌物多时,用吸痰器吸出痰液,并立即短时间给氧。惊厥后出现呼吸困难或暂停时,应做人工呼吸。

一、对症治疗

1. 止惊　止惊药首选作用迅速的地西泮。地西泮脂溶性高,易进入脑组织,注射后1~3 min即可生效,但作用维持时间较短(15~20 min),必要时15~20 min后可重复应用。或选用10%水合氯醛灌肠。在给予安定的同时或随后,还可应用作用时间较长的苯巴比妥维持止惊效果。

2. 退热　热性惊厥为引起小儿惊厥的最常见病因,应注意设法迅速降温。①药物降温:可应用对乙酰氨基酚或布洛芬口服。②物理降温:温水浴、冰袋等均为有效的降温措施,除3个月以下小婴儿可单独应用外,其他年龄患儿仅在药物降温后应用才有可能奏效。③防治脑水肿:反复惊厥发作者或发作呈惊厥持续状态者,常有继发性脑水肿,应加用20%甘露醇以减轻脑水肿。

二、惊厥持续状态治疗

惊厥持续状态易造成脑部不可逆的损伤,应及时抢救处理。原则:①选择作用快、强有力的抗惊厥药物,及时控制发作,首选地西泮,也可应用咪达唑仑或负荷量托吡酯等,必要时也可在气管插管下进行全身麻醉治疗。尽可能早期足量,选用起效快、作用时间长、副作用少的药物。②维持生命功能,防治脑水肿、酸中毒、呼吸循环衰竭,保持气道通畅,给予吸氧,维持内环境稳定,尤其是应注意及时纠正低血糖、酸碱失衡。③积极寻找病因和控制原发疾病,避免诱因。

三、病因治疗

对于惊厥患儿,应强调病因治疗的重要性。感染是小儿惊厥的常见原因,只要不能排除细菌感染,即应早期应用抗生素;对于中枢神经系统感染者,宜选用易透过血脑屏障的抗生素。代谢原因所致惊厥(如低血糖、低血钙、脑性脚气病等),应及时予以纠正方可使惊厥缓解。此外,如破伤风、狂犬病等,前者应尽快中和病灶内和血液中游离的破伤风毒素,应给予破伤风抗毒素(TAT)1万~2万U,肌内注射、静脉滴注各半;后者应及时应用抗狂犬病疫苗,可浸润注射于伤口周围和伤口底部;毒物中毒时则应尽快去除毒物,如催吐、导泻或促进毒物在体内的排泄等,以减少毒物的继续损害。

常用制剂和用法

苯妥英钠　片剂:50 mg、100 mg。成人常用量:每日250~300 mg,开始时100 mg,每日2次,1~3周内增加至250~300 mg,分3次口服,极量一次300 mg,由于个体差异大,用药需个体化。小儿常用量:开始每日 5 mg/kg,分 2~3 次服用,按需调整,以每日不超过 250 mg 为度,维持量为 4~8 mg/kg 或按体表面积 250 mg/m²,分 2~3 次服用,如有条件可进行血药浓度监测。注射剂:100 mg/支、250 mg/支。用于癫痫持续状态:若患者未用过苯妥英钠,可用 0.25~0.5 g,加 5% 葡萄糖溶液 20~40 mL,在 6~10 min 内缓慢静脉注射。

卡马西平　片剂:100 mg、200 mg。糖衣片:50 mg。开始剂量:100 mg,2 次/天,以后逐渐增至 600~900 mg/d,分次服用,直到出现疗效为止,注意用药个体化。用于抗癫痫,剂量可偏大。用于三叉神经痛等,剂量一般宜小,最高剂量每日不超过 1200 mg。

丙戊酸钠　片剂:100 mg、200 mg。糖浆剂:50 mg(mL)。儿童一日 20~40 mg/kg,分 2~3 次服用。成人初始剂量一次 0.2 g,3 次/天,每日 0.6 g,每隔 3 天增加 0.2 g,直至控制发作,就餐时或餐后服用。

地西泮　注射剂:10 mg/2 mL。癫痫持续状态:5~10 mg,缓慢静脉注射,间隔 10~15 min,最大量可至 30 mg。注射速度以不超过每分钟 5 mg 为宜。必要时在 2~4 h 内重复上述方案。亦可静脉滴入,至发作停止。

硝西泮　片剂:5 mg。抗癫痫:每次 5~30 mg,分 3 次服用。极量每日 200 mg。

氯硝西泮　片剂:0.5 mg、2 mg。注射剂:1 mg(mL)。抗癫痫:小剂量开始口服,根据病情逐渐增加剂量。成人起始剂量 1 mg/d,分 3~4 次服用。每隔 2~3 天增加 0.5~1 mg,至发作控制,3~4 周后改为维持量 4~8 mg/d。最大耐受量:儿童 0.2 mg/(kg·d),成人 20 mg/d。

乙琥胺　胶囊:0.25 g。儿童:15~35 mg/(kg·d)。成人:每次 0.6~1.8 g,2~3 次/天,至满意控制症状而副作用最小为维持量。

拉莫三嗪　片剂:25 mg。50 mg/d,治疗 2 周后,剂量增至 50~100 mg,2 次/天,维持治疗。

托吡酯　片剂:25 mg、100 mg。起始每晚 50 mg,一周后增加剂量至 50~100 mg,分 2 次服用,根据情况,也可 1 次/天。

硫酸镁　注射剂 2.5 g/10 mL。每次 1.25~2.5 g,肌内注射或静脉滴注。静脉滴注时以 5% 葡萄糖注射液将硫酸镁稀释成 1% 浓度进行滴注,直至惊厥停止。使用时宜备有氯化钙或葡萄糖酸钙注射液,以备硫酸镁过量时做静脉注射对抗。

思考与练习

A₁ 型题

1. 下列哪项不属于苯妥英钠的不良反应?(　　)

　　A. 高钙血症　　　B. 齿龈增生　　　C. 粒细胞缺乏　　D. 共济失调　　　E. 偶致畸胎

2. 治疗癫痫大小发作及精神运动性发作有效的药物是(　　)。

　　A. 苯巴比妥　　　B. 丙戊酸钠　　　C. 苯妥英钠　　　D. 乙琥胺　　　E. 卡马西平

3. 治疗三叉神经痛和舌咽神经痛的首选药物是(　　)。

　　A. 卡马西平　　　B. 阿司匹林　　　C. 苯巴比妥　　　D. 丙戊酸钠　　　E. 乙琥胺

4. 苯妥英钠禁用于(　　)。

　　A. 大发作　　　　　　　　B. 小发作　　　　　　　　　C. 癫痫持续状态

　　D. 精神运动性发作　　　　E. 局限性发作

5. 下列哪个药物治疗癫痫大发作是无效的?(　　)

　　A. 丙戊酸钠　　　B. 苯妥英钠　　　C. 乙琥胺　　　D. 卡马西平　　　E. 扑米酮

6. 卡马西平对下列哪种癫痫发作有良效?(　　)

　　A. 精神运动性发作　　　　B. 大发作　　　　　　　　　C. 小发作

　　D. 局限性发作　　　　　　E. 顽固性发作

A₂ 型题

7. 一名癫痫大发作的患者,因服用过量的苯巴比妥而引起昏迷,呼吸微弱,送医院急救。不

应该采取哪项措施?(　　)

A. 人工呼吸　　　　　B. 静脉滴注呋塞米　　　　　C. 静脉滴注碳酸氢钠

D. 静脉滴注氯化铵　　　E. 静脉滴注贝美格

8. 某癫痫患者,突然意识丧失,全身强直性痉挛,口吐白沫,随后进入沉睡状态。考虑可首选何药治疗?(　　)

A. 地西泮　　B. 乙琥胺　　C. 苯巴比妥　　D. 苯妥英钠　　E. 卡马西平

9. 患者,男,40岁。5年前曾患大脑炎,近2个月来经常出现虚幻感,伴精神运动性癫痫发作,首选治疗药物为(　　)。

A. 氯丙嗪　　B. 卡马西平　　C. 米帕明　　D. 碳酸锂　　E. 普萘洛尔

10. 患者,男,60岁。坐骨神经痛,原应用针灸或阿司匹林可以缓解,本次发作疼痛难忍,采取上述治疗无效,可选用的药物是(　　)。

A. 乙琥胺　　B. 卡马西平　　C. 氟哌啶醇　　D. 氯丙嗪　　E. 奥沙西泮

A₃型题

(11~13题共用题干)

一位临产孕妇,突感头痛,恶心,相继发生抽搐,查血压为22.0/14.6 kPa,下肢水肿。

11. 改善孕妇抽搐症状最适用的药是(　　)。

A. 地西泮　　B. 水合氯醛　　C. 苯巴比妥钠　　D. 硫酸镁　　E. 硫喷妥钠

12. 该药用于抗惊厥,合适的给药方法是(　　)。

A. 口服　　　　　　B. 肛门灌注　　　　　C. 皮下注射

D. 气雾吸入　　　　E. 肌内注射或静脉滴注

13. 使用该药一旦中毒,出现呼吸肌麻痹,则首选对抗药是(　　)。

A. 葡萄糖酸钙　　B. 地西泮　　C. 苯妥英钠　　D. 苯巴比妥　　E. 三唑仑

案例分析

1. 患者,女,孕38周。头痛,视物不清,面部水肿2天,今晨头痛加剧,恶心、呕吐3次,就诊时突然牙关紧闭,双眼上翻,面部肌肉抽动,四肢肌肉强直,随后剧烈抽搐,约1 min渐清醒,即测血压195/120 mmHg,胎心120次/分,有不规则宫缩。临床诊断为:重度妊娠高血压综合征合并子痫。

请思考:①急诊抢救应选用何种药物?②请就此案例制订用药护理方案。

2. 患者,男,16岁。发作性抽搐8年,发作前自觉腹部痛,有肠气上升感觉,几秒后大叫一声,突然意识丧失,跌倒在地,全身肌肉强直收缩,头向后仰,口张开后闭合,咬舌,口吐白沫、双眼上翻20 s,全身肌肉阵挛,上肢屈曲,两手握举,双下肢伸直。经3 min清醒,瞳孔由大变为正常,昏睡,醒后无记忆发病情况。该患者8岁时由树上跌下,2个月后出现发作性抽搐。每年发作次数频繁,无规律,受刺激时诱发。查体:心率86次/分,血压100/70 mmHg,发育良、神志清、瞳孔等大等圆,对光反射存在,颈软,心、肺、肝、脾及四肢无异常。神经系统检查阴性,EEG中度异常,CT正常。

请思考:①首选抢救药物应如何选择?②用药过程中的注意事项有哪些?

3. 某5岁男孩,在2岁时被诊断为癫痫,3年来一直连续服用抗癫痫药物,这期间虽偶有癫痫小发作,但症状都能很快得到控制。数天前,患儿口服的抗癫痫药物吃完,父母因忙于生意没有顾得上取药,停药后第8天一大早,患儿突然出现紧咬牙关、双眼上翻、四肢抖动、口吐白沫的惊厥症状,在送医院的路上,频繁抽动达20多次,最后一次抽动持续一个多小时不能缓解;在ICU病房监护室内抢救治疗了3天,病情才得到控制。

请思考:①如何根据癫痫的发作类型合理选用抗癫痫药?②它们各自的作用机制、药理作用是什么?③应用抗癫痫药物应遵循哪些用药原则?

4. 患者,女,27岁。第二胎孕38周行择期剖宫产,产下一健康男婴。产前30周起出现显著蛋白尿。曾在第一次妊娠 38 周时因先兆子痫而终止妊娠。此次为第二次受孕,产后第 9 天发现有低热、心动过缓、低血压等体征。夜间血压升至 186/92 mmHg,初予以硝苯地平降压,血压仍继续上升,最高达 200/112 mmHg,患者出现头痛,双眼突发视力丧失,继而出现全身强直-阵挛性惊厥,浅昏迷,面色青紫,被动体位,五官扭曲变形,双眼上翻,眼底正常,口角歪斜,流涎,舌体外露于口,咬舌见满口血污,舌体淤血、肿大,颈项强直。血生化检查,包括全血细胞计数、尿素、电解质、血糖及甲状腺功能、抗心磷脂抗体、可提取性核抗原、dsDNA 抗体、补体浓度等未见异常。尿液中儿茶酚胺阴性,肾脏血管多普勒超声检查及肾脏超声检查均正常。脑部磁共振成像(MRI)显示右侧顶骨后及枕叶的皮质和皮质下白质 T$_2$加权像小面积高信号,无静脉闭塞性病变征象。

诊断:①产后子痫;②后脑高血压脑病。

治疗:冬眠合剂镇静及对症支持治疗,同时静脉予以肼屈嗪降压,继以硫酸镁治疗。血压控制好后 24 h 内患者视力恢复,10 天后出院,携医生开的拉贝洛尔回家服用。

请思考:①惊厥的治疗可选用哪些药物? ②硫酸镁有哪些药理作用和应用? 使用过程中应注意哪些事项?

(姚苏宁　于　雷)

项目十三　治疗中枢神经系统退行性疾病药的用药基础

导学

中枢神经系统退行性疾病是指一组由慢性进行性中枢神经组织退行性变性而产生的疾病总称,主要包括帕金森病(Parkinson's disease,PD)、阿尔茨海默病(Alzheimer's ,AD)及亨廷顿病(Huntington disease,HD)等。目前人口老龄化问题日益突出,本组疾病已成为仅次于心血管疾病和癌症、严重影响人类健康和生活质量的第三位因素。因该类疾病的确切病因和发病机制尚未完全清楚,药物治疗效果(除 PD 外)还难以令人满意,但近些年来在药物的研发方面也有长足的进步。本项目重点介绍抗帕金森病药和抗阿尔茨海默病药。

项目目标

1. 掌握左旋多巴的作用、作用机制、不良反应及应用注意事项。
2. 熟悉卡比多巴、司来吉兰、溴隐停、金刚烷胺的作用、作用机制、不良反应及应用注意事项。
3. 了解抗胆碱酯酶药治疗阿尔茨海默病的作用、不良反应及用药注意事项。

任务一　抗帕金森病药

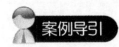
案例导引

患者,女,59 岁。5 年前发觉自己有运动迟缓症状,比如系鞋带、扣纽扣比先前缓慢许多,写字越写越小。随后出现左手不自主的轻微颤抖,抓东西费力。经医院详细检查,被诊断为"帕金森病"。长期以来一直以药物维持。起初药物控制效果不错,但随着时间的推移,药物控制病情的时间越来越短,药量也逐渐加大,病情却逐渐加重,伴有脸部、颈部、背部僵化,记忆力逐渐下降,情绪低落。请问长期用药疗效不佳,肌肉僵化的原因是什么。

帕金森病又称震颤麻痹,常见于中老年患者。主要病变部位是中枢黑质-纹状体多巴胺通路,该通路上抑制性神经递质多巴胺(DA)与兴奋性神经递质乙酰胆碱(ACh)功能失衡,多巴胺能神经功能障碍而乙酰胆碱能神经功能相对亢进,致使患者肢体运动不协调,出现帕金森病一系列临床症状,如震颤、强直、行走困难、姿势异常等。故治疗帕金森病的药物主要分为拟多巴胺类药(补充脑内多巴胺含量和激动脑内多巴胺受体)和抗胆碱药(通过中枢抗胆碱作用以缓解症状)。

一、拟多巴胺类药

左旋多巴(levodopa,L-多巴)

【作用与应用】

1. 抗帕金森病　L-多巴是多巴胺的前体物,本身无作用,口服后仅 1% 进入中枢,脱羧后变成多巴胺而发挥治疗作用。吸收快、个体差异大、用药后需数周才起效,是目前临床上最常用的抗帕金森病药,主要用于治疗帕金森病(原发性震颤麻痹)以及帕金森综合征(继发性震颤麻痹),但对由阻断中枢 DA 受体的药物如吩噻嗪类、利血平中毒所致的帕金森综合征无效。

2. 治疗肝性脑病 L-多巴在脑内进一步代谢成为 NA,使肝性脑病患者苏醒,但不能改善肝功能。

【不良反应】 L-多巴大部分在外周脱羧后变成多巴胺,因而可引起许多不良反应。

1. 胃肠道反应 如恶心、呕吐、厌食等,宜饭后服药。

2. 心血管反应 常见直立性低血压。部分患者可出现心动过速、心律失常。

3. 神经系统反应 ①不自主异常运动:长期用药可引起张口、咬牙、伸舌、皱眉、头颈部扭动等不随意运动。②症状波动(开-关现象):症状突然被控制(开)和症状不能被控制或明显加重(关)。③精神障碍:可有失眠、焦虑、躁狂、抑郁等,停药后好转。

【用药护理】

1. 用药前沟通 ①用药前了解患者帕金森病的类型、程度及用药情况;②做好与患者的沟通,此药起效较慢,且随用药时间延长,药效会逐渐下降,3～5 年后疗效可不显著;③注意以下药物不能与 L-多巴合用:维生素 B_6 是多巴脱羧酶的辅酶,可加速其在外周脱羧而加重不良反应,减少 L-多巴进入脑内,增强 L-多巴的外周副作用,降低疗效;抗精神病药,如吩噻嗪类和丁酰苯类均能阻滞黑质-纹状体多巴胺通路功能,利舍平能耗竭黑质纹状体中的多巴胺,它们均能引起锥体外系运动失调,出现药源性帕金森病,对抗 L-多巴的疗效;抗抑郁药能引起直立性低血压,加强 L-多巴的副作用。

2. 用药后护理 ①用药过程中应密切观察病情,一旦出现不良反应,应及时报告医生;②为防治神经系统反应,用药期间应密切观察患者,注意减量或停药。

3. 用药护理评价 根据患者帕金森症状改善程度评估药物疗效。

卡比多巴(carbidopa,α-甲基多巴)

卡比多巴为外周多巴脱羧酶抑制剂,能减少 L-多巴在外周脱羧生成多巴胺,增加其进入脑内的量,使 L-多巴在脑内转变成多巴胺,提高疗效,减少不良反应。常与左旋多巴配伍成片剂或胶囊剂,是目前最有效的抗帕金森病复方制剂的组成成分。本品与 L-多巴的复方制剂称为心宁美(sinemet),现已有心宁美控释片。

同类药还有苄丝肼(benserazide)与 L-多巴制成的复方制剂,取名为美多巴,是临床常用制剂。

司来吉兰(selegiline)

司来吉兰为选择性中枢单胺氧化酶抑制剂,可减少中枢多巴胺降解,提高多巴胺浓度。与 L-多巴合用,可减少后者用量和开-关现象。

溴隐亭(bromocriptine)

溴隐亭为中枢多巴胺受体激动剂,治疗帕金森病疗效与 L-多巴相当,较少引起运动障碍。该药可抑制催乳素和生长激素的分泌,可用于催乳素分泌过多所致的闭经和产后回乳。

金刚烷胺(amantadine)

金刚烷胺既是抗病毒药,又是抗帕金森病药。治疗帕金森病疗效不及 L-多巴,但优于中枢抗胆碱药。起效快,维持时间短,与 L-多巴有协同作用。不良反应较多,常见头痛、眩晕、共济失调、直立性低血压。偶致惊厥,癫痫患者禁用。老年患者应减少剂量。

二、抗胆碱药

苯海索(benzhexol,安坦,artane)

苯海索为中枢抗胆碱药。阻断黑质纹状体上 M 受体,降低该多巴胺通路上的 ACh 兴奋性,从而缓解帕金森病症状。不良反应较多,常见口干、尿潴留、便秘、视力模糊、眩晕等,部分患者可有精神障碍。青光眼患者禁用。

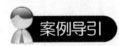

任务二 抗阿尔茨海默病药

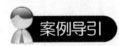案例导引

患者,男,45岁。销售主管,平时工作很忙,应酬多,喜美食,不到50岁就挺起了"大肚子"。自认年轻,平时对身体不关注,饭桌上还喜欢喝两杯小酒,不喜食水果、蔬菜。一天下班回家后,感到头昏,便早些睡觉。次日,家人发现患者一直昏睡不醒,不省人事,送到医院后,诊断他患有中风,还伴早老性痴呆症。请问:什么是早老性痴呆症? 如何预防早老性痴呆症?

阿尔茨海默病又称原发性老年性痴呆,是一种与年龄高度相关、以进行性认知障碍和记忆力损害为主的中枢性退行性疾病。由患者脑内 ACh 合成减少及胆碱能神经系统功能减退所致。目前采用的比较有特异性的治疗方法是增加中枢胆碱能神经功能,其中胆碱酯酶抑制药效果相对肯定,M 受体激动药正在临床试验中。

一、胆碱酯酶抑制药

他克林(tacrine)

他克林可选择性与胆碱酯酶(AChE)结合并抑制其活性,减少 ACh 代谢,提高脑内 ACh 的浓度,缓解痴呆症状,提高认知和改善记忆功能,长期应用可延缓病程。多与卵磷脂合用治疗阿尔茨海默病,可延缓病程 6～12 个月,食物可影响其吸收,个体差异大。主要不良反应为肝毒性,用药时需定期测肝功能。由于不良反应较大,限制了其临床应用。

同类药有依斯的明(eptastigmine)、加兰他敏(galanthamine)、石杉碱甲(huperzine A,哈伯因)、多奈哌齐(donepezil,安理申,aricept)等。其中多奈哌齐具有剂量小、毒性低、价格相对低廉、饮食不影响吸收等优点,用于轻、中度阿尔茨海默病治疗,患者耐受性较好,临床较为常用。

二、胆碱受体激动药(M 受体激动药)

占诺美林(xanomeline)

占诺美林对脑部 M_1 受体有高度选择性,可改善阿尔茨海默病患者的行为能力和认知功能。主要不良反应为胃肠道和心血管系统反应,如不能耐受者改用皮肤给药。

三、其他类药物

本类药化学结构不同,而且作用方式与机制各异。目前已用于临床的药物有 4-氨基吡啶(4-aminopyridine)、吡拉西坦(piracetam)、茴拉西坦(aniracetam)、奥拉西坦(oxiracetam)、尼莫地平(nimodipine)等。据报道该类药物可改善痴呆症状,提高智能活动,但不改变 AD 的基本病程。

知识链接

阿尔茨海默病患者的整体护理

阿尔茨海默病患者常表现为:精神、行为异常,其症状中以失眠、谵妄、被害妄想为主;认知功能障碍,主要表现为记忆力障碍,尤其以早期近记忆力障碍为主;定向力障碍,表现为不知自己家住哪儿,常常走失;人物定向障碍,表现为不认识自己家人,过去非常熟悉的人现在不认识。因此应加强阿尔茨海默病患者的整体护理,以延缓病情进展。

进行整体护理重要的是落实各项治疗措施,改善患者的预后。需要药物治疗的患者,一定按时给患者服药,并注意用药后的反应及其他并发症的发生。在生活方面,要给予足够的营养,确保代谢需求,但应防止超量进食。要注意患者的安全,一些危险物品要严加保管,减少室内物品器具的放置,床铺要低矮、柔软舒适,必要时采用约束带,以防坠床摔伤。多给老人一些关爱,帮助患者早日恢复健康。

常用制剂和用法

左旋多巴 片剂:0.1 g、0.25 g。抗帕金森病:口服,每次 0.25 g,2～3 次/天,以后每隔 3～7 日,每日增加 0.1～0.75 mg。维持量:3.0～5.0 g/d,分 3～4 次饭后服。与卡巴多巴合用时,左旋多巴用量为 600 mg/d。肝性脑病:0.3～0.4 g/d,加入 5％葡萄糖溶液 500 mL,静脉滴注,清醒后减量为 0.2 g/d。

卡比多巴 片剂:25 mg。口服,每次 25 mg,3 次/天。

盐酸金刚烷胺 片剂:0.1 g。口服,每次 0.1 g,1～2 次/天,每日最大量为 0.4 g。

盐酸溴隐亭 片剂:2.5 mg。口服,首剂 0.625 mg,2 次/天,后每 2～4 周递增 2.5 mg,维持量 10～25 mg/d。

盐酸苯海索 片剂:2.0 mg。口服,首次 1～2 mg,3 次/天,以后递增,每日不超过 20 mg。

多奈哌齐 片剂:5 mg。初始每日 5 mg,1 次/天,睡前服。1 个月后视需要可增加剂量至 10 mg,3～6 个月为一个疗程。

他克林 片剂:10 mg。口服,开始剂量为每次 10 mg,4 次/天,至少 6 周,如转氨酶未明显升高,剂量可调整为每次 20 mg,4 次/天,再服 6 周,即每隔 6 周,可每日增加 40 mg,但最大剂量不超过每日 160 mg,疗程为 2 个月至 12 个月。宜每周查肝功能。

思考与练习

A₁ 型题

1. 增加左旋多巴抗帕金森病疗效,减少不良反应的药物是(　　)。

A. 卡比多巴　　B. 苯巴比妥　　C. 利血平　　D. 苯乙平　　E. 山莨菪碱

2. 关于左旋多巴治疗震颤麻痹,说法错误的是(　　)。

A. 产生效果慢　　　　　　　　　　　　B. 对氯丙嗪引起的帕金森综合征无效

C. 对老年和重症患者效果好　　　　　　D. 对轻度患者及年轻患者效果好

E. 对改善肌僵直及运动困难效果好

3. 左旋多巴治疗帕金森病初期最常见的不良反应是(　　)。

A. 开-关现象　　　　　　　　　　　　B. 躁狂、妄想、幻觉等

C. 胃肠道反应　　　　　　　　　　　　D. 精神障碍

E. 不自主异常运动

4. 美多巴是(　　)。

A. 卡比多巴与左旋多巴的复方制剂　　　B. 苄丝肼与左旋多巴的复方制剂

C. 金刚烷胺与左旋多巴的复方制剂　　　D. 苯海索与左旋多巴的复方制剂

E. 开马君与左旋多巴的复方制剂

5. 有关金刚烷胺,不正确的叙述是(　　)。

A. 起效快,维持时间短　　　　　　　　B. 与左旋多巴合用有协同作用

C. 有抗病毒作用　　　　　　　　　　　D. 提高 DA 受体的敏感性

E. 促进 DA 释放,抑制 DA 再摄取

6. 溴隐亭能治疗帕金森病是由于(　　)。

A. 有中枢抗胆碱作用   B. 可激活 DA 受体

C. 可激活 GABA 受体   D. 可提高脑内 DA 浓度

E. 可使 DA 降解减少

7. 苯海索治疗帕金森病的特点是(　　)。

A. 抗震颤疗效好   B. 改善僵直疗效好   C. 对动作迟缓疗效好

D. 对过度流涎无作用   E. 前列腺肥大者可用

8. 下列药物单用对帕金森病无效的是(　　)。

A. 左旋多巴   B. 卡比多巴   C. 金刚烷胺   D. 溴隐亭   E. 苯海索

9. 治疗阿尔茨海默病的药物是(　　)。

A. 他克林   B. 苯海索   C. 左旋多巴   D. 托卡朋   E. 卡比多巴

A₂型题

11. 患者,男,62 岁。一年前患帕金森病,医生嘱服用左旋多巴,同时合用卡比多巴。卡比多巴与左旋多巴合用的理由是(　　)。

A. 提高脑内多巴胺的浓度,增强左旋多巴的疗效

B. 减慢左旋多巴肾脏排泄,增强左旋多巴的疗效

C. 卡比多巴可直接激动多巴胺受体,增强左旋多巴的疗效

D. 抑制多巴胺的再摄取,增强左旋多巴的疗效

E. 卡比多巴可阻断胆碱受体,增强左旋多巴的疗效

A₃型题

(12~14 题共用题干)

患者,男,70 岁。常行动受制,生活自理困难,医院诊断为帕金森病。

12. 宜选用的疗效好、不良反应少的治疗药物是(　　)。

A. 美多巴   B. 左旋多巴   C. 苯海索   D. 溴隐亭   E. 金刚烷胺

13. 选用的药物组成为(　　)。

A. 卡比多巴与左旋多巴的复方制剂   B. 苄丝肼与左旋多巴的复方制剂

C. 金刚烷胺与左旋多巴的复方制剂   D. 苯海索与左旋多巴的复方制剂

E. 开马君与左旋多巴的复方制剂

14. 合用卡比多巴的理由(　　)。

A. 能抑制中枢多巴脱羧酶,增强疗效

B. 能减少左旋多巴肝代谢,维持疗效

C. 减少左旋多巴肾排泄,延长作用时间

D. 能抑制外周多巴脱羧酶,增强疗效,减少不良反应

E. 能增加左旋多巴吸收,起效快

案例分析

1. 患者,男,68 岁。于 5 年前出现右上肢不自主震颤,以手指表现明显,用力持物及夜间睡眠时震颤消失。近 2 年来右上肢震颤加重,且左上肢亦出现轻度震颤,服用苯海索(1 mg,3 次/天)2 个月,症状无明显变化,因排尿不畅而停用。1 年前出现四肢僵硬、行动迟缓、表情呆板、言语减少,伴有记忆力、计算力下降。查体:神志清楚,表情淡漠,双上肢可见静止性震颤,左手可见"搓丸样"动作,四肢肌张力稍增强,"慌张步态",浅感觉正常,双侧巴氏征阴性。脑 CT 示轻度脑萎缩。

诊断:特发性帕金森病。

治疗:①美多巴 62.5 mg,3 次/天,餐前 1 h 服药,服用 7 天后若疗效不佳,增加剂量至每次 125 mg,3 次/天。②注意日常生活功能锻炼。

请思考:①对帕金森病的患者如何选择药物治疗? ②服用美多巴应注意什么?

2. 患者,男,71 岁。记忆力进行性减退 4 年。近 1 年来出现行为异常,如穿着不整洁、不洗漱、沉默寡言,有时出现尿失禁,饮食及睡眠减少,易醒。以往无脑血管病或脑外伤史。

查体:神志清楚、表情淡漠,言语缓慢,有时欠准确。计算力、判断力、定向力和近记忆力下降。共济检查配合不佳,简易智能量表(MMSE)17 分,脑 CT 示脑皮质萎缩,双侧脑室对称性轻度扩张。

诊断:阿尔茨海默病。

治疗:①功能锻炼,鼓励个人完成日常生活,多与人交流。②多奈哌齐 5 mg,睡前口服,若无明显不适,4 周后增至 10 mg。③吡拉西坦 0.83 次/天,阿米三嗪-萝巴新 1 片,2 次/天,多塞平 25 mg,1 次/晚。

请思考:①对该患者应用上述药物是否合理? ②对于阿尔茨海默病还可选择哪些药物?

(姚苏宁)

项目十四　抗精神失常药的用药基础

导学

精神失常是一类由多种原因引起的情感、思维、行为等精神活动障碍的疾病。包括精神分裂症、躁狂症、抑郁症和焦虑症。治疗这类疾病的药物有抗精神病药、抗躁狂药、抗抑郁药和抗焦虑药四类。

项目目标

1. 掌握氯丙嗪、丙米嗪、碳酸锂的作用、应用、不良反应及应用注意事项。
2. 熟悉其他吩噻嗪类药物、硫杂蒽类、丁酰苯类的作用特点及应用。
3. 了解抗精神失常药分类及代表药。
4. 学会观察抗精神失常药的不良反应，学会采取有效的预防手段避免或减轻不良反应，能够利用用药护理知识，综合分析判断，正确进行用药指导。

任务一　抗精神病药

案例导引

患者，女，高中文化，无业，未婚。经常不洗脸、不洗脚和不刷牙，因为不能完成工作任务，多次被雇主辞退。最后一次工作时与人吵架，认为同事在害自己，其姐姐在接到通知后将其领回家。回家后患者表现行为怪异，自笑、发愣，或自言自语，家里人也听不清她在说些什么。有时候无原因的行为冲动，有时砸玻璃、砸电话、摔电视，打母亲和姐姐。不喜欢在床上睡觉，喜欢抱着被子在地上睡。症状持续两年多，加重3个月，疑心有人议论自己，走在路上总感觉后面有人追杀自己，伤人毁物。请分析患者属何种精神疾病？用何药治疗？

本类药按化学结构特点不同可分为四大类：吩噻嗪类、硫杂蒽类、丁酰苯类及其他类。主要治疗精神分裂症。

一、吩噻嗪类

氯丙嗪（chlorpromazine，冬眠灵，wintermine）

【体内过程】　氯丙嗪为吩噻嗪类的代表药。口服吸收慢而不规则，有首关消除。肌内注射起效快。脂溶性高、分布广、脑内浓度高。体内消除速度随年龄增大而明显减慢，需注意药物的蓄积作用，必要时减量。

【药理作用】

1. 中枢神经系统

（1）抗精神病　可迅速控制兴奋、躁动等行为紊乱症状，长期用药可缓解幻觉、妄想等思维障碍,恢复理智和自制力。抗精神病作用机制是阻断了中脑-边缘和中脑-皮层通路上的D_2受体。其特点包括:不易产生耐受性;加大剂量无麻醉作用;不影响感觉功能。正常人服药后会出现镇静、感情淡漠、对周围事物不感兴趣、活动减少等症状;易入睡,也易唤醒,醒后神志正常。对抑郁症不仅无效,而且加重症状。

(2) **镇吐** 小剂量抑制延髓催吐化学感受区,大剂量直接抑制呕吐中枢,具有强大的镇吐作用。但不能对抗前庭刺激引起的呕吐。

(3) **对体温调节中枢的影响** 直接抑制下丘脑体温调节中枢,使体温调节功能下降,其特点包括:①随环境温度变化而异,环境温度低,降温明显,环境温度高反使体温升高,因此氯丙嗪用于人工冬眠必须配合物理降温;②能使异常和正常体温下降,这是氯丙嗪用于人工冬眠的重要依据。

2. 自主神经系统 具有 α 受体和 M 受体阻断作用:阻断 α 受体,可使血管扩张,血压下降;阻断 M 受体,可致口干、视力模糊、便秘等不良反应。

3. 内分泌系统 抑制促性腺激素释放,可引起闭经;促进催乳素释放,可使乳房增大或溢乳;抑制生长激素分泌,影响生长发育,儿童不宜长期使用。

【临床应用】

1. 治疗精神病 可治疗急、慢性精神分裂症。对急性精神分裂症疗效好,能缓解患者的躁狂、攻击行为;消除幻觉与妄想;改善思维、情感和行为障碍,使患者恢复生活自理能力。对慢性精神分裂症患者有效。也可消除躁狂症患者及其他精神病患者的兴奋、紧张和妄想症状。对所有精神病都没有根治作用,需长期服药以维持疗效。

2. 止吐 可治疗顽固性呃逆。对多种疾病如尿毒症、胃肠炎、放射、癌症等引起的呕吐,以及多种药物如吗啡、四环素、强心苷所致的呕吐都有强大的镇吐作用。但对前庭神经刺激所致的晕动病(晕车、晕船)无效。

3. 人工冬眠与低温麻醉 与抗组胺药异丙嗪和镇痛药哌替啶组成冬眠合剂,配合物理降温,用于人工冬眠疗法。目的是使患者机体新陈代谢下降,对外界病理刺激的反应性降低,耗氧量减少,对缺氧的耐受性提高,是严重感染、高热惊厥、甲亢危象、妊娠毒血症等疾病重要的辅助治疗方法。物理降温(冰袋、冰浴)配合氯丙嗪可降低患者体温,因而也可用于低温麻醉。

【不良反应】

1. 一般不良反应 自主神经系统反应常见的有血压下降、口干、视力模糊、便秘等;中枢神经系统反应有嗜睡、乏力等;内分泌紊乱导致闭经、生长缓慢、乳房肿大、溢乳等。

2. 锥体外系反应 表现有:①帕金森综合征,出现面具脸、动作迟缓、肌肉颤动等,老年人多见;②静坐不能,患者反复坐立不安,好发于中年人;③急性肌张力障碍,出现强迫性张口、伸舌、呼吸运动障碍等,多见于青少年。以上三种症状是长期大剂量应用氯丙嗪阻断黑质-纹状体上的D_2受体,ACh功能相对增强所致;④迟发性运动障碍,发生机制不明。

3. 过敏反应 常见光敏性皮炎、皮疹,少数患者出现肝损害、溶血性贫血、粒细胞减少等,应定期查血常规,一旦发生,立即停药。

4. 急性中毒 大剂量给药可致急性中毒。出现昏睡、血压骤降(甚至休克)、心动过速、心电图异常等。

【用药护理】

1. 用药前沟通 ①用药前了解患者精神疾病的类型、程度及用药情况;②因局部刺激性强,常用的给药方法是口服、深部肌内注射及用生理盐水或葡萄糖溶液稀释后缓慢静脉注射。③注意禁忌证:有癫痫史者禁用,伴冠心病患者用药后易致猝死,冠心病及患有心血管疾病的老年人慎用。

2. 用药后护理 ①用药过程中应密切观察病情,一旦出现不良反应,应及时报告医生。②静脉注射或肌内注射后,可出现体位性低血压,应嘱患者卧床休息 1～2 h 后,缓慢起立。③长期用药应用小剂量维持,以防止锥体外系反应的发生,若出现帕金森综合征、静坐不能及急性肌张力障碍三种症状,最好减量,必要时用中枢抗胆碱药苯海索或东莨菪碱对抗;若出现迟发性运动障碍,不可用中枢抗胆碱药防治(会使症状加重)。④出现急性中毒,应立即停药并对症治疗,必要时用 NA 升血压。⑤可致药源性精神异常,如意识障碍、兴奋、躁动、抑郁等,需与原有疾病区别,并减量或停药。

3. 用药护理评价 根据患者精神症状改善程度、不良反应发生情况评估药物疗效。

其他吩噻嗪类药物

其他吩噻嗪类药物包括奋乃静(perphenazine)、氟奋乃静(fluphenazine)、三氟拉嗪(trifluoperazine)和硫利达嗪(thioridazine)等。前三者作用和临床应用与氯丙嗪相似,抗精神病作用比氯丙嗪强,但锥体外系不良反应也相应增强,镇静作用弱。硫利达嗪镇静作用强,但抗精神病作用不及氯丙嗪,最大的优点是锥体外系反应少,适用于门诊患者及年老体弱者。

二、硫杂蒽类

氯普噻吨(chlorprothixene,泰尔登)

氯普噻吨抗精神分裂症、消除幻觉、妄想作用比氯丙嗪弱,镇静作用强,兼有抗抑郁、抗焦虑作用。主要用于伴焦虑、抑郁症状的精神分裂症、焦虑性神经官能症、更年期抑郁症患者。锥体外系反应较少。

同类药氯哌噻吨(clopenthixol)、氟哌噻吨(flupenthixol)为选择性多巴胺受体阻断剂,抗精神病作用较强、起效较快。前者可消除患者的阳性症状(以兴奋、幻觉、妄想为主),缓解患者躁狂和慢性精神分裂症的急性发作。后者可消除患者的阴性症状(痴呆木僵、情感淡漠为主),也可治疗抑郁症或伴焦虑的抑郁症,因有特殊的激动效应,禁用于躁狂症。不良反应同氯丙嗪。

三、丁酰苯类

氟哌啶醇(haloperidol)

氟哌啶醇为本类药的代表药,抗精神病作用及锥体外系作用均比氯丙嗪强,主要用于精神分裂症和躁狂症。因镇吐作用较强,也可治疗多种疾病、药物引起的呕吐和持续性呃逆。常见急性肌张力障碍和静坐不能,久用可致心肌损伤。孕妇禁用。

同类药氟哌利多(droperidol)又名氟哌啶,维持时间短。除抗精神病外,还可增强镇痛药、麻醉剂的作用。临床上常与麻醉性镇痛药芬太尼合用,使患者产生一种精神恍惚、不入睡而痛觉消失的特殊麻醉状态,称神经阻滞镇痛术,可用于烧伤大面积换药、各种内镜检查、外科清创、造影及各种手术的全麻诱导和维持等。主要副作用是锥体外系反应。

四、其他类

五氟利多(penfluridol)

五氟利多为氟哌利多的衍生物,为口服长效制剂,一周服药一次。临床用于急、慢性精神分裂症,尤其适用于慢性患者的维持与巩固治疗。主要副作用是锥体外系反应。孕妇慎用。

同类药有匹莫齐特(pimozide),也是氟哌利多的衍生物,具有长效作用,每日服药一次,对幻觉、妄想、懒散退缩、情绪淡漠等症状疗效较好,一般在用药 3 周内见效。主治精神分裂症。常见不良反应为锥体外系反应和室性心律失常。伴心脏疾病的患者禁用。

氯氮平(clozapine)

氯氮平又名氯扎平,属于苯二氮䓬类药物,为新型抗精神病药,最大优点是几无锥体外系反应。但曾发生用药后因粒细胞缺乏致死,故不作为治疗精神分裂症的首选药,适用于其他药物无效者及锥体外系反应严重者。用药过程中应定期查血常规,警惕粒细胞缺乏。

舒必利(sulpiride)

舒必利具有起效快,兼有抗抑郁作用、镇吐作用强、锥体外系反应轻等特点。适用于妄想型、单纯型精神分裂症及慢性退缩和幻觉妄想症。也用于难治性精神分裂症。对各种呕吐和晕动病有效。

利培酮(risperidone)

利培酮是近年来治疗精神分裂症的一线药物,具有用药剂量小、使用方便、起效快、锥体外系反应小等优点。可改善精神分裂症的阳性症状和阴性症状,适用于首发患者和慢性精神分裂症患者。

知识链接

氯丙嗪的发现

1949 年,一位法国医生偶然发现,一种抗多巴胺的药物氯丙嗪能够让患者产生愉悦感,后来这个小分子化合物就变成了"冬眠灵"。这是第一个抗精神病药,开创了药物治疗精神疾病的先河。从 1950 年氯丙嗪用于治疗精神分裂症和躁狂症开始,进入了精神药理学发展的黄金阶段。氯丙嗪的发现改善了精神分裂症患者的预后,使许多精神病患者不必被终身强迫关锁在医院。氯丙嗪的发现具有里程碑式的意义。

任务二 抗躁狂症药

案例导引

患者,男,35 岁,农民,初中文化。患者无明显诱因突发精神失常,表现为兴奋、话多,无故指责他人,无理取闹。逢人一见如故,滔滔不绝,自吹自擂,情绪高涨,整日忙碌,爱管闲事,易激怒,稍不顺心就骂人、伤人,自制力差。

躁狂症的临床表现有活动、思维、言语不能自制,烦躁不安、情绪高涨。发病机制可能与脑内 5-HT 减少,而 NA 释放过多有关。除氯丙嗪等药物有抗躁狂作用外,卡马西平、丙戊酸钠、碳酸锂也有抗躁狂效果。

碳酸锂(lithium carbonate)

碳酸锂可抑制脑内 NA 及 DA 的释放,并促进两者再摄取和灭活,同时减少二磷酸肌醇含量。对正常人没有影响,对躁狂症尤其是急性躁狂和轻度躁狂有显著疗效。也可治疗躁狂抑郁症,长期使用既可减少躁狂复发次数,又可预防抑郁复发。

锂盐不良反应多,用药时应注意:①不安全,适用血药浓度为 0.8~1.5 mmol/L,超过 2 mmol/L 可出现中毒反应,主要表现有腹痛、腹泻、恶心,甚至出现精神紊乱、反射亢进、惊厥、昏迷、死亡。需随时测定血药浓度,当血药浓度升至 1.6 mmol/L,应立即停药,并静脉滴注生理盐水以加速锂盐的排出。碳酸氢钠及甘露醇等也可应用,必要时可进行血液透析。②抗甲状腺作用,引起甲状腺功能减退或甲状腺肿大,缓释片副作用较轻。③妊娠期妇女、肾病患者及电解质紊乱者禁用。

任务三 抗抑郁症药

案例导引

患者,女,20 岁,某中专院校学生。由于恋爱受挫折,感到生活没有意义,她想用一种最不痛苦的方式结束生命,于是想到了安眠药,跑了几家药店,买到了二十多片安眠药,回到寝室后,一口气把它们吞下去,躺在床上睡了过去,同寝室的同学回来和她说话,发现她不理她们,觉得事情不对,立即把她送到了医院,经过洗胃等抢救,脱离了生命危险。请分析患者属何种精神疾病?用何药治疗?

抑郁症的临床表现:思维迟钝、情绪低落、语言减少、自责消极,甚至有自杀倾向。发病机制与脑内 5-HT、NA 和 DA 减少有关。大多数抗抑郁药通过作用于单胺类递质(尤其是 NA 和 5-HT)的代谢及其受体而发挥作用,即通过抑制脑内 5-HT 和 NA 的再摄取、抑制单胺氧化酶(MAO)活性或减少脑内 5-HT 和 NA 的降解,从而使脑内受体部位的 5-HT 或 NA 含量增高,促进突触传递。抗抑郁药分为三环类抗抑郁药(同时抑制 5-HT 和 NA 再摄取)、NA 再摄取抑制剂及 5-HT 再摄取抑制剂三类。

一、三环类抗抑郁药(TCAs)

丙米嗪(imipramine,米帕明)

【作用与应用】 抗抑郁作用起效慢,需 2～3 周显效。正常人口服可出现困倦、思维能力下降、血压略降等症状。抑郁症患者用药后,可振奋精神,改善思维和情绪,并有抗焦虑作用。主要用于各种原因引起的抑郁症,对内源性、反应性和更年期抑郁症效果显著;也可治疗小儿遗尿症、强迫症和恐惧症。

【不良反应】

1. 自主神经系统 M 受体阻断症状,如口干、便秘、视力模糊、排尿困难、眼压升高、心悸等。

2. 中枢神经系统症状 如乏力、肌肉震颤,少数患者可由抑制转为躁狂,剂量大时更易发生。可诱发癫痫发作、意识障碍等。

3. 心血管系统 剂量过大可致体位性低血压、心律失常及传导阻滞,甚至心室颤动及心跳骤停。

4. 其他 如粒细胞缺乏、闭经、肝功能异常。

【用药护理】

1. 用药前沟通 ①用药前了解患者精神疾病的类型、程度及用药情况。②注意禁忌证:严重心、肝、肾疾病,青光眼,癫痫患者,孕妇、儿童及过敏者禁用。③注意药物相互作用:与巴比妥类、乙醇及口服避孕药合用,可降低疗效;与吩噻嗪类抗精神病药合用,可增强疗效;与单胺氧化酶抑制剂合用,可相互增强毒性,换药时需停药 2 周;与儿茶酚胺类合用,可致高血压反应。

2. 用药后护理 ①用药过程中应密切观察病情,一旦出现不良反应,应及时报告医生。②嘱患者家属本药起效缓慢,用药后仍需对患者进行监护,以防自杀等意外发生。

3. 用药护理评价 根据患者精神症状改善程度、不良反应发生情况评估药物疗效。

其他三环类抗抑郁药有:地昔帕明(desipramine)、阿米替林(amitriptyline)、多塞平(doxepin)。三环类抗抑郁药的作用特点及不良反应比较见表 2-5。

表 2-5 三环类抗抑郁药的作用特点及不良反应比较

药 物	作 用 特 点	不良反应及用药注意事项
丙米嗪	起效慢,2～3 周起效	不良反应多。与其他药合用需注意药物相互作用
地昔帕明	起效快,作用比丙米嗪强,1 周后起效	不良反应较少。与其他药合用需注意药物相互作用
阿米替林	起效快,作用比丙米嗪强,1～2 周后起效,且有催眠和抗焦虑作用	抗胆碱作用多见,如口干、视力模糊、排尿困难。心血管副作用较轻,偶致心律失常。不能与单胺氧化酶抑制剂合用。
多塞平	作用比丙米嗪弱,但有抗焦虑作用。	

二、NA再摄取抑制剂

本类药有马普替林(maprotiline)、米安色林(mianserin),为广谱抗抑郁药,具有起效快、副作用小等优点,适用于各型抑郁症,特别适用于老年患者。

三、5-HT再摄取抑制剂

5-HT再摄取抑制剂为第三代抗抑郁药,常用药物有氟西汀(fluoxetine,百忧解)、帕罗西汀(paroxetine,赛洛特)、舍曲林(sertraline,郁乐复)、曲唑酮(trazodone)等。该类药物发展较快,已开发的品种达30余个,作用与三环类抗抑郁药相似,但心血管副作用小,也不损害精神运动功能,对心血管和自主神经系统功能影响小,具有抗抑郁和抗焦虑双重作用。适用于各型抑郁症及伴有的焦虑症,也可用于病因不明且其他药物疗效不佳或不能耐受其他药物的抑郁症患者。不能与单胺氧化酶抑制剂合用。哺乳期妇女及儿童禁用。

任务四 抗焦虑症药

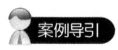 案例导引

患者,女,22岁。因心慌、手脚发冷,偶有惊恐感,小便增多两月余前来咨询,心内科检查排除心脏病可能。自述为某名牌大学应届毕业生,看到同学考研或出国,认为自己成绩优秀,前途也不能比别人差。因此,坐立不安、来回徘徊。近半年来,加班加点写毕业论文;四处奔波寻找理想的工作,心力交瘁。请分析患者属何种精神疾病?用何药治疗?

临床常用抗焦虑症药有苯二氮䓬类、丁螺环酮、多塞平。请复习项目十一镇静催眠药的用药基础。

知识链接 ·········

精神病患者用药护理

精神病是一种比较常见的疾病,一旦家庭中有精神病患者,家属应学会照顾其生活起居,并督促精神病患者服药等。每种精神病的病情不尽相同,服药的种类和剂量也不同,此时则需要患者家属严格遵医嘱监督患者服药。精神病患者用药护理要点如下。

1. 用药方法 要注意精神病用药配伍禁忌和协同作用,如氯丙嗪与中枢神经抑制药合用可加强其作用,应减量;丙米嗪不能用于癫痫患者,氟哌啶醇不能用于妊娠期妇女。每次发药要确定精神病患者将药物全部服下方可离开,防止患者藏药、吐药或与其他患者换药,注射用药时应深部注射并更换部位,静脉注射或静脉滴注时应有足够的稀释量,速度要减慢,不要将两种或两种以上的药物混合在同一具注射器内注射。

2. 用药监测 监测有关数据,定期监测精神病患者的血压、脉搏、体温、肝肾功能及粒细胞的变化。严密观察精神病患者用药后的反应,有无嗜睡,眩晕,步态不稳,口干,排尿、排便困难以及视觉变化或皮肤黄染。密切观察精神病患者的锥体外系反应。

3. 急性期协助服药 急性发作期精神病患者一般都无自知力,不承认自己有病,故大多数人都不愿意服药。对此,一般只能耐心地劝说,或将口服药物改为肌内注射。

4. 坚持维持量用药 对恢复期精神病患者的服药护理,重点在于不断加强患者对坚持服药重要性的认识。一般来说,精神病患者病情稳定后要坚持服药2~3年。

5. 注意药物不良反应 服药后仅有嗜睡、动作呆板、便秘、肥胖,是较轻微的副作

用,不需治疗处理。如出现头颈歪斜、坐立不安、四肢颤抖这些症状,则是较重的副作用,必须在医生的指导下调整或减少服药剂量,经用药治疗即很快好转。

6. 其他　轻度精神病患者,可以进行心理治疗,同时进行药物治疗,避免长期服用药物。应指导患者注意用药后的反应,教会他们一些常见药物不良反应的处理方法。如服用氯丙嗪等药物的患者,容易出现体位性低血压,应让患者注意,由卧位或坐位等做起立动作时,动作要缓慢和进行自我保护。

情景四　人工冬眠疗法的用药基础

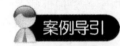

患儿,男,10 个月。患中毒型细菌性痢疾,持续高热不退并伴惊厥,医生及时用抗生素,并实施人工冬眠疗法降温。请说出人工冬眠疗法的概念,冬眠合剂的组成、用法及用药注意。

当机体处于严重疾病、创伤等高危状态时,可引起过度的应激反应,此时可应用人工冬眠疗法降低体温,使机体处于保护性抑制状态(类似于动物冬眠),为争取有效治疗赢得时间。

【药物治疗原则】　人工冬眠疗法可降低基础代谢和细胞耗氧,改善微循环,为其原发病的治疗争取时间。用药后体温可自行下降 0.4～2 ℃,如在四肢、腋下、腹股沟及大血管处放置冰袋,可使体温维持在相对恒定水平(32～34 ℃),一般维持 3～5 天。在降温期间,切忌体温忽高忽低。

【合理用药指导】　目前临床上常用冬眠合剂 I 号:氯丙嗪(冬眠灵)50 mg、哌替啶(度冷丁)100 mg、异丙嗪(非那根)50 mg,加入 5%葡萄糖溶液 250 mL 中静脉滴注。对于病情较轻的患者,常应用通用方氯丙嗪 50 mg、异丙嗪 50 mg,加入 5%葡萄糖溶液或生理盐水中静脉滴注。各药物的药理作用为:①氯丙嗪通过降低体温,降低机体对剧烈病理刺激的反应,使机体处于保护性抑制状态;②异丙嗪具有镇痛催眠作用,还有显著的抗组胺及抗胆碱能作用,有利于改善微循环;③哌替啶可发挥镇痛、镇静作用,减少疼痛带来的恐惧等不利影响,并能产生欣快感,对呼吸中枢的抑制作用远较吗啡轻。

常用制剂和用法

盐酸氯丙嗪　片剂:12.5 mg、25 mg、50 mg。从小剂量开始,口服,每次 12.5～50 mg,3 次/天。限量:轻症 300 mg/d,重症 600～800 mg/d;好转后减至维持量 50～100 mg/d。注射剂:10 mg/mL、25 mg/mL、50 mg/2 mL。肌内注射,每次 25～50 mg。拒绝服药者,每次 50～100 mg,加入 25%葡萄糖注射液 20 mL 内,缓慢静脉注射。

奋乃静　片剂:2 mg、4 mg。精神病:一般每次 2～4 mg,3 次/天。根据需要和耐受情况调整剂量。注射剂:5 mg/mL、5 mg/2 mL。每次 5～10 mg,肌内注射,隔 6 h 1 次或根据需要与耐受情况调整。

氯普噻吨　片剂:12.5 mg、25 mg、50 mg。口服,精神病:轻症一日 150 mg;重症一日 300～600 mg,分 3～4 次。注射剂:25 mg/mL、50 mg/2 mL。拒绝服药者,每次 30～60 mg,加入 25%葡萄糖注射液 20 mL 内,缓慢静脉注射。治疗失眠、焦虑、口服,每次 25～50 mg,3～4 次/天。

氟哌啶醇　片剂:2 mg、4 mg。口服,每次 2～10 mg,2～3 次/天。注射剂:5 mg/mL。肌内注射,每次 5 mg。

舒必利　片剂:100 mg。呕吐:口服,每次 50～100 mg,2～3 次/天。注射剂:50 mg/2 mL、100 mg/2 mL。精神病:肌内注射:一次 100 mg,一日 2 次。静脉滴注:对木僵、违拗患者可用本品 100～200 mg 稀释于 250～500 mL 葡萄糖氯化钠注射液中缓慢静脉滴注,一日 1 次,可逐渐增量至一日 300～600 mg,一日量不超过 800 mg。滴注时间不少于 4 h。6 岁以上儿童按成人剂量换算,应从小剂量开始,缓慢增加剂量。

氯氮平　片剂:25 mg。口服从小剂量开始,首次剂量为一次 25 mg,一日 2～3 次,然后每日增加 25～50 mg,将总量增至 300～400 mg/d。

碳酸锂　片剂:0.25 g。口服成人用量按体重 20～25 mg/kg 计算,躁狂症治疗剂量为一日 600～2000 mg,分 2～3 次服用,宜在饭后服用,以减少对胃的刺激,剂量应逐渐增加并参照血锂浓度调整。维持剂量:一日 500～1000 mg。

丙米嗪　片剂:12.5 mg、25 mg。口服:每次 25～75 mg,3 次/天。极量:300 mg/d。年老体弱者每天自 12.5 mg 开始,逐渐增量。小儿遗尿:5 岁以上每次 12.5～25 mg,睡前口服。

阿米替林　片剂:25 mg。一次 25 mg,3 次/天,可逐渐增至 150～300 mg/d。

曲唑酮　片剂:10 mg、25 mg、50 mg、75 mg。口服,开始剂量为 25～100 mg/d,分次服用,至少持续 2 周。依病情每日增加 25 mg,有效剂量一般为 150 mg/d。

氟西汀　片剂:10 mg。抑郁症:口服,开始剂量为 20 mg/d,后增至 20～80 mg/d,症状减轻后减至维持量。强迫症:开始剂量为 20 mg/d,早晨服用,后增至 20～60 mg/d。

多塞平　片剂:25 mg。每次 25～50 mg,3 次/天。极量:300 mg/d。

思考与练习

A₁型题

1. 氯丙嗪最重要的作用是(　　)。

A. 镇静　　　　　　　　　　B. 镇吐　　　　　　　　　　C. 阻断外周 α 受体

D. 阻断外周 M 受体　　　　E. 抗精神病

2. 氯丙嗪中毒所致低血压的救治药物为(　　)。

A. 去甲肾上腺素　　　　　　B. 肾上腺素　　　　　　　　C. 麻黄碱

D. 异丙肾上腺素　　　　　　E. 阿托品

3. 氯丙嗪不宜用于(　　)。

A. 精神分裂症　　　　　　　B. 人工冬眠　　　　　　　　C. 顽固性呃逆

D. 晕动性呕吐　　　　　　　E. 躁狂状态

4. 抗精神病作用持久,每周使用一次的药物是(　　)。

A. 五氟利多　　B. 氟哌啶醇　　C. 奋乃静　　D. 氟奋乃静　　E. 舒必利

5. 用氯丙嗪治疗效果最好的是(　　)。

A. 躁狂抑郁症　　　　　　　B. 精神分裂症　　　　　　　C. 焦虑症

D. 精神紧张症　　　　　　　E. 神经官能症

6. 氯丙嗪引起锥体外系反应是(　　)。

A. 短期应用治疗量　　　　　B. 长期大量应用　　　　　　C. 短期大量应用

D. 一次服用中毒量　　　　　E. 长期小量服用

7. 碳酸锂主要用于治疗(　　)。

A. 焦虑症　　B. 精神分裂症　　C. 抑郁症　　D. 躁狂症　　E. 帕金森综合征

8. 几乎没有锥体外系反应的药物是(　　)。

A. 氯丙嗪　　B. 氯氮平　　C. 五氟利多　　D. 奋乃静　　E. 三氟拉嗪

9. 可治疗抑郁症的药物是(　　)。

A. 氯氮平　　B. 氟哌啶醇　　C. 氟奋乃静　　D. 丙米嗪　　E. 五氟利多

10. 阿米替林主要适应证为(　　)。

A. 精神分裂症　　B. 抑郁症　　C. 神经官能症　　D. 焦虑症　　E. 躁狂症

11. 应用中枢抗胆碱药不仅无效,且可加重症状的疾病是(　　)。

A. 直立性低血压　　　　　　B. 急性肌张力障碍　　　　　C. 静坐不能

D. 帕金森综合征　　　　　　　　E. 迟发性运动障碍

A₂型题

12. 患者,男,40岁。患精神分裂症3年,长期服用奋乃静,每次4~8 mg,每日两次,幻觉、妄想明显减轻,情绪安定,近来动作困难,两手明显颤抖,流口水。可纠正这些症状的药物是(　　)。

　A. 乙琥胺　　　B. 卡马西平　　　C. 苯海索　　　D. 氯丙嗪　　　E. 奥沙西泮

13. 患者,女,61岁。伴有抑郁或焦虑的精神分裂症,应选用的药物是(　　)。

　A. 氯丙嗪　　　B. 氟哌啶醇　　　C. 五氟利多　　　D. 丙米嗪　　　E. 氯普噻吨

A₃型题

(14~15题共用题干)

患者,女,32岁。因患精神分裂症长期服用氯丙嗪。

14. 该药长期大剂量使用可出现的严重不良反应是(　　)。

　A. 体位性低血压　　　　　　　B. 锥体外系反应　　　　　　　C. 自发性出血

　D. 严重胃肠道反应　　　　　　E. 高血压

15. 一旦出现该不良反应,可采用的防治措施是(　　)。

　A. 氯丙嗪适当减量并加用苯海索　　　　　B. 氯丙嗪适当减量并加用左旋多巴

　C. 氯丙嗪适当减量并加用美多巴　　　　　D. 氯丙嗪适当减量并加用阿托品

　E. 氯丙嗪适当减量并加用地西泮

案例分析

1. 患者,男,22岁。言行怪异并出现幻觉、妄想1年入院。患者自小少语寡言,交往少,脾气暴躁,1年前因父亲病故和失恋,开始失眠、呆滞、郁郁不乐,说:"我活不了几天了,我有罪";听到火车鸣响就害怕,见到鸡鸣狗叫也恐慌,见到公安人员就称"我有罪",不时侧耳倾听"地球的隆隆响声";患者记忆、智能无障碍,只是孤独离群,生活懒散,时而恐惧、激越,时而自语自笑、凝神倾听,认为自己被监视,"监视器就是邻居家的录音机和自己的手表";声称自己被死者控制,哭笑不受自己支配。入院诊断为"精神分裂症偏执型",经用氯丙嗪治疗数月,病情好转。

请思考:①常用抗精神病药物分为哪几类? ②氯丙嗪治疗精神分裂症的机制是什么? 在使用过程中应注意观察哪些反应? ③氯丙嗪引起的低血压能否使用肾上腺素进行处理,为什么?

2. 患者,女,19岁。大学二年级学生,性格内向,不善于言谈,不愿意与其他人交往,不合群,学业优秀。3年前无任何原因出现失眠,开始早醒,后由于情绪不好与朋友发生争吵后渐出现入睡困难,偶尔通宵不眠,自感头晕、头胀,记忆力减退,大脑反应迟钝,思路闭塞,整日感觉空虚,精神不振,心情抑郁,情绪低落,学习感觉力不从心,人生渺茫,生命毫无意义,悲观厌世,并有自杀念头。近半年来因病情更为严重,入院诊断为抑郁症。

请思考:①临床常用的抗抑郁症药可分为哪几类? ②三环类抗抑郁药的药理作用有哪些?

(姚苏宁)

项目十五 镇痛药的用药基础

 导学

镇痛药是指作用于中枢神经系统,在不影响患者意识状态和其他感觉的情况下,迅速、有效减轻或消除疼痛及疼痛引起的不愉快情绪的药物。因本类药大多数有成瘾性,故又称中枢性镇痛药或成瘾性镇痛药,也称为麻醉性镇痛药,属国家严格管理麻醉药品。

 项目目标 …

1. 掌握吗啡及哌替啶的应用、不良反应、禁忌证、急性中毒及应用注意事项。
2. 熟悉芬太尼、美沙酮、喷他佐辛、罗通定及纳洛酮作用特点和临床应用。
3. 了解癌症患者的"三级止痛阶梯疗法"。
4. 学会观察镇痛药的不良反应,学会采取有效的预防手段避免或减轻不良反应,能够利用用药护理知识,综合分析判断,正确进行用药指导。

 任务一 阿片生物碱类药

阿片生物碱类药

按来源将药物分类如下:①阿片生物碱类镇痛药,如吗啡、可待因;②人工合成镇痛药,如哌替啶、芬太尼、美沙酮、喷他佐辛等;③其他类,如罗通定。

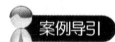 案例导引

患者,男,34岁。反复吸食吗啡12年,且每日使用毒品量在2g以上。患者于12年前由于好奇,将吗啡混合在香烟里吸入,连续应用一周后就开始增加用量,用量越来越大,发展到静脉注射。患者曾被家人送去强制戒毒,但一旦停用毒品就出现哈欠、流泪、流涕、恶心、呕吐、腹绞痛以及软弱无力、心跳加速等,使患者再三吸食。查体:尿检吗啡为强阳性。高精度定位的脑电波检查显示其大脑某部位出现异常低频活动。

请思考:①此类反应属何种不良反应? ②这种不良反应的治疗原则是什么? 用药依据是什么?

吗啡(morphine)

【体内过程】 口服易吸收,但首关消除明显,常皮下注射给药,30 min吸收60%。分布广,难以透过血脑屏障,脑中浓度低,但足以发挥强大的镇痛作用;可透过胎盘屏障,影响胎儿。主要经肝代谢、肾排泄,少量经乳腺排泄,影响乳儿。孕妇和哺乳期妇女禁用。

【药理作用】 吗啡为阿片受体激动剂,属强效镇痛药。主要激动丘脑内侧、脑内导水管周围灰质,以及脊髓角质区的阿片 μ 受体(强效)、κ 受体(中效)、δ 受体(中效)而发挥作用。

1. 中枢神经系统 ①镇痛、镇静:皮下注射5~10 mg就可明显减轻或消除各种疼痛,可维持4~5 h,伴随强大的镇静作用,可消除患者由疼痛引起的紧张、焦虑情绪,提高对疼痛的耐受力。在安静环境中,还能使患者进入浅而易醒的睡眠状态。90%~95%患者会产生飘飘欲仙的欣快感,反复应用可致成瘾性。②镇咳:镇咳作用强大,但易成瘾,临床上不用于镇咳。③呼吸抑制:有强大的呼吸抑制作用,治疗量可使呼吸深而慢;大剂量可使呼吸浅而快,中毒量可使呼吸深度抑制,导致呼吸衰竭而死亡。④缩瞳:激动脑干缩瞳核,中毒时可致针尖样瞳孔,临床上可作为吗啡中毒的重要诊断指征。⑤催吐:激动延脑,催吐化学感受器,引起恶心、呕吐。

2. 平滑肌 使平滑肌张力增加,主要表现为:①提高胃肠平滑肌张力,使肠蠕动减少,有止泻作用,并可导致便秘。②提高胆道奥迪括约肌张力,使胆汁排空受阻,胆内压增加,诱发胆绞痛。治疗胆绞痛需合用阿托品。③提高输尿管平滑肌和膀胱括约肌张力,引起尿潴留。④大剂量可提高支气管平滑肌张力,诱发哮喘。⑤可提高子宫平滑肌张力,对抗催产素的作用,延长产程。禁用于分娩止痛。

3. 心血管系统 扩张血管,其机制为:①直接扩张外周血管,引起体位性低血压;②抑制呼吸中枢,使CO_2蓄积,引起脑血管扩张,颅内压升高。故低血压或颅内压升高患者禁用吗啡。

【临床应用】

1. 镇痛 ①用于急性锐痛如术后、严重创伤、烧伤、癌性疼痛、血压正常心绞痛;②合用阿托品解除胆、肾绞痛。注意不可用于分娩止痛、低血压或颅内压升高患者止痛。因有成瘾性,故也不用于慢性钝痛。

2. 治疗心源性哮喘 吗啡是治疗心源性哮喘的首选药,其机制为:①扩血管作用,减轻心脏的前后负荷,缓解左心衰竭所致急性肺水肿;②镇静作用,消除患者紧张情绪,间接减轻心脏负荷;③降低呼吸中枢对CO_2的敏感性,使急促浅表的呼吸得以缓解。因吗啡可抑制呼吸中枢,并使支气管平滑肌张力增加,故禁用于支气管哮喘。

3. 止泻 临床上曾用阿片酊治疗消耗性腹泻,因有成瘾性,现已少用。

【不良反应】

1. 一般不良反应 常见呼吸抑制、直立性低血压、呕吐、嗜睡,易诱发胆绞痛、排尿困难、便秘等。

2. 耐受性及依赖性 反复应用易致耐受性,甚至产生依赖性,突然停药可引起严重生理功能紊乱,表现为戒断症状,如烦躁不安、流涕、流泪、呕吐、腹绞痛、肌肉痛、出汗、意识丧失,重者可危及生命。患者为减少痛苦会不择手段寻觅吗啡,传播疾病,对社会危害极大,应严格限制使用。

3. 急性中毒 主要表现为昏迷、呼吸极度抑制、针尖样瞳孔、血压骤降。呼吸麻痹是致死的主要原因。

【用药护理】

1. 用药前沟通 ①用药前了解患者疼痛的原因、部位、发生时间、性质,所患疾病的性质及病程,了解患者心肺功能情况,有无吸烟、饮酒习惯,是否用过镇痛药,其种类、剂量、疗效如何,有无依赖性产生等。②注意禁忌证:慢性阻塞性肺疾病、肺心病、支气管哮喘、严重肝功能减退、颅内压升高、分娩疼痛,及哺乳期妇女、新生儿和婴儿禁用。③嘱患者及家属:镇痛药仅限于急性剧烈疼痛时用,而且只能短期使用,不能反复多次使用。

2. 用药后护理 ①用药过程中应密切观察病情,一旦出现呼吸抑制、直立性低血压、呕吐、嗜睡,以及诱发胆绞痛、排尿困难、便秘等一般不良反应,应及时报告医生。②长期使用口服阿片类药物,因肠蠕动受抑制,便秘发生率高,可采用适当措施防治,如在使用之初就应预防性地联合使用一些治疗便秘的药物如番泻叶等。严重便秘可使用作用较强的导泻药,或换用非口服制剂,如芬太尼透皮贴剂。③阿片类药物可刺激呕吐中枢,常可引起患者恶心、呕吐。防治的方法包括:胃复安10 mg,3~4 次/天;氟哌啶2.5~5 mg,1~2 次/天,但可引起镇静作用,故不用于已有镇静反应的患者;地塞米松5~10 mg,1~2 次/天;严重的呕吐患者可用 5-HT$_3$ 受体拮抗剂。随着使用时间的延长,阿片类药物的催吐作用可逐渐减轻直至消失,因此,在使用阿片类药物治疗时

要点提示:吗啡主要用于各种剧烈的疼痛。用于胆、肾绞痛时必须配合阿托品。因有成瘾性故慢性钝痛禁用。

要点提示:吗啡中毒的标志为针尖样瞳孔,中毒致死的原因主要为呼吸麻痹,中毒解救药物为阿片受体拮抗剂纳洛酮。

应从小剂量开始,逐渐增加剂量,这样可明显减轻呕吐的发生。④呼吸抑制作为阿片类药物的急性不良反应,在晚期癌性疼痛使用缓控释阿片类药物治疗的患者中极少发生,应加强对首次使用阿片类药物患者的监测。一旦出现,可用阿片受体拮抗剂纳洛酮($20 \sim 40 \mu g/min$,静脉注射)进行治疗,随后减少阿片类药物的剂量。⑤用药时应密切关注患者耐受性和依赖性,禁止滥用。⑥晚期癌症患者使用阿片类药物主要以镇痛为目的,可出现药物耐受和躯体依赖现象,但与吸毒者的心理依赖有别,出现成瘾的极少(哌替啶除外)。因顾及可能出现成瘾而限制晚期癌症患者阿片类药物的用量是没必要的,也不利于疼痛的控制和晚期肿瘤患者的生活质量。⑦吗啡中毒的标志为针尖样瞳孔。急性中毒的抢救措施:人工呼吸;适量给氧;必要时静脉注射阿片受体拮抗剂纳洛酮。

3. 用药护理评价 根据患者疼痛是否缓解,生命体征是否正常、一般不良反应发生情况、呼吸是否通畅、有无药物依赖性发生、有无毒性反应症状等评估药物疗效。

可待因(codeine)

可待因又名甲基吗啡。其镇痛作用是吗啡的1/12,镇咳作用及依赖性也比吗啡弱,临床上用于癌症患者中等程度疼痛。也常作为中枢性镇咳药治疗剧烈性干咳。注意该药的依赖性,禁止滥用。

附:阿片受体阻断药

纳洛酮(naloxone)

纳洛酮的作用特点:①与阿片受体有亲和力,但没有内在活性,阻止吗啡或内啡肽与受体结合而发挥作用;②首关消除明显,常肌内注射或静脉注射。用于吗啡中毒解救及急性酒精中毒解救;也用于阿片依赖者的鉴别诊断。同类药还有纳曲酮。

知识链接

吗啡依赖性的表现与治疗

吗啡依赖性的表现有流汗、颤抖、发热、血压高、肌肉疼痛和挛缩等。戒断症状是一种停止使用药物、减少使用剂量或使用拮抗剂占据受体后所出现的特殊心理生理症候群。

治疗原则及用药依据:治疗原则基本同毒品所致精神障碍。患者对所依赖药物的强烈渴求,以致无法摆脱这种欲望。因此,吗啡依赖性的治疗应该在住院条件下严格地按照精神病院制度进行。住院期间也应杜绝一切药物来源,住院时应严格防止将药带进医院,这是保证治疗成功的关键。治疗方法有以下几种。

1. 替代递减法 使用美沙酮替代治疗阿片类药物依赖已成为最常用的手段之一。国外关于美沙酮替代递减的用药原则多为"首日量维持3天,递减先快后慢",用药时间通常为21天。该法虽能有效地控制戒断症状,但波动较大,用药时间也较长。国内有采用此法的报道,也有根据美沙酮14天替代递减个体化给药方法,可使戒断症状程度轻和波动小。美沙酮替代递减法对阿片类依赖有肯定的疗效,但不能解决戒毒后的心理依赖,心理依赖还应通过心理治疗来解决。另外,美沙酮本身又有依赖性,应予重视。

2. 可乐定快速无成瘾性戒毒治疗 可乐定(clonidine)为α_2肾上腺素能受体激动剂,临床通常将其作为降压药,20世纪90年代以来有文献报道此药可解除阿片类药物的依赖性,由于其本身不具有成瘾性,所以是一种可以尝试的戒毒治疗药物,国内已有用此药戒毒的报道。此外,烟草戒断也可选用可乐定进行尼古丁替代疗法。可乐定抑制中枢NE神经元的过度兴奋达到消除尼古丁戒断症状的目的。可乐定$0.15 \sim 0.3$ mg/d,连续服用3周,61%的人可戒除烟瘾。

3. 冷火鸡戒断法 硬性停药,7~10天即完成戒断,简单快速,但痛苦较多,年老体弱者不适用。主要用于阿片类药物的戒断治疗。

4. 综合疗法 对吗啡依赖性患者的治疗单采用一种方法很难得到满意的临床效

果,常配合使用:①心理治疗,对所有患者都要应用支持性心理治疗;②行为治疗。

任务二 人工合成镇痛药

案例导引

小钢,男,22岁。以前生龙活虎,十年前,网上结识一位女孩告诉他,吃了盐酸曲马多人感觉特别"舒服"。他抱着试试的心态尝试。盐酸曲马多的药品说明书标明,该药一次只能吃一至两片,而小钢一开始就吃了4片,吃了两回没什么感觉,就加大剂量,从几片到一盒、两盒……最多时一次吃了8盒,是正常用量的40倍。小钢说吃了药舒服得能"飘起来",能看到很多平时看不到的"景色"。于是,他的药瘾也不断升级,4年竟服用了5000多盒。大剂量服食盐酸曲马多,他的身体自然也就毁了。最终,小钢药瘾一发作,心脏狂跳不止,脑袋像要爆炸了一样,全身每处骨缝都疼痛难忍。为了买药,小钢把家里能卖的东西都卖了。家人送他到戒毒所戒过几次药瘾,但都没有成功。

请问这种普通的镇痛药为什么产生如此强烈的不良反应。

哌替啶(pethidine,度冷丁,dolantin)

【体内过程】 口服吸收快,但首关消除大,镇痛效力仅为注射的1/2。皮下注射局部刺激性强,故常采用肌内注射给药。分布广,可透过胎盘屏障,影响胎儿。少量经乳汁排泄。

【药理作用】 与吗啡相似,但作用弱、维持时间短。镇痛作用只是吗啡的1/10;呼吸抑制作用弱;对平滑肌影响小,没有止泻和便秘作用,不诱发胆绞痛,不延长产程,治疗量对支气管平滑肌无影响。

【临床应用】

1. 镇痛 替代吗啡用于各种急性锐痛,如创伤后疼痛、术后疼痛及分娩疼痛(分娩前2~4 h内禁用,以防胎儿宫内缺氧);胆绞痛或肾绞痛需合用阿托品。

2. 治疗心源性哮喘 因依赖性发生慢而弱,效果良好,已取代吗啡。作用机制同吗啡。

3. 麻醉前给药 具有镇静作用,可消除患者紧张情绪,也可增强麻醉药的镇痛作用。

4. 人工冬眠 与氯丙嗪、异丙嗪组成冬眠合剂,用于人工冬眠疗法。

【不良反应与用药护理】 治疗量可致口干、恶心、心悸、体位性低血压。长期反复用药可产生耐受性和依赖性。过量可抑制呼吸,偶致肌肉颤动,甚至惊厥。应控制使用,连续用药不宜超过2周。支气管哮喘和颅脑外伤患者禁用。

其他人工合成镇痛药有芬太尼(fentanyl),美沙酮(methadone),二氢埃托啡(dihydroetorphine),喷他佐辛(pentazocine),曲马多(tramadol),布桂嗪(bucinnazine)。其作用特点和应用比较见表2-6。

要点提示: 与吗啡不同,哌替啶长期应用会出现中枢神经系统毒性反应,如肌颤,甚至惊厥。因此,国外吗啡用量远超哌替啶,如美国。近年,国内特别是发达地区吗啡用量逐年增加,而哌替啶用量下降。

表2-6 其他人工合成镇痛药作用特点和应用比较

药 物	作 用 特 点	临 床 应 用	不良反应及应用注意事项
芬太尼	镇痛作用比吗啡强100倍,呼吸抑制轻,时间短	急性锐痛。常与氟哌啶合用,实施神经阻滞镇痛术	大剂量致呼吸抑制,禁用于支气管哮喘;脑外伤、脑肿瘤引起昏迷患者及2岁以下小儿禁用
美沙酮	镇痛作用与吗啡相当。成瘾性发生慢且易治	急性锐痛和阿片脱毒替代疗法	有呼吸抑制作用,孕妇临产前、呼吸功能不全患者、婴幼儿禁用

续表

药 物	作 用 特 点	临 床 应 用	不良反应及应用注意事项
二氢埃托啡	镇痛作用是吗啡12000倍,且有解痉作用,依赖性小,但维持时间短	急性锐痛和阿片脱毒替代疗法。用于内脏绞痛不必合用阿托品	口服不吸收,常舌下含服。时间短,需2～3 h静脉注射或肌内注射一次
喷他佐辛(镇痛新)	镇痛作用是吗啡的1/3,成瘾性很小。升血压、加快心率	慢性剧痛	大剂量呼吸抑制,血压升高,心率加快。也可致焦虑、噩梦及幻觉
曲马多	镇痛作用是吗啡的1/3,无呼吸抑制,无欣快感	急、慢性剧痛和癌性疼痛	长期应用不排除成瘾可能。肝、肾功能不全患者慎用、孕妇慎用
布桂嗪(强痛定)	镇痛作用是吗啡的1/3,有止咳作用,成瘾性小	各种剧痛,包括神经性、炎症性、外伤性疼痛,痛经	长期用可成瘾。偶致困倦、恶心、眩晕、头痛等

任务三 其他镇痛药

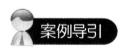

案例导引

患者,女,18岁,每月痛经使她夜不入眠。请问她选用何种镇痛药既能止痛又能助于睡眠,提高生活质量。

罗通定(rotundine)

罗通定作用特点:①为非阿片受体兴奋剂,镇痛作用弱,但比解热镇痛药强;②无呼吸抑制作用;③无成瘾性;④有催眠作用。对慢性钝痛效果好,如头痛、痛经、胃肠绞痛、肝胆系统引起的钝痛及分娩疼痛。也可用于疼痛所致的失眠。

情景五 疼痛患者的用药基础

案例导引

患者,男,42岁。晚期肺癌,癌细胞浸润或侵犯邻近血管、神经、淋巴管、软组织、内脏和骨组织,肿瘤产生压迫或刺激时,患者在胸部、上肢、肩关节等部位产生疼痛,时而轻微,时而强烈,使其悲观、绝望,甚至产生自杀的倾向。如何选药缓解患者的疼痛症状,提高患者的生命质量?

国际疼痛学会于1986年提出:"疼痛是由实际的或潜在的组织损伤引起的一种不愉快的感觉和情感经历"。治疗疼痛的目的是通过规范的疼痛处理,有效消除疼痛,最大限度地减少不良反应,把疼痛带来的心理负担降至最低,全面提高患者的生活质量。目前治疗疼痛的主要方法有:①病因性治疗;②药物治疗;③神经阻滞术;④外科手术治疗;⑤心理治疗;⑥其他,如针刺、物理疗法等。临床上常用的镇痛药物有阿片受体激动药、解热镇痛抗炎药等,糖皮质激素也可以作为镇痛的辅助用药。

【药物治疗原则】 药物治疗疼痛时应遵循口服给药、按时规律给药、按阶梯给药、用药个体化的原则。

1. 选择适当的药物及剂量 对于轻、中度疼痛患者,解热镇痛药常有效;而阿片类镇痛药在治疗严重的急性疼痛及癌性疼痛极为有效;对于慢性疼痛伴有焦虑、烦躁、抑郁、失眠、恶心、呕吐等症状者常需合用抗焦虑症药、抗抑郁症药以及糖皮质激素等辅助治疗。

癌症患者使用止痛药需要按照 WHO 推荐的三级止痛阶梯疗法进行。按阶梯给药是指由弱到强,逐渐加量,不要等患者需要了才用,而是有规律地按时用药。应从最简单的剂量方案及创伤最小的止痛疗法开始;最好口服,如不能口服应考虑直肠或经皮给药;不要采用安慰剂治疗癌性疼痛,用安慰剂并不能真正止痛。对阿片类药物,不同患者对不良反应的敏感性有很大差异,应用时要注意不良反应及个体差异。

(1)轻度疼痛　主要选用解热镇痛药,如阿司匹林、对乙酰氨基酚、布洛芬、吲哚美辛等。

(2)中度疼痛　选用弱阿片类,如可待因、曲马多等。

(3)重度疼痛　选用强阿片类,如吗啡、美沙酮等。

2. 选择适当的给药途径和给药间隔　应选择方法简单、易于掌握的给药途径。口服给药是治疗疼痛的首选给药途径;根据不同药物的药代动力学特点制订适当的给药间期,可提高疗效,减少不良反应。

3. 随时调整药物剂量　疼痛受心理、精神等因素的影响,患者的个体差异较大,治疗过程中应注意剂量的调整。爆发性疼痛反复发作需频繁追加药物剂量者常提示药量不足,配合辅助治疗,疼痛减轻者应减少药物用量,一般调整幅度为 25%~75%,出现严重不良反应者也不可突然停药。

4. 不良反应及处理　应注意用药监护,密切观察疼痛缓解程度和身体反应,采取必要措施,减少药物不良反应,避免药物依赖性产生。同时积极配合心理治疗、外科疗法等非药物辅助治疗,以减少镇痛药剂量,提高镇痛效果。

【疼痛的用药护理】

1. 用药前沟通　①了解病史及用药史:了解患者及家属对麻醉性镇痛药治疗的必要性及成瘾性危险的知晓程度。②用药指导:镇痛药不能轻易地使用,应在明确病因的前提下使用,否则,容易掩盖疾病真相,延误诊治;另外,镇痛药仅限于急性剧烈疼痛时用,而且是短期的,不能反复多次使用。

镇痛药多数都有成瘾性,属于麻醉药品,国家有严格的管理条例,使用时应严格掌握适应证,遵医嘱用药;需要指出的是,一方面强调不盲目滥用,即无适应证;另一方面因为担心产生药物依赖性而过于谨慎致药量不足,也可产生依赖。经验告诉我们,长期使用镇痛药,将会产生不伴有心理依赖的身体依赖。因此,对有滥用药物史者、嗜酒者、情绪不稳定者、有情感性疾病者,虽不能剥夺其使用镇痛药的权力,但应在医生监督下使用。

2. 用药后护理　①吗啡:晚期癌症患者最常选用的镇痛药物,口服易吸收,肝脏首关消除作用较强。速释硫酸吗啡、盐酸吗啡镇痛时间为 4~6 h。口服吗啡控释片的作用时间可达 12 h。对于经胃肠道给药不能控制的疼痛或疼痛发作特别频繁的患者,可经静脉全身给药。在口服、静脉经皮等途径都失败后或产生难以控制的副作用时,可改用椎管内给药或复合局部神经阻滞疗法。②芬太尼:术中常用的镇痛药物,经皮芬太尼贴剂(TTS-Fentanyl)是晚期癌性疼痛治疗的重要药物。其镇痛强度是吗啡的 70~100 倍。芬太尼缓释透皮贴剂适用于不能口服的患者,初次用药,6~12 h 达到血药浓度峰值,12~24 h 达到稳态血药浓度,每隔 72 h 更换一次贴剂,可维持稳定的血药浓度。③哌替啶:因其在体内的代谢物去甲哌替啶的半衰期是哌替啶本身的 2~3 倍,长期使用可导致在体内的蓄积,引起中枢神经系统的一系列不良反应,如震颤、肌阵挛甚至癫痫发作,纳洛酮不能拮抗去甲哌替啶引起的不良反应,甚至有加重的趋势,故哌替啶不适用于慢性疼痛和癌痛的治疗。

3. 用药护理评价　评估药物疗效,疼痛是否缓解,生命体征是否正常,呼吸是否通畅;有无药物依赖性发生,有无毒性反应症状;患者是否基本知晓所用镇痛药的相关知识,正确、合理用药,配合治疗。

常用制剂和用法

盐酸吗啡　片剂:5 mg、10 mg。每次 5~10 mg,1~3 次/天。注射剂:5 mg/0.5 mL、10 mg/

mL。每次 10 mg,3 次/天,皮下注射。极量:口服每次 30 mg,100 mg/d;皮下注射每次 20 mg,60 mg/d。

盐酸哌替啶　片剂:25 mg、50 mg。口服每次 50～100 mg,2～4 次/天。注射剂:50 mg/mL、100 mg/2 mL。皮下或肌内注射,每次 50～100 mg,2～4 次/天。

枸橼酸芬太尼　注射剂:0.1 mg/2 mL。每次 0.05～0.1 mg,皮下或肌内注射。

盐酸美沙酮　片剂:2.5 mg。口服每次 5～10 mg,2～3 次/天。注射剂:5 mg/mL。肌内注射每次 5～10 mg,2～3 次/天。

盐酸喷他佐辛　片剂:25 mg、50 mg。口服每次 25～50 mg。注射剂:30 mg/mL。皮下或肌内注射每次 30 mg。

盐酸曲马多　胶囊剂:50 mg。口服每次 3 次。注射剂:50 mg/2 mL。缓慢静脉滴注 50～200 mg/d。

盐酸罗通定　片剂:30 mg。每次 60 mg～100 mg,3 次/天。注射剂:60 mg/2 mL。肌内注射每次 60 mg。

纳洛酮　注射剂:0.4 mg/mL。肌内注射或静脉注射每次 0.4～0.8 mg。

思考与练习

A₁ 型题

1. 吗啡常选择注射给药的原因是(　　)。
A. 片剂不稳定　　　　B. 口服不吸收　　　　C. 口服刺激大
D. 易被肠道破坏　　　E. 首关消除明显,生物利用度低

2. 吗啡不会产生(　　)。
A. 呼吸抑制　　　　B. 止咳作用　　　　C. 体位性低血压
D. 腹泻、稀便症状　E. 支气管收缩

3. 慢性钝痛不宜用吗啡的主要理由是(　　)。
A. 对钝痛效果差　　　B. 治疗量即引起呼吸抑制　　C. 可致便秘
D. 易成瘾　　　　　　E. 易引起体位性低血压

4. 吗啡与哌替啶比较,错误的叙述是(　　)。
A. 吗啡的镇咳作用较哌替啶强
B. 等效量时,吗啡的呼吸抑制作用与哌替啶相似
C. 两药对平滑肌张力的影响基本相似
D. 分娩止痛可用哌替啶而不能用吗啡
E. 吗啡的成瘾性比哌替啶强

5. 哌替啶的特点是(　　)。
A. 镇痛作用比吗啡强　　　　　　B. 成瘾性比吗啡小
C. 作用持续时间较吗啡长　　　　D. 等效镇痛剂量抑制呼吸作用弱
E. 大剂量也不引起支气管平滑肌收缩

6. 下列哪种情况不宜用哌替啶镇痛?(　　)
A. 内脏绞痛　　　B. 慢性钝痛　　　　C. 创伤性疼痛
D. 晚期癌性疼痛　E. 手术后疼痛

7. 呼吸抑制作用最弱的镇痛药是(　　)。
A. 哌替啶　B. 吗啡　C. 喷他佐辛　D. 美沙酮　E. 芬太尼

8. 在药政管理上已列入非麻醉药品管理的镇痛药是(　　)。
A. 芬太尼　B. 安那度　C. 喷他佐辛　D. 哌替啶　E. 美沙酮

9. 心源性哮喘可选用(　　)。

A. 肾上腺素   B. 去甲肾上腺素   C. 异丙肾上腺素

D. 吗啡   E. 多巴胺

10. 镇痛作用最强的药物是( )。

A. 吗啡   B. 二氢埃托啡   C. 美沙酮   D. 芬太尼   E. 哌替啶

11. 下列是阿片受体拮抗剂的是( )。

A. 二氢埃托啡   B. 哌替啶   C. 吗啡   D. 纳洛酮   E. 曲马多

A₂型题

12. 患者,男,30岁。极度消瘦,急诊时已昏迷,查体阳性所见呼吸高度抑制,肢体抽搐,四肢及臂部多处注射针痕,瞳孔极度缩小,判断中毒的药物是( )。

A. 阿托品   B. 阿司匹林   C. 哌替啶   D. 苯巴比妥   E. 肾上腺素

13. 患者,女,46岁。风湿性心脏病5年,使用强心苷和利尿药维持治疗,昨夜突然呼吸困难、心悸。查体:端坐呼吸,呼吸浅快,咳大量泡沫样痰,心率120次/分,双肺布满湿啰音。诊断:急性左心衰竭。可选用的治疗药物是( )。

A. 麻黄素   B. 异丙肾上腺素   C. 阿托品

D. 吗啡   E. 氯丙嗪

A₃型题

(14~15题共用题干)

患者,男,18岁。骨折剧痛。

14. 应选用的止痛药是( )。

A. 消炎痛   B. 烯丙吗啡   C. 纳洛酮   D. 哌替啶   E. 可待因

15. 该药长期使用会导致( )。

A. 便秘   B. 凝血障碍   C. 依赖性   D. 高血压   E. 心肌梗死

(姚苏宁)

项目十六　解热镇痛抗炎药

 导学

解热镇痛抗炎药是感冒发热时临床常用的非处方药复方制剂的主要组成成分,临床应用广泛。其中,阿司匹林在超过百年的临床应用过程中不但发挥着应有的作用,还被发现了新的用途。学好这类药物对今后的工作有重要的意义。

 项目目标

1. 掌握阿司匹林的药理作用、临床应用和不良反应。
2. 熟悉阿司匹林的作用机制和其他常用解热镇痛抗炎药的特点。
3. 了解常用复方制剂的组成和依据。
4. 学会观察和预防解热镇痛抗炎药的不良反应,能够利用用药护理知识,综合分析判断,正确进行用药指导。

任务一　解热镇痛抗炎药的概述

 案例导引

小王感冒发热,体温38.7 ℃,伴头痛、全身肌肉酸痛。护士给予对乙酰氨基酚治疗,并嘱咐多喝水、多休息。很快小王的症状就消失了。小王除了感谢护士外,向护士说出了心中的疑惑,这是什么药? 它是怎样对抗症状的? 护士该如何向小王解释呢?

解热镇痛抗炎药具有解热镇痛作用,大部分药物还具有抗炎、抗风湿作用,本类药物的共同作用机制是抑制环氧酶(COX,前列腺素合成酶),使前列腺素(PGs)不能产生和释放减少。由于其化学结构不含甾核,与肾上腺皮质激素类抗炎药(甾体类抗炎药)不同,本类药物又称为非甾体类抗炎药(NSAIDs)。两类药物抗炎作用位点的区别见图2-1。

知识链接

COX有两种同工酶,即COX-1和COX-2。COX-1存在于正常组织中,具有生理保护作用,如维持胃肠道黏膜的完整性,调节肾血流量和血小板功能;COX-2存在于受损伤的组织中,具有病理诱导作用,如发热、疼痛,诱发炎症、支气管收缩等。

选择性COX-2抑制剂的应用,减少了不良反应。但长期应用也有可能增加心血管疾病的发生率。

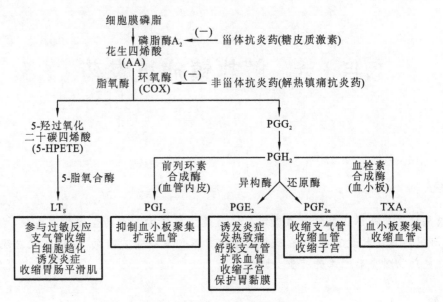

图 2-1 花生四烯酸的代谢途径及抗炎药物的作用环节

要点提示:解热作用特点与氯丙嗪类药物不同,只能使发热者体温降低,且只能降至正常,不能降至正常以下,对正常体温无影响。

一、解热作用

感染时,多种细胞因子增加,刺激机体产生并释放内热原,使 PGs 合成释放增加,促使下丘脑体温调定点升高,机体产热增加,散热减少,引起发热。

本类药物通过抑制 PGs 合成,使体温调定点恢复正常,产生解热作用。其特点是可使发热者体温降至正常,对正常体温无影响,是临床发热常用的解热药物。

二、镇痛作用

要点提示:镇痛作用特点与吗啡类药物不同,对急性锐痛无效,广泛用于慢性钝痛,内脏绞痛无效。

炎症或损伤时,产生和释放的致痛性化学物质,如缓激肽、组胺、PGs、5-羟色胺等,刺激痛觉感受器,产生痛觉。其中 PGs 不仅可导致疼痛,还具有痛觉放大的作用。

本类药物通过抑制 PGs 合成,减轻 PGs 的致痛作用和痛觉增敏作用,产生镇痛作用。其特点是镇痛作用弱,对炎症引起的疼痛尤为有效;对手术后的慢性疼痛有效;对创伤性剧痛、内脏绞痛几乎无效;不抑制呼吸,无成瘾性。临床广泛应用于慢性钝痛,如头痛、牙痛、神经痛、肌肉痛、关节痛及痛经。

三、抗炎、抗风湿作用

PGs 能使血管扩张,通透性增加,引起局部充血、水肿等炎性症状,并能增强缓激肽等活性物质的致炎作用。

本类药物(除苯胺类外)通过抑制 PGs 合成,缓解炎性症状,产生抗炎、抗风湿作用。临床上主要用于缓解风湿热、风湿与类风湿性关节炎的症状,疗效肯定,但不能根治,也不能阻止病程的发展或并发症的出现。

任务二　常用解热镇痛抗炎药

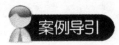

患者,男,45 岁。全身多处关节肿痛 3 个多月,3 周前出现右手近端指关节、掌指关节肿痛,晨僵 15 min,病情逐渐加重,无皮疹、皮下结节。查体:一般状况良好,但类风湿因子阳性。初步

诊断:类风湿性关节炎。医生开下列处方:

Rp:阿司匹林　1.0 g×100

Sig.1.0 g　t.i.d.

该患者父亲患有冠心病,多次心绞痛发作,曾做心脏血管造影,并放置支架治疗。术后长期口服的药物也是阿司匹林,但是一天只服用一次,一次只服 40 mg。该患者担心药物用量太大会产生严重不良反应,前来找护士咨询。作为护士请为患者进行合理的用药指导。

一、水杨酸类

阿司匹林(aspirin,乙酰水杨酸)

知识链接

　　早在几个世纪前,欧洲一些国家的人们就使用柳树皮治疗发热性疾病。1829 年 Lerous 从柳树皮中提取出一种有效的糖苷类物质,这种糖苷水解之后能转化为水杨酸,经证实其具有解热作用。1875 年水杨酸钠首次被用于治疗风湿病,并很快发现了其对痛风的治疗作用。随后,Hoffman 合成了乙酰水杨酸钠,并于 1899 年以阿司匹林的名称用于临床。

【体内过程】

1. 吸收　口服吸收迅速,主要吸收部位在小肠上部。肠溶片剂、pH 值、食物等多种因素可影响药物的吸收。

2. 分布　吸收后迅速水解为水杨酸发挥作用,广泛分布到机体的组织和细胞间液,包括关节腔、脑脊液、乳汁和胎儿的血液循环。血浆蛋白结合率为 80%～90%。

3. 代谢　阿司匹林在吸收过程中和吸收后很快被水解,血浆半衰期短,大约 15 min。生成的水杨酸主要在肝脏进行生物转化,因为肝脏对水杨酸的代谢能力有限,所以不同剂量的水杨酸盐的血浆半衰期不同,小剂量时为 2～3 h,大剂量时可达 15～30 h。

4. 排泄　主要经肾脏排泄,碱化尿液可促进排泄。

【作用和应用】

1. 解热、镇痛、抗炎、抗风湿　一般剂量(每次 325～650 mg)有较强的解热、镇痛作用,常与其他药物组成复方制剂,用于感冒等引起的发热症状及头痛、牙痛、神经痛、肌肉痛、关节痛、痛经等慢性钝痛。大剂量(4～6 g/d)有较强的抗炎、抗风湿作用,可使急性风湿热患者 24～48 h 内退热,关节红肿疼痛症状缓解,临床作为风湿热、急性风湿性关节炎及类风湿性关节炎的首选药。

2. 抑制血栓形成　小剂量(40 mg/d)主要抑制血小板中的 COX,抑制血栓素 A_2(TXA_2)的合成,可以防止血小板聚集及血栓形成,发挥抗凝作用。而治疗量阿司匹林可抑制血管壁中的 COX,抑制 PGI_2 的合成(PGI_2 与 TXA_2 是生理拮抗剂,图 2-2),反而促进血栓的形成(图 2-3)。所以临床常用小剂量的阿司匹林用于防治心肌梗死和深静脉栓塞等血栓性疾病,长期应用能降低病死率及再梗死率。

课堂互动:不同疾病应用阿司匹林时,应如何确定用药剂量。

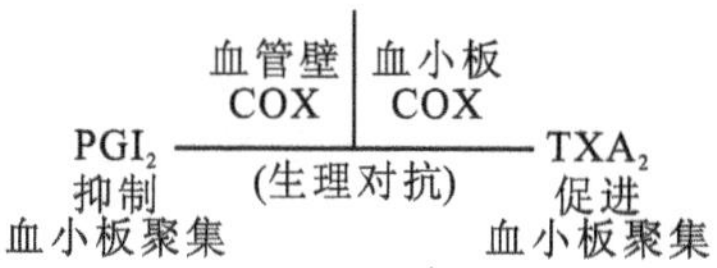

图 2-2　**PGI_2 与 TXA_2 的生理作用**

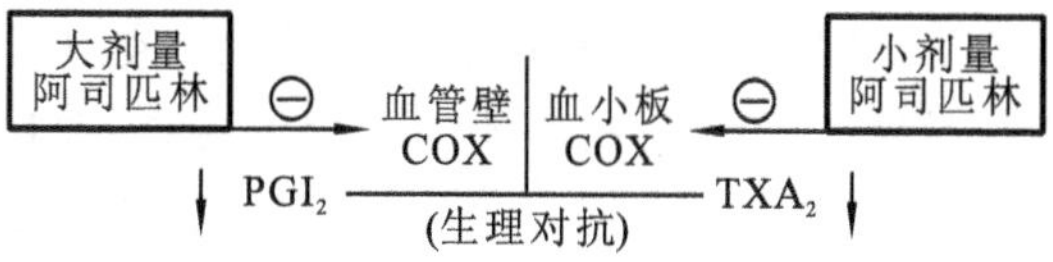

图 2-3　**不同剂量阿司匹林对血栓的作用**

3. 其他　有妊娠高血压倾向的孕妇每日口服 60～100 mg 阿司匹林,可减少 TXA_2 的生成,减少高血压的发生;儿科用于治疗小儿皮肤黏膜淋巴综合征(川崎病),减少炎症反应和预防血管内血栓的形成;直肠给予 5-氨基水杨酸可治疗炎性肠道疾病。

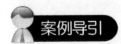案例导引

患儿,女,8岁。发热2天。查体:体温39.8 ℃。

请选择最佳的治疗药物,进行合理的用药指导,并根据药物特点制订用药监护方案。

要点提示:阿司匹林为非选择性 COX 抑制剂,即对 COX-1 和 COX-2 均有抑制作用,所以不良反应多,最常见的是胃肠道反应。

【不良反应】

1. 胃肠道反应 胃肠道反应是最常见的不良反应,表现为上腹部不适、恶心、呕吐等。大剂量诱发、加重消化道溃疡和无痛性出血,长期使用更加明显。

2. 凝血障碍 小剂量可抑制血小板聚集,延长凝血时间。大剂量(每日 5 g 以上)或长期服用,可抑制肝脏凝血酶原的形成,引起凝血障碍。

3. 过敏反应 表现为皮肤黏膜过敏症状,多为药热、荨麻疹、血管神经性水肿等。个别患者出现特殊的"阿司匹林哮喘"反应。

4. 水杨酸反应 大剂量(每日 5 g 以上)应用时易引起中毒,表现为头痛、眩晕、恶心、呕吐、耳鸣、听力减退等,严重者可出现精神紊乱乃至昏迷,此种现象称"水杨酸反应"。

5. 瑞夷综合征(Reye's syndrome) 瑞夷综合征又称肝脂肪变性脑病综合征,以肝功能衰竭合并脑病为突出表现,死亡率高,见于少数病毒性感染伴发热的儿童和青少年,在使用阿司匹林退热时出现。

要点提示:儿童和青少年病毒感染时常用对乙酰氨基酚替代阿司匹林。

【禁忌证】 溃疡病活动期、哮喘、鼻息肉综合征、对本类药物过敏者、儿童和青春期水痘及流感病毒感染、血友病、血小板减少症等凝血功能障碍的患者。术前一周内患者、肝功能减退患者、肾功能衰竭患者禁用。妊娠期和哺乳期妇女慎用。

【用药护理】

1. 用药前沟通 详细了解用药史,根据适应证和禁忌证,提出合理化建议和措施。①因剂量不同的阿司匹林产生的作用也不同,护士应正确指导患者适用的剂量。用于预防血栓栓塞性疾病使用小剂量(40～325 mg/d,一日 1 次);用于解热镇痛使用中等剂量(325～650 mg/d,一日 3 次或必要时每 4 h 1 次);用于抗炎、抗风湿需使用大剂量(4～6 g/d,分 4 次服)。②疼痛有多种,本类药物适用于慢性钝痛,特别是炎性疼痛效果好。③注意药物间相互作用:与双香豆素类、磺酰脲类等合用,可加重出血、低血糖的不良反应;与甲氨蝶呤、青霉素、呋塞米等药合用时同样增强各自毒性;与肾上腺皮质激素类药物合用,更易诱发消化道溃疡,加重消化道出血,应避免与上述药物联合应用。④评估有无禁忌证,特殊人群如肝肾功能不全者和妊娠期、哺乳期妇女禁用或者慎用。感染病毒患儿禁用阿司匹林,常用对乙酰氨基酚代替治疗。

2. 用药后护理 ①用药过程中应密切观察病情,做好药物中毒抢救的常规准备工作等。②为预防胃肠道不良反应,嘱患者饭后嚼碎口服药物,或与抗酸药合用也可减少对胃肠刺激,若服用肠溶片剂应餐前整片吞服,服药期间不宜饮酒;活动性溃疡患者禁用。③为预防凝血障碍,嘱患者同服维生素 K 预防。对长期用药而需要手术的患者,应提示注意检查凝血时间,并在术前 1 周停药。孕妇长期使用可使产程延长,产后出血增多,故应在临产前 2 周停药。④解热时嘱患者多补充水、电解质,避免因大量出汗引起体液丧失过多甚至虚脱。⑤药物不良反应的监护,如胃痛、便血、牙龈出血、月经量过多、紫癜、眩晕、耳鸣等症状出现时应及时通知医生,采取应对措施,若出现困倦、头晕等,应避免驾驶或高空作业。⑥密切观察过敏反应,对急性发作的"阿司匹林哮喘"要高度重视,抢救不当可导致死亡,使用常规拟肾上腺素类药物无效,应立即停药,必须使用糖皮质激素和抗组胺药物,并配合吸氧等支持措施。⑦密切观察水杨酸反应,一旦出现应立即停药,静脉滴注碳酸氢钠溶液以碱化尿液,加速药物排泄,并给予对症治疗。

3. 用药护理评价 评估药物疗效。体温降至正常、疼痛发作次数明显减少、持续时间明显缩短、炎症症状得到控制说明本药起效,应停用或调整治疗方案。用于解热一般限定服用 3 天,用于镇痛一般限定服用 5 天,治疗风湿痛时需 1～2 周的疗程。

二、苯胺类

对乙酰氨基酚(paracetamol,扑热息痛)

对乙酰氨基酚口服吸收快而完全,起效缓慢而作用持久,解热镇痛作用强度与阿司匹林相似,几乎无抗炎、抗风湿作用。主要用于感冒等引起的发热,各种钝痛如头痛、关节痛、神经肌肉痛及对阿司匹林不能耐受或过敏的患者。

不良反应少,偶见皮疹、药热等过敏反应和剥脱性皮炎等严重反应。长期反复应用可致药物依赖性及肾损害。过量(成人 10～15 g)、急性中毒可致肝坏死。

要点提示:对乙酰氨基酚是本类药物中唯一一个几乎没有抗炎、抗风湿作用的药物。

三、吲哚类

吲哚美辛(indomethacin,消炎痛)

吲哚美辛抑制 PGs 合成作用强大,抗炎、抗风湿及解热镇痛作用强于阿司匹林,对炎性疼痛有明显的镇痛效果。一般用于其他解热镇痛药物不能耐受或疗效不显著的病例,对急性风湿性及类风湿性关节炎作用强,对强直性脊柱炎、骨关节炎、腱鞘炎、滑囊炎也有效。也可用于癌性发热及其他难以控制的发热。

不良反应多且重,发生率高(30%～50%),与剂量过大有关,表现与阿司匹林相同且更加严重,尤其是消化道反应,严重者可导致消化道穿孔,是停药的主要原因。故其应用受到限制。

同类药物还有舒林酸(sulindac)、依托度酸(etodolac)等,作用类似于吲哚美辛,不良反应较轻。其中依托度酸是选择性 COX-2 抑制剂。

四、杂环芳基乙酸类

双氯芬酸(diclofenac)

抑制 COX 的活性较吲哚美辛强,具有显著的抗炎、解热镇痛作用。主要用于长期治疗风湿性及类风湿性关节炎、骨性关节炎、强直性脊柱炎等。亦可短期用药治疗急性肌肉及关节损伤、关节疼痛、手术后疼痛、痛经等。不良反应类似于阿司匹林。同类药物还有托美丁(tolmetin)。

五、芳基丙酸类

布洛芬(ibuprofen)

布洛芬口服易吸收,血浆蛋白结合率约99%,可缓慢进入滑膜腔保持较高浓度,血浆半衰期为2 h。布洛芬具有较强抗炎、解热及镇痛作用,效价强度与阿司匹林相似,临床应用广泛。主要用于治疗类风湿性关节炎、骨关节炎、强直性脊柱炎、急性痛风性关节炎、肌腱炎、腱鞘炎、痛经等。

不良反应少,消化道反应较轻,表现为上腹部疼痛、恶心以及饱胀感等,但长期服用仍应注意胃溃疡和出血,偶见头痛、眩晕和视力障碍,一旦出现视力障碍应立即停药。由于布洛芬的半衰期短,每日需用药多次,因此临床常使用其控释剂型,如芬必得等。

同类药物还包括萘普生(naproxen)、酮洛芬(ketoprofen)、非诺洛芬(fenoprofen)、氟比洛芬(flurbiprofen)等。

六、选择性 COX-2 抑制药

塞来昔布(celecoxib)

塞来昔布治疗剂量对体内 COX-1 无明显影响,故胃肠道不良反应、出血和溃疡发生率较非选择性 COX 抑制剂低。抗炎、镇痛和解热作用与阿司匹林相当。口服易吸收,主要用于风湿病、类风湿性关节炎和骨关节炎的治疗,也可用于术后镇痛等。

近年来,多项大规模临床实验证实部分选择性 COX-2 抑制药有明显增加心血管不良反应的可能性,因此应高度重视此类药物在心血管等方面的不良反应监测。

选择性 COX-2 抑制剂还包括尼美舒利(nimesulide)、美洛昔康(meloxicam)等。

情景六　发热患者的用药基础

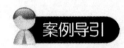
案例导引

患者,女,26 岁。4 天前由于加班劳累后,出现发热、鼻塞、流涕、咳嗽、咳白痰、痰量较多,夜间尤剧。自行服用酚麻美敏片(泰诺感冒片)和复方磷酸可待因溶液(奥亭止咳露)后,患者发热、鼻塞、流涕、咳嗽等症状有所好转,但出现了口干、痰黏且不易咳出,同时嗜睡严重,影响工作和学习。

该患者就医咨询:①选用两药联合应用是否合理? ②为何服药后出现这些不适症状?

发热是机体的一种防御反应,同时热型也是诊断疾病的重要依据,故对一般发热患者可不急于使用解热药物,在体温过高时则有必要应用,以防高热引起并发症。

临床上常用的解热药物有以下三类,它们常需要联合使用。

①解热镇痛药:抑制体温调节中枢,使体温降至正常。临床常用药物有阿司匹林、对乙酰氨基酚及其复方制剂等。

②糖皮质激素:通过抑制免疫反应、炎症反应来降低体温,并提高机体对恶性刺激的耐受力。

③抗微生物药:不直接降低体温,通过消除病原体和病灶,发挥对因治疗作用。

除了药物治疗外,临床上还常采用非药物疗法,主要是物理降温,如冰敷(冷湿敷)或酒精擦浴等法,因不能降低下丘脑体温调定点,对于高热患者需配合药物降温,以免发生严重并发症。另外针刺人中、合谷穴也有一定效果。

一、解热镇痛药复方制剂的药物组成

解热镇痛药常需配伍使用(表 2-7),以增强疗效,减少不良反应,以非处方药(OTC)中的抗感冒药最常见,其主要作用及常用成分有:①解热镇痛作用,如阿司匹林、对乙酰氨基酚等;②收缩上呼吸道毛细血管,消除鼻塞、流涕等鼻黏膜症状,如伪麻黄碱等;③收缩脑血管,缓解头痛,如咖啡因等;④对抗细菌、病毒等引起的卡他过敏症状,如氯苯那敏(扑尔敏)、苯海拉明等;配伍具有中枢抑制作用的抗组胺药同时可以增强解热镇痛药的作用,具有一定的镇静作用,有助于感冒症状减轻,但会出现嗜睡等不良反应,一般选用中枢抑制作用相对较轻的氯苯那敏;⑤中枢性镇咳作用,如可待因、右美沙芬等;⑥刺激性祛痰药,如愈创木酚甘油醚等;⑦抗病毒作用,如金刚烷胺、利巴韦林等。另外,人工牛黄、维生素 C 和 B 族维生素,以及某些中药如金银花、连翘等也经常出现在感冒药配方中。

表 2-7　常用解热镇痛药的复方制剂

复方制剂名称		成分与含量/mg									用量及用法
		阿司匹林	对乙酰氨基酚	非那西丁	盐酸伪麻黄碱	咖啡因	右美沙芬	氯苯那敏	盐酸苯海拉明	金刚烷胺	人工牛黄	
白加黑感冒片	白片		325		30		15					一次 1 片,必要时
	黑片		325		30		15		25			一次 1 片,必要时,睡前服
新速效感冒片			250		15			2		100	10	一次 1 片,一日 2 次
复方阿司匹林片(APC)		220		150		35						一次 1~2 片,必要时
扑尔感冒片		220		16		32.4		2				一次 1~2 片,必要时

续表

复方制剂名称	成分与含量/mg										用量及用法
	阿司匹林	对乙酰氨基酚	非那西丁	盐酸伪麻黄碱	咖啡因	右美沙芬	氯苯那敏	盐酸苯海拉明	金刚烷胺	人工牛黄	
复方氨酚烷胺片（感康）		250		15			2		100	10	一次1片，一日2次
新康泰克蓝色装				90			4				一次1片，12 h服1次
新康泰克红色装		500		30		15	2				一次1片，6 h服1次
泰诺酚麻美敏片		325		30		15	2				一次1~2片，6 h服1次
快克		250		15			2		100	10	一次1片，一日2次
小快克		125					0.5			5	遵医嘱
儿童退热片		120					0.5				遵医嘱

注:非那西丁是对乙酰氨基酚的前体药。

二、解热镇痛药物的合理应用原则

选择抗感冒药时应注意以下原则:①根据症状选择,如鼻塞、流涕、感冒初起应选择含盐酸伪麻黄碱成分的药物。②根据年龄选择,儿童最好选用儿科专用的抗感冒复方制剂,避免使用含咖啡因的复方制剂,以免引起惊厥。③根据职业特点选择,如高空作业、司机、精细工种患者白天不可用含有抗组胺药的感冒药。④避免诱发严重不良反应,如消化性溃疡、哮喘患者慎用阿司匹林,高血压、甲亢、心绞痛患者应慎用或禁用含伪麻黄碱成分的抗感冒药;孕妇前三个月慎用,最好不用抗感冒药等。⑤避免重复用药,如非处方药中的复方制剂主要组成成分多数相同,联合应用也会出现重复用药的问题。

解热镇痛药仅用于缓解症状,在对症治疗的基础上应积极实施对因治疗,促进患者早日康复。

知识链接

药驾的危害

临床上服用后会影响驾车的药物达十几类,其中最常见的是感冒药。由于这些药物中含有抑制中枢神经的成分,人在服用后会产生嗜睡、头晕、反应迟钝等不良反应,这些因素将严重影响驾驶人的驾车安全。

药物都具有确定的剂量和用药的对象,从药理学角度看某些药物对神经系统的影响强度超过了酒精,甚至一些中药乃至保健品也可能影响交通安全。一份致命性交通事故中用药情况的调查表明:服用扑尔敏等抗组胺药(感冒常用药)的事故率达72%;而服用抗抑郁和镇静剂的人,事故率达97%。

奥地利科学家柯·瓦格涅尔在研究了9000起交通事故后查明,其中16%是因驾驶员服了某种药物所引起的;美国加州也有巡警指出,大约30%的“受影响下驾驶”案件由于服用药物不当造成;波兰的研究也发现,20%的交通事故是由于司机服用了一些日常药物造成嗜睡引起的,而肇事司机对此却全然不知。

任务三　治疗痛风药

痛风是嘌呤代谢紊乱、尿酸在体内堆积所引起的一种代谢性疾病,表现为高尿酸血症。尿酸盐在关节、肾脏及结缔组织中析出结晶,可引起关节局部炎症及粒细胞浸润,导致痛风性关节炎和肾结石等病变。临床用药的目的是控制急性发作;纠正高尿酸血症,防止关节炎复发;预防尿酸盐沉积造成的关节破坏、肾脏损伤及痛风石的形成。临床常用药物及特点见表2-8。

表2-8　抗痛风药的分类及常用药物

分　类	常用药物	主要作用特点及应用
抑制尿酸生成药	别嘌醇	减少尿酸生成和排泄,避免尿酸盐结晶沉积,是目前唯一能抑制尿酸合成的药物。主要用于慢性原发性或继发性痛风、痛风性肾病
促进尿酸排泄药	丙磺舒 保泰松	大剂量增加尿酸排泄而抗痛风,主要用于治疗慢性痛风
抑制粒细胞浸润药	秋水仙碱	通过抑制痛风急性发作时的粒细胞浸润,对急性痛风性关节炎产生选择性抗炎作用。对血中尿酸浓度及其排泄无影响。主要用于痛风性关节炎的急性发作
镇痛抗炎类	吲哚美辛 布洛芬	缓解痛风性关节炎的症状
糖皮质激素	醋酸泼尼松片	控制症状,不宜久用

【用药护理】　要注意根据痛风的急性期和缓解期合理用药,秋水仙碱配伍非甾体类抗炎药对急性发作效果明显,但毒性较大,对造血系统影响较大,不可长期应用,一旦缓解应改用别嘌醇等。加强健康教育,控制富含嘌呤食物的摄入,如海鲜、啤酒等,经常饮用碱性水如苏打水等均有助于药物治疗,延缓关节损伤。

常用制剂和用法

阿司匹林　片剂:0.05 g、0.1 g、0.3 g、0.5 g。肠溶片:0.3 g。解热镇痛:每次0.3～0.6 g,3次/天或必要时每4 h服1次,饭后服。抗风湿:4～6 g/d,分4次饭后服,症状控制后逐渐减量。预防血栓形成:40～325 mg/d。

对乙酰氨基酚　片剂:0.1 g、0.3 g、0.5 g。每次0.5 g,3次/天。

吲哚美辛　片剂、胶囊剂:25 mg。每次25 mg,2～3次/天,餐中服,以后每周可递增25 mg,至每天总量为100～150 mg。

布洛芬　片剂:0.1 g、0.2 g。缓释胶囊:0.3 g。抗风湿:每次0.2～0.4 g,3次/天。止痛:每次0.2～0.4 g,每4～6 h 1次,餐中服。

双氯芬酸　肠溶片剂:25 mg。每次25 mg,3次/天。注射剂:75 mg/2 mL。每次75 mg,1次/天,深部肌内注射。

秋水仙碱　片剂:0.5 mg、1 mg。痛风急性发作期:首剂1 mg,以后每2 h服0.5 mg,直到关节症状缓解、出现消化道症状或24 h内总量达6 mg后,服维持量,每次0.5～1 mg,2～3次/天,10～14天为一疗程。预防痛风:每次0.5 mg,1～2次/天。

思考与练习

A₁型题

1. 几乎没有抗炎、抗风湿的解热镇痛抗炎药是（　　）。

A. 阿司匹林　　　　　　　　　B. 对乙酰氨基酚　　　　　　　C. 吲哚美辛

D. 布洛芬　　　　　　　　　　E. 双氯芬酸

2. 为减轻乙酰水杨酸对胃的刺激，可采取（　　）。

A. 餐后服药或同服抗酸药　　　　　　　B. 餐前服药

C. 餐前服药或同服抗酸药　　　　　　　D. 合用乳酶生

E. 合用镇痛药

3. 阿司匹林的不良反应不包括（　　）。

A. 胃肠道反应　　B. 凝血障碍　　C. 成瘾性　　　D. 过敏反应　　E. 水杨酸反应

4. 伴有胃溃疡的发热患者宜选用（　　）。

A. 阿司匹林　　B. 扑热息痛　　C. 吲哚美辛　　D. 布洛芬　　　E. 萘普生

5. 阿司匹林不适用于（　　）。

A. 缓解胆绞痛　　B. 缓解关节痛　　C. 神经痛　　　D. 牙痛　　　　E. 预防血栓形成

6. 解热镇痛药解热作用的特点是（　　）。

A. 能降低正常人体温

B. 仅能降低发热患者的体温

C. 既能降低正常人体温又能降低发热患者的体温

D. 解热作用受环境温度的影响明显

E. 使下丘脑体温调节中枢失灵

7. 关于阿司匹林用于预防血栓形成时的给药方案正确的是（　　）。

A. 大剂量长疗程　　　　　　　B. 大剂量短疗程　　　　　　　C. 小剂量长疗程

D. 小剂量短疗程　　　　　　　E. 一般剂量长疗程

A₂型题

8. 患儿，女，10岁。因患水痘发热，体温39.4 ℃。退热时禁用的药物是（　　）。

A. 对乙酰氨基酚　　　　　　　B. 阿司匹林　　　　　　　　　C. 复方氨酚烷胺

D. 布洛芬　　　　　　　　　　E. 氯苯那敏

9. 患者，女，36岁。在溃疡病住院治疗期间感冒发热，为患者解热选择的最佳药物是
（　　）。

A. 对乙酰氨基酚　　　　　　　B. 阿司匹林　　　　　　　　　C. 保泰松

D. 布洛芬　　　　　　　　　　E. 吲哚美辛

A₃型题

（10～11题共用题干）

患者，女，16岁。肺部感染3天，医生给予青霉素治疗，今晨出现发热，体温39.2 ℃。

10. 此时降温宜选用的药物是（　　）。

A. 舒林酸　　　B. 阿司匹林　　C. 羟基保泰松　　D. 吡罗昔康　　E. 吲哚美辛

11. 患者服用该药后胃肠道反应严重，最好换用的治疗药物是（　　）。

A. 舒林酸　　　　　　　　　　B. 阿司匹林　　　　　　　　　C. 对乙酰氨基酚

D. 尼美舒利　　　　　　　　　E. 吲哚美辛

（12～14题共用题干）

患者，男，风湿性关节炎患者，膝关节疼痛已数年，时轻时重，行走不便。

12. 应首选的治疗药物是（　　）。

A. 对乙酰氨基酚   B. 阿司匹林   C. 哌替啶

D. 布洛芬   E. 美沙酮

13. 应用该药预防脑血栓宜采用(   )。

A. 大剂量突击治疗   B. 大剂量长疗程   C. 小剂量长疗程

D. 大剂量短疗程   E. 小剂量长疗程

14. 长期应用该药导致出血,应选用的对抗药是(   )。

A. 鱼精蛋白   B. 维生素 K   C. 垂体后叶素   D. 氨甲苯酸   E. 血凝酶

案例分析

1. 患者,女,62 岁。3 天前洗澡时不慎受凉,以后出现发热、头痛,咳嗽、咳痰明显。去医院查血常规正常,胸部 X 线片提示两肺未见明显异常。虽然医生嘱咐她多喝水、注意休息,不用服药,但患者还是擅自服用了上次生病时剩下来的复方氨酚烷胺胶囊(快克胶囊)。

请思考:①患者选用药物是否合理?②作为护士应如何进行用药指导?

2. 患者,男,65 岁。有慢性肝炎病史 20 余年。3 天前出现乏力、鼻塞、流涕等感冒症状,自测体温 37.4 ℃,遂自行服用氨酚伪麻美芬片(每片中含对乙酰氨基酚 500 mg),每次 2 片,每日 3 次。服用后感觉症状明显改善,而且晚上睡得比较好,就一直服了 2 个星期没停。药吃完了就去医院配药,可医生一听他这个情况,赶紧给他抽血化验查肝功能,结果转氨酶明显升高。

请思考:患者为什么会出现肝功能损伤?

3. 患者,男,42 岁。慢性胃溃疡病史 7 年。1 周前因晨练时受凉出现头痛、发烧,在家自服感冒药,第二天就感觉胃不舒服,越来越痛,到医院一看说胃溃疡又发作了,还伴有出血。

请思考:感冒药为什么会诱发胃溃疡?

4. 司机男,半小时前服用了 1 片新康泰克胶囊(蓝色装),开车时感觉特别困,一不留神出了车祸。民警介绍这是典型"药驾"行为。

请思考:①什么是药驾?②为防止药驾,护士应做什么样的用药指导?

(于 雷)

项目十七 中枢兴奋药的用药基础

导学

中枢兴奋药(central stimulant)是一类能提高中枢神经功能活动的药物。根据治疗时主要选择作用部位的不同,将药物分为:①主要兴奋大脑皮质的药物,如咖啡因等;②主要兴奋延髓呼吸中枢的药物,如尼可刹米等;③主要促进大脑功能恢复的药物,如胞磷胆碱等。本类药随着剂量增大,作用范围扩大,作用增强,使中枢神经系统广泛兴奋,严重者可致惊厥,继而能量耗竭,转为抑制,直至呼吸抑制而死亡。需控制用量,并严密监测患者呼吸、血压、脉搏等生命体征,必要时可用地西泮或巴比妥类药物抗惊厥,确保用药安全有效。

项目目标

1. 掌握咖啡因、尼可刹米、洛贝林的作用特点、临床应用及用药注意事项。
2. 熟悉甲氯芬酯、胞磷胆碱、吡拉西坦等药物的临床应用特点。
3. 了解中枢兴奋药的分类法。
4. 学会观察中枢兴奋药的不良反应,学会采取有效的预防手段避免或减轻不良反应,能够利用用药护理知识,综合分析判断,正确进行用药指导。

任务一 主要兴奋大脑皮质药

案例导引

一刚参加工作的护士,不适应夜间值班,为避免工作时瞌睡,常喝可口可乐来保持工作时的精神状态,久而久之喝的量越来越大,最多一夜喝十几瓶,而饭量越来越少,甚至可以不吃饭,以可口可乐替代。

请思考:什么原因导致这种状态发生? 如何防治?

咖啡因(caffeine)

咖啡因是从茶叶或咖啡豆中提取的生物碱,临床常用其人工合成品。

【作用与应用】

1. 兴奋大脑皮质 小剂量(50～100 mg)明显兴奋大脑皮质,振奋精神,改善思维,提高工作和学习效率。

2. 兴奋延髓 较大剂量(200～250 mg)直接兴奋延髓呼吸中枢和血管运动中枢,使呼吸中枢对二氧化碳的敏感性增强,升高血压,改善微循环。主要抢救严重传染病、催眠药和抗组胺药过量中毒及其他原因引起的中枢性呼吸抑制。

3. 收缩脑血管 临床常用麦角胺咖啡因制剂治疗脑血管扩张所致的偏头痛。APC（A 为阿司匹林、P 为扑热息痛、C 为咖啡因)用于治疗一般性的头痛。与溴化物合用治疗神经官能症。

【不良反应】

(1)剂量较大可致激动、失眠、心悸等。过量致惊厥,婴儿高热时更易发生。

(2)久用有依赖性,为第一类精神药品,应实施严格管理。

【禁忌证】

(1)小儿高热不宜用含咖啡因的复方制剂如 APC 退热。

(2)因增加胃酸分泌,消化性溃疡患者不宜久用。

(3)与肾上腺素或麻黄碱合用相互增强作用,不宜同时注射给药。

哌甲酯(methylphenidate,利他林)

【作用与应用】 促进 NA、5-羟色胺、多巴胺的释放,改善精神活动,消除睡意,解除疲乏。较大剂量可兴奋呼吸中枢。适用于发作性睡病、儿童多动症、小儿遗尿症、中枢抑制药中毒所致呼吸抑制。

【不良反应】 治疗量不良反应少,大剂量可致惊厥和血压升高。长期使用可产生耐受性和精神依赖性。宜在医生指导下使用。高血压患者禁用。

任务二 主要兴奋延脑呼吸中枢药

案例导引

患者,男,40 岁。因情绪不佳饮白酒半斤后又静脉注射度冷丁 100 mg,之后半小时出现呼吸慢(10 次/分),全身皮肤发绀,牙关紧闭,家人用木棍垫在牙齿间,急忙求救于我院,救护车到达后,立即给予气管插管、解除舌后坠。建立静脉通路,尼克刹米 3 支,洛贝林 3 支,效果欠佳,继续应用 10% 葡萄糖注射液静脉滴注,并应用纳洛酮 1.6 mg,分两次给药。约 40 min 后患者意识转清,呼吸 20 次/分,但出现谵妄。

请思考:①中枢兴奋药应用时应注意哪些事项?②患者发生谵妄的原因是什么?

尼可刹米(nikethamide,可拉明)

【作用与应用】 既有直接兴奋呼吸中枢作用,又可刺激颈动脉体和主动脉体化学感受器,反射性兴奋呼吸中枢。作用温和,较安全。但作用时间短(5~10 min),必要时,需间歇重复给药维持疗效。主要用于肺心病引起的呼吸衰竭和吗啡中毒所致的呼吸抑制。

【不良反应】 治疗量不良反应少。过量致血压升高、心动过速、咳嗽、呕吐、肌肉震颤、惊厥。可用地西泮抗惊厥。不宜与碱性药物如碳酸氢钠合用,以防沉淀析出。

洛贝林(lobeline,山梗莱碱)

【作用与应用】 刺激颈动脉体和主动脉体化学感受器,反射性兴奋呼吸中枢。起效迅速,作用弱,维持时间短,安全,不易致惊厥。主要适用于新生儿窒息、小儿呼吸衰竭和一氧化碳中毒。

【不良反应】 大剂量兴奋迷走神经,使心动过缓、传导阻滞。过量又使心动过速,出现惊厥。用药时应严密观察心脏的毒性反应。

二甲弗林(dimefline,回苏灵)

二甲弗林直接兴奋呼吸中枢而发挥作用,起效迅速,比尼可刹米强 100 倍。主要用于各种传染病和药物中毒所致中枢性呼吸抑制,也可治疗肺性脑病。易致惊厥,有惊厥史者、吗啡中毒者禁用。

多沙普仑(doxapram,多普兰)

【作用与应用】 多沙普仑为新型呼吸兴奋药。小剂量刺激颈动脉体和主动脉体化学感受器,反射性兴奋呼吸中枢。较大剂量直接兴奋呼吸中枢,作用较尼可刹米强,具有起效快、作用强、安全有效等优点。主要用于早产儿窒息、各种原因引起的中枢性呼吸抑制。

【不良反应】 对心血管有轻度兴奋作用,可使心率加快、血压升高。过量可致惊厥。用药时应严密观察心血管反应。避免过量使用。

任务三 促大脑功能恢复药

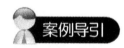

患者,男,70岁。患阿尔茨海默病十年,近年日益加重。请为患者选用合适的药物,改善症状,延缓病程,提高学习和生活能力。

胞磷胆碱(citicoline,尼可林)

胞磷胆碱可促进卵磷脂的合成,改善脑循环,增加脑血流量而促进脑细胞代谢,对大脑功能的恢复、催醒有一定作用。主要用于急性颅外伤及脑手术所致意识障碍、中枢抑制药中毒、一氧化碳中毒及各种器质性脑病。不良反应少,偶见眩晕、头痛、恶心及暂时性血压下降。如治疗脑水肿应合用甘露醇。活动期颅内出血患者慎用。有癫痫史者禁用。

甲氯芬酯(meclofenoxate,氯酯醒)

甲氯芬酯能促进脑细胞代谢,增加糖的利用,对抑制状态的中枢神经有兴奋作用,能振奋精神,消除疲劳。适用于颅脑外伤后昏迷,乙醇、一氧化碳中毒、脑动脉硬化所致的意识障碍及儿童遗尿症等。起效缓慢,需反复用药后方可显效。

吡拉西坦(piracetam,脑复康)

吡拉西坦为 γ-氨基丁酸(GABA)的衍生物,作用于大脑皮层,具有激活和修复神经细胞,改善和恢复记忆,促进思维活动等作用。原形经肾排出。适用于脑动脉硬化及脑血管意外引起的记忆和思维活动减退等,亦用于阿尔茨海默病、早老性痴呆症和儿童智力缺陷。

不良反应轻,偶有食欲减退、失眠等反应,停药后消失。肝、肾功能不良者慎用。孕妇禁用。

常用制剂和用法

苯甲酸钠咖啡因 注射剂:0.25 g/mL、0.5 g/2 mL。每次 0.25~0.5 g,皮下注射或肌内注射。

哌甲酯 片剂:10 mg。每次 10 mg,2~3 次/天。注射剂:20 mg/mL。每次 10~20 mg,1~3 次/天,皮下注射、肌内注射或静脉注射。

尼可刹米 注射剂:250 mg/mL、375 mg/1.5 mL、500 mg/2 mL。每次 250~500 mg,皮下注射、肌内注射或静脉注射,必要时每 1~2 h 重复 1 次,或与其他中枢兴奋药交替使用。极量:一次 1.25 g。

洛贝林 注射剂:3 mg/mL、10 mg/mL。每次 3~10 mg,小儿每次 1~3 mg,皮下注射或肌内注射。极量:一次 20 mg,50 mg/d。必要时可一次 3 mg(小儿每次 0.3~3 mg)缓慢静脉注射,间隔 30 min 可重复一次。抢救新生儿窒息可用 3 mg 自脐静脉注射。

多沙普仑 注射剂:20 mg/mL、100 mg/5 mL。每次 0.5~1 mg/kg,用 5%葡萄糖注射液稀释后静脉滴注。一日总量不超过 300 mg。

胞磷胆碱 注射剂:0.25 mg/2 mL。一次 0.5~1.0 g 加入 5%葡萄糖注射液或者 10%葡萄糖注射液 500 mL 中静脉滴注,1 次/天,5~10 日为一疗程;也可用 25%葡萄糖注射液 20 mL 稀释后缓慢静脉注射。

吡拉西坦 片剂:0.2 g、0.4 g。每次 0.4~0.8 g,2~3 次/天。

思考与练习

A₁型题

1. 中枢兴奋药主要应用于(　　)。

A. 低血压状态　　　　　　　　　　　　　B. 中枢性呼吸抑制

C. 惊厥后出现的呼吸抑制　　　　　　　　D. 支气管哮喘所致的呼吸困难

E. 呼吸肌麻痹所致呼吸抑制

2. 新生儿窒息应首选(　　)。

A. 二甲弗林　　B. 洛贝林　　C. 吡拉西坦　　D. 甲氯芬酯　　E. 咖啡因

3. 下列哪种药物与解热镇痛药配伍治疗一般性头痛?(　　)

A. 咖啡因　　B. 哌甲酯　　C. 美加明　　D. 尼可刹米　　E. 洛贝林

4. 安全范围大,不易致惊厥的中枢兴奋药是(　　)。

A. 咖啡因　　B. 尼可刹米　　C. 二甲弗林　　D. 多沙普仑　　E. 洛贝林

5. 吗啡急性中毒所致的呼吸抑制,首选的中枢兴奋药是(　　)。

A. 尼可刹米　　B. 氯酯醒　　C. 甲氯芬酯　　D. 哌甲酯　　E. 二甲弗林

A₂型题

6. 患儿,男,9岁。因经常尿床来医院就诊,医生可以选用的药物是(　　)。

A. 咖啡因　　B. 哌甲酯　　C. 美加明　　D. 尼可刹米　　E. 洛贝林

7. 患者,女,37岁,劳累或工作紧张,经常偏头痛,身边常携带药物用于缓解症状,该药是(　　)。

A. 麦角胺咖啡因制剂　　　B. 复方阿司匹林制剂　　　C. 复方扑热息痛制剂

D. 泰诺酚麻美敏片　　　　E. 快克

A₃型题

(8~9题共用题干)

患者,男,22岁,大学生。在某药厂毕业实习时,不小心发生一氧化碳中毒,送至医院抢救。

8. 医生选用的中枢兴奋药是(　　)。

A. 咖啡因　　B. 尼可刹米　　C. 二甲弗林　　D. 多沙普仑　　E. 洛贝林

9. 该药主要特点是(　　)。

A. 作用强　　　　　　B. 维持时间长　　　　　C. 安全,不易致惊厥

D. 起效缓慢、温和　　E. 不是很安全,易致惊厥

(姚苏宁)

模块三

泌尿系统和脱水药的用药基础

项目十八 利尿药的用药基础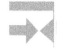

导学

利尿药是多种急症抢救的常用药物,如各种水肿的治疗,急性水肿的抢救,还包括心力衰竭、肾功能衰竭、中毒等抢救时的应用。中效能利尿药氢氯噻嗪还是一线降压药,临床应用较广。所以,学习并熟练掌握本类药物的合理使用具有重要的临床意义。

项目目标

1. 掌握常用利尿药的作用、应用、不良反应和用药护理。
2. 熟悉利尿药的作用机制和主要特点。
3. 学会观察利尿药的作用效果并能够综合分析判断临床出现的实际问题,具备用药指导的基本能力,根据用药护理知识,预防药物的不良反应,正确进行用药指导。

利尿药(diuretic)是一类作用于肾脏,增加水和电解质排出,产生利尿作用的药物。临床上利尿药主要用于治疗心、肾、肝脏疾病所引起的水肿,也用于高血压等非水肿性疾病的治疗。按利尿作用效能可分为三类:①高效能利尿药,又称为袢利尿药;②中效能利尿药,又称为噻嗪类利尿药;③低效能利尿药,又称为保钾利尿药。

任务一 利尿作用基础

尿液生成过程包括肾小球滤过、肾小管和集合管的重吸收和分泌三个环节。正常成人每天由肾小球滤过产生的原尿达 180 L,含 Na^+ 约 600 g,但排出的终尿只有 $1\sim2$ L,含 Na^+ $3\sim5$ g,说明肾小管和集合管有强大的重吸收能力。利尿药主要作用于重吸收环节,通过影响肾小管不同部位的离子转运机制,增加电解质排出,减少水的重吸收,发挥利尿作用。

(1) 近曲小管重吸收 65%~70% 的 Na^+,除了以弥散方式通过 Na^+ 通道外,还受碳酸酐酶(CA)的作用。CA 可以催化 CO_2 生成 H^+,通过 Na^+-H^+ 交换方式重吸收 Na^+(图 3-1)。

抑制 CA 可抑制 Na^+ 重吸收,产生利尿作用,由于此处未被吸收的 Na^+ 会被其后的肾小管重吸收,故利尿作用弱(图 3-2)。

(2) 髓袢升支粗段重吸收 25% 的 Na^+。主要通过 Na^+-K^+-$2Cl^-$ 同向转运体重吸收。由于此段小管缺乏水通道,对水不通透,管腔尿液中的 Na^+、Cl^- 被重吸收到间质,而水未被重吸收,造成管腔内尿液稀释,呈低渗状态,而肾髓质液则因 Na^+、Cl^- 等物质的重吸收而呈高渗状态(图 3-3)。抑制 Na^+-K^+-$2Cl^-$ 同向转运体,肾的稀释功能与浓缩功能都降低,呈现强大的利尿作用(图 3-4)。

(3) 远曲小管重吸收 10% 的 Na^+。主要通过 Na^+-Cl^- 同向转运体重吸收 Na^+,由于远曲小管对水也不通透,进一步稀释了尿液(图 3-5)。抑制 Na^+-Cl^- 同向转运体主要影响肾的稀释功能,利尿作用中等(图 3-6)。

(4) 集合管重吸收 2%~5% 的 Na^+。主要通过 Na^+、K^+ 通道,重吸收 Na^+ 和排出 K^+。醛固

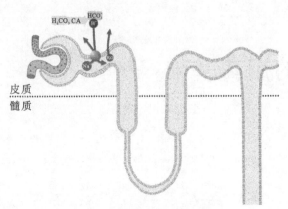

图 3-1　近曲小管的重吸收

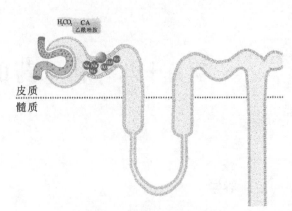

图 3-2　CA 抑制剂的作用

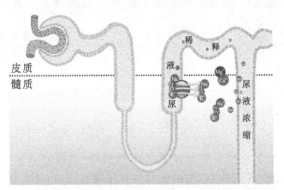

图 3-3　髓袢升支粗段的重吸收和尿的浓缩

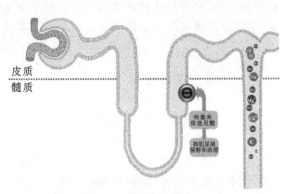

图 3-4　高效能利尿药的作用

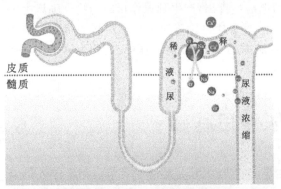

图 3-5　远曲小管的重吸收和尿的浓缩

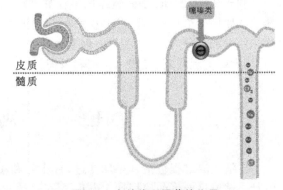

图 3-6　中效能利尿药的作用

酮可促进这一过程。集合管有水通道分布,当集合管管腔内的低渗尿流经高渗性的髓质区时,在渗透压差和抗利尿激素(ADH)作用下,完成水的重吸收,尿液被浓缩(图 3-7)。

药物抑制此段的钠泵或离子交换可产生利尿作用并能够发挥保钾排钠的调节作用,如螺内酯、氨苯蝶啶等(图 3-8)。

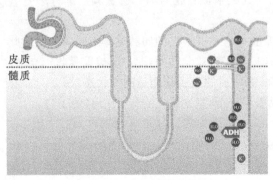

图 3-7　集合管的重吸收

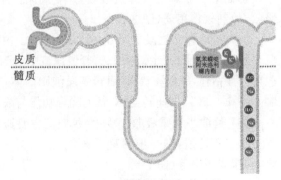

图 3-8　低效能利尿药的作用

任务二 常用利尿药

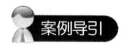 **案例导引**

患者,女,68岁。高血压病史20年。近3天急性肾炎发作,食少、乏力、水肿,因出现呼吸困难2 h而入院,口唇发绀,咳粉红色泡沫样痰。应为急诊入院的患者首选的抢救药物是什么?应用这种药物需要注意些什么?

一、高效能利尿药

高效能利尿药作用快速而强大,在肾小球滤过率低,其他药物难以奏效的情况下,仍能产生利尿作用。本类药物主要有呋塞米、布美他尼(bumetanide,丁苯氧酸)、托拉塞米、依他尼酸(etacrynic acid,利尿酸)、阿佐塞米、吡咯他尼等,因作用部位均是髓袢升支粗段,又称为袢利尿药(loop diuretic)。

呋塞米(furosemide,呋喃苯胺酸,速尿)

口服吸收良好,30 min显效,静脉注射5 min显效,维持2～3 h,主要分布在肾脏等组织,大多以原形由肾小管分泌,经尿液排出,半衰期约为1.5 h。

【药理作用】 抑制髓袢升支粗段的Na^+-K^+-$2Cl^-$同向转运体,抑制NaCl的重吸收,明显降低肾脏对尿液的浓缩和稀释功能,利尿作用强大而迅速。排出大量的等渗尿(成人24 h排尿可达50～60 L),同时排出Na^+、Cl^-、K^+、Ca^{2+}、Mg^{2+}等电解质,属于排钾利尿药。呋塞米还可扩张肾血管,增加肾血流量,扩张小静脉,减轻肺水肿。

【临床用途】

1. 急性肺水肿 静脉注射呋塞米20～40 mg可扩张外周血管,降低外周阻力,减少回心血量,迅速减轻左心负荷,在利尿作用发生之前即可迅速有效地缓解症状,为急性肺水肿的首选药物。

2. 其他严重水肿 可用于心、肝、肾等病变引起的各类水肿和脑水肿。因利尿作用强大,多用于其他利尿药无效的严重水肿患者。脑水肿时,利尿作用使血液浓缩,血浆渗透压升高,有利于消除脑水肿,对脑水肿合并心力衰竭患者尤为适用。

3. 急、慢性肾功能衰竭 早期使用呋塞米,对急、慢性肾功能衰竭有预防作用。呋塞米可利尿、扩张肾血管,增加肾血流量和肾小球滤过率,促进排钠利尿,维持一定尿量;也可减轻细胞水肿和肾小管阻塞,对肾脏有一定保护作用。

4. 高钙血症 能抑制Ca^{2+}的重吸收,降低血钙。高钙血症危象时静脉注射呋塞米40～80 mg。

5. 加速毒物排泄 对于以原形经肾排出的药物或毒物中毒,应用呋塞米,并配合输液,使24 h尿量达5 L以上,以加速毒物排出。

6. 其他 还可用于高血压危象、心功能不全、高钾血症等。

【不良反应】

1. 水、电解质平衡失调 常在过度利尿时发生,表现为低血容量、低血钾、低血钠、低血镁、低氯性碱中毒等,以低钾血症最为常见,也最为严重。一般在用药1～4周出现,其症状为恶心、呕吐、腹胀、无力及心律失常等。

2. 耳毒性 静脉注射大剂量呋塞米可引起眩晕、耳鸣、听力下降或耳聋,与内耳淋巴液电解质成分改变和耳蜗毛细胞损伤有关。

3. 其他 常见的有恶心、呕吐、上腹不适等症状,大剂量可引起胃肠道出血等;由于抑制尿酸

要点提示: 急性肺水肿的首选药物为呋塞米。临床常用于心力衰竭的治疗,是急性左心衰竭引起肺水肿的最常用药物。

要点提示: 呋塞米最常见的不良反应是低血钾。临床应用需注意补钾或与与保钾利尿药合用。

要点提示: 由于耳毒性的存在,故呋塞米不宜与具有耳毒性的其他药物联合应用,如氨基糖苷类抗生素等。

排泄可导致高尿酸血症而诱发痛风;可引起一过性高血糖和高脂血症等;偶有粒细胞减少、血小板减少等。

【用药护理】

1. 用药前沟通 ①用药前必须了解患者水肿的原因、程度,血压、尿酸、肝肾功能及用药情况;②对磺胺类药过敏者禁用呋塞米,痛风患者慎用;③利尿药合并使用降压药时,降压药的剂量应适当减少;④呋塞米注射液碱性较强,不宜用葡萄糖注射液稀释,应用生理盐水稀释后静脉注射。避免与氨基糖苷类、万古霉素类抗生素等具有耳毒性的药物合用。

2. 用药后护理 ①用药过程中应密切观察病情,监测电解质,预防电解质紊乱。一旦出现异常情况,应及时报告医生;②利尿药做到剂量个体化,根据利尿效果调整剂量,从小剂量开始(每日 12.5～25 mg),以后根据利尿情况逐步加量。需长期用药者宜采用间歇疗法(隔日用药或每周用药 1～2 次,或连续服药 1～3 日,停药 2～4 日),可减少不良反应。③每日用药 1 次,应早晨服药,以免夜间排尿次数增多;④当低血钾、低血镁同时存在时,应纠正低血镁,否则低血钾不易纠正。

3. 用药护理评价 根据患者水肿消退程度、出入液量、血压、肝肾功能、血糖、血尿酸、电解质、听力等指标评估药物疗效。

布美他尼(bumetanide)

布美他尼的作用和用途与呋塞米相同。特点是利尿作用强而持久,为呋塞米的 40～60 倍。不良反应与呋塞米相似但较轻,耳毒性低,大剂量时可出现肌肉疼痛和痉挛。

托拉塞米(torasemide)

托拉塞米的利尿作用较强而持久,尿钾、钙的排出作用较呋塞米弱。

二、中效能利尿药

本类药物主要包括噻嗪类的氢氯噻嗪、氢氟噻嗪、环噻嗪、三氯噻嗪、苄氟噻嗪、甲氯噻嗪、环戊噻嗪、泊利噻嗪等,以及非噻嗪类的氯噻酮、吲达帕胺、美托拉宗、喹乙宗、希帕胺等。非噻嗪类又称噻嗪样作用利尿药,其作用和用途与噻嗪类相似。

氢氯噻嗪(hydrochlorthiazide,双氢克尿噻,HCT)

氢氯噻嗪口服吸收快而完全。一般 1～2 h 起效,维持时间 6 h 左右。

【药理作用】

1. 利尿作用 抑制始段远曲小管的 Na^+-Cl^- 同向转运体,抑制 NaCl 的重吸收,并可轻度抑制碳酸酐酶而减少 Na^+-H^+ 交换,主要排出 Na^+、K^+、Cl^-、Mg^{2+} 和 HCO_3^- 等离子,属排钾利尿药,作用弱于呋塞米。但可促进 Ca^{2+} 在远曲小管的重吸收,减少尿液中的 Ca^{2+} 浓度,抑制高尿钙所致的肾结石的形成。

2. 抗利尿作用 机制尚不明确,可使尿崩症患者口渴感减轻,饮水量减少,尿量减少。

3. 降压作用 氢氯噻嗪在高血压治疗中有着重要的地位。用药早期通过利尿作用降低血容量而降压,长期用药则通过扩张外周血管而降压。

【临床用途】

1. 各型水肿 对轻、中度心源性水肿疗效良好,是慢性心功能不全的主要治疗药物之一;对肾脏受损较轻的肾性水肿疗效较好;肝性水肿慎用,避免低血钾诱发肝性脑病。

2. 尿崩症 主要用于肾性尿崩症及加压素无效的垂体性尿崩症。

3. 高血压 用作一线抗高血压药,具体内容参见模块四。

【不良反应】

1. 电解质紊乱 如低血钾、低血钠、低血镁、低氯性碱血症等,其中以低钾血症多见。

2. 代谢性障碍 长期应用导致代谢障碍,可引起高血糖、高脂血症、高尿酸血症、高钙血症。

3. 变态反应 可见皮疹、血小板减少、光敏性皮炎等。

要点提示:最常见的不良反应也是低血钾,特别是用于治疗慢性心功能不全时,联合强心苷类药物更易诱发强心苷的中毒,临床应用时需特别注意补钾或与保钾利尿药合用。

案例导引

患者,女,57 岁。慢性心功能衰竭三年,近期水肿逐渐加重。医生给予患者地高辛和氢氯噻嗪,口服数日后患者出现心悸,心电图显示为室性期前收缩。医生给予氯化钾,患者口服后心悸及室性期前收缩逐渐消失。请为患者解释原因。(提示:地高辛属于强心苷类药物,为下一模块将要学习的治疗慢性心功能不全的正性肌力药物,低钾易诱发其心脏毒性的发生。)

【用药护理】

1. 用药前沟通 ①用药前必须了解患者水肿的原因、程度、肝肾功能及用药情况;②糖尿病患者、严重肝肾功能不全者,高脂血症、高钙血症、胰腺炎、痛风患者,孕妇、哺乳期妇女慎用。

2. 用药后护理 用药过程中密切观察病情,并监测电解质。①为预防电解质紊乱,治疗水肿时宜从小剂量开始(每日 12.5~25 mg),以后根据利尿情况逐步加量;②宜采用间歇疗法(隔日用药或每周用药 1~2 次,或连续服药 3~4 天,停药 3~4 天),以减少不良反应;③为避免低钾血症,长期服用时应补充钾盐或与保钾利尿药合用,与强心苷合用时更应注意补钾,以免增加强心苷的心脏毒性。

3. 用药护理评价 同高效能利尿药。

三、低效能利尿药

螺内酯(spironolactone,安体舒通)

【作用和用途】 螺内酯是醛固酮拮抗药,可竞争性与醛固酮受体结合,对抗醛固酮而表现为排钠保钾的作用。利尿作用弱、缓慢而持久,属保钾利尿药。由于作用弱,临床很少单独应用,常与其他利尿药联合应用,治疗伴有醛固酮升高的顽固性水肿,如肾病综合征、肝硬化等引起的水肿或腹水,对慢性充血性心力衰竭,在减轻水肿的同时还可逆转心室重构,远期效果更明显。

【不良反应】 本药不良反应轻微,主要是高钾血症,肾功能不良的患者尤易发生,应禁用。

【用药护理】 用药前应了解血钾浓度,用药期间应注意监测血钾水平,若出现高钾血症,应立即停药。常与中效、高效利尿药合用,以提高疗效并防止血钾紊乱。

氨苯蝶啶(triamterene)和阿米洛利(amiloride)

氨苯蝶啶和阿米洛利均作用于末端远曲小管和集合管,可阻滞 Na^+ 通道,减少 Na^+ 重吸收,继而影响 K^+ 向管腔内分泌,因而产生排钠、保钾、利尿作用,属于保钾利尿药。

临床上常与排钾利尿药合用治疗顽固性水肿,如心力衰竭、肝硬化和肾炎等引起的水肿。

不良反应较少,长期应用可引起高钾血症,肾功能不全、糖尿病患者及老年人较易发生。常见的有恶心、呕吐、腹泻等消化系统症状。用药前应告知患者,氨苯蝶啶和阿米洛利用药期间,尿液可为淡蓝色荧光尿。

乙酰唑胺(acetazolamide,醋唑磺胺)

乙酰唑胺是碳酸酐酶抑制药,通过抑制碳酸酐酶,减少近曲小管 Na^+ 的重吸收,利尿作用弱。抑制眼睫状体碳酸酐酶,减少房水生成,降低眼压。临床主要用于治疗青光眼,也用于急性高山病的预防。

各类利尿药的特点比较见表 3-1。

表 3-1 各类利尿药的特点比较

类 别	代表药物	作用机制	利尿应用	其他应用	主要不良反应
高效能利尿药 袢利尿药 排钾利尿药	呋塞米	抑制髓袢升支粗段 Na^+-K^+-$2Cl^-$ 同向转运体	各种严重水肿 急性肺水肿 急性肾功能衰竭	高钙血症 加速毒物排出	水、电解质紊乱 低钾血症多见 耳毒性

续表

类 别	代表药物	作用机制	利尿应用	其他应用	主要不良反应
中效能利尿药 噻嗪类利尿药 排钾利尿药	氢氯噻嗪	抑制远曲小管 Na^+-Cl^- 同向转运体	各种水肿 心源性水肿	高血压 高钙尿症 尿崩症	水、电解质紊乱 低钾血症多见
低效能利尿药 保钾利尿药	螺内酯 氨苯蝶啶	拮抗醛固酮 抑制 Na^+ 通道	水肿,尤其伴醛 固酮增高者 肝性水肿 与排钾利尿药合用	失钾 失镁	高钾血症

（于 雷）

项目十九 脱水药的用药基础

导学

临床上脱水药是抢救颅内压增高的首选药物,与利尿药同为治疗各种水肿的常用药物。

项目目标

1. 掌握脱水药的临床应用。
2. 学会正确应用脱水药,为急症抢救服务。

案例导引

患者,女,42 岁。由于加班劳累睡眠不足,突然出现头痛、头晕、恶心,伴有喷射状呕吐。立即快速静脉滴注 20% 甘露醇 250 mL,20 min 内滴完,患者症状好转。

初来急诊室的实习生该如何总结甘露醇的临床应用和使用注意事项?

脱水药在静脉注射后能提高血浆渗透压,产生组织脱水作用。通过肾脏排出体外时,可增加尿液渗透压,促进水和部分离子排出,又称渗透性利尿药。脱水药的共同特点:①静脉注射后不易从毛细血管扩散进入组织,能提高血浆渗透压;②在体内不易被代谢;③能通过肾小球滤过,但不被肾小管重吸收。常用药物有甘露醇、山梨醇和葡萄糖等。

甘露醇(mannitol)

【作用和用途】

1. 脱水作用 20% 的甘露醇静脉给药后,能迅速提高血浆渗透压,使组织脱水,从而迅速降低颅内压、眼内压,是治疗脑水肿的首选药,也可用于青光眼急性发作和术前准备。

2. 利尿作用 脱水作用可增加血容量,使肾小球滤过量增加,药物被肾小球滤过后,因几乎不被肾小管重吸收,故能提高肾小管管腔液的渗透压,产生渗透性利尿作用。可用于预防急性肾功能衰竭,避免或减轻少尿、无尿对肾小管的损伤。

【不良反应】 不良反应少见,但注射过快可引起一过性头痛、眩晕、视力模糊等。心功能不全、重度高血压和颅内活动性出血患者禁用。

【用药护理】

1. 用药前沟通 ①用药前了解患者血压、体重、水肿情况,以及心、肝、肾功能,并告知患者排空膀胱;②慢性心功能不全、活动性颅内出血禁用甘露醇;③在气温较低时应用甘露醇,可用热水浴(80 ℃)加温,振荡溶解后使用,但不能与其他药物混合静脉滴注;④静脉滴注甘露醇速度宜快,宜用大号针头,抢救脑水肿患者时,20% 的甘露醇 250 mL 需在 20 min 内滴完,同时注意血压、呼吸、脉搏情况,预防循环血量增加而引起的急性肺水肿。

2. 用药后护理 ①用药期间密切观察出入液量,每小时测尿量,注意水、电解质紊乱的症状和体征,密切监测患者血压、脉搏、呼吸,防止出现心功能不全,尤其对心脏病患者、老年患者及小儿,更需注意体征变化。②若出现皮疹、喷嚏、流涕、舌肿大、呼吸困难、血尿、恶心、头痛、发热、心

要点提示:脑水肿的首选药物为甘露醇,临床主要选用 20% 的溶液,降低颅内压时滴注速度宜快。

动过速等其他症状,及时报告医生进行处理。③甘露醇严禁肌内或皮下注射。一旦发生外漏,可用 0.25％普鲁卡因封闭或 50％硫酸镁热敷。④甘露醇用药后可引起口渴,可适当增加饮水量。⑤用药期间尽可能避免从事高空、高温工作和汽车驾驶。

3. 用药护理评价　根据患者水肿消退程度、出入液量、血压、肝肾功能、血糖、血尿酸、电解质等指标评估药物疗效。

山梨醇(sorbitol)

山梨醇是甘露醇的同分异构体,作用与甘露醇相似,常用 25％水溶液。但进入体内后,其部分转化为果糖而影响脱水作用,疗效较弱。

葡萄糖(glucose)

葡萄糖常用 50％高渗溶液,静脉注射时可产生高渗性利尿和脱水作用,但因易被代谢,故作用不持久。单独用于脑水肿时可有反跳现象,临床可与甘露醇或山梨醇合用治疗脑水肿。

情景一　水肿性疾病的用药基础

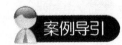

案例导引

患者,男,55 岁。2 个月前患急性心肌梗死。今日劳累后突发呼吸困难,不能平卧,剧咳,咳粉红色泡沫样痰,烦躁不安,大汗淋漓。查体:心率 118 次/分,呼吸 38 次/分,血压 162/96 mmHg,两肺布满湿啰音。

医嘱:坐位、吸气,立即静脉推注毒毛花苷 K、呋塞米。

请为患者解释应用呋塞米的原因,并进行用药指导。

通常所称的水肿是指组织间隙内的体液增多,往往见于心、肝、肾等疾病。虽然水肿是利尿药主要的治疗适应证,但对因治疗最为重要,要同时控制水和钠盐的摄入,利尿水肿仅是对症治疗。

一、药物治疗原则

应根据水肿的病因、病情,患者的肾功能以及药物的不良反应等合理选择药物。应做到剂量个体化,从小剂量开始,根据利尿效果调整剂量,主张间歇给药。严格掌握适应证和禁忌证,杜绝滥用或长期服用药物。在用药过程中还应注意观察病情的变化,及时调整剂量及用法,防止不良反应的发生。监测电解质,防止电解质紊乱,有低钾血症者应及时补钾或与保钾利尿药合用。

二、水肿治疗中的用药基础

(一)肾性水肿

肾性水肿常见于肾小球肾炎、肾盂肾炎、肾病综合征和肾功能衰竭等。病情轻者仅表现为面部、眼睑等组织疏松部位水肿,严重者可发生全身性水肿。

1. 急性肾小球肾炎水肿　急性肾小球肾炎水肿是以急性肾炎综合征为主要临床表现的一组疾病。其特点是起病急,患者出现血尿、蛋白尿、水肿和高血压,可伴有一过性氮质血症。

本病属于自限性疾病,一般不用利尿药,主要采用无盐饮食和卧床休息以消除水肿。如合并肺水肿可使用噻嗪类利尿药。

2. 慢性肾小球肾炎水肿　慢性肾小球肾炎水肿病情进展缓慢,病情迁延,有不同程度的肾功能减退,临床表现也有血尿、蛋白尿、水肿和高血压,最终将发展为慢性肾功能衰竭。

通过控制血压、利尿消肿、配合糖皮质激素等综合治疗措施,达到防止或延缓肾功能进行性恶化,改善或缓解临床症状及防治严重并发症的目的。若水肿伴高血压应用噻嗪类利尿药疗效不佳,可使用呋塞米、布美他尼等,或保钾利尿药。

3. 肾病综合征水肿　肾病综合征水肿是由多种原因引起的以大量蛋白尿、低蛋白血症、高度水肿、高脂血症为主要特点的一组临床症候群。

治疗除严格控制水、盐摄入外,尚需应用大剂量(正常用量的 2～3 倍)的高效利尿药,利尿效果显著时应加服钾盐,效果不佳时还应加用保钾利尿药。必要时输注血浆或白蛋白,以提高血浆胶体渗透压。

4. 急性肾功能衰竭水肿 急性肾功能衰竭水肿是指由多种原因引起肾功能在短时间内突然下降,典型表现为尿量突然锐减,氮质血症,水、电解质紊乱和酸碱平衡失调。

少尿期和无尿期主要纠正水潴留和高钾血症;多尿期主要维持水、电解质平衡,避免出现脱水和低钾。急性少尿期使用高效利尿药呋塞米和脱水药甘露醇,不但可以增加尿量,还可减少肾小管的萎缩和坏死的危险,防止急性肾功能衰竭的发生和发展,但应避免选用保钾利尿药。

5. 慢性肾功能衰竭水肿 慢性肾功能衰竭水肿是由于肾单位进行性破坏而造成肾小球滤过率降低,缓慢出现肾功能减退直至衰竭。患者对水、钠的调节能力降低,摄入水过多时,易引起水肿、高血压和心力衰竭;体液损失过多时(如呕吐、腹泻、过度利尿等),易发生血容量不足而导致肾功能恶化。

治疗应注意剂量个体化,从小剂量开始,严密观察病情,及时调整剂量。当肾小球滤过率＜30 mL/min 时,噻嗪类利尿药已无利尿效果,需应用大剂量呋塞米或布美他尼。患者若出现尿毒症的表现,药物治疗无效时应进行血液透析。

（二）肝性水肿

肝性水肿常见于肝硬化,以腹水形成为主要临床特点,多伴有醛固酮增多症。

一般宜先用保钾利尿药如螺内酯,使血浆醛固酮水平下降,缓解肝硬化患者的临床症状,还可与阿米洛利交替使用;或者保钾利尿药合用噻嗪类利尿药,如果疗效不显著,还可选择保钾利尿药合用高效能利尿药,目前主张螺内酯和呋塞米联合应用。

（三）心性水肿

心性水肿常见于充血性心力衰竭。治疗心性水肿主要依靠改善心功能,利尿药能减少循环血容量,消除水肿,从而降低心负荷,改善心功能。

1. 急性心力衰竭 尽早使用高效能利尿药,同时配合使用吗啡、血管扩张剂、洋地黄类等药物。

2. 慢性心力衰竭 中度水肿首选中效能利尿药氢氯噻嗪,宜长期维持应用,水肿消失后应以最小剂量长期使用。严重水肿可使用高效能利尿药和保钾利尿药。

（四）急性肺水肿

急性肺水肿常见于急性左心衰竭。

静脉注射呋塞米为首选治疗方法。呋塞米 20～40 mg 静脉注射,2 min 内推完,10 min 内起效,可持续 3～4 h,4 h 后可重复一次。

（五）脑水肿

脑水肿常见于颅脑外伤、颅内感染、颅内占位性病变和癫痫发作、脑组织缺氧等。常引起颅内压增高,表现为剧烈头痛、喷射性呕吐和视神经乳头水肿。往往与原发病变的脑损害症状重叠并加重。

快速静脉滴注 20％甘露醇 250 mL,可升高血浆渗透压,使脑组织脱水,降低颅内压,缓解脑水肿症状,是目前降低颅内高压安全有效的首选药。合用高效能利尿药可加强甘露醇的作用;亦可用山梨醇,无明显反跳现象;30％尿素溶液静脉滴注,也可降低颅内压、改善脑水肿,但尿素可渗入脑组织,出现反跳现象。

（六）特发性水肿

特发性水肿是多种病因所致的综合征,多见于妇女,因周期性发生钠潴留而出现水肿,一般不宜应用利尿药。仅严格限制盐的摄入即可控制水肿出现,若实属必要则可应用小剂量中、高效能利尿药。

三、水肿治疗中的注意事项

(1) 由于利尿药有效量个体差异较大，除有明确的治疗目标外，通常从小剂量开始，效果不显著时才逐步提高用量。

(2) 建议采用间歇疗法，使肾脏在间歇期可自我纠正，保持利尿药重复给药时的作用和减少电解质紊乱和酸碱平衡失调等并发症。

(3) 应用利尿药治疗水肿时，尚需重视并严格控制患者对盐的摄入，并始终密切监测水、电解质的变化。

(4) 注意利尿药配伍应用的原则：①失钾与保钾利尿药合用：高、中效能利尿药与低效能利尿药合用。②失氯与供氯利尿药合用：呋塞米等排氯性利尿药易致低氯性碱血症，宜与氯化铵、氯化钙合用，不仅可防止低氯性碱血症，且由于氯的增加而增加利尿作用。③主要排钠与主要排水利尿药合用：大多数利尿药属排钠性利尿药，易致低钠血症而失去利尿作用，使用甘露醇、山梨醇等渗透性利尿药，可恢复和增强利尿作用。④顽固性水肿：可高、中、低效能利尿药联合应用。

(5) 联合用药时应考虑药物间的相互作用，如大剂量快速静脉注射呋塞米时，可能产生听力损害，不宜与氨基糖苷类、万古霉素类等有耳毒性、肾毒性的药物同时应用。

常用制剂和用法

呋塞米 片剂：20 mg、40 mg。注射剂：20 mg/2 mL。①水肿性疾病：口服，起始剂量20～40 mg，1次/天，必要时6～8 h后再服1次；静脉注射或肌内注射开始20～40 mg，必要时每2 h给药1次。儿童口服起始剂量为2 mg/kg，必要时每4～6 h给1～2 mg/kg，静脉注射开始1 mg/kg，必要时每2 h给1 mg/kg。②高血压：开始20～80 mg/d，分2次服；高血压危象时可静脉注射，起始剂量40～80 mg/d。③急性肾功能衰竭：200～400 mg加入100 mL氯化钠注射液中，以不超过4 mg/min的速度滴注，总量每日不超过1.0 g。④高钙血症：80～120 mg/d，分1～3次服；静脉注射每次20～80 mg。

布美他尼 片剂：1 mg。注射剂：0.5 mg/2 mL。①水肿性疾病：口服，起始剂量0.5～2 mg/d，1次/天，必要时2～3次/天；静脉注射起始剂量每次0.5～1.0 mg。②急性左心功能不全肺水肿：静脉注射每次1～2 mg，必要时每隔20 min重复给药1次。

依他尼酸 片剂：25 mg。注射剂：25 mg/2 mL。①水肿性疾病：口服，每次25 mg，1～3次/天，3～5日为1个疗程。②急性左心功能不全肺水肿：25～50 mg或50～100 mg溶于50 mL 5%葡萄糖溶液或生理盐水中缓慢静脉注射。

托拉塞米 片剂：5 mg、10 mg、20 mg。注射剂：20 mg/2 mL、50 mg/2 mL。①急、慢性肾功能衰竭：口服从5 mg开始，一般每次20 mg，必要时静脉注射100～200 mg。②肝硬化腹水：10～20 mg/d。③心力衰竭：开始口服5 mg/d，一般为10～20 mg/d。④高血压：开始口服每次5 mg，2～3次/天。

氢氯噻嗪 片剂：10 mg、25 mg、50 mg。每次25～50 mg，每日2次，也可隔日或每周1～2次。抗高血压：口服12.5～25 mg，分1～3次服用。对较重的患者可增至每日100～200 mg，分2～3次服用。同时补充钾盐。

螺内酯 片剂(胶囊)：20 mg、25 mg。口服20～40 mg，每日3次。可与氢氯噻嗪、呋塞米合用以加强利尿作用，并减少钾的丢失。

甘露醇 注射剂：20 g/100 mL、50 g/250 mL。1～2 g/kg，静脉滴注。必要时4～6 h重复使用1次。

山梨醇 注射剂：25 g/100 mL、62.5 g/250 mL。1～2 g/kg，在20～30 min内输入。必要时6～12 h重复使用1次。

葡萄糖　注射液:50%溶液,10 g/20 mL。每次 40~60 mL,静脉注射。4~6 h 可重复使用 1
次。

思考与练习

A₁ 型题

1. 不宜与氨基糖苷类合用的利尿药物是(　　)。
   A. 阿米洛利　　B. 呋塞米　　　C. 螺内酯　　　D. 氨苯蝶啶　　E. 氢氯噻嗪
2. 治疗急性肺水肿应首选(　　)。
   A. 氢氯噻嗪　　B. 螺内酯　　　C. 氨苯蝶啶　　D. 呋塞米　　　E. 阿米洛利
3. 急性脑水肿的首选脱水药物是(　　)。
   A. 20%甘露醇　B. 25%甘露醇　C. 25%山梨醇　D. 5%葡萄糖　E. 50%葡萄糖
4. 长期应用呋塞米的心力衰竭患者,护士应当最关注的不良反应是(　　)。
   A. 低血压　　　B. 低血钾　　　C. 低血钠　　　D. 低血镁　　　E. 发热

A₂ 型题

5. 患者,男,53 岁。患肾病多年,因下肢水肿就诊,医生给予呋塞米静脉注射,注射后患者出现眩晕、耳鸣等反应,此反应属于(　　)。
   A. 过敏反应　　B. 副作用　　　C. 耳毒性　　　D. 肾毒性　　　E. 电解质紊乱
6. 患者,女,48 岁。因口渴、多饮、多尿就诊,被确诊为肾性尿崩症,可以选用的治疗药物是(　　)。
   A. 甘露醇　　　B. 呋塞米　　　C. 氢氯噻嗪　　D. 螺内酯　　　E. 环戊噻嗪

A₃ 型题

(7~9 题共用题干)

患者,女,46 岁。心悸、气短 5 年,病情加重伴下肢水肿 1 年,5 年前由于过度劳累自觉心悸、气短,休息可缓解,可胜任一般工作,近 1 年来反复出现下肢水肿,来院就诊。

7. 患者可能出现的疾病是(　　)。
   A. 支气管哮喘　　　　　B. 慢性充血性心力衰竭　　　C. 肾炎
   D. 肝硬化　　　　　　　E. 胆囊炎
8. 为消除患者的水肿,不能应用的药物是(　　)。
   A. 甘露醇　　　B. 氢氯噻嗪　　C. 呋塞米　　　D. 螺内酯　　　E. 环戊噻嗪
9. 属于弱效又可以引起高血钾的利尿药物是(　　)。
   A. 呋塞米　　　B. 氢氯噻嗪　　C. 螺内酯　　　D. 利尿酸　　　E. 氯噻酮

(10~12 题共用题干)

患者,男,55 岁。多年来患有慢性充血性心力衰竭,近日天气变化,突发急性肺水肿,来医院就诊。医生处方:静脉注射呋塞米。

10. 呋塞米的作用部位是(　　)。
    A. 肾小球　　　B. 近曲小管　　C. 远曲小管　　D. 髓袢降支　　E. 髓袢升支
11. 呋塞米的不良反应不包括(　　)。
    A. 电解质紊乱　B. 耳毒性　　　C. 低血钾　　　D. 高血钾　　　E. 高尿酸血症
12. 为预防患者的血钾变化,可选用的用药方法是(　　)。
    A. 呋塞米+利尿酸　　　　　B. 呋塞米+氢氯噻嗪　　　C. 呋塞米+螺内酯
    D. 氢氯噻嗪+氯噻酮　　　　E. 螺内酯+氨苯蝶啶

案例分析

1. 患者,男,55 岁。多年来患有慢性充血性心力衰竭,近日天气变化,突发急性肺水肿,来医院就诊。医生处方:静脉注射呋塞米。

请思考:①呋塞米的作用是什么? ②使用时需注意哪些可能出现的不良反应? ③为预防患者的血钾变化可选用何种方法?

2. 患者,女,66岁。患有肺源性心脏病,合并呼吸道感染。医生给予妥布霉素抗感染,同时给予呋塞米消除水肿,减轻心脏负担。患者当天晚上出现耳鸣,听力下降。

请思考:①两药联合应用的合理性如何? ②用药护理措施有哪些?

3. 患者,女,60岁。心功能不全患者。近日来出现劳累后呼吸困难,下肢水肿。医生给予地高辛和氢氯噻嗪治疗。1周后,呼吸困难、水肿症状明显减轻,但出现了心悸,心电图示多源性室性期前收缩。

请思考:①室性期前收缩出现的原因可能是什么? ②针对室性期前收缩应加服什么药物?

4. 患者,男,67岁。因突然发生口眼歪斜、一侧肢体功能丧失等急诊入院,医生诊断为脑血栓。医嘱:20%甘露醇注射液250 mL静脉滴注,每4～6 h 1次。

请思考:①选药依据是什么? ②静脉滴注甘露醇时,在速度上有何要求? ③下一步应采取哪些护理措施?

5. 患者,男,30岁。1个月前无明显诱引出现眼睑水肿,并逐渐延及双下肢,上腹胀,食欲差,近1周水肿加重,尿量减少,24 h尿量200 mL,无肉眼血尿出现。遂来院就诊。

查体:血压120/90 mmHg,听诊有小水泡音,心率99次/分,双下肢凹陷性水肿,腹软,尿常规检查(+++),镜下WBC 0～1个/高倍视野,B超示双肾增大。

请思考:①患者可能的疾病是什么? ②针对患者出现的水肿情况可以选择的利尿药物有哪些? 应用药物时应注意的问题是什么?

(于 雷)

模块四

心血管系统的用药基础

项目二十　抗高血压药的用药基础

 导学

　　抗高血压药是一类能降低血压,减轻靶器官损害的药物。因作用部位和作用机制的不同,抗高血压药有不同的分类。目前,抗高血压药新药开发研究正朝着高效、长效、高选择性、多器官保护和低副作用的方向发展。

 项目目标

　　1. 掌握抗高血压药的分类和代表药。
　　2. 熟悉氢氯噻嗪、硝苯地平、普萘洛尔、卡托普利及氯沙坦的降压作用机制、临床用途、不良反应及用药护理。
　　3. 了解其他抗高血压药的作用机制、作用特点及主要适应证。
　　4. 学会观察和预防抗高血压药的不良反应,能够利用用药护理知识,综合分析判断,正确进行用药指导。

任务一　抗高血压药的作用和分类

 案例导引

　　王阿姨于 2 年前单位体检时测得血压为 150/90 mmHg,当时无不适症状,未服药。半年前无诱因出现头晕、头痛,不伴恶心和呕吐,自测血压 190/110 mmHg,于医院就诊,诊断为高血压病。针对王阿姨的症状,如何选择抗高血压药呢?用药护理如何?

　　凡能降低血压而用于高血压治疗的药物称为抗高血压药。目前,我国采用比较广泛的是世界卫生组织的统一判别标准,即收缩压≥140 mmHg 和(或)舒张压≥90 mmHg 则诊断为高血压。根据病因高血压分为原发性高血压和继发性高血压两类。抗高血压药是一类能降低血压,减轻靶器官损害的药物。合理使用抗高血压药,不仅能控制血压,还能防止和减少脑血管意外、肾功能衰竭、心力衰竭等,从而降低死亡率、延长寿命、提高生活质量。

知识链接

　　血压水平的定义和分类见表 4-1。

表 4-1　血压水平的定义和分类

类　别	收缩压/mmHg	舒张压/mmHg
正常血压	<120	<80

续表

类　别	收缩压/mmHg	舒张压/mmHg
正常高值	120～139	80～89
高血压	≥140	≥90
1级高血压(轻度)	140～159	90～99
2级高血压(中度)	160～179	100～109
3级高血压(重度)	≥180	≥110
单纯收缩期高血压	≥140	＜90

若患者的收缩压与舒张压分属不同的级别,则以较高的分级为准。单纯收缩期高血压也可按照收缩压水平分为1、2、3级。

根据药物的作用部位和作用机制,抗高血压药分为以下几类。

1. 利尿药　如氢氯噻嗪、吲达帕胺等。

2. 钙通道阻滞药　如硝苯地平、尼群地平等。

3. 肾上腺素受体阻断药　①α₁受体阻断药:哌唑嗪、特拉唑嗪等。②β受体阻断药:普萘洛尔、美托洛尔等。③α、β受体阻断药:拉贝洛尔等。

4. 肾素-血管紧张素系统抑制药　①血管紧张素Ⅰ转化酶抑制药:卡托普利等。②血管紧张素Ⅱ受体阻断药:氯沙坦等。③肾素抑制药:雷米吉林等。

5. 交感神经抑制药　①中枢性交感神经抑制药:可乐定、甲基多巴等。②神经节阻断药:美加明、樟磺咪芬等。③去甲肾上腺素能神经末梢阻滞药:利血平、胍乙啶等。

6. 血管扩张药　①直接扩张血管药:肼屈嗪、硝普钠等。②钾通道开放药:吡那地尔等。③其他:酮舍林等。

任务二　常用抗高血压药物

目前,国内外常用的一线降压药物有利尿药、钙通道阻滞药、β受体阻断药、血管紧张素Ⅰ转化酶抑制药及血管紧张素Ⅱ受体阻断药等。

一、利尿药

常用于降压的利尿药是中效类利尿药。其降压作用温和,能增强其他降压药的降压效果,长期用药无耐受性,无水钠潴留,因此作为基础降压药广泛用于临床。

氢氯噻嗪(hydrochlorothiazide,双氢克尿噻)

【体内过程】

1. 吸收　口服吸收迅速但不完全,生物利用度为60%～80%,进食能增加吸收量,可能与药物在小肠的滞留时间延长有关。

2. 分布　本药部分与血浆蛋白结合,血浆蛋白结合率为40%,另一部分进入红细胞、胎盘内。

3. 代谢　本药吸收后消除相开始阶段血药浓度下降较快,以后血药浓度下降明显减慢,可能是由于后阶段药物进入红细胞内。

4. 排泄　主要以原形由尿排泄,也可经乳汁分泌。

【作用和用途】　氢氯噻嗪的降压特点为:①降压作用确切、温和、持久、平稳;②使收缩压和舒张压成比例地下降,对卧位和立位血压均能降低,无体位性低血压;③长期用药无耐受性。其降压作用机制为：①排钠利尿，降低血容量（初始用药）；②由于胞内低钠，使 Na^+ 与 Ca^{2+} 交换减少，Ca^{2+} 内流减少，从而降低血管平滑肌对缩血管物质的敏感性（长期用药）。

本品单用可用于轻度高血压，作为基础降压药与其他降压药合用也可用于各期高血压。

【不良反应及用药护理】

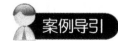 **案例导引**

患者，女，42 岁。1 年前单位体检诊断为高血压。口服氢氯噻嗪片剂每日 25～100 mg，血压控制在 120/90 mmHg 以内。

请思考：口服氢氯噻嗪片剂为何有效？服用该药有哪些不良反应？

1. 水、电解质紊乱 较常见，以低血钾最常见，表现为口干、恶心、呕吐和极度疲乏无力、肌肉痉挛、肌痛、腱反射消失等。患者宜服用富钾的食物（如香蕉、柠檬等）或合用保钾利尿剂。

2. 高血糖症 本品可使糖耐量降低，血糖、尿糖升高，可能与抑制胰岛素释放有关。一般患者停药即可恢复，但糖尿病患者病情可加重，故应慎用。

3. 高尿酸血症 本品能干扰肾小管排泄尿酸，少数可诱发痛风发作。由于通常无关节疼痛，故而高尿酸血症容易被忽视，停药后即可恢复。

吲达帕胺（indapamide）

吲达帕胺为磺胺类利尿药，具有利尿和钙拮抗作用，是一种强效、长效的降压药。不良反应少，不引起血脂改变，故伴有高脂血症的患者可用吲达帕胺代替噻嗪类利尿药。临床上还用于充血性心力衰竭时水钠潴留的治疗。

二、钙通道阻滞药

钙通道阻滞药通过抑制胞外 Ca^{2+} 内流，使血管平滑肌松弛、血管扩张、血压下降。常用药物有硝苯地平（nifedipine）、尼群地平（nitrendipine）、氨氯地平（amlodipine）、拉西地平（lacidipine）等。

【药理作用】 降压作用迅速、稳定。钙通道阻滞药通过抑制血管平滑肌细胞 Ca^{2+} 内流，扩张动静脉血管，降低血压。以硝苯地平作用较强，多推荐其缓释剂。氨氯地平为长效降压药。

【临床用途】 可用于各型高血压，尤以低肾素型高血压疗效好，可单用或与利尿药、β 受体阻断药、血管紧张素 I 转换酶抑制剂合用，以增强疗效，减少不良反应。

【不良反应及禁忌证】 常见不良反应有面部潮红、头痛、眩晕、心悸、踝部水肿等。严重不良反应有心率减慢、房室传导阻滞、心肌收缩力减弱。应用硝苯地平时可致血压骤降。本品短效制剂可能会加重心肌缺血，故不应用于伴心肌缺血的患者。

三、肾上腺素受体阻断药

（一）β 受体阻断药（普萘洛尔、美托洛尔、阿替洛尔等）

普萘洛尔（propranolol，心得安）

普萘洛尔为非选择性 β 受体阻断药，无内在活性，作用广泛，此处仅阐述其降压作用。

【体内过程】 口服后可在胃肠道迅速而完全吸收，但在肝内首次通过的清除率很高，仅约 30％进入血液循环。血浆中药物浓度变化很大，因此临床用药剂量有显著个体差异。主要在肝内代谢，大部分经肾排泄。

【药理作用】 降压作用缓慢而持久，口服 2～3 周，舒张压降低 10％～15％，其降压作用机制为：①减少心输出量（阻断心脏 $β_1$ 受体）；②抑制肾素分泌（阻断肾脏 β 受体，肾素分泌减少，阻断肾素-血管紧张素系统）；③抑制外周交感神经活性（阻断突触前膜的 $β_2$ 受体，减少 NA 释放）；④中枢性降压（阻断血管运动中枢的 β 受体）；⑤增加前列环素（PGI_2）的合成。

要点提示：长期大剂量使用可导致低血钾，血脂、血糖、尿酸及血浆肾素活性升高，合用 β 受体阻断药可降低肾素活性。肾功能不全者慎用。此外，氢氯噻嗪还可引起过敏反应及胃肠道反应等。过量服用时，应尽早洗胃，给予支持、对症处理，并密切监测血压、电解质和肾功能。

要点提示:长期用药不易产生耐受性,不引起体位性低血压。合用利尿药可增强降压效果。支气管哮喘、严重心力衰竭及重度房室传导阻滞者禁用。

【临床用途】

(1) 轻、中度高血压:对心输出量偏高或血浆肾素水平偏高的高血压疗效较好。

(2) 对伴有心绞痛、心律失常、脑血管病变的高血压患者也有显著效果。可治疗心律失常、心绞痛等。

【不良反应及用药护理】

(1) 常见不良反应有心率减慢、房室传导阻滞、心肌收缩力降低和诱发哮喘。

(2) 长期服用此药的患者,应嘱咐其不能随意骤然停药、漏服,若停药必须逐渐减量(减药过程为 10～14 天),否则有可能引起血压反弹或心肌梗死。

(3) 用药过程中应注意检测心率、血压、心电图等指标。

(4) 告诫患者服药期间应戒烟,以免降低药效。

(二) α_1 受体阻断药

哌唑嗪(prazosin)

要点提示:为避免首剂效应,首次剂量减为0.5 mg,于卧位或睡前服用。

【药理作用】 哌唑嗪能选择性阻断 α_1 受体,扩张小动脉和小静脉,对立位及卧位血压均有降低作用。但对 α_2 受体无阻断作用,故无反射性心率增加。其降压特点为:①降压作用中等偏强,口服易吸收。②降血脂:降低血浆 TG、TC、LDL、VLDL,增加 HDL,减轻冠状动脉病变。

【临床用途】 用于各型高血压。对合并糖尿病、心力衰竭等高血压患者疗效较好。严重者合用利尿药及 β 受体阻断药。对合并糖尿病、高脂血症、心力衰竭等高血压患者疗效较好,亦可用于老年男性患有前列腺增生的高血压患者。

【不良反应及用药护理】 常见鼻塞、口干、嗜睡、头痛、腹泻等。部分患者首次给药后出现"首剂效应",即症状性体位性低血压,表现为晕厥、心悸、意识消失等。

四、肾素-血管紧张素系统(RAS)抑制药

作用于 RAS 的药物主要有血管紧张素 I 转化酶抑制药(ACEI)和血管紧张素 II 受体(AT$_2$受体)阻断药。

知识链接

RAS 系统和药物作用环节见图 4-1。

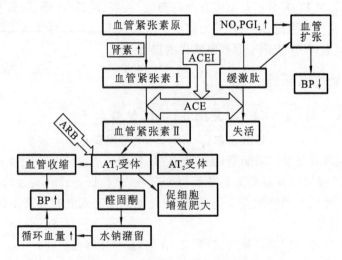

图 4-1　RAS 系统和药物作用环节

NOTE

（一）血管紧张素Ⅰ转化酶抑制药

ACEI的作用特点有：①降压时不伴有反射性心率加快，对心排血量无明显影响；②可防止或逆转高血压患者的血管壁增厚、心肌肥大和心肌重构；③能增加肾血流量，保护肾脏；④能改善胰岛素抵抗，不引起电解质紊乱和脂质代谢改变；⑤久用不易产生耐受性。

卡托普利（captopril，开博通）

【体内过程】 口服吸收约70％，空腹服用可增加其吸收。口服后15～30 min开始降压，降压维持8～12 h，主要以原形从尿排出。不易透过血脑屏障。

【药理作用】 抑制血管紧张素Ⅰ转化酶（ACE），使血管紧张素Ⅰ（AngⅠ）转化为血管紧张素Ⅱ（AngⅡ）减少，降低外周阻力。其降压机制为：①抑制整体及血管局部ACE，减少AngⅡ形成；②抑制ACE，减少缓激肽降解，增强扩血管效应；③减少肾脏组织中AngⅡ的生成，抑制醛固酮分泌，促进水、钠排泄。

【临床用途】

1. 治疗各型高血压 尤其对其他降压药治疗无效的顽固性高血压有效，与强心剂和利尿剂合用可增强疗效，对高肾素型高血压和肾性高血压疗效较好。ACEI对心、脑、肾等器官有保护作用，能减轻心肌肥厚，阻止或逆转心血管病理性重构。对伴有心力衰竭、糖尿病、肾病的高血压患者，ACEI为首选药。

2. 治疗充血性心力衰竭与心肌梗死 能降低心肌梗死并发心力衰竭的病死率，能改善血流动力学和器官灌流。

【不良反应及用药护理】

（1）低血压，应从小剂量开始服用。

（2）刺激性干咳（要事先告知患者）、血管神经性水肿、高血钾（因减少醛固酮分泌，与保钾利尿药合用须谨慎）等。

（3）久用可降低血锌，致皮疹、嗜酸性粒细胞增多、味觉及嗅觉改变、脱发等。

（4）孕妇、哺乳期妇女慎用，因可使胎儿生长迟缓。

（5）对本品过敏者禁用；全身性红斑狼疮及自身免疫性胶原性疾病患者慎用；肾动脉狭窄者用药后可致肾功能衰竭，须禁用。

要点提示：卡托普利耐受性良好，故应从小剂量开始使用。过量可致低血压，应立即停药。

依那普利（enalapril）

依那普利的降压机制与卡托普利相似，但作用时间更持久。其在肝脏内水解成依那普利拉，对ACE的抑制作用为卡托普利的10倍以上。适用于各种程度的高血压、肾血管性高血压及糖尿病合并高血压患者的治疗，也可用于慢性充血性心力衰竭的治疗，尤以常规应用洋地黄或利尿药仍难以控制者，能延缓充血性心力衰竭症状的临床进展及减少住院治疗的需要。由于本品效果优于卡托普利，不良反应又较轻，故使用日益广泛，为高血压治疗的首选药。不良反应亦与卡托普利相似。

（二）血管紧张素Ⅱ受体阻断药

氯沙坦（losartan）

氯沙坦为非肽类血管紧张素Ⅱ受体阻断药。

【药理作用】 血管紧张素Ⅱ（AngⅡ）是一个很强的血管收缩剂。氯沙坦可选择性地与AT_1受体结合，阻断AngⅡ引起的血管收缩及醛固酮分泌等作用，从而降低血压。尚有增加尿酸排泄的作用。

【临床用途】 用于各型高血压，效能与依那普利相似，每天每次50 mg，即可有效控制血压。用药3～6周可达最大降压效果。

【不良反应及用药护理】 与ACEI相似，主要有头晕、高血钾和体位性低血压，不致咳嗽及血管神经性水肿。

任务三　其他抗高血压药物

案例导引

患者,男,65岁。患有高血压15年,慢性胃溃疡20年。一直坚持口服尼群地平、卡托普利及阿司匹林肠溶片,血压控制良好。近1年来血压逐渐升高,伴有脱发、嗅觉缺失,自测血压140/100 mmHg。为什么患者会出现上述症状?针对使用尼群地平等药失效的情况,如何选择降压药?

一、交感神经抑制药

(一) 中枢性交感神经抑制药

可乐定(clonidine)

【药理作用】　可乐定降压作用中等偏强,对正常或高血压均有降压作用,降压时伴有心率减慢和心输出量减少,对肾血流量无明显影响。其降压机制比较复杂:通过激动血管运动中枢延脑孤束核 α_2 受体及延髓腹外侧核吻侧端的 I_1-咪唑啉受体,使外周交感张力降低;激动外周交感神经突触前膜 α_2 受体,负反馈地抑制 NA 释放;激动脑内阿片受体,促进内源性阿片肽的释放。

【临床用途】
(1) 中度高血压:对兼有溃疡病的高血压及肾性高血压尤为适宜,与利尿剂合用有协同作用。
(2) 可作为阿片类镇痛药成瘾者的戒毒药。

【不良反应】
(1) 多见口干、嗜睡和便秘。
(2) 久用引起水钠潴留,突然停药易出现反跳现象,血压上升。
(3) 其他:阳痿、抑郁、水肿、体重增加和心动过缓等。

(二) 外周性交感神经抑制药

外周性交感神经抑制药主要通过抑制交感神经末梢摄取 NA 和 DA,耗竭递质而产生降压作用,如利血平(reserpine)、胍乙啶(guanethidine)。降压特点是缓慢而持久。因不良反应较多,仅作为降压药复方制剂的成分之一。

利血平是印度萝芙木根中的主要生物碱,国产萝芙木提取的总生物碱制剂称为降压灵。

知识链接

外周性交感神经抑制药的常见不良反应有鼻塞、乏力、胃酸分泌增多、腹泻、心率减慢等副交感神经功能亢进的表现,也可出现嗜睡、情绪低落等中枢抑制反应,严重者甚至出现精神抑郁。

二、血管扩张药

(一) 直接扩张血管药

肼屈嗪(hydralazine)

【药理作用】　通过直接扩张小动脉血管平滑肌,降低外周阻力而降压。对舒张压的降低作用优于对收缩压的作用。降压作用快而较强,口服后 20~30 min 显效。1 次给药可维持 12 h。

【不良反应及用药护理】

(1) 不良反应有头痛、面红、黏膜充血、心动过速,并可诱发心绞痛和心力衰竭。大剂量长期应用可产生红斑狼疮样综合征,一旦发生,应停药并用皮质激素治疗。

(2) 降压时伴有反射性心率增加、心输出量增加、血浆肾素活性增强及水钠潴留加重,从而减弱其降压作用,故一般不单独使用。合用利尿药和 β 受体阻断药可增效。

硝普钠(sodium nitroprusside)

【药理作用】 本药口服不吸收,静脉注射后降压作用快、强、短,可扩张小动脉、小静脉血管平滑肌,减轻心脏前后负荷,有利于改善心功能。在血管平滑肌内代谢产生 NO,与血管舒张因子相似,NO 激动鸟苷酸环化酶,使环鸟苷酸(cGMP)增加而舒张血管。

【临床用途】 用于高血压危象,亦用于难治性心力衰竭、嗜铬细胞瘤引起的高血压等。

【不良反应及用药护理】 常见呕吐、出汗、头痛、心悸等不良反应。当肾功能衰竭、用量过大或连用数日后,可致血中氰化物蓄积中毒,停药过快易出现反跳现象。此外硝普钠遇光易分解失效,故临床护理中应注意加黑罩避光,溶液应新鲜配制,不宜与其他溶液混合使用,为防止血压下降过快,还应注意严格控制滴速、密切监测血压和心率,孕妇禁用。临床护理中应格外注意。孕妇禁用。

> **要点提示:** 不要与其他药物混合使用;不要静脉滴注过快;不要停药过早。两必须:必须避光使用;必须监测血压。

(二)钾通道开放药

吡那地尔(pinacidil)

【药理作用】 扩张血管,血压下降,作用强于哌唑嗪。降压机制为通过开放 K^+ 通道,使 K^+ 外流增加,细胞膜超极化,Ca^{2+} 内流减少,血管舒张,从而降低血压。

【临床用途】 主要用于轻、中度高血压。与利尿药和 β 受体阻断药合用可提高疗效。

【不良反应及用药护理】 水钠潴留、头痛、嗜睡、心悸、体位性低血压等。

情景一 高血压患者的用药基础

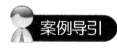案例导引

患者,女,56 岁。高血压病史 18 年,坚持服用硝苯地平片和阿司匹林肠溶片。近 2 个月血压持续性升高并伴有头痛、恶心及踝部水肿等症状。

请思考:①为何会出现这些不适症状?②针对患者的上述情况,如何选择降压药?

绝大多数高血压患者需要采取药物治疗。具体到每个高血压患者的药物治疗方案,应考虑患者的血压升高程度、临床症状、有无并发症等因素,从而有效治疗。所谓有效治疗,就是将血压控制在 140/90 mmHg 以下,抗高血压治疗的目标血压是一般患者血压<140/90 mmHg,老年人收缩压<150 mmHg,糖尿病或肾病患者血压<130/80 mmHg。这样不仅可以减少心脑血管事件,如防止卒中、冠心病、心力衰竭和肾病的发生及进展,同时还可以有效降低死亡风险。

一、常用抗高血压药的临床用途

目前常用的降压药有利尿药、β 受体阻断药(βRB)、钙通道阻滞药(CCB)和血管紧张素 I 转化酶抑制药(ACEI)及血管紧张素 II 受体阻断药(ARB)、$α_1$ 受体阻断药($α_1$RB),见表 4-2。

1. 利尿药 如氢氯噻嗪等,降压机制主要为排钠利尿,减少血容量。因排钠而降低细胞内钙离子浓度,松弛血管平滑肌,降低血管平滑肌的反应性,诱导扩血管物质的产生。

2. 血管紧张素 I 转化酶抑制药 如卡托普利、依那普利等,临床上广泛用于原发性高血压,肾性高血压,中、重度高血压,顽固性心力衰竭等的治疗。

3. 血管紧张素 II 受体阻断药 如氯沙坦、缬沙坦等,直接阻断血管紧张素 II 与受体的结合,不影响缓激肽降解,对血管紧张素 II 效应的阻断作用更完全。

4. β 受体阻断药 如普萘洛尔、美托洛尔、阿替洛尔等,临床上用于轻、中度高血压,高血压

伴心绞痛、脑血管病变者,高肾素型高血压等。

5. 钙通道阻滞药 如硝苯地平、氨氯地平、维拉帕米等,可阻滞钙通道,松弛血管平滑肌,降低外周阻力。用于轻、中度高血压。

6. α₁受体阻断药 如哌唑嗪等,临床上用于各型高血压,对合并糖尿病、高脂血症、心力衰竭等高血压患者疗效较好,亦可用于老年男性患有前列腺增生的高血压患者。

表 4-2　主要降压药物选用的临床参考

类　别	适 应 证	禁 忌 证
利尿药(噻嗪类)	充血性心力衰竭,老年高血压,单纯收缩期高血压	痛风,妊娠
利尿药(袢利尿药)	肾功能不全,充血性心力衰竭	
利尿药(抗醛固酮药)	充血性心力衰竭,心肌梗死后	肾功能衰竭,高血钾
β受体阻断药	心绞痛,心肌梗死后,快速心律失常,充血性心力衰竭,妊娠	Ⅱ、Ⅲ度房室传导阻滞,哮喘,慢性阻塞性肺疾病,周围血管病,糖耐量减低,经常运动者
钙通道阻滞药 (二氢吡啶)	老年性高血压,周围血管病,妊娠,单纯收缩期高血压,心绞痛,颈动脉粥样硬化	快速心律失常,充血性心力衰竭
钙通道阻滞药 (维拉帕米,地尔硫䓬)	心绞痛,颈动脉粥样硬化,室上性心动过速	Ⅱ、Ⅲ度房室传导阻滞,充血性心力衰竭
ACEI	充血性心力衰竭,心肌梗死后,左心室功能不全,非糖尿病肾病,1型糖尿病肾病,蛋白尿	妊娠,高血钾,双侧肾动脉狭窄
ARB	2型糖尿病肾病,蛋白尿,糖尿病微量白蛋白尿,左心室肥厚,ACEI所致咳嗽	妊娠,高血钾,双侧肾动脉狭窄
α₁受体阻断药	前列腺增生,高血脂	体位性低血压,充血性心力衰竭

二、抗高血压药的应用原则

较为理想的抗高血压药应具备以下特点:应用方便,降压效果明显,对重要脏器可产生有益的影响,不良反应少,患者依从性较好,能降低心脑血管事件的发生率和死亡率等。临床上,应尽量选用具有上述特点的药物,并遵循下列原则。

1. 药物治疗与非药物治疗相结合 通过合理膳食、控制体重、戒除烟酒、适当运动等,对于稳定和降低血压有积极的作用,不失为除药物治疗外的辅助治疗手段。

2. 平稳降压 血压在24 h内存在自发波动,称为血压波动性。血压波动性越大,对靶器官的损伤越严重。因此,应从小剂量开始稳步降压,使用长效制剂(药效持续24 h)可有效地防止靶器官损害,还可增加治疗的依从性,控制血压的稳定性更胜一等。

3. 个体化差异治疗 根据患者的年龄、性别、病情、并发症及是否合并其他疾病等情况制订治疗方案。本着"最好疗效,最小不良反应"的原则,为每一位患者选用适宜的药物和剂量。

4. 联合用药 抗高血压药的联合应用可增加疗效并减少并发症,尤其是对中、重度高血压。有研究表明,血压控制良好的患者中有一半以上是联合用药的。目前常用的四大类降压药(利尿剂、β受体阻断药、钙通道阻滞药和ACEI)中,任何两种药物的联合应用都是可行的。不同作用机制的药物联合使用多数能起协同作用,从而使两种药物用量均减少,不良反应减少甚至相互抵消。《中国高血压防治指南》的联合用药推荐见图4-2。

抗高血压药可以有效地降低心血管疾病的发病率和死亡率，防止卒中、冠心病、心力衰竭和肾病等的发生和发展。抗高血压药的共同作用为降低血压，不同类别的抗高血压药可能有降压以外作用的差别，这些差别是在不同患者选用药物时的主要参考。

（1）合并慢性心功能不全者，宜用利尿药、ACEI等。

（2）合并心绞痛者，宜用钙通道阻滞药、β受体阻断药。

（3）合并肾功能不全者，宜用钙通道阻滞药、ACEI。

（4）合并消化性溃疡者，宜用可乐定，不用利血平。

（5）合并窦性心动过速者，宜用β受体阻断药。

（6）合并支气管哮喘者，宜用钙通道阻滞药、利尿药，不用β受体阻断药。

（7）合并糖尿病者，宜用钙通道阻滞药、β受体阻断药，不用噻嗪类利尿药。

（8）合并高脂血症，宜用哌唑嗪、钙通道阻滞药等，不用利尿药及β受体阻断药。

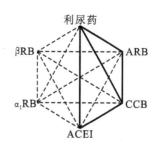

图4-2 抗高血压药联合用药推荐

知识链接

降压药什么时候服用最好？

一般来说，我们每天的血压水平是规律波动的：24 h有两个血压高峰时间，即上午6—10时，下午4—8时（所谓的"勺形曲线"）。因此，在这两个高峰前半小时服药，降压作用就会比较好。事实上，也有一些特殊情况比如有些患者凌晨血压升高，那么就需要在睡前加服药一次。然而大部分人夜间入睡后血压比白天下降20%左右，故睡前服用降压药，容易导致血压大幅度下降，造成心、脑、肾等器官供血不足，所以睡前加服抗高血压药须慎重并遵医嘱。根据患者血压波动的节律性，选择能24 h控制血压的长效制剂，对有效控制血压、减少清晨心血管意外的发生具有重要意义。

常用制剂和用法

氢氯噻嗪 片剂：12.5 mg、25 mg。一次12.5～25 mg，一日2次。起效后酌减，给予维持量。

硝苯地平 片剂：5 mg、10 mg。一次5～10 mg，一日3次，口服或舌下含服。

尼群地平 片剂：10 mg。一次10～20 mg，一日1～2次。

氨氯地平 片剂：5 mg、10 mg。一次5～10 mg，一日1次，口服。

卡托普利 片剂：12.5 mg、25 mg、50 mg。一次12.5 mg～25 mg，逐渐增至一次50 mg，一日3次，饭前服，一日总量不超过300 mg。

依那普利 片剂：5 mg、10 mg。开始一次2.5 mg～5 mg，一日1次。逐渐增至一日10～40 mg，分1～2次服。

氯沙坦 片剂：25 mg、50 mg。一次25 mg，一日2次。

哌唑嗪 片剂：0.5 mg、1 mg、2 mg。首次0.5 mg，然后一次1 mg，一日3次。一般每隔2～3天增加1 mg。

可乐定 片剂：0.075 mg、0.15 mg。一次0.075～0.15 mg，一日2～3次，根据病情可逐渐增加剂量。极量：一次0.4～0.6 mg。注射剂：0.15 mg/mL。一次0.15～0.3 mg，肌内注射或静脉注射，必要时6 h重复一次。

硝普钠 注射剂：50 mg。一次50～100 mg，临用前用5%葡萄糖注射液3～5 mL溶解后再用500 mL同一葡萄糖注射液稀释，缓慢静脉滴注（容器避光）。滴速每分钟不超过3 μg/mL。配制时间超过4 h的溶液不宜使用。

利血平 片剂:0.1 mg、0.25 mg。一次0.25 mg,一日2次。注射剂:1 mg/mL、2.5 mg/mL。一次0.5~1 mg,一日1~2 mg,肌内注射或静脉注射。

思考与练习

A₁型题

1. 长期应用可引起低血钾的降压药是( )。

A. 利血平   B. 哌唑嗪酚   C. 硝苯吡啶   D. 氢氯噻嗪   E. 肼苯哒嗪

2. 下列药物一般不用于治疗高血压的是( )。

A. 氢氯噻嗪   B. 盐酸可乐定   C. 安定   D. 维拉帕米   E. 卡托普利

3. 有关可乐定的叙述,错误的是( )。

A. 可乐定是中枢性降压药   B. 可乐定可用于治疗中度高血压

C. 可乐定可用于治疗重度高血压   D. 可乐定可用于治疗高血压危象

E. 可乐定别名称氯压定

4. 硝普钠主要用于治疗( )。

A. 高血压危象   B. 中度高血压伴肾功能不全

C. 重度高血压   D. 轻、中度高血压

E. 中、重度高血压

A₂型题

5. 患者,女,60岁。高血压合并肾动脉硬化,不宜选用的药物是( )。

A. 利尿药   B. β受体阻断药   C. α受体阻断药

D. 钙通道阻滞剂   E. ACEI

6. 通过利尿作用而达到降压的药物是( )。

A. 氯沙坦   B. 硝苯地平   C. 卡托普利

D. 普萘洛尔   E. 氢氯噻嗪

A₃型题

(7~8题共用题干)

患者,男,48岁。十二指肠溃疡病史20年,近感头痛、眩晕而就诊。检查:血压160/100 mmHg。

7. 应首选的治疗药物是( )。

A. 甲基多巴   B. 可乐定   C. 利血平

D. 硝苯地平   E. 氢氯噻嗪

8. 应慎用的降压药是( )。

A. 可乐定   B. 利血平   C. 肼苯哒嗪

D. 氢氯噻嗪   E. 卡托普利

案例分析

1. 患者,女,60岁。15年前发现高血压。5天前出现上腹部疼痛,经钡餐检查诊断为胃溃疡。

请思考:①除应用抗消化性溃疡药外,患者应选用何种药物?②作为护士应如何进行用药指导?

2. 患者,男,65岁。有高血压病史20余年。3天前血压持续性升高并出现头痛、恶心、一侧肢体麻木等高血压危象症状。

请思考:①患者为什么会出现高血压危象?②在常规降压的同时应选择哪种降压药进行急救?③该药降压有何特点?

3. 患者,男,75 岁。有原发性高血压病史 16 年,吸烟 50 年。每天按时口服硝苯地平片降血压。因近日感觉头痛、头晕、心悸来诊。测血压 180/110 mmHg,双肺呼吸音清,心界向左扩大,心率 118 次/分,律整。心电图:窦性心动过速,ST-T 改变。诊断:高血压、窦性心动过速、左心室肥厚。

请思考:①医生给予硝苯地平控释片和美托洛尔进行治疗,应嘱患者注意哪些问题? ②针对该患者的具体情况,对其饮食、生活习惯应给予哪些指导?

(高仁甫)

项目二十一 抗心律失常药的用药基础

▶▶ ▶

导学

抗心律失常药是一类用于治疗心脏节律紊乱的药物。随着对心脏电生理特性以及抗心律失常药物作用机制的了解,心律失常的药物治疗有了较大的进展。

项目目标

1. 掌握抗心律失常药代表药的药理作用及临床应用。
2. 熟悉其他抗心律失常药的临床应用、不良反应及用药护理。
3. 了解抗心律失常药的分类。
4. 学会观察和预防抗心律失常药的不良反应,能够进行用药护理知识,综合分析判断,正确进行用药指导。

任务一 抗心律失常药的基本作用和分类

案例导引

患者,男,65 岁。有高血压病史 10 余年,血压控制良好。半月前因感冒而出现胸闷、心慌不安等。检查:血压 150/100 mmHg,心电图显示窦性心动过速。

请思考:①患者应选用何种药物?②作为护士如何进行用药指导?

心律失常(arrhythmias)是指心脏兴奋功能或电生理活动的异常。一般包括心率及心动节律的改变、心脏冲动形成和(或)冲动传导的异常。临床上根据心律变化将其分为两类,即缓慢型和快速型心律失常。缓慢型心律失常包括窦性心动过缓、房室传导阻滞等,可用阿托品及异丙肾上腺素治疗;快速型心律失常的形成机制比较复杂,常见的有房性期前收缩、房性心动过速、阵发性室上性心动过速、心房扑动、心房颤动及室性期前收缩、室性心动过速和心室纤颤等。本项目阐述的抗心律失常药主要用于快速型心律失常。

一、抗心律失常药的基本作用

抗心律失常药主要通过影响心肌细胞膜的 Na^+、Ca^{2+} 及 K^+ 转运,影响心肌细胞动作电位各时期,抑制自律性和(或)中止折返而纠正心律失常。抗心律失常药的基本作用主要有以下三种。

1. 降低自律性 抑制心肌细胞 Na^+ 内流或 Ca^{2+} 内流,促进 K^+ 外流,均可降低心肌细胞的自律性。

2. 消除折返 有两种途径可消除折返。一种途径是通过增强膜反应性,加快传导速度,消除单向传导阻滞而中断折返,或者降低膜反应性,减慢传导速度,使单向传导阻滞变为双向传导阻滞而中断折返;另一种途径是通过绝对延长有效不应期(ERP),或相对延长 ERP,使 ERP 与动作电位时程(APD)的比值变大,使逆向冲动落入 ERP 的机会增多,从而消除折返。

3. 消除后除极 后除极分为迟后除极和早后除极,通过阻滞 Ca^{2+} 内流或 Na^+ 内流,可减少发生迟后除极;通过缩短 APD,可减少发生早后除极。

二、抗心律失常药的分类

由于心律失常的发生机理比较复杂,各种抗心律失常药的作用及副作用也不相同,因此在选择药物时必须作全面考虑,并应讲究用药剂量及方法,才能取得预期的效果。目前临床应用的抗心律失常药物已近 50 余种,至今还没有统一的分类标准。大多数学者同意根据药物对心脏的不同作用原理将抗心律失常药分为以下四类,以指导临床合理用药,其中Ⅰ类药又分为 A、B、C 三个亚类。

(1) Ⅰ类——钠通道阻滞药。

① ⅠA类(适度钠通道阻滞药):奎尼丁等。

② ⅠB类(轻度钠通道阻滞药):利多卡因等。

③ ⅠC类(重度钠通道阻滞药):氟卡尼等。

(2) Ⅱ类——β肾上腺素受体阻断药,代表性药物为普萘洛尔。

(3) Ⅲ类——选择性延长复极过程药,属此类的有胺碘酮。

(4) Ⅳ类——钙拮抗药阻滞钙通道而抑制 Ca^{2+} 内流,代表药是维拉帕米。

任务二 常用抗心律失常药

案例导引

患者,女,48 岁。因胸闷、心慌不安等,长期服用奎尼丁。

请思考:①为什么服用奎尼丁有效? ②长期服用奎尼丁会有什么不良反应? ③作为护士如何进行用药指导?

长期服用抗心律失常药均有不同程度的副作用,严重者可引起室性心律失常或心脏传导阻滞而致命。因此,临床应用时应严格掌握适应证,注意不良反应,以便随时应急。

一、Ⅰ类——钠通道阻滞药

(一) ⅠA类(适度钠通道阻滞药)

奎尼丁(quinidine,异奎宁)

奎尼丁是从金鸡纳树树皮中提取的一种生物碱,为奎宁的异构体(右旋体)。

【体内过程】 口服后吸收快而完全,肌内注射吸收不规则。口服后 30 min 作用开始,1~3 h 达最大作用,血浆蛋白结合率为 70%~80%,心肌中的药物浓度较血药浓度高 10~20 倍。主要经肝脏代谢,由肾脏排泄,乳汁及唾液也有少量排出。

【临床用途】 奎尼丁为广谱抗心律失常药,用于各种快速型心律失常,如房性和室性期前收缩、转复心房扑动和心房颤动、转复室上性和室性心动过速、预激综合征等。奎尼丁是重要的心律失常转复药物之一。

【不良反应及用药护理】 用药初期常见胃肠道反应,如恶心、呕吐、腹泻等。长时间用药,可出现"金鸡纳反应(cinchonism)",表现为头痛、眩晕、耳鸣、视力模糊、精神失常等症状。奎尼丁心血管方面的毒性较为严重,可导致低血压、房室及室内传导阻滞、心力衰竭等,严重者可发生奎尼丁晕厥。奎尼丁晕厥多发生在用药最初数天内,属特异性反应,与药物剂量无平行关系,可能与低钾、心功能不全或对本药敏感有关,表现为意识突然丧失,伴有惊厥、阵发性心动过速,甚至心室颤动而导致死亡。因此,奎尼丁使用前须测血压、心率,用药期间应经常检测血压、心电图,如有明显的血压下降、心率减慢或不规则、心电图 Q-T 间期延长时,须暂停给药,并报告医生处理。

知识链接

金鸡纳反应:可产生耳鸣、胃肠道障碍、心悸、惊厥、头痛及面红。视力障碍如视物模糊、畏光、复视、色觉障碍、瞳孔散大、暗点及夜盲。听力障碍、发热、局部水肿、眩晕、震颤、兴奋、昏迷、忧虑,甚至死亡。一般与血浆奎尼丁浓度升高有关,可通过减少给药量预防和治疗。

【禁忌证】 心力衰竭、低血压、严重窦房结病变、重度房室传导阻滞、妊娠。

普鲁卡因胺(procainamide)

【作用和用途】 普鲁卡因胺属广谱抗快速心律失常药。其作用与奎尼丁相似,但强度和毒性较小,主要用于室性心律失常,如室性期前收缩和室性心动过速,尤其是急性心肌梗死并发室性心律失常,也可用于复律治疗。

【不良反应及用药护理】 口服可有胃肠道反应;静脉给药可引起低血压及室内传导阻滞等;大剂量有心脏抑制作用。过敏反应较常见,可出现皮疹、药热、白细胞减少、肌痛等。中枢系统不良反应为幻觉、精神失常等。长期应用,少数患者出现红斑狼疮综合征,停药可恢复。用药期间应连续监测血压及心电图的变化。肝肾功能不全及原有房室传导阻滞者慎用或禁用。

丙吡胺(disopyramide)

丙吡胺是广谱抗心律失常药,口服吸收较好。可用于治疗多种室上性或室性心律失常,尤其适用于预防心房颤动电击复律后的复发和预防心肌梗死后的心律失常。常见的不良反应为低血压及心脏抑制等,其抗胆碱能作用可引起口干、便秘、排尿不畅或尿潴留,少数可能有皮疹、低血糖及粒细胞减少等。青光眼、前列腺肥大、心力衰竭、房室传导阻滞或心源性休克等禁用或慎用。

(二) Ⅰ B 类(轻度钠通道阻滞药)

利多卡因(lidocaine)

要点提示:由于利多卡因对心室浦肯野纤维有较强的选择性作用,对心脏其他部位的作用不明显,故仅用于治疗室性心律失常。

知识链接

利多卡因为局部麻醉药,1963 年用于治疗心律失常,是目前防治急性心肌梗死及各种心脏病并发快速室性心律失常的药物,是急性心肌梗死的室性期前收缩、室性心动过速及室性震颤的首选药。

【体内过程】 口服生物利用度低,有明显的首关效应。肌内注射后 5~15 min 起效,吸收完全,吸收后迅速分布入心、脑、肾及其他血运丰富的组织。静脉注射后立即起效(45~90 s),持续10~20 min。在肝脏代谢,经肾脏排泄。

【药理作用】 利多卡因能轻度阻滞 Na^+ 通道,促进 K^+ 外流,作用如下。

1. 降低自律性 抑制心肌细胞 Na^+ 内流,促进 K^+ 外流,提高兴奋阈值,降低心肌的自律性。

2. 缩短 ERP 和 APD 利多卡因缩短浦肯野纤维及心室肌上的 ERP 和 APD,以缩短 APD更为明显,从而相对延长 ERP,有利于消除折返激动而治疗快速型心律失常。

3. 影响传导性 当心肌缺血时,利多卡因可抑制 Na^+ 内流,减慢传导;当低血钾和心肌纤维受损引起部分去极时,可促进 K^+ 外流,引起超极化而加速传导。

【临床用途】 利多卡因为窄谱抗心律失常药,用于转复和预防室性快速性心律失常,如心肌梗死、强心苷中毒及外科手术等引起的室性期前收缩、室性心动过速、心室扑动和心室颤动等。一般作为室性心律失常的首选药。

【不良反应及用药护理】 不良反应多发生于静脉给药时,较常见中枢症状,如嗜睡、头晕、兴奋、语言和吞咽困难等。较大剂量出现烦躁不安、肌肉抽搐、低血压及房室传导阻滞等。眼球震颤为利多卡因中毒的早期信号之一。

【禁忌证】 对利多卡因过敏、重度房室传导阻滞、心力衰竭等禁用。

美西律(mexiletine)

美西律的化学结构和电生理效应与利多卡因类似,用于各种室性心律失常,对强心苷中毒、心肌梗死或手术所致室性期前收缩、室性心动过速等有效。不良反应少而轻,大剂量可出现胃肠道反应及神经系统反应如眩晕、共济失调等;静脉用药偶尔可产生低血压、心动过缓、传导阻滞等。重度心力衰竭、心源性休克、缓慢型心律失常和心室内传导阻滞等禁用或慎用。

苯妥英钠(phenytoin sodium)

【临床应用】 苯妥英钠的作用与利多卡因相似。与强心苷竞争 Na^+-K^+-ATP 酶,抑制强心苷中毒所致的触发活动。本药主要用于治疗室性心律失常,特别对强心苷中毒引起的室性心律失常有效,常为首选药之一;亦可用于心肌梗死、心脏手术、心导管术等所引发的室性心律失常,但疗效不如利多卡因。

【不良反应及用药护理】 常见中枢不良反应有头昏、眩晕、震颤、共济失调等。苯妥英钠快速静脉注射容易引起低血压,高浓度可引起心动过缓。妊娠、低血压、窦性心动过缓及Ⅱ、Ⅲ度房室传导阻滞等禁用。

(三)ⅠC类(重度钠通道阻滞药)

普罗帕酮(propafenone,心律平)

普罗帕酮是一种具有局部麻醉作用的ⅠC类抗心律失常药,属广谱抗心律失常药。

【临床用途】 适用于各种室上性和室性期前收缩、室上性和室性心动过速、伴发心动过速和心房颤动的预激综合征。

【不良反应及用药护理】 胃肠道反应常见。少数用药者出现心动过缓、房室传导阻滞,还可引起心力衰竭,此类疾病患者禁用。本药一般不宜与其他抗心律失常药合用,以避免心脏抑制。

氟卡尼(flecainide)

氟卡尼为具有膜稳定作用的广谱抗心律失常药。对室上性及室性心律失常均有效,对房室折返性心动过速有效率达90%以上。不良反应可见头晕、乏力、恶心等,心脏方面可致心律失常。病态窦房结综合征、传导阻滞、心力衰竭等禁用。

二、Ⅱ类——β肾上腺素受体阻断药

普萘洛尔(propranolol)

【药理作用】 普萘洛尔可阻断β受体,降低窦房结、心房传导纤维和浦肯野纤维的自律性,减慢房室结和心肌传导纤维的传导,延长房室结 ERP。治疗量可同时缩短浦肯野纤维的 APD 和 ERP,但 APD 缩短更明显,故 ERP 相对延长,较大剂量则使 ERP 绝对延长。另外,普萘洛尔还能减少儿茶酚胺类物质所致的迟后除极的发生。

【临床用途】 普萘洛尔主要用于治疗室上性及窦性心动过速,特别是交感神经亢进、甲状腺功能亢进及嗜铬细胞瘤等所致者效果良好,亦可用于预激综合征及长 Q-T 间期综合征(LQTS)引起的心律失常。

【不良反应及用药护理】 本药可致窦性心动过缓、房室传导阻滞,并可能诱发心力衰竭、哮喘、低血压等。长期应用对脂质代谢和糖代谢有不良影响,故高脂血症、糖尿病患者应慎用。突然停药可产生反跳现象。

要点提示:β肾上腺受体阻断药通过阻断心肌细胞β受体而具抗心律失常作用。其电生理作用包括减慢舒张期自动除极速度,抑制心脏自律性、传导性,并缩短APD,同时具有膜稳定作用。

要点提示：该类药物主要通过阻滞钙通道、减少 Ca^{2+} 内流而使窦房结的兴奋性下降、房室结传导性下降、不应期延长。主要用于室上性心律失常的治疗，为窄谱抗心律失常药。

三、Ⅲ类——钙通道阻滞药

维拉帕米（verapamil）

知识链接

维拉帕米又名异搏定、戊脉安，维拉帕米抑制自律性、减慢传导、延长不应期。主要用于治疗室上性心律失常，是治疗阵发性室上性心动过速的首选药。

【临床用途】 治疗室上性和房室结折返引起的心律失常效果好，为阵发性室上性心动过速首选药。对急性心肌梗死、心肌缺血及强心苷中毒引起的室性期前收缩有效。

【不良反应及用药护理】 常见有口干、恶心、腹胀、腹泻、头痛、头晕等。静脉注射过快可出现血压下降、心动过缓，严重者可致心脏停搏。

【禁忌证】 Ⅱ、Ⅲ度房室传导阻滞，心功能不全，心源性休克等。

四、Ⅳ类——延长动作电位时程药

胺碘酮（amiodarone）

【体内过程】 胺碘酮口服吸收缓慢，静脉注射起效快。药物分布在各组织器官中。在肝脏代谢，原药及其代谢产物的脂溶性高，可在组织中蓄积，故停药后作用可持续数周甚至数月。主要经胆汁排泄。

【药理作用】 胺碘酮对心脏多种离子通道均有抑制作用。其基本电生理作用如下。

要点提示：禁止与 β 受体阻断药、地高辛、奎尼丁等配伍使用。

1. 降低自律性 通过阻滞 Na^+ 通道、K^+ 通道和 Ca^{2+} 通道以及阻断 β 受体，可降低窦房结和浦肯野纤维的自律性。

2. 延长 ERP 和 APD 胺碘酮能显著延长心房肌和浦肯野纤维的 ERP 和 APD。

3. 减慢传导速度 能减慢房室肌和浦肯野纤维的传导速度。

此外，胺碘酮还可阻断 α、β 受体，舒张血管平滑肌，扩张冠状动脉和外周血管，增加冠状动脉血流量，减少心肌耗氧量。

要点提示：胺碘酮对心肌细胞的 Na^+、K^+、Ca^{2+} 通道均有阻滞作用，也是一种非竞争性的 α、β 受体阻断药。

【临床用途】 胺碘酮是一种广谱抗心律失常药，对房性心律失常（如心房颤动和心房扑动的转复）、结性心律失常、室性心律失常（包括室性期前收缩、室性心动过速）均有效。小剂量适用于伴器质性心脏病的心律失常，如急性心肌梗死与心力衰竭等合并的室性心律失常。

【不良反应及用药护理】 不良反应与剂量有关。常见心血管反应有窦性心动过缓、房室传导阻滞及 Q-T 间期延长。本品长期应用可见角膜褐色微粒沉着，通常无症状；少数患者发生甲状腺功能亢进或减退及肝坏死；个别患者出现间质性肺炎或肺纤维化。

【禁忌证】 窦性心动过缓和窦房传导阻滞、重度传导阻滞、甲状腺功能异常、碘过敏、妊娠期和哺乳期。

五、其他类

腺苷（adenosine）

腺苷作用于 G 蛋白耦联的腺苷受体，激活乙酰胆碱敏感钾通道，降低自律性。同时抑制 L 型钙电流，延长房室结 ERP。临床用于迅速终止折返性室上性心动过速，使用时需静脉快速注射给药。

情景二　心律失常患者的用药基础

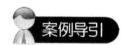

患者，男，35岁。4个月前酗酒后发生心慌、胸痛，每次发作可持续15 min自动缓解，反复发作。查体：血压130/90 mmHg，心率80次/分，心电图提示窦性心律不齐，偶发室性期前收缩。

请选择最佳的治疗药物，进行合理的用药指导，并根据药物特点制订用药监护方案。

目前药物治疗仍是控制心律失常的基础措施。心律失常抑制试验（CAST）的结论，使人们对抗心律失常药治疗的观念发生了巨大变化。在临床上如何正确、安全、合理地使用抗心律失常药仍是需要临床医护人员重视的问题。安全使用抗心律失常药，需要掌握循证医学结论和药物的药理特性；准确评估患者的病情，减少不必要的过度治疗；严格掌握临床用药适应证；加强用药后反应的监测；遵循个体化治疗原则。现对常用抗心律失常药的适应证及使用注意事项进行简述。

一、Ⅰ类抗心律失常药

1. 奎尼丁　奎尼丁虽对房性期前收缩、阵发性室上性心动过速、预激综合征伴室上性心律失常、室性期前收缩、室性心动过速有效，并有转复心房颤动或心房扑动的作用，但由于不良反应较多，目前已少用。口服主要适用于心房颤动或心房扑动经电转复后的维持治疗。

2. 利多卡因　利多卡因用于急性心肌梗死后室性期前收缩和室性心动过速，亦可用于洋地黄类中毒、心脏外科手术及心导管术引起的室性心律失常。

3. 美西律　美西律主要用于慢性室性心律失常的治疗，如室性期前收缩、室性心动过速。在心脏传导系统正常的患者中，美西律对心脏冲动的产生和传导作用不大，临床试验中未发现美西律引起Ⅱ度或Ⅲ度房室传导阻滞。

4. 普罗帕酮　普罗帕酮适用于无器质性心脏病患者的室性和室上性快速心律失常的治疗，包括房性期前收缩、室性期前收缩、阵发性室性心动过速、阵发性室上性心动过速及预激综合征伴室上性心动过速、心房扑动或心房颤动的预防和治疗。

二、Ⅱ类抗心律失常药（β受体阻断药）

常用抗心律失常的β受体阻断药：普萘洛尔、阿替洛尔、美托洛尔、比索洛尔。β受体阻断药拮抗儿茶酚胺引起的心律失常，是治疗心律失常的基础机制。β受体阻断药主要适用于窦性心动过速，房性期前收缩，室性期前收缩，房性心动过速，减慢心房扑动、心房颤动的心室率，Q-T间期延长综合征等。本类药不宜与维拉帕米同时使用，以免引起心动过缓和心脏停搏。

三、Ⅲ类抗心律失常药

1. 胺碘酮　胺碘酮为典型Ⅲ类抗心律失常药，适用于危及生命的阵发性室性心动过速及心室颤动的终止和预防，也可用于其他药物治疗无效的阵发性室上性心动过速、阵发性心房扑动、心房颤动，包括合并预激综合征及持续心房颤动、心房扑动电转复后的维持治疗。

2. 索他洛尔　索他洛尔主要适用于威胁生命的快速性室性心律失常，以及心房扑动和心房颤动的转复和预防，也可用于室性期前收缩、短阵室性心动过速、预激综合征伴室上性心动过速的治疗。

四、Ⅳ类抗心律失常药（钙通道阻滞剂）

1. 维拉帕米　维拉帕米静脉注射用于终止阵发性室上性心动过速和左心室特发性室性心动过速；口服用于减慢心房颤动、心房扑动和持续性房性心动过速的心室率。

2. 地尔硫䓬　地尔硫䓬主要用于心房颤动和心房扑动时的心室率控制。快速控制心室率，可在5～10 min内静脉注射地尔硫䓬10～20 mg,继而用10 mg/h静脉泵入维持。长期控制心房颤动和心房扑动心室率,可单一用药,也可与地高辛或β受体阻断药联合应用。

常用制剂和用法

硫酸奎尼丁　片剂:0.2 g。用于心房扑动或心房颤动时,先试服0.1 g,如无不良反应,次日每2～4 h一次,一次0.2 g,连服5次。用于频发室性期前收缩,一次0.2 g,一日3～4次。极量:一次0.6 g,一日3次。用本药复律时必须住院,每次服药前监测血压、心率、心电图,如收缩压为90 mmHg、心率减慢(60次/分)、QRS波群延长25%～50%或发生其他不良反应时,均应停药观察。

盐酸普鲁卡因胺　片剂:0.125 g、0.25 g。每4～6 h一次,一次0.25～0.5 g。缓释制剂:每12 h一次。注射剂:0.1 g/mL、0.2 g/2 mL、0.5 g/5 mL。紧急复律时,每5 min静脉注射100 mg或20 min静脉注射200 mg,直至有效或剂量达到1～2 g。有效后静脉滴注维持,速度为1～4 mg/min。

盐酸利多卡因　注射剂:0.1 g/5 mL、0.4 g/20 mL。转复室性心律失常时,一次静脉注射50～100 mg(1～1.5 mg/kg),如10 min内无效,再静脉注射一次,但累积不超过300 mg,有效后,以1～4 mg/min静脉滴注,以补充消除量,但每小时不宜超过100 mg。

苯妥英钠　片剂:50 mg、100 mg。第一日0.5～1 g,第2、3日每日500 mg,分3～4次服,之后一日300～400 mg维持。注射剂:静脉注射0.125～0.25 g,用注射用水溶解后缓慢注射,一日不超过0.5 g。

美西律　片剂:50 mg、100 mg。一次50 mg～200 mg,每6～8 h一次,维持量一次100 mg,一日3次。注射剂:100 mg/2 mL。紧急复律时,静脉注射100～250 mg(溶于25%葡萄糖溶液20 mL中),10～15 min内注射完。

普罗帕酮　片剂:100 mg、150 mg。一次150 mg,一日3次,3～4日后剂量可增至每次300 mg,一日2次。注射剂:35 mg/10 mL。静脉注射一次70 mg,稀释后在3～5 min内注完;如无效,20 min后再注射一次,一日总量不超过350 mg。

盐酸普萘洛尔　片剂:10 mg。口服每次从10～20 mg开始,一日3～4次,根据疗效增加至最佳剂量。一般每隔2～3天增加1 mg。注射剂:5 mg/5 mL。静脉注射一次1～3 mg,一般2～3 min内给1 mg,注射时应密切监测心率、血压及心功能情况。

胺碘酮　片剂:100 mg、200 mg。一次200 mg,一日3次。注射剂:150 mg/3 mL。

维拉帕米　片剂:40 mg。一次40 mg～80 mg,一日3次,根据需要可增至一日240～320 mg。缓释剂:240 mg,一日1～2次。注射剂:静脉注射一次5～10 mg,缓慢注射。

思考与练习

A₁型题

1. 治疗急性心肌梗死引起的室性心律失常的最佳药物是(　　)。

A. 奎尼丁　　　B. 苯妥英钠　　　C. 利多卡因　　　D. 维拉帕米　　　E. 普萘洛尔

2. 利多卡因对下列哪种心律失常无效?(　　)

A. 心室纤颤　　　　　　　　B. 室性期前收缩　　　　　　　　C. 心房纤颤

D. 心肌梗死所致的室性期前收缩　E. 强心苷中毒所致的室性心律失常

3. 下列不能用于治疗室性心律失常的是(　　)。

A. 奎尼丁、利多卡因　　　　　　　　B. 维拉帕米、胺碘酮

C. 普罗帕酮、利多卡因　　　　　　　D.普萘洛尔、奎尼丁

E. 普萘洛尔、普罗帕酮

NOTE

4. 对强心苷中毒引起的重症快速型心律失常,可用哪种药治疗?(　　)

A. 阿托品　　　B. 利多卡因　　　C. 戊巴比妥　　　D. 地西泮　　　E. 苯妥英钠

A₂型题

5. 患者,女,72 岁。急性心肌梗死当日出现室性期前收缩,应首选的药物是(　　)。

A. 利多卡因　　　B. 地高辛　　　C. 维拉帕米　　　D. 苯妥英钠　　　E. 阿托品

6. 患者,男,48 岁。近感眩晕、心慌、胸闷而就诊。心电图提示为阵发性室上性心动过速,应首选的治疗药物是(　　)。

A. 利多卡因　　　B. 地高辛　　　C. 维拉帕米　　　D. 苯妥英钠　　　E. 阿托品

案例分析

患者,女,35 岁。有甲状腺功能亢进症病史,经内科治疗好转。近日又因感冒出现心慌、胸闷、不安、睡眠差。检查:心电图显示窦性心动过速。

请思考:①患者应选用何种药物? ②作为护士如何进行用药指导?

(高仁甫)

项目二十二 **抗慢性心功能不全药的用药基础**

 导学

充血性心力衰竭是很多心血管疾病发展的最终结局,其药物治疗也经历了多个发展阶段,目前对该病的药物治疗更加注重改善衰竭心脏的生物学特性,延缓疾病进程,提高患者的生活质量和延长寿命。学习如何合理应用这类药物对达成总的治疗目标尤为重要。

 项目目标

1. 掌握强心苷正性肌力作用、机制、特点、应用、不良反应及用药护理,掌握 ACEI 在充血性心力衰竭治疗中的作用特点和应用。

2. 熟悉 ACEI、β受体阻断药、血管扩张药抗心力衰竭的作用机制及应用。

3. 学会观察和预防抗慢性心功能不全药的不良反应,能够根据不同病因和病情程度选择合理有效的药物并正确进行用药指导。

充血性心力衰竭(congestive heart failure,慢性心功能不全,CHF)是多种病因所致心脏泵血功能降低,不能排出足够的血液以满足全身组织代谢需要的一种临床综合征,又是一种超负荷心肌病。表现为呼吸急促、疲乏、外周水肿或肺水肿等。

治疗 CHF 的药物包括正性肌力作用药、肾素-血管紧张素-醛固酮系统抑制药、减轻心脏负荷药、β受体阻断药和血管扩张药。心力衰竭的病理改变及药物作用环节见图 4-3。

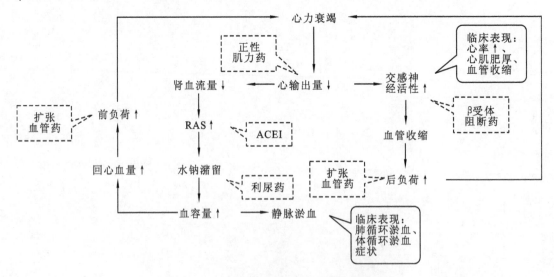

图 4-3 心力衰竭的病理改变及药物作用环节

任务一 正性肌力药

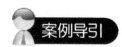

钱阿姨于15年前因子宫肌瘤手术入院检查出原发性高血压,长期服用降压药控制血压。近半年来无诱因下出现头晕乏力、心慌不安,并伴有下肢水肿,到当地三甲医院就诊,诊断为高血压合并慢性心功能不全。

针对钱阿姨的症状,如何选择合适的给药方案? 为什么? 用药护理如何?

正性肌力药是指选择性作用于心脏,增强心肌收缩力的药物,主要用于治疗心力衰竭。常用的药物有:强心苷类(洋地黄类),如地高辛、西地兰、毒毛花苷等;非强心苷类,如氨力农(氨联吡啶酮)、米力农(甲腈吡啶酮)、依诺昔酮等。

一、强心苷类

知识链接

强心苷(cardiac glycoside,CG)是一类选择性作用于心脏,增强心肌收缩力的苷类化合物。其广泛存在于许多有毒的植物体内,如洋地黄、铃兰、毒毛旋花子、黄花夹竹桃等。强心苷种类较多,临床上应用的强心苷类药物主要有洋地黄毒苷(digitoxin)和地高辛(digoxin)等。此类药物小剂量使用时有强心作用,能使心肌收缩力加强,但是大剂量时能使心脏中毒而停止跳动,安全范围小。

【体内过程】 各种强心苷口服吸收率、血浆蛋白结合率和消除率、半衰期等有很大差异(表4-3)。

表 4-3 常用强心苷类药物体内过程比较

分 类	慢 效	中 效	短 效
药物	洋地黄毒苷	地高辛	毒毛花苷 K
口服吸收率/(%)	90~100	50~90	3~30
蛋白结合率/(%)	97	25	少
肝肠循环/(%)	26	7	少
消除方式	肝代谢	肾排泄	肾排泄
$t_{1/2}$	5~7 天	33~36 h	21 h

【药理作用】

1. 对心脏的作用

(1)加强心肌收缩力(正性肌力作用) 强心苷加强心肌收缩力,即正性肌力作用。强心作用机制大致为:抑制 Na^+-K^+-ATP 酶,胞内 Na^+ 浓度增加,促进 Na^+-Ca^{2+} 交换机制,使 Ca^{2+} 内流增加,导致胞内 Ca^{2+} 浓度增加及肌浆网释放 Ca^{2+} 增多而产生强心作用。其特点:①加强心肌收缩力;②降低衰竭心脏的心肌耗氧量;③增加衰竭心脏的心输出量。

(2)减慢心率(负性频率作用) 通过间接增加心输出量,从而敏化窦弓压力感受器,反射性兴奋迷走神经,使心率变慢。

(3)对心肌电生理的影响 直接作用或间接通过迷走神经的反射作用:①兴奋迷走神经,降低窦房结的自律性;②缩短心房肌的 ERP;③减慢房室传导,用阿托品可对抗。

2. 利尿作用 强心苷对 CHF 者具有利尿作用。①通过正性肌力作用,使心输出量增加,进而使肾血流量增加,从而达到利尿的作用;②抑制肾小管 Na$^+$-K$^+$-ATP 酶,抑制肾小管对 Na$^+$ 的重吸收,排钠利尿。

3. 对神经、内分泌的作用 地高辛能兴奋迷走神经并抑制 RAS,减少 Ang Ⅱ 及醛固酮的分泌,对心脏具有保护作用。

【临床用途】

1. 慢性心功能不全 对心房颤动、高血压、心瓣膜病、先天性心脏病等所引起的 CHF 疗效较好;对继发于严重贫血、甲状腺功能亢进症及维生素 B$_1$ 缺乏症的 CHF 疗效较差。治疗宜以根除病因为主。易出现中毒;对机械因素所致者无效,如缩窄性心包炎、严重二尖瓣狭窄等。

2. 某些心律失常

(1)心房颤动:心房率为 350~600 次/分,不规则。强心苷通过抑制房室传导,使较多的心房冲动不能下传到心室,从而减慢心室率,增加心输出量,改善循环障碍。

(2)心房扑动:心房扑动时心房率一般为 250~300 次/分,但此时心房的异位节律相对较规则。强心苷通过缩短心房不应期,使心房扑动转为心房颤动,然后再发挥治疗心房颤动的作用。

(3)阵发性室上性心动过速:通过兴奋迷走神经功能,抑制房室传导而发挥作用。

【不良反应及用药护理】 强心苷类药物安全范围小,一般的临床治疗量已接近 60% 的中毒量,且患者对强心苷需求量及耐受性的个体化差异较大,易发生中毒性反应。故在用药过程中应密切观察患者的反应,检测血药浓度,以减少中毒反应的发生。

要点提示:视觉障碍、室性期前收缩、心动过缓是强心苷中毒的先兆及停药指征。

1. 中毒症状

(1)胃肠道反应:主要表现为恶心、呕吐、腹泻等症状,是强心苷最常见的早期中毒表现。

(2)神经系统反应:可见头痛、失眠、乏力、眩晕等。

(3)视觉障碍:可能出现黄视、绿视、视物模糊等症状,是强心苷中毒的重要标志。

(4)心脏毒性:可见各型心律失常。①快速型心律失常:如室性期前收缩。②缓慢型心律失常:心率低于 60 次/分,如房室传导阻滞、窦性心动过缓等。心脏毒性是强心苷类中毒最严重的反应。

2. 中毒的预防

(1)避免诱发中毒的因素:如低血钾、高血钙、低血镁、心肌缺氧。用药期间应禁钙补钾。

(2)观察中毒先兆和心电图变化。

(3)监测血药浓度,剂量个体化。

3. 中毒的治疗

(1)一旦中毒立即停用强心苷及排钾利尿药。

(2)快速型心律失常,除补钾外,可选用苯妥英钠、利多卡因治疗。

(3)缓慢型心律失常,可选用阿托品或异丙肾上腺素治疗。

(4)极严重者,选择地高辛抗体 Fab 片段静脉注射,能结合并中和地高辛。

【药物相互作用】

(1)奎尼丁、胺碘酮、维拉帕米、钙拮抗药、普罗帕酮均能提高地高辛的血药浓度(置换组织中的地高辛),苯妥英钠则可降低。

(2)拟胆碱药和排钾利尿药可诱发强心苷毒性。

(3)与 β 受体阻断药和利血平合用,可导致房室传导阻滞。

【给药方法】

1. 全效量法(洋地黄化量) 全效量法指在短时间内给患者足够的药量,以达到有效血药浓度。然后逐日补充体内消除的药量,也就是维持量。

2. 每日维持量疗法 对心功能不全者的治疗,建议选择每日维持量疗法,即每日给予维持量,经 4~5 个 $t_{1/2}$,血药浓度达到稳态而发挥治疗作用。比如地高辛的逐日恒量给药法,根据 $t_{1/2}$

(33~36 h)给药,每日给药 0.25 mg,经 6~7 天(约 5 个 $t_{1/2}$)可获治疗效果。

二、非强心苷类正性肌力药

1. 磷酸二酯酶抑制剂(PDEI) 氨力农(amrinone)和米力农(milrinone)通过抑制磷酸二酯酶,使 cAMP 分解减少,增加心肌细胞内 cAMP 的水平,增强心肌收缩力,还可以松弛血管平滑肌、扩张血管、减轻心脏负荷。临床上用于对强心苷无效的慢性心功能不全患者。氨力农是最早应用的 PDEI 类药物,但因不良反应较严重,已被米力农替代,仅供短期静脉给药治疗严重 CHF 患者。米力农较氨力农作用强,且不良反应少,已基本取代氨力农,但也仅用于短期静脉滴注治疗严重心力衰竭。

2. β受体激动剂 多巴酚丁胺(dobutamine)选择性地激动心脏 β_1 受体,兴奋心脏,增强心肌收缩力和心排出量,改善心力衰竭症状,用于重度心力衰竭不能耐受强心苷的患者。

3. 钙增敏剂 钙增敏剂是一类通过增强肌钙蛋白对 Ca^{2+} 的敏感性,在细胞内 Ca^{2+} 水平不升高的情况下增加心肌收缩力的药物。常见的药物有匹莫苯(pimobendan)、左西孟旦(levosimendan)和维司力农(vesnarinone)等。增强心肌收缩力的同时又避免细胞内 Ca^{2+} 水平增高导致的钙超载和心律失常,能减轻患者心力衰竭症状、增加运动耐力、提高生活质量,属新型抗心力衰竭药物。

任务二 肾素-血管紧张素-醛固酮系统抑制药

案例导引

患者,男,23 岁。先天性心脏病致心力衰竭,应用强心苷疗效不显著。

请思考:针对上述情况,患者可以试换用哪种药物? 为什么?

一、血管紧张素Ⅰ转化酶抑制剂(ACEI)

常用的药物有卡托普利(captopril)、依那普利(enalapril)、雷米普利(ramipril)等。

【药理作用】

1. 抑制血管紧张素Ⅰ转化酶的活性 降低 AngⅡ含量,减少缓激肽的降解,提高缓激肽在血中的含量,进而促进 NO、PGI_2 的生成。抑制心肌和血管重构,扩张血管,降低心肌负荷。

2. 改善血流动力学 降低血管阻力,增加心排出量;降低肾血管阻力,增加肾血流量。

3. 抗糖尿病作用 通过增加缓激肽在血中的含量,增加对胰岛素的敏感性。

【临床应用】

1. CHF 抑制 AngⅡ的形成,干预交感神经和 RAS,阻止心肌及血管重构,还可通过抑制缓激肽的降解而降低血管阻力。

2. 高血压和糖尿病肾病 ACEI 是治疗高血压的首选药物之一。对于糖尿病,无论有无高血压均能阻止肾功能恶化。

二、血管紧张素Ⅱ受体(AT_1)阻断药

常用的药物有氯沙坦(losartan)、厄贝沙坦(irbesartan)、缬沙坦(valsartan)等。本类药物能直接阻断 AngⅡ与其受体结合,发挥拮抗作用,降低心脏负荷并能预防和逆转心脏和血管的肥厚和重构。不良反应较少,不易引起咳嗽、血管神经性水肿等,但孕妇及哺乳期妇女禁用。

要点提示:卡托普利用于治疗心力衰竭,不仅能缓解或消除心力衰竭症状,改善左心室泵血功能,而且能够逆转左心室心肌肥厚的病理变化,明显降低心力衰竭的病死率。

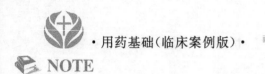
任务三 减轻心脏负荷药

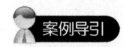

患者,女,65岁。尿毒症合并慢性心功能不全出现下肢水肿。

请思考:如果你是护士,建议她服用什么药?为什么?

利尿药能促进钠、水代谢,降低心脏前、后负荷;血管扩张药通过扩张小动、静脉,亦能降低心脏负荷,发挥治疗 CHF 的作用。因此,在常规治疗的基础上加用这两类药物,可提高疗效。

一、利尿药

利尿药是治疗 CHF 的基础药物之一,能促进钠、水代谢,降低心脏前、后负荷,消除或缓解静脉充血及其所引发的肺水肿和外周水肿。

轻、中度的 CHF 可单用噻嗪类利尿药或与保钾利尿药合用,能够有效缓解 CHF 引起的水肿。重度的 CHF 宜选用高效能的利尿药,如静脉注射呋塞米。

二、血管扩张药

血管扩张药可以作为治疗 CHF 的辅助药物,用于强心苷和利尿药失效情况下的 CHF 或顽固性 CHF 的治疗。值得注意的是,血管扩张药共同的不良反应是水钠潴留,因此最好联合应用利尿药以减少副作用。

1. 扩张小静脉药 主要为硝酸酯类,如硝酸甘油、硝酸异山梨酯等。通过扩张小静脉,减少回心血量,从而减轻 CHF 的肺充血和呼吸困难等症状,临床上适用于伴有心肌缺血的 CHF 患者。

2. 扩张小动脉药 如肼屈嗪。能明显舒张小动脉,降低后负荷,同时能增加肾血流量,故适应于伴有肾功能不全或不能耐受 ACEI 的患者。

3. 扩张小静脉和小动脉药 如硝普钠,能增加静脉、小动脉的顺应性,降低心脏前、后负荷,增加心输出量,恢复心脏功能。静脉滴注用于危急病例的抢救或顽固性心力衰竭患者。

任务四 β 受体阻断药

β 受体阻断药与地高辛、ACEI 等药物合用,能改善慢性心功能不全者的症状,提高患者生命质量,降低病死率。常用的 β 受体阻断药有美托洛尔、比索洛尔(bisoprolol)等。

美托洛尔(metoprolol)

【作用和用途】

1. 逆转心肌重构 长期使用阻断 β 受体可防止心脏病的发展,逆转慢性肾上腺素能神经系统激活介导的心肌重构。

2. 改善心功能和心肌缺血 抑制肾素-血管紧张素-醛固酮系统和血管加压素的作用,减轻心脏的前、后负荷。减慢心率,以降低心肌耗氧量,利于心肌供血。

3. 抗快速型心律失常

【禁忌证】 支气管痉挛性疾病、心动过缓及低血压、房室传导阻滞、急性心力衰竭等患者禁用。

情景三　心力衰竭患者的用药基础

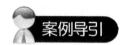案例导引

患者,男,58 岁。高血压病史 20 年,慢性胃溃疡 14 年。2 年前爬楼梯后反复出现呼吸困难,有端坐呼吸及踝部水肿。此后症状加重,间断服用氢氯噻嗪片治疗。一周前出现夜间阵发性呼吸困难,只能端坐入睡。目前用药情况为氢氯噻嗪片 50 mg,一日 1 次;美托洛尔片 25 mg,一日 2 次;法莫替丁片 20 mg,一日 2 次。

请思考:目前的用药方案存在什么问题? 如何优化? 作为护士,如何针对患者病情,制订合理的用药监护计划?

心力衰竭是各种心血管疾病发展的终末阶段。心力衰竭是一种严重威胁生命的疾病,严重心力衰竭 1 年死亡率达到 40%～50%。因此,如何有效预防和治疗就显得尤为重要。

一、慢性心功能不全的防治原则

1. 防治原发病　防治原发病对于 CHF 的治疗有着积极的意义。

2. 消除诱因　对于心脏负荷已经过重或心肌已经受损的某些患者,体力活动过度紧张、疲劳、心率过快、异位心律、补液过多过快等均能诱发心力衰竭,应尽量消除这些因素。

3. 改善心功能

(1) 调整前负荷:心功能不全的患者,心室充盈压(即前负荷)可高可低(心室充盈压降低可见于急性心力衰竭),应该把心室充盈压调整到适宜的高度。

(2) 调整后负荷:在一定的前负荷下,后负荷的改变会影响心功能。如果后负荷突然增加,每搏输出量便相应地降低,但以后又可由于代偿适应而恢复正常。在后负荷降低时,则可见每搏输出量升高。

(3) 加强心肌收缩性:心力衰竭时,由于心肌收缩性减弱,心室的搏出功就低于正常(心功能曲线向右下移动)。

(4) 控制水肿:从理论上讲,洋地黄类强心剂是控制水肿的最佳药物,因为它能从根本上改善心脏的泵血功能。但实际上单用洋地黄还不能消除水肿,因而,往往还需加用利尿剂,并且要适当限制钠的摄入量。

(5) 改善组织的供氧:吸氧是临床对心力衰竭患者的常规治疗措施之一。近年来有人用高压氧治疗多种疾病,其中包括心力衰竭,借以提高血液的携氧能力和改善组织的供氧情况。

二、慢性心功能不全的药物治疗原则

在心力衰竭的临床治疗中,离不开抗慢性心功能不全药。药物治疗的原则就是要根据患者的反应,以有效而安全为准则,选择合适的药物,同时还要根据病情的改变及时调整剂量。

(1) 强心药地高辛在心力衰竭的用药中属于中效洋地黄制剂。适用于收缩功能较差的慢性心力衰竭患者。特别是心房颤动伴快速室率者。口服每次 0.125 mg(每片 0.25 mg),每日 1～2 次。

(2) 西地兰为速效洋地黄制剂。适用于急性左心衰竭、肺水肿或慢性心力衰竭急性加重的患者。以 0.2～0.4 mg(每支为 0.4 mg)加于 25% 葡萄糖注射液 20 mL 中缓慢静脉推注。5～10 min 起效,2 h 达高峰。

(3) 血管扩张药硝酸甘油适用于急性左心衰竭患者。舌下含化,每次 1 片(0.5 mg)或用硝酸甘油喷雾剂从口腔内喷入,每次喷 0.4 mg,每 10 min 可重复用药 1 次,最多可使用 3 次。

(4) 硝普钠特别适用于急性左心衰竭伴重度高血压患者,重度二尖瓣和(或)主动脉瓣关闭不全,慢性心力衰竭急性恶化时。用法:初始量为 10 μg/min,每 5 min 增加 5～10 μg/min,直至产

生疗效或低血压等副作用为止。

(5)硝酸异山梨酯为平衡性血管扩张剂。对急性左心衰竭患者,以1～ 3 支(每支 10 mg)加于 5％葡萄糖注射液 250 mL 中,按 20 滴/分静脉滴注。慢性心力衰竭患者,可以 3 支加于 5％葡萄糖注射液 500 mL 中,以 10 滴/分静脉滴注,或口服片剂每次 10 mg,每日 3 次。

(6)酚妥拉明适用于高血压性心脏病伴急性左心衰竭患者。静脉推注 5 mg 或静脉滴注按0.1～0.2 mg/min 速度滴注。

(7)利尿药速尿适用于急性左心衰竭患者。以 20～40 mg(每支 20 mg)加于 25％葡萄糖注射液 20 mL 内,于 1～2 min 内静脉推注,可在 1～2 h 后重复给药 1 次。对慢性心力衰竭、全身水肿明显、尿量少者,也可短期口服速尿,每次 1 片(20 mg),每日 2～3 次,但要防止低钾血症。

常用制剂和用法

洋地黄毒苷　片剂:0.1 mg。一次 0.05～0.2 mg。维持量:一日 0.05～0.1 mg。全效量:0.8～1.2 mg。

地高辛　片剂:0.25 mg。一般首剂 0.25～0.75 mg,以后 0.25～0.5 mg,每 6 h 一次,直到洋地黄化,再改用维持量 0.25～0.5 mg。

多巴酚丁胺　注射剂:250 mg/5 mL。一次 250 mg,用 5％葡萄糖注射液 500 mL 稀释后,按每分钟 2.5～10 μg/kg 的速度静脉滴注。

米力农　片剂:2.5 mg、5 mg。一次 2.5～7.5 mg,一日 4 次。注射剂:10 mg/10 mL。25～50 mg/10 mL,静脉滴注,小儿每分钟 0.25～1 μg/kg。

卡托普利　片剂:12.5 mg、25 mg、50 mg。一次 12.5 mg,一日 2～3 次,以后逐渐增加用量,一日总量不超过 150 mg。

依那普利　片剂:2.5 mg、5 mg。一次 2.5 mg～10 mg,一日 2 次。最大剂量为一日 40 mg。

思考与练习

A₁型题

1. 强心苷最严重的毒性反应是(　　)。

A. 失眠　　　　B. 心脏毒性　　　C. 黄视　　　　D. 惊厥　　　　E. 腹泻

2. 抗心力衰竭血管扩张药中属于直接扩张血管的是(　　)。

A. 硝普钠　　　B. 卡托普利　　　C. 硝苯地平　　D. 哌唑嗪　　　E. 普萘洛尔

3. 通过利尿减少血容量从而治疗慢性心功能不全的是(　　)。

A. 呋塞米　　　B. 地高辛　　　　C. 硝酸甘油　　D. 卡托普利　　E. 普萘洛尔

A₂型题

4. 患者,男,23 岁。先天性心脏病致心力衰竭,应用强心苷疗效不显著,可试换用的药物是(　　)。

A. 氯化钙　　　B. 阿托品　　　　C. 卡托普利　　D. 肾上腺素　　E. 异丙肾上腺素

A₃型题

(5～6 题共用题干)

患者,女,68 岁。高血压心脏病,近感眩晕、心悸、胸闷,心电图提示左心室心肌肥大。

5. 应首选的治疗药物是(　　)。

A. 呋塞米　　　B. 地高辛　　　　C. 卡托普利　　D. 硝酸甘油　　E. 普萘洛尔

6. 该药物可能出现的不良反应为(　　)。

A. 耳毒性　　　B. 干咳　　　　　C. 踝部水肿　　D. 哮喘　　　　E. 视色障碍

案例分析

患者,女,45 岁。5 年前体检时发现心脏增大,未行系统诊治。2 年前因劳累出现反复胸闷、气短、咳嗽、咳粉红色泡沫样痰。立即于当地医院就诊,给予纠正心力衰竭对症支持治疗后病情好转,此后病情反复发作,可因劳累或感冒诱发。

请思考:①针对上述情况,患者应选用何种药物? ②作为护士如何进行用药指导?

(高仁甫)

项目二十三 调血脂药与抗动脉粥样硬化药的用药基础

导学

用于防治动脉粥样硬化的药物统称为抗动脉粥样硬化药,主要包括调血脂药、抗氧化药、多烯脂肪酸、黏多糖和多糖类等。

项目目标

1. 掌握他汀类药物的药理作用、临床用途、主要不良反应和用药护理。
2. 熟悉其他抗动脉粥样硬化药的主要药理作用和临床用途。
3. 了解动脉粥样硬化的发病机制,抗动脉粥样硬化药的分类和代表药名。
4. 能为患者选择合理有效的抗动脉粥样硬化药,正确进行用药指导,能识别抗动脉粥样硬化药的不良反应。

知识链接

动脉粥样硬化的定义:受累动脉内膜脂质沉积,单核细胞和淋巴细胞浸润及血管平滑肌细胞增生等,形成泡沫细胞、脂纹和纤维斑块,引起血管壁硬化、管腔狭窄和血栓形成,从而导致冠心病、脑血管病和周围血管病。

任务一 调 血 脂 药

案例导引

患者,男,54岁,公司经理。近2年由于公务活动经常出去应酬,半年前公司体检时发现患有中度脂肪肝及高血脂(LDL、TC 均高于正常)。护士给予洛伐他汀片治疗,并嘱咐加强体育锻炼、清淡饮食等。2个月后患者的血脂指标恢复正常。患者向护士询问,这是什么药?它是怎样降低血脂的?护士该如何解释呢?

凡能降低 VLDL、LDL、IDL 及 ApoB 浓度,或升高 HDL、ApoA 浓度的药物,都具有抗动脉粥样硬化的作用,统称为调血脂药。

调血脂药根据其作用机制的不同,主要分为四类:他汀类、贝特类、烟酸类和胆汁酸螯合剂。

一、他汀类

他汀类药物,又称作 3-羟基-3-甲基戊二酰辅酶 A(HMG-CoA)还原酶抑制剂,是治疗高胆固醇血症的新型常用药。他汀类药物能竞争性抑制 HMG-CoA 还原酶,从而减少内源性胆固醇产生,明显降低血浆胆固醇;同时增加肝细胞膜上的 LDL 受体表达,加快对血浆中 LDL 的清除,进一步降低血浆胆固醇。本类药常见的有洛伐他汀、普伐他汀、辛伐他汀(simvastatin)、氟伐他汀(fluvastatin)、阿伐他汀(atorvastatin)等。

洛伐他汀(lovastatin,美降脂)

【药理作用】 洛伐他汀能竞争性抑制 HMG-CoA 还原酶的活性,降低血浆 TC、LDL-C 和甘油三酯(TG)水平,升高 HDL-C 水平,同时能抑制血管平滑肌细胞的增殖、迁移和减少胶原纤维的合成。

【临床用途】 治疗各型高胆固醇血症和以胆固醇增高为主的混合型高脂血症。与胆汁酸螯合剂合用可增强其降低胆固醇的效应。

【不良反应及用药护理】 一般剂量无严重不良反应,有轻度的胃肠道反应等,少数患者可有血清转氨酶、碱性磷酸酯酶的升高,故长期使用应定期复查肝功能。

二、贝特类

贝特类药物又称作苯氧酸类药。本类药物口服后容易被肠道吸收,通过增强脂蛋白脂肪酶的活性加速脂蛋白的分解,能明显降低血浆 TG、VLDL、IDL 含量,升高 HDL 含量;同时还能够降低血尿酸和纤维蛋白,抑制血小板聚集,抗凝血作用及消退黄色瘤。在临床上,本类药物常用于动脉粥样硬化的预防和治疗。本类药主要有氯贝丁酯(clofibrate)、吉非贝剂(gemfibrozil)、苯扎贝特(benzafibrate)、非诺贝特(fenofibrate)等。

氯贝丁酯(clofibrate)

【临床用途】 氯贝丁酯为最早的苯氧酸类药物,其降 TG 作用较降胆固醇作用明显,临床上主要用于Ⅱb、Ⅲ、Ⅳ、Ⅴ型高脂血症的治疗。

【不良反应及用药护理】 服药后少数患者有胃肠道刺激症状,如恶心、腹痛、腹泻等,饭后服用可减轻该症状。另偶见脱发、皮肤过敏、血常规异常、肝肾功能异常等,故用药期间应定期检查肝肾功能和血常规,反应明显应停药。肝肾功能不全患者、孕妇和哺乳期妇女禁用。

鉴于本品对人类有潜在致癌的危险性,使用时应严格限制在指定的适应范围内,且疗效不明显时应及时停药。

三、烟酸类

烟酸类包括烟酸及烟酸肌醇酯。

烟酸(nicotinic acid,尼克酸)

烟酸又名尼克酸,属于 B 族维生素。

【药理作用】 烟酸能有效降低血浆 TG、血浆 LDL-C,升高血浆 HDL-C,促进胆固醇经胆汁排泄,阻止胆固醇的酯化。

【临床应用】 广谱调血脂药,可用于Ⅱ、Ⅲ、Ⅳ、Ⅴ型高脂蛋白血症,为Ⅴ型高脂蛋白血症的首选药。

【不良反应及用药护理】 服药后可能有轻度胃肠道刺激症状,如恶心、腹痛、腹泻等,饭后服用可减轻该症状。另少数患者可见血清转氨酶、肌酐及尿素氮的升高,故长期使用应定期复查肝功能和肾功能。大剂量有肝毒性,故禁用于痛风、溃疡病、活动性肝病、糖尿病患者和孕妇。

四、胆汁酸螯合剂

影响胆固醇吸收的药物又称为胆汁酸螯合剂,为一种弱碱性阴离子交换树脂。

NOTE

考来烯胺(colestyramine,消胆胺,降脂树脂Ⅰ号)

【药理作用】 胆固醇经肝脏代谢生成胆汁酸,考来烯胺则与胆汁酸结合,形成胆汁酸螯合物,从而阻断胆汁酸的肝肠循环,抑制肠道吸收外源性胆固醇,促进胆固醇向胆汁酸转化,降低血中 LDL 和胆固醇的水平。考来烯胺降血脂作用机制见图 4-4。

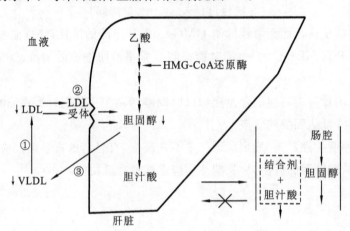

图 4-4　考来烯胺降血脂作用机制

【临床应用】 考来烯胺为目前最安全的降胆固醇药物,主要治疗Ⅱa 型高脂蛋白血症。与氯贝丁酯或普罗布考联合应用,产生协同作用。长期用药可使心肌梗死的死亡率降低。

【不良反应】 不良反应较多。常见胃肠道反应,如恶心、腹痛、腹泻等;少数可见碱性磷酸酶和转氨酶活性暂时增高。长期使用可干扰脂溶性维生素、叶酸及铁、镁、锌的吸收。

同类药物还有考来替泊(colestipol,降胆宁,降脂树脂Ⅱ号)。

任务二　抗 氧 化 剂

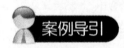案例导引

　　患者,男,62 岁,工人。1 个多月前开始感头晕、头痛、心慌,伴恶心、呕吐,食欲明显下降,服中药后呕吐停止。3 天前上述症状加重,同时出现视物模糊、尿少、神志恍惚、反应迟钝、语言不清。心电图示左心室肥厚。

维生素 E(vitamin E)

维生素 E 又称生育酚,是一种脂溶性维生素,为最主要的抗氧化剂之一。维生素 E 口服容易吸收,在 LDL 的代谢过程中发挥抗氧化作用,通过减少脂蛋白被氧化(抑制氧化低密度脂蛋白的形成)而延缓由此造成的动脉粥样硬化过程。

普罗布考(probucol,丙丁酚)

【作用和用途】 普罗布考可降低血浆 TC 和 LDL,具有强大的抗氧化作用,延缓动脉粥样硬化的进程,临床上用于治疗高胆固醇血症。由于其同时降低 HDL,限制了其应用,临床上作为二线用药。

【不良反应及用药护理】 普罗布考不良反应少,以胃肠道刺激症状为主,如恶心、呕吐、腹痛、腹泻等。少数可见嗜酸性粒细胞增大、血小板减少、肝功能异常等。用药过程须进行心电图观察,有心肌损伤者禁用,孕妇、哺乳期妇女、小儿禁用。

任务三 多烯脂肪酸

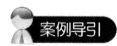 案例导引

患者,男,53岁。高脂饮食多年。6年前感心前区疼痛,痛为膨胀性或压迫感,多于劳累、饭后发作,每次持续3~5 min,休息后减轻。2个月前痛渐频繁,并向左肩部、臂部放射,且伴大汗、呼吸困难,休息时也发作。

多烯脂肪酸类(polyenoic fatty acids)亦称为多不饱和脂肪酸(polyunsaturated fatty acids,PUFAs)。根据其不饱和键在脂肪酸链中开始出现位置的不同,分为n-3(ω-3)型和n-6(ω-6)型。

n-3 型多烯脂肪酸

二十碳五烯酸(eicosapentaenoic acid,EPA)以及二十二碳六烯酸(docosahexenoic acid,DHA)等长链PUFAs主要来源于海洋生物油脂。流行病学调查发现,因纽特人极少发生心血管疾病,后证实主要与他们食用海生动物有关,这些动物的油脂中富含具有调血脂作用和抗动脉粥样硬化AS效应的n-3型PUFAs。

【药理作用】 EPA和DHA是目前最受关注的n-3型PUFAs。其作用表现如下。

1. 调血脂作用 n-3型PUFAs具有明显的降低VLDL和TG以及适度升高HDL的作用,但对TC、LDL-C作用不明显。其作用机制可能与抑制肝脏合成TG及ApoB,提高脂蛋白脂肪酶(lipoprotein lipase,LPL)活性,促进乳糜微粒(CM)、VLDL分解为脂肪酸有关。

2. 非调血脂作用 EPA和DHA广泛分布于细胞膜磷脂,可取代花生四烯酸(arachidonic acid,AA)作为三烯前列腺素和五烯白三烯的前体产生相关的活性物质,发挥下列作用:①在血小板取代AA生成TXA_3,减弱TXA_2促血小板聚集和收缩血管作用;在血管壁取代AA形成的PGI_3,仍有PGI_2的扩血管和抗血小板聚集作用。②血管平滑肌细胞增殖并向内膜转移是AS病变的重要环节,血小板生长因子能促进这一过程。n-3型PUFAs抗血小板的同时,还能抑制血小板生长因子的释放,阻止血管平滑肌细胞的增殖和迁移。③红细胞膜上的EPA及DHA能增加红细胞的可塑性,降低血液黏滞度,改善微循环。④在白细胞的EPA取代AA,经5-脂氧化酶可转化为白三烯的LTB_5。这一方面减弱了LTB_4的生成,另一方面LTB_5的促白细胞向血管内皮的黏附和趋化性功能远弱于LTB_4。

【临床用途】 防治高胆固醇性高脂血症。对心肌梗死患者的预后有明显改善作用,也适用于糖尿病并发高脂血症等。

【不良反应及用药护理】 n-3型PUFAs是人体所必需的脂肪酸,通常无不良反应。但长期或大量使用,可见出血时间延长、免疫力下降。

n-6 型多烯脂肪酸

n-6型多烯脂肪酸主要来源于植物油,如亚麻油、γ-亚麻酸和亚油酸等。n-6型多烯脂肪酸能适度降低血浆TF、TG、LDL以及升高HDL。多与其他调血脂药配成复方制剂用于调血脂和防治AS。

情景四 动脉粥样硬化患者的用药基础

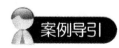 案例导引

患者,男,60岁。5年前患者出现左下肢间歇性跛行,足背动脉搏动消失,只能行走约300 m。就诊于当地省三甲医院做血管彩超示左腘动脉严重狭窄,动脉内粥样斑块形成,诊断为左下肢动脉硬化闭塞症,给予口服阿司匹林并建议手术治疗。

请思考:目前的用药方案存在什么问题?如何优化?作为护士,如何针对患者病情,制订合理的用药监护计划?

动脉粥样硬化是众多心脑血管疾病的主要病理基础。防治动脉粥样硬化已成为防治心脑血管疾病的根本性战略措施之一,所以几十年来抗动脉粥样硬化药的研制和发展越来越受到高度的重视。目前临床上常用的抗动脉粥样硬化药主要分为四类:调血脂药、抗氧化药、多烯脂肪酸以及黏多糖和多糖类。

高胆固醇血症首选他汀类,严重者可与树脂类联合应用;高甘油三酯血症选用多烯脂肪酸类和苯氧酸类;混合型高脂血症以 TC 与 LDL-C 升高为主用他汀类,以 TG 升高为主用苯氧酸类;低高密度脂蛋白血症用烟酸治疗。

不同种类的调血脂药联合使用,可提高降血脂和抗动脉粥样硬化的效果,还可以减少不良反应的发生。

常用制剂和用法

考来烯胺　粉剂:一次 4~5 g,一日 3 次,饭前或饭后加于饮料混合服。

考来替泊　粉剂:一次 4~5 g,一日 3 次,饭前或饭后加于饮料混合服。

吉非贝齐　胶囊剂:0.3 g、0.6 g。每次 0.6 g,一日 2 次。

苯扎贝特　片剂:0.2 g。每次 0.2 g,一日 3 次。

非诺贝特　片剂或胶囊剂:0.1 g。每次 0.1 g,一日 3 次。

烟酸　片剂:50 mg、100 mg。小剂量开始,一次 50~100 mg,逐渐增至 500 mg,一日 3 次,饭后服用。

洛伐他汀　片剂:20 mg、40 mg。开始根据病情一日 10 mg 或 20 mg,晚餐时一次顿服,4 周后根据血脂变化调整剂量,最大量一日 40 mg。

辛伐他汀　片剂:10 mg。每次 10 mg,一日一次。

普伐他汀　片剂:5 mg、10 mg。一次 5~10 mg,一日 2 次。

普罗布考　片剂:250 mg。一次 250~500 mg,一日 2 次,12 周为一个疗程。

思考与练习

A₁ 型题

1. 属于调血脂药的是(　　)。
　A. 洛伐他汀　　　　　　　　B. 可乐定　　　　　　　　C. 硝酸异山梨醇酯
　D. 硝普钠　　　　　　　　　E. 维拉帕米

2. 治疗高胆固醇血症的首选药是(　　)。
　A. 洛伐他汀　　B. 烟酸　　C. 普罗布考　　D. 考来烯胺　　E. 吉非贝齐

3. 下列哪种药物可阻断肠道胆固醇的吸收?(　　)
　A. 洛伐他汀　　B. 烟酸　　C. 普罗布考　　D. 考来烯胺　　E. 吉非贝齐

4. 能产生抗氧化调血脂的药物是(　　)。
　A. 考来替泊　　B. 烟酸　　C. 吉非贝齐　　D. 普罗布考　　E. 洛伐他汀

5. 能明显提高 HDL 的药物是(　　)。
　A. 氯贝丁酯　　　　　　　　B. 烟酸　　　　　　　　　C. 考来烯胺
　D. 不饱和脂肪酸　　　　　　E. 普罗布考

A₂ 型题

6. 患者,女,52 岁,诊断为原发性高胆固醇血症,应首选的药物是(　　)。
　A. 洛伐他汀　　B. 烟酸　　C. 普罗布考　　D. 吉非贝齐　　E. 普罗布考

案例分析

患者,男,49 岁,近期常感心悸、头晕、胸闷、失眠,前往医院检查,查体:BP 160/90 mmHg,
HR 92 次/分,血脂 LDL-C 4.1 mmol/L,TG 2.0 mmol/L,TC 6.03 mmol/L,HDL-C 1.16
mmol/L,临床诊断为混合型高血脂,医生为其开以下处方。

Rp:洛伐他汀片 20 mg

Sig. 40 mg　q. d.

阿昔莫司 250 mg

Sig. 250 mg　t. i. d.

请思考:结合所学药理知识,分析处方是否合理,为什么?

（高仁甫）

项目二十四　抗心绞痛药的用药基础

导学

　　抗心绞痛药是一类能恢复心肌供氧和耗氧平衡的药物,通过降低心肌耗氧量,增加心肌供血、供氧来达到平衡,从而治疗心绞痛。目前常用的抗心绞痛药有硝酸酯类、β受体阻断药和钙通道阻滞剂。

项目目标

　　1. 掌握硝酸甘油、普萘洛尔、硝苯地平抗心绞痛的作用机制、临床用途、不良反应和用药护理。
　　2. 熟悉抗心绞痛药的分类和代表药。
　　3. 学会为不同患者选择合理有效的抗心绞痛药,并在用药过程中识别药物的不良反应,正确进行用药指导。

任务一　硝酸酯类

案例导引

　　患者,女,59岁。高血压病史20余年合并动脉粥样硬化。两天前因去超市买菜负重物导致突发性心前区压榨性疼痛并向左肩放射。于当地医院就诊,诊断为劳累性心绞痛急性发作。
　　请思考:针对这种情况,应立即选用何种药物治疗? 选择哪种给药方式?

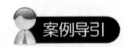

知识链接

　　典型心绞痛特点:①突然发作的胸痛,可放射至左肩。②疼痛性质为缩窄性、窒息性或严重的压迫感。重者出汗、面色苍白,常迫使患者停止活动。③常有一定的诱因。④历时1～5 min。⑤休息或含服硝酸甘油片后,1～3 min缓解。

　　硝酸酯类药物具有减少心肌耗氧量、增加缺血区心肌供氧量的作用,临床上广泛用于各型心绞痛的治疗。本类药物包括硝酸甘油、硝酸异山梨酯(消心痛)、单硝酸异山梨酯等,其中硝酸甘油最为常用。

硝酸甘油(nitroglycerin)

硝酸甘油是硝酸酯类的代表药,是防治心绞痛最常用的药物。
　　【体内过程】　口服首关消除明显。舌下含服易经口腔黏膜迅速吸收,维持20～30 min。也可经皮肤吸收。肝内代谢,最后与葡萄糖醛酸结合,从尿排出。

【药理作用】 硝酸酯类抗心绞痛机制主要与其舒张血管作用有关。

1. 降低心肌耗氧量 ①扩张静脉,使回心血量减少,心室容积缩小,从而使心室壁张力降低;②扩张动脉,减少射血阻力,使心脏后负荷减低,左心室内压下降,从而使心室壁张力降低。

2. 改善缺血心肌的供血 ①通过降低左心室舒张末期压力,增加心内膜下的血液供应;②选择性扩张心外膜较大的输送血管,促使心外膜向心内膜下缺血区供血、供氧;③扩张冠状动脉及开放侧支循环,增加心肌缺血区的血液供应。

3. 保护缺血的心肌细胞 硝酸酯类释放 NO,促进内源性 PGI_2、降钙素基因相关肽(CGRP)等物质释放,这些物质对心肌细胞具有保护作用。

4. 抗血栓形成 NO 还能抑制血小板聚集和黏附,具有抗血栓形成的作用。

【临床应用】

1. 防治各型心绞痛 ①预防发作:用硝酸异山梨酯或硝酸甘油贴剂等。②控制急性发作:舌下含服或气雾吸入,如需多次含服可选用硝酸异山梨酯、单硝酸异山梨酯缓释片以及透皮给药制剂。③重症心绞痛:首选硝酸甘油静脉滴注,症状减轻后改为口服给药。

2. 急性心肌梗死 早期应用可缩小心室容积,缩小梗死面积。

3. 心功能不全 急性左心衰竭、CHF 需与强心苷合用。

【不良反应及用药护理】

1. 血管扩张效应 搏动性头痛、皮肤潮红、心悸、升高颅内压和眼内压、直立性低血压。

2. 加重心绞痛发作 剂量过大时可引起反射性心率加快。

3. 高铁血红蛋白血症 超剂量使用时可出现发绀。

4. 连续用药产生耐受性 因硝酸甘油需与巯基结合生成亚硝基硫醇后再生成 NO,因此耐受性可能与生成 NO 过程中巯基的耗竭有关。

任务二 β受体阻断药

案例导引

患者,女,57 岁。高血压病史 15 年。10 年前因劳累后出现心前区疼痛并向左肩放射,休息后不见缓解,来医院就诊给予硝酸甘油治疗,效果明显。10 年来反复发作,近半年发作后服用硝酸甘油效果欠佳。

请思考:针对上述情况,你建议患者换用何种药物治疗?简要说明理由。

知识链接

对硝酸酯类不敏感或疗效差的稳定型心绞痛,β受体阻断药可使其发作次数减少,对伴有心律失常及高血压者尤为适用。长期使用β受体阻断药能缩短仅有缺血、心电改变而无症状的心绞痛患者的缺血时间。β受体阻断药还能降低有心肌梗死者心绞痛的发病率和死亡率。

β受体阻断药可使心绞痛患者心绞痛发作次数减少、改善缺血性心电图、增加患者运动耐量、减少心肌耗氧量、改善缺血区代谢、缩小心肌梗死范围,现已作为一线防治心绞痛的药物。这里仅着重介绍普萘洛尔。

普萘洛尔(心得安)

【药理作用】 普萘洛尔的抗心绞痛作用主要如下。

1. 降低心肌耗氧量 阻断β受体使心肌收缩力减弱、心肌纤维缩短速度减慢、心率减慢及血压降低,可明显减少心肌耗氧量。

2. 改善心肌缺血区供血 首先,冠状动脉血管被β受体阻断后,非缺血区与缺血区血管张力差增加,促使血液流向已代偿性扩张的缺血区,从而增加缺血区血流量。其次,由于心率减慢,心脏舒张期相对延长,有利于血液从心外膜血管流向易缺血的心内膜区。此外,也可增加缺血区侧支循环,增加缺血区血液灌注量。

3. 其他 阻断β受体,可抑制脂肪分解酶活性,减少心肌游离脂肪酸含量;改善心肌缺血区对葡萄糖的摄取和利用,改善糖代谢,减少耗氧;促进氧合血红蛋白结合氧的解离而增加组织供氧。

【临床应用】

可用于稳定型和不稳定型心绞痛,对伴高血压及心律失常者更适用。对心肌梗死患者能缩小梗死范围。不适用于变异型心绞痛,因冠状动脉β受体被阻断,α受体占优势,易致冠状动脉收缩;应用于心肌梗死时能缩小梗死范围,但因抑制心肌收缩力,应慎用。

普萘洛尔与硝酸酯类联合应用可产生协同作用,还可减少其不良反应。宜选用作用时间相近的药物,通常以普萘洛尔与硝酸异山梨醇酯合用,但应注意减量,因为它们都有降压作用,剂量过大使血压下降明显,冠状动脉压降低导致心肌供氧减少,加重心绞痛。

【不良反应及用药护理】 普萘洛尔宜口服给药,因剂量的个体差异大,应从小量开始逐渐增加剂量。停用时应逐渐减量,如突然停用可导致心绞痛加剧或诱发心肌梗死。

对心功能不全、低血压、房室传导阻滞、支气管哮喘、有哮喘既往史及心动过缓者禁用。长期应用后对血脂也有影响,本类药物禁用于血脂异常的患者。

任务三 钙通道阻滞剂

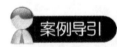 案例导引

患者,男,64岁。10年前确诊为心绞痛,经常出现半夜熟睡时发生心前区剧烈疼痛,疼痛向左肩放射。心电图示有关导联 ST 段抬高及相背导联 ST 段压低。

思考:针对上述情况,应首选何种药物治疗? 为什么?

常用来治疗心绞痛的钙通道阻滞剂主要有维拉帕米、硝苯地平、地尔硫䓬、普尼拉明、哌克昔林等。

【药理作用】 本类药物抗心绞痛的作用机制如下。

1. 降低心肌耗氧量 其主要机制为阻滞 Ca^{2+} 通道,抑制 Ca^{2+} 内流。①心肌上 Ca^{2+} 浓度下降,使心收缩力减弱,心率减慢,心肌耗氧量降低;②血管平滑肌 Ca^{2+} 浓度下降,使血管扩张,降低心脏前、后负荷,心肌耗氧量降低。

2. 增加心肌的血液供应 扩张冠状动脉,降低冠状动脉阻力,使冠状动脉血流量增加,从而改善缺血区供血和供氧。

3. 保护缺血的心肌细胞,抑制血小板聚集 通过阻滞 Ca^{2+} 通道,抑制 Ca^{2+} 内流,保护心肌细胞,抑制血小板聚集,减弱缺血对心肌细胞的损害。

【临床应用】 钙通道阻滞剂尤为适用于伴有高血压、快速型心律失常、哮喘、脑缺血的心绞痛。不同的钙通道阻滞剂对各型心绞痛的疗效不尽相同,其中地尔硫䓬可用于各种类型的心绞痛;硝苯地平扩冠状动脉作用强,为治疗自发性心绞痛的首选药;维拉帕米抑制心脏的作用强,扩血管作用弱,因此对于劳累性心绞痛疗效好。

钙通道阻滞剂与硝酸酯类联合应用可产生协同作用,但应注意减量,因为两类药都有降压作

用,剂量过大使血压下降明显,冠状动脉压降低导致心肌供氧减少,反而加重心绞痛。钙通道阻滞剂主要用于变异型心绞痛、稳定型心绞痛。临床上,钙通道阻滞剂与 β 受体阻断药合用,疗效增加,特别是硝苯地平与普萘洛尔合用更为安全,对心绞痛伴高血压及心率加快者最为适宜。

情景五　心绞痛患者的用药基础

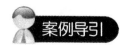 **案例导引**

患者,女,58 岁。患有高血压,一直服用卡托普利控制血压在正常范围,但经常在劳累后有心前区发闷的感觉,休息后即好转。一天前因过度劳累导致心前区疼痛并向后背放射,伴大汗,休息后不见缓解,来医院就诊。心电图显示有心肌缺血和左心室肥大的改变,诊断为高血压、冠状动脉硬化性心脏病(没有心力衰竭)、心绞痛发作。

请你写出治疗方案:

①用什么药物治疗这名患者的心绞痛急性发作? 简要说明理由。

②针对这名患者,出院后应该用什么药物维持治疗(你认为最好的联合用药是什么)?

知识链接

心绞痛是因冠状动脉供血不足,引起血氧供需失衡,心肌暂时缺血、缺氧导致代谢产物蓄积,引起发作性胸痛,疼痛可放射至左肩、左上肢和心前区。血氧供需失衡和血栓形成是心绞痛的病理生理机制,因此改善血氧供需矛盾与抗血栓是心绞痛治疗的药理基础。临床上将心绞痛分为三种类型。

(1)稳定型心绞痛:多在体力活动时发病,有明显诱因(过劳、激烈运动、情绪激动)。

(2)不稳定型心绞痛:包括初发型、恶化型及自发性心绞痛,可导致心肌梗死或猝死。发病与冠状动脉粥样硬化斑块改变、冠状动脉张力增加和血栓形成有关。可逐渐恢复为稳定型。

(3)变异型心绞痛:由冠状动脉痉挛所致。常在夜间或休息时发作。

抗心绞痛药是一类能恢复心肌供氧和耗氧平衡的药物,通过降低心肌耗氧量,增加心肌供血、供氧来达到平衡以治疗心绞痛。一般通过下列途径发挥作用:①舒张冠状动脉或促进侧支循环形成而增加供血;②舒张动、静脉,降低心脏前、后负荷,降低心室壁张力;③减慢心率和减弱收缩力;④抑制血小板聚集和抗血栓形成。

1. 硝酸酯类　常用于治疗心绞痛的基础药物。其中包括速效硝酸甘油,该药可在舌下含化,1～2 min 即可使胸痛缓解。由于硝酸甘油有扩张血管的作用,可造成血压下降,因此不可大量连续用药。若 1～2 片药物不能缓解,应考虑急性心肌梗死的可能,须到医院诊治。另有一些药是属于作用持续时间较长的,如硝酸异山梨酯等,每次口服 1～2 片(也可在紧急情况下含服),每日1～2 次,可预防心绞痛发作。

2. 钙通道阻滞剂　常用的有维拉帕米、硝苯地平等。此类药物的主要作用是使 Ca^{2+} 进入细胞内,扩张冠状动脉。其中,心痛定还具有降低血压的作用,因此适用于高血压合并心绞痛的患者。而异搏定则具有抗心律失常的作用,适宜心绞痛合并某些心律失常的患者治疗。

3. β受体阻断药　常用的药物有普萘洛尔、氨酰心胺、美托洛尔等。这类药物除可减少心肌耗氧量外,还有明显减慢心率的作用。心绞痛发作合并心率快的患者,适宜用此类药物。哮喘患者禁用普萘洛尔。

4. 中草药　中医认为冠心病心绞痛属于血瘀、痰阻、阳虚等证,因此治则为活血化瘀、宣阳通痹、开胸祛痰。常用的中成药有冠心苏合丸、速效救心丸、复方丹参片、复方丹参滴丸、参芍片等。

常用制剂和用法

硝酸甘油　片剂:0.3 mg、0.5 mg、0.6 mg。一次 0.3~0.6 mg,舌下含服。

硝酸异山梨酯　片剂:2.5 mg、5 mg、10 mg。一次 2.5~5 mg,舌下含服。

硝苯地平　片剂:10 mg。一次 10~20 mg,一日 3 次,口服或舌下含服。

普萘洛尔　片剂:10 mg。每次 10 mg,一日 3~4 次,因个体差异大,从小剂量开始,根据病情增减剂量,可增至每日 80~240 mg。

维拉帕米　片剂:20 mg、40 mg、80 mg、120 mg。开始一次 40 mg~80 mg,一日 3 次,达有效浓度后改维持量,一次 40 mg,一日 3 次。注射剂:5 mg/2 mL,一次 5~10 mg,静脉注射,10 min 内注完,随后以 5 μg/(kg·min)静脉滴注。

地尔硫䓬　片剂:30 mg、60 mg。每次 30 mg,一日 4 次,可逐渐增加剂量至每日 240 mg。

思考与练习

A₁型题

1. 硝酸甘油抗心绞痛的药理学基础是(　　)。

A. 增强心肌收缩力　　　　　　　B. 降低心肌耗氧量　　　　　　C. 松弛血管平滑肌

D. 改善心肌供血　　　　　　　　E. 抑制心脏

2. 硝酸甘油最常采用的给药方式是(　　)。

A. 口服　　　　B. 舌下含服　　　C. 肌内注射　　　D. 皮下注射　　　E. 静脉注射

3. 普萘洛尔治疗心绞痛的主要药理作用是(　　)。

A. 扩张冠状动脉　　　　　　　　　　　　B. 减低心脏前负荷

C. 减慢心率,降低耗氧量　　　　　　　　D. 镇静作用

E. 阻滞钠、钾、钙通道

4. 首选治疗变异型心绞痛的药物是(　　)。

A. 硝酸甘油　　　B. 普萘洛尔　　　C. 硝苯地平　　　D. 地尔硫䓬　　　E. 维拉帕米

A₂型题

5. 患者,女,53 岁。在其子婚礼上由于兴奋而突发心绞痛,请问可用哪种药?(　　)

A. 硫酸奎尼丁口服　　　　　　　　　　　B. 硝酸甘油舌下含服

C. 盐酸利多卡因注射　　　　　　　　　　D. 盐酸普鲁卡因胺口服

E. 苯妥英钠注射

案例分析

患者,男,66 岁。因活动后心前区疼痛 2 年,加重 2 个月入院。患者 2 年前开始上 4 层楼时出现心前区疼痛,呈闷痛,伴左上肢酸痛,每次持续几十秒至 1 min,休息约 1 min 可缓解,每个月发作 1~2 次。2 个月前开始在用力、情绪激动时出现心前区闷痛,持续达 10 min,伴冷汗、头昏、乏力,同时有整个左上肢酸痛或不适,心前区疼痛与左上肢疼痛同时发作、消失,有时左上肢疼痛较心前区疼痛先发 1~2 min,经休息或含服速效救心丸或消心痛片 1~5 min 方可缓解,每个月发作 5~6 次。有原发性高血压病史 10 年,血压控制不详。嗜烟(20 支/天,30 年),少量饮酒。

请你写出治疗方案:①治疗原则;②用药指导;③用药护理。

(高仁甫)

模块五

变态反应性疾病的用药基础

项目二十五　变态反应性疾病的用药基础

导学

变态反应也称超敏反应,是因免疫系统在某些病理过程中敏感度增加,对各种过敏原发生免疫应答,导致机体生理功能障碍和组织损伤,临床多见。故明确区分不同抗变态反应性疾病药物的作用,学好这类药物的临床应用、禁忌证等,对今后的临床工作中疾病治疗的选择用药有着重要的指导意义。

项目目标

1. 掌握抗组胺药的药理作用、临床用途、不良反应和用药的注意事项。
2. 熟悉其他常用抗变态反应性疾病药物的临床应用。
3. 学会观察和预防常用抗组胺药的不良反应,学会根据不同患者需求选择合适的治疗变态反应性疾病的药物,能够利用用药护理知识,综合分析判断,正确进行用药指导。

任务一　抗组胺药

案例导引

患者,男,40岁。因食用小龙虾后全身皮肤出现风团样皮疹,刺痒难耐,遵医嘱应用苯海拉明治疗。患者在用药期间应该注意些什么? 护士该如何对患者做合理的用药指导?

组胺(histamine)是广泛存在于人体组织的自身活性物质,在心肌细胞、肥大细胞、嗜碱性粒细胞、皮肤、胃肠道、肺和中枢神经系统含量较多,参与生理功能调节、炎症和变态反应。组胺受体的分型及其分布和效应见表 5-1。组胺的临床应用已逐渐减少,但其受体阻断药,即抗组胺药在临床上却有重大价值,应用十分广泛。

表 5-1　组胺受体的分型及其分布和效应

受体类型	分布	效应
H_1	支气管、胃肠、子宫等平滑肌	收缩
	皮肤血管	扩张
	心房、房室结	收缩增强,传导减慢
H_2	胃壁细胞	分泌增多
	血管	扩张
	心室、窦房结	收缩加强,心率加快
H_3	中枢与外周神经末梢	负反馈性调节组胺合成与释放

临床上常用的抗组胺药是 H_1 受体阻断药和 H_2 受体阻断药。

一、H₁受体阻断药

供临床使用的 H₁ 受体阻断药分为第一代和第二代。常用的第一代药物如苯海拉明（diphenhydramine）、异丙嗪（promethazine）、曲吡那敏（tripelennamine）、氯苯那敏（chlorphenamine）、多塞平（doxepin）、茶苯海明（dimenhydrinate）等，因对中枢系统活性强，故有明显的镇静和抗胆碱作用。第二代药物如西替利嗪（cetirizine）、阿司咪唑（astemizole）、特非那定（terfenadine）、阿伐斯汀（acrivastine）、左卡巴斯汀（levocabastin）、咪唑斯汀（mizolastine）及氯雷他定（loratadine）等，因不易透过血脑屏障，故具有无嗜睡的特点。

【药理作用】

1. 阻断 H₁ 受体作用　选择性地阻断 H₁ 受体而发挥抗组胺作用，抑制黏附分子介导的炎症反应，可以完全对抗组胺引起的支气管、胃肠道平滑肌收缩作用，对组胺直接引起的局部毛细血管扩张和通透性增加，如局部水肿等，有很好的抑制作用，但对血管扩张和血压降低等全身作用仅有部分对抗作用。对人体过敏性休克无保护作用。

2. 中枢抑制作用　多数药物可通过血脑屏障，产生中枢抑制作用，作用强度因个体敏感性和药物品种而异，以第一代 H₁ 受体阻断药苯海拉明、异丙嗪作用最强，治疗量即产生镇静与嗜睡作用。第二代药物如阿司咪唑因不易通过血脑屏障，几乎无中枢抑制作用。

3. 其他作用　苯海拉明、异丙嗪等具有阿托品样抗胆碱作用，止吐和防晕作用较强。咪唑斯汀对鼻塞尚具有显著疗效。

【临床用途】

1. 皮肤黏膜变态反应性疾病　本类药物对由组胺释放所引起的荨麻疹、枯草热和过敏性鼻炎等皮肤黏膜变态反应性疾病效果良好。对昆虫咬伤引起的皮肤瘙痒和水肿也有良效。对血清病、药疹和接触性皮炎有止痒效果。本类药物能对抗豚鼠因组胺引起的支气管痉挛，但因引起人类哮喘的活性物质复杂，药物不能对抗其他活性物质的作用，因此对支气管哮喘患者几乎无效。对过敏性休克无效。

2. 防晕止吐　苯海拉明、异丙嗪对晕动病、妊娠呕吐以及放射病呕吐有镇吐作用。防晕动病常选茶苯海明（苯海拉明与氨茶碱形成的复盐），应在乘车、乘船前 15～30 min 服用。

3. 镇静催眠　对中枢有明显抑制、镇静作用的药物，如异丙嗪、苯海拉明等，可在短期内用于治疗失眠。

【不良反应和禁忌证】

1. 中枢神经系统反应　第一代药物常见镇静、嗜睡、乏力等，以苯海拉明和异丙嗪最为明显。故服药期间应避免驾驶车、船和高空作业等工作。少数患者则有烦躁、失眠。药物过量可因中枢抑制致死。

2. 消化道反应　口干、厌食、恶心、呕吐、便秘或腹泻等，此类药物宜餐后服用以减轻症状。

3. 其他　偶见粒细胞减少及溶血性贫血。阿司咪唑可致畸胎，孕妇及哺乳期妇女禁用。阿司咪唑过量可致心律失常、晕厥、心跳停止。

【用药护理】

1. 用药前沟通　详细了解患者用药史、过敏史及当前症状，根据适应证和禁忌证提出合理化建议和措施。①健康宣教，告知患者及家属此类药物的常见不良反应，应嘱患者饭后服药以减轻不良反应；②严格掌握用药量，避免用药过量；③避免与阿托品、三环类抗抑郁药、单胺氧化酶抑制剂合用，以免加强其抗胆碱作用；④避免与口服抗凝血药（如华法林）合用，以免降低其疗效。

2. 用药后护理　①用药过量中毒先见中枢抑制，继而出现兴奋，最后又转入抑制，严重者因呼吸麻痹而致死，呼吸抑制时应进行人工呼吸，惊厥时静脉注射地西泮解救；②过敏反应表现为胸闷、气急、血小板减少等，一旦出现应立即抢救；③应告诫患者在服药期间不宜驾驶车船、操纵机器或从事高空作业，不宜饮酒，不宜与其他中枢神经抑制药合用。

3. 用药护理评价　评估药物疗效。过敏症状得到控制说明本药起效，应停用或调整治疗方案。治疗慢性过敏性疾病若单用 H₁ 受体阻断药疗效不佳时,可与 H₂ 受体阻断药合用。

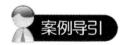

患者,女,26 岁。4 天前接触过大量花粉,出现皮肤瘙痒、荨麻疹、流涕、眼睛发痒等症状,患者无药物过敏病史,非妊娠期,且无呼吸系统疾病。医嘱氯苯那敏片口服,一次 4 mg,一日 3 次,饭后服用。

该患者就医咨询:①服药期间应注意什么?②此类药物可能产生哪些不适症状?该如何避免或者减轻这些症状?③若患者从事高空作业,且治疗期间必须参加工作,应该选用哪些药物比较适合?

常用 H₁ 受体阻断药的比较见表 5-2。

表 5-2 常用 H₁ 受体阻断药的比较

药物名称	镇静作用	止吐作用	抗胆碱作用	药效时间/天	临床用途	不良反应及注意事项
苯海拉明	+++	++	+++	4～6	荨麻疹、皮肤瘙痒、过敏性皮炎、过敏性鼻炎、枯草热、血管神经性水肿、晕动病及耳源性眩晕	嗜睡、头晕等,长期应用可引起溶血性贫血,高空作业者不宜服用
异丙嗪	+++	++	+++	4～6	各种过敏性疾病、镇静催眠、晕动病及各种原因引起的恶心、呕吐,冬眠合剂、复方止咳平喘药组成成分	嗜睡、乏力、头晕、口干等,与食物和牛奶同服可减轻对胃的刺激,静脉滴注时应避光
氯苯那敏	+	—	++	4～6	荨麻疹、药疹、哮喘、过敏性鼻炎、接触性皮炎、枯草热、虫咬、皮肤瘙痒、感冒、血清病及预防输血反应	嗜睡、乏力、胃肠道反应,与食物和牛奶同服可减轻对胃的刺激
阿司咪唑	—	—	—	10	常年性和季节性过敏性鼻炎、过敏性结膜炎、慢性荨麻疹和其他过敏反应症状	心律失常、致畸胎

注:+++,作用强;++,作用中等;+,作用弱;—,无作用。

二、H₂ 受体阻断药

H₂ 受体阻断药能拮抗组胺引起的胃酸分泌,对 H₁ 受体无作用,因此 H₂ 受体阻断药是治疗消化性溃疡很有价值的药物。当前临床最常应用的有西咪替丁(cimetidine)、雷尼替丁(ranitidine)、法莫替丁(famotidine)和尼扎替丁(nizatidine)。

任务二 其他抗变态反应药

一、其他组胺受体阻断剂

酞苦茂异喹(tritoqualine)

酞苦茂异喹为组胺脱羧酶抑制剂,能抑制组胺生成,而产生抗过敏作用。特点为预防有效,无嗜睡,对已产生的症状效果欠佳。适用于各种过敏症、局限性皮肤水肿、荨麻疹及晕动症等。

溴羟苄胺(brocresine)

溴羟苄胺的作用和用途同上,尚有多巴脱羧酶抑制作用。

组织胺球蛋白

组织胺球蛋白为人血清丙种球蛋白与盐酸组织胺制剂。可促进体内产生抗组胺抗体,从而增强血清灭活游离组胺的能力。适用于荨麻疹、湿疹、局限性皮肤水肿、神经性皮炎、哮喘性支气管炎等过敏性疾病。

二、过敏介质释放抑制药

色甘酸钠(sodium cromoglycate)

色甘酸钠可稳定肥大细胞膜,阻止胞膜裂解和脱颗粒,从而抑制组胺、5-羟色胺(5-HT)及慢反应物质的释放,发挥抗过敏作用。主要用于预防季节性哮喘发作,但本品奏效慢,数日甚至数周后才收到防治效果,对正发作哮喘患者无效。本品用于过敏性鼻炎和季节性枯草热,能迅速控制症状。外用于慢性过敏性湿疹及某些皮肤瘙痒症也有显著疗效。

酮替芬(ketotifen)

酮替芬的作用机理与色甘酸钠相似,但药效较强。还有很强的抗组胺作用,兼有阻断组胺 H_1 受体作用和抑制肥大细胞、嗜碱性粒细胞释放组胺、过敏性慢反应物质的作用,产生很强的抗过敏作用。可用于多种类型的支气管哮喘,均有明显疗效。过敏性哮喘预防作用优于色甘酸钠。有中枢抑制作用,驾驶员、高空作业者、精细工作者禁用。

三、钙剂

常用钙剂有葡萄糖酸钙、氯化钙、果糖酸钙、维丁胶性钙、乳酸钙、钙素母等。

【药理作用】 钙离子能增加毛细血管的致密性,降低血管的通透性,减少血浆渗出,从而缓解过敏症状。钙离子能维持神经-肌肉正常兴奋性。高浓度钙离子具有松弛平滑肌的作用,可解除痉挛。

【临床用途】 可用于荨麻疹、湿疹、血清病、血管神经性水肿、接触性皮炎、皮肤瘙痒症等的辅助治疗。其中葡萄糖酸钙对组织刺激性较小而多用。

【不良反应】 氯化钙静脉注射漏出血管外可引起组织坏死,禁用于肌内注射。钙剂具有心脏兴奋作用,注射过快可致心律失常;静脉注射时有发热感。

四、免疫抑制剂

免疫抑制剂通过对过敏原的吞噬及处理、杀伤淋巴细胞及阻止其分化繁殖、抑制抗体合成、阻止补体参与反应及抑制免疫炎症反应等过程而发挥免疫抑制与变态反应抑制作用。免疫抑制剂对初次免疫反应抑制作用较强,故用于再次免疫反应时剂量较大,作用很大程度上取决于给药时间与抗原刺激时间之间的关系。作用既与单次剂量大小有关,也与给药次数有关。

常用的免疫抑制剂:糖皮质激素类、环磷酰胺(cyclophosphamide)、硫唑嘌呤(azathioprine)、甲氨蝶呤(methotrexate)、抗淋巴细胞球蛋白(antilymphocyte globulin,ALG)等。

五、脱敏制剂

异种免疫血清(抗毒素)

异种免疫血清若皮试阳性,可采用小量多次脱敏注射法。小量过敏原导致的过敏反应释放出少量组胺、5-HT 等生物活性物质,可及时被机体某些物质如酶等分解。反复注射后,免疫物质的受体大部分甚至全部被结合消耗,大量过敏原进入时,就不会发生过敏反应,达到暂时脱敏的作用,也称特异性脱敏。

菌苗制剂

应用金黄色葡萄球菌、铜绿假单胞菌等制成的自身菌苗或哮喘菌苗。机制可能是多次注射这类菌苗制剂,机体产生大量特异性 IgG 型循环抗体,使以后进入机体的过敏原先被体液中游离的 IgG 结合,阻断了过敏原与吸附在肥大细胞或嗜碱性粒细胞表面的 IgE 结合,从而防止变态反应的发生。用于防治有关的变态反应性疾病。

粉尘螨注射液

粉尘螨注射液为由粉尘螨浸出液配制成的灭菌水溶液,为强烈过敏原。通过少量多次地接触过敏原,使机体产生较多的特异性阻断抗体(IgG),占据肥大细胞及嗜碱性粒细胞抗体与抗原连接位置,产生免疫耐受性,经较长时期治疗后可使 IgE 减少而脱敏。对过敏性哮喘疗效显著,对异位性皮炎比一般抗组胺药好。适用于吸入型哮喘、过敏性鼻炎、异位性皮炎、泛发性湿疹、慢性荨麻疹等。

常用制剂和用法

盐酸苯海拉明　片剂:一次 25～50 mg,3 次/日。注射剂:一次 20 mg,肌内注射,1～2 次/日。

茶苯海明(乘晕宁、晕海宁)　片剂:为苯海拉明与氨茶碱复合物,预防晕动病,出行前半小时服 50 mg。

盐酸异丙嗪(非那根)　片剂:一次 1.25～25 mg,2～3 次/日。注射剂:一次 25～50 mg,肌内或静脉注射。

盐酸吡苄明(去敏灵,扑敏宁)　片剂:一次 25～50 mg,3 次/日。

马来酸氯苯那敏(扑尔敏)　片剂:一次 4 mg,3 次/日,小儿一日 0.35 mg/kg,1～4 次/日。注射剂:一次 5～20 mg,皮下或肌内注射。

盐酸布可立嗪(安其敏)　片剂:一次 25～50 mg,2 次/日。

盐酸美克洛嗪(敏可静)　片剂:一次 25 mg,2 次/日。

酒石酸苯茚胺　片剂:一次 25 mg,2～3 次/日。

阿司咪唑(息斯敏)　片剂:一次 10 mg,1 次/日。

特非那定　片剂:一次 60 mg,2 次/日。

思考与练习

A₁型题

1. 预防晕车常用药物是(　　)。

A. 茶苯海明　　B. 异丙嗪　　C. 法莫替丁　　D. 阿司咪唑　　E. 特非那定

A₂型题

2. 患者,女,25 岁,职业为出租车司机。因夏秋季节交替,近日连续打喷嚏、流涕、咽喉痛、眼睛发痒,无药物过敏史,无其他不适,应选用合适的药物是(　　)。

A. 苯海拉明　　B. 异丙嗪　　C. 西咪替丁　　D. 阿司咪唑　　E. 雷尼替丁

A₃型题

(3～4 题共用题干)

患者,男,45 岁。患过敏性鼻炎数年,受凉或者粉尘刺激常致病发,病情反复,时轻时重。

3. 应首选的治疗药物类别是(　　)。

A. H₁受体阻断药　　　　B. H₂受体阻断药　　　　C. 抗生素

D. 阿司匹林　　　　E. 美沙酮

4. 应用该类药预防心律失常应避免使用的药物是(　　)。

A. 苯海拉明　　B. 阿司咪唑　　C. 特非那定　　D. 西替利嗪　　E. 酒石酸苯茚胺

案例分析

1. 患者,女,42岁。3天前被蚊虫叮咬,后出现严重皮肤过敏反应,瘙痒、水肿。医嘱使用扑尔敏口服治疗。

请思考:①患者应用的药物有哪些可能的不良反应?②作为护士如何进行用药指导?

2. 患者,女,25岁。妊娠4个月。因春夏季节交替,近日连续打喷嚏、流涕、咽喉痛、眼睛发痒,无药物过敏史,无其他不适。

请思考:患者目前状态下治疗过敏,应避免选择哪些抗组胺药?

(张晓宇)

模块六

内脏系统的
用药基础

项目二十六 血液和造血系统用药基础

导学

抗血栓药和止血药在临床应用广泛,抗贫血药主要应用在临床血液科。其中,肝素、华法林在预防和治疗血栓性疾病方面,维生素 K、垂体后叶素在防治出血性疾病中,铁剂、叶酸在防治贫血等方面都发挥着重要的作用,学好这些药物对今后的临床护理工作有着重要的意义。

项目目标

1. 掌握抗血栓药、止血药、抗贫血药的药理作用、临床用途及不良反应。
2. 熟悉血容量扩充药的药理作用、临床用途及不良反应。
3. 了解造血细胞生长因子的药理作用及临床用途。
4. 学会观察和预防抗血栓药和抗贫血药的不良反应,能够利用用药护理知识,综合分析判断,正确进行用药指导。

在生理状态下,人体的血液中存在着凝血与纤维蛋白溶解(纤溶)两个对立统一的调节机制,使血管内的血液保持正常的流动状态。一旦平衡失调,就可能出现血栓栓塞性疾病或出血倾向(图 6-1)。

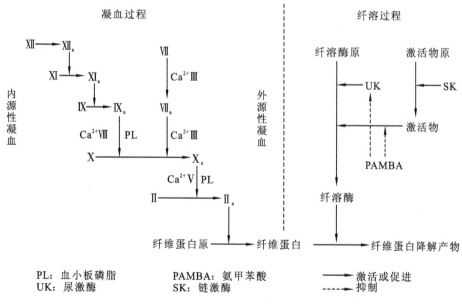

PL:血小板磷脂 PAMBA:氨甲苯酸 ——→ 激活或促进
UK:尿激酶   SK:链激酶   ----→ 抑制

图 6-1 凝血过程及纤溶系统

任务一 抗血栓药

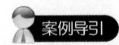 案例导引

患者,女,60岁。1天前感到左侧肢体发麻,逐渐感觉运动无力,今晨起时眩晕、吐字不清,左侧肢体瘫痪。诊断为脑血栓。护士遵医嘱给予肝素、尿激酶和华法林治疗,在给药后护士应该监测哪些指标?

抗血栓药通过作用于血栓形成过程中的某些环节而抑制血栓形成,有抗凝血药及抗血小板药或者通过促进纤溶过程而溶解已生成血栓的溶栓药,现主要为纤维蛋白溶解药。

一、抗凝血药

肝素(heparin)

【理化性质】 肝素为一种黏多糖硫酸酯,是带有大量负电荷的高极性大分子化合物,呈强酸性,不易通过生物膜。

【体内过程】

1. 吸收 口服不易吸收,皮下注射吸收差,肌内注射易致血肿,直肠给药无效,故常通过静脉注射给药。

2. 分布 静脉注射后约60%分布于血管内皮,不能通过胸膜、腹膜、胎盘及乳汁。血浆蛋白结合率大约为80%。立即生效,迅速发挥最大抗凝效果,可维持3~4 h。

3. 代谢 大部分在肝脏被单核-巨噬细胞系统破坏,少数不被代谢。肝脏对肝素的代谢能力有限,所以不同剂量的肝素的血浆半衰期不同,小剂量时仅为1~2 h,大剂量时可达2~5 h。肝硬化患者的血浆半衰期延长。

4. 排泄 主要经肾脏排出。

【药理作用】

1. 抗凝血 肝素的抗凝血特点:①在体内、体外均有抗凝作用;②作用迅速而强大。

肝素抗凝血机制:促进抗凝血酶Ⅲ(AT-Ⅲ)的抗凝作用,使凝血酶灭活的反应加速达千倍以上。

2. 降血脂 肝素能使血管内皮释放脂蛋白脂酶、水解乳糜颗粒及VLDL中的TG,发挥降脂作用。

3. 抗炎 通过抑制炎症介质活性,阻止炎症细胞活动,抑制血管平滑肌细胞增殖和抗血管内膜增生等作用而减轻炎症反应。

4. 抑制血小板聚集 机制尚不清楚,可能与抑制凝血酶相关。

【临床用途】

1. 防治血栓栓塞性疾病 如深部静脉血栓、脑栓塞、肺栓塞及急性心肌梗死等,防止血栓的形成和扩大。

2. 防治弥散性血管内凝血(DIC) 早期应用防止微血栓形成,同时避免DIC晚期因纤维蛋白原和其他凝血因子耗竭而发生继发性出血。

知识链接

DIC是一个病理过程,根据它的病理生理特点及发展过程,典型者一般可经过三期:①高凝期:由于凝血系统被激活,所以多数患者血中凝血酶含量增多,导致微血栓的

形成,此时的表现以血液高凝状态为主。②消耗性低凝期:由于凝血系统被激活和微血栓的形成,凝血因子、血小板因消耗而减少,此时常伴有继发性纤溶,所以有出血的表现。③继发性纤溶亢进期:在凝血酶及凝血因子Ⅻₐ的作用下,纤溶酶原活化素被激活,从而使大量纤溶酶原转变成纤溶酶,所以此期出血十分明显。

3. 其他 用于心血管直视手术、体外循环、心导管检查、血液透析、器官移植等的抗凝。

【不良反应】

1. 自发性出血 自发性出血多在应用过量时出现,是肝素的主要不良反应,表现为黏膜出血、关节腔积血和伤口出血等。一旦发生应立即停用肝素,同时注射带有正电荷的硫酸鱼精蛋白对抗。

2. 过敏反应 偶可引起发热、荨麻疹、结膜炎、哮喘等。

3. 血小板减少症 一般由肝素引起的短暂性血小板聚集所致,多发生于用药后的 2～14 天,与免疫反应有关,停药后大约 4 天恢复,发生率大约为 5%。

4. 其他 ①连续用药 3～6 个月可导致骨质疏松,发生自发性骨折;②妊娠期妇女使用可引起早产及死胎。

【禁忌证】 肝肾功能不全、有出血倾向、严重高血压、消化性溃疡、外伤手术后及孕妇等禁用。

【用药护理】

1. 用药前沟通 ①用药前详细询问用药史及过敏史;②注意药物间的相互作用,与华法林、阿司匹林、肾上腺皮质激素、吲哚美辛、布洛芬、右旋糖酐等合用,可使出血的危险性增加;与氨基糖苷类抗生素、红霉素、头孢菌素、万古霉素、甲巯咪唑、丙基硫氧嘧啶合用,可使肝素的作用增强;与四环素、洋地黄类药物、抗组胺类药物合用,可以拮抗肝素的作用;与碱性药物合用,可使肝素无效,因肝素呈强酸性;③评估有无禁忌证,如有出血倾向、不能控制的活动性出血、外伤或术后渗血、先兆流产、胃十二指肠溃疡、严重肝肾功能不良、对肝素过敏者及孕妇禁用。

2. 用药后护理 ①用药过程中应密切观察患者反应,做好抢救的准备工作等。②密切观察患者的过敏反应,如出现皮肤瘙痒、寒战、发热,应立即通知医生,并给予皮肤冷敷或涂抹炉甘石洗剂以减轻皮肤瘙痒。③肝素被列为高危药品,使用过程中应严密观察基本生命体征,如有血压下降、脉搏加快和呼吸急促等情况,应及时报告医生,进行对症处理。④肝素不宜采用肌内注射,因肌内注射易发生血肿,亦不宜采用直肠给药,因直肠给药无效。采用皮下注射时,要选择细而短小的针头,注意避开瘢痕,针头拔出后应适当延长加压时间。注意经常更换注射部位。⑤静脉注射或静脉滴注肝素时,要确保针头在血管内方可给药。应单独使用静脉通路注射肝素,若需要给予其他药物,要先用生理盐水冲净通路内药液方可给予其他药物。

3. 用药护理评价 ①嘱患者刷牙或剔牙时,动作要轻巧;肝素使用过程中月经量可能增多,时间可能延长,要安慰患者,消除其紧张情绪。②肝素使用过程中应密切观察患者的出血情况,如有无血尿、呕血、牙龈或口腔出血、黑便、淤斑、月经量增多、骨盆疼痛、严重疼痛或眩晕等情况。出血严重者,应立即报告医生,可静脉注射硫酸鱼精蛋白对抗,1 mg 硫酸鱼精蛋白可中和 100 U 肝素。③定期检测出血时间和凝血时间。④可能出现数月的脱发,应告知患者,以免产生恐惧。⑤肝素预防用药一般不超过 5～7 天。⑥突然停用肝素会导致血液的凝固性增加,故应用肝素治疗后需常规使用口服抗凝药预防。

低分子量肝素(low molecular weight heparin,LMWH)

低分子量肝素是相对分子质量小于 7000 的肝素,从普通肝素分离或降解而获得。其特点包括:①抗凝活性较肝素弱,但抗血栓作用增强,出血危险性相对较小,应用更安全;②半衰期较长,不易被清除,作用时间长;③采用皮下注射,使用方便,但仍可出现出血,处理方法同肝素。

华法林(warfarin)

【理化性质】 华法林为香豆素类抗凝血药。香豆素是一类含有 4-羟基香豆素基本结构的物

要点提示:1 mg 硫酸鱼精蛋白可以中和 100 U 肝素。

要点提示:肝素对已经形成的凝血因子无抑制作用,须待体内已经合成的凝血因子耗竭后才能发挥抗凝作用,因此抗凝作用比较缓慢。

质,口服参与体内代谢,发挥抗凝血作用,为口服抗凝血药。

【体内过程】 口服吸收快而完全,1 h后就可以测到血浆药物浓度,2~8 h即达高峰。吸收后与血浆蛋白的结合率高达99.4%,与其他血浆蛋白结合率高的药物联合应用时易被置换为游离型而导致游离药物浓度增加,使抗凝作用大大增强,甚至诱发出血。本药可以通过胎盘,主要在肝脏代谢,通过肾脏排泄,也可通过乳汁排出。

【药理作用】 华法林主要发挥抗凝血作用,具有以下特点:①仅有体内的抗凝血作用,体外无抗凝血作用;②抗凝血作用缓慢而持久;③口服有效。华法林的抗凝血机制为其竞争性拮抗维生素K的作用,因华法林的化学结构与维生素K相似,在肝脏抑制维生素K由环氧型转化为氢醌型,阻止其循环利用,进而阻碍依赖于维生素K的凝血因子Ⅱ、Ⅶ、Ⅸ、Ⅹ的合成,从而发挥抗凝作用。

【临床用途】

1. 防治血栓栓塞性疾病 可以防止血栓形成和发展。作用时间较长,但起效较慢,而且剂量不易控制,故一般先与肝素合用,经1~3天发挥疗效后再停用肝素。

2. 预防手术后血栓形成 预防静脉血栓形成。主要用于风湿性心脏病、外科大手术、髋关节固定术、人工瓣膜置换术后等。

【不良反应】

1. 自发性出血 口服过量或长期用药易致自发性出血,主要表现在皮肤黏膜、胃肠道、泌尿生殖系统等部位,严重者可发生颅内出血。一旦发生出血,应立即停药,同时给予维生素K拮抗,必要时输注新鲜血浆或全血以补充凝血因子。

2. 胎儿出血或畸形 华法林可以通过胎盘屏障,造成胎儿出血或畸形。

3. 其他 华法林还有胃肠道反应、转氨酶升高、白细胞减少等不良反应。

【禁忌证】 肝肾功能不全、有出血倾向、严重高血压、消化性溃疡、外伤手术后及孕妇等禁用。

【用药护理】

1. 用药前沟通 ①详细询问用药史,根据适应证提出合理化建议和措施。②注意药物间的相互作用:与阿司匹林、保泰松、氯霉素、甲硝唑、西咪替丁、广谱抗生素合用,可增强华法林的抗凝作用;与苯巴比妥、苯妥英钠、卡马西平、利福平合用,可降低华法林的抗凝作用。③评估有无禁忌证:术后3天内、孕妇、哺乳期、有出血性疾病及肝功能不全者禁用。

2. 用药后护理 ①注意用药剂量,密切观察,对出血严重者应立即停药,并用大量维生素K对抗,必要时立即输注新鲜血补充凝血因子加以控制。②用药过程中应避免食用含维生素K丰富的食物,如卷心菜、莴苣、菠菜、豆豉等,以免影响华法林的疗效。③用药过程中注意观察患者血栓栓塞的症状和体征的变化。

3. 用药护理评价 定期监测凝血酶原时间,对药物疗效作出评价。

枸橼酸钠(sodium citrate)

【作用和用途】 枸橼酸钠只能用于体外抗凝。其抗凝血机制为枸橼酸钠的枸橼酸根离子与血浆中Ca^{2+}结合,形成难解离的可溶性配合物,从而使血中Ca^{2+}浓度降低,抑制血液凝固,发挥快速的抗凝作用。本药仅在体外有抗凝血作用,主要用于体外血液保存,阻止血液凝固。输血时,每100 mL全血中加入2.5%枸橼酸钠注射液10 mL,足以防止血液凝固。

【不良反应与用药护理】 在大量输血(超过1000 mL)或输血速度过快时,因血中Ca^{2+}浓度降低,可导致低钙性手足抽搐、心功能不全、血压骤降。一旦发生,应立即应用钙盐解救。新生儿和幼儿更易发生。

二、纤溶药

链激酶(streptokinase,SK)

【理化性质】 链激酶是从β溶血性链球菌培养液中提取的一种蛋白酶,为白色冻干粉,易溶

NOTE

于生理盐水,其稀溶液性质不稳定。链激酶具有抗原性。

【体内过程】 口服无效,可静脉注射,不可肌内注射及动脉穿刺。

【药理作用】 链激酶能与纤溶酶原结合形成复合物,促进纤溶酶原转变为纤溶酶,迅速溶解已形成的纤维蛋白,对 6 h 内形成的血栓疗效最佳,但对于形成已久的陈旧血栓疗效不佳。

【临床用途】 临床主要用于急性血栓栓塞性疾病,如急性肺栓塞、眼底血管栓塞、深部静脉血栓、脑栓塞和急性心肌梗死等。

【不良反应】

1. 自发性出血 自发性出血为链激酶的主要不良反应,发生原因为被激活的纤溶酶在溶解病理性纤维蛋白的同时,也溶解生理性纤维蛋白。主要表现为注射部位出现血肿。

2. 过敏反应 发生原因是链激酶具有抗原性,表现为药热、寒战、皮疹等,甚至出现过敏性休克。

3. 其他 静脉推注过快可引起低血压。

要点提示:自发性出血的对抗药物是纤溶抑制药氨甲苯酸。

【用药护理】

1. 用药前沟通 ①用药前先给予异丙嗪(肌内注射)、地塞米松或氢化可的松(静脉注射)来预防过敏反应;②注意药物间的相互作用,与蛋白质沉淀剂、生物碱、消毒灭菌剂合用,可使链激酶活性降低;③评估有无禁忌证,出血性疾病、活动性溃疡、严重高血压、分娩未满月以及近期使用过肝素或华法林等抗凝药的患者禁用。

2. 用药后护理 ①溶解时,避免剧烈振荡,使活性降低。溶解后放置超过 24 h 会失去活性,故须现配现用;②用药过程中,避免肌内注射和动脉穿刺,以免发生血肿。一旦发生出血或血肿,一般不需停药,可给予氨甲苯酸或纤维蛋白原;③用药后,少数患者可能出现发热、寒战、头痛、不适等症状,给予解热镇痛药对症处理;④用药结束时,为防止再度形成血栓,可给予低分子右旋糖酐预防。

3. 用药护理评价 ①静脉推注后要加压注射部位,自发性出血者可给予氨甲苯酸对抗;②定期做凝血酶原时间和凝血时间测定。

尿激酶(urokinase,UK)

【作用和用途】 尿激酶是由人肾细胞合成,从尿中分离提取的蛋白质冰冻干燥制剂。其作用机制为直接激活纤溶酶原,使其转变为纤溶酶,溶解已形成的纤维蛋白。口服无效,可静脉注射和做眼科的局部注射。尿激酶无抗原性,一般不引起过敏反应。但因价格昂贵,临床主要用于对链激酶无效或过敏的血栓栓塞性疾病者。

【不良反应与用药护理】 过敏反应发生率低,但剂量过大也导致自发性出血,亦可用氨甲苯酸对抗。注射溶液须注意在临用前新鲜配制。

组织型纤溶酶原激活剂(tissue-type plasminogen activator,t-PA)

【作用和用途】 组织型纤溶酶原激活剂为 DNA 重组技术的第二代溶栓药。对纤维蛋白的亲和力强,能选择性地激活结合在纤维蛋白表面的纤溶酶原,使之转化为纤溶酶。但对游离型的纤溶酶作用弱,发挥选择性溶栓作用。无抗原性。主要用于肺栓塞和急性心肌梗死的治疗。

【不良反应与用药护理】 不良反应较少且轻,出血少见。用药期间注意观察患者有无出血倾向,禁用于出血性疾病。

三、抗血小板药

阿司匹林(aspirin)

阿司匹林低剂量(50~100 mg)即可抑制血小板聚集和显著减少血栓烷素 A_2(TXA_2)水平,防止血栓形成,是抗血小板药中应用最广泛的药物。

小剂量应用可预防慢性稳定型心绞痛,可作为心肌梗死的一级和二级预防,脑梗死、脑卒中或短暂性脑缺血发作后脑梗死的二级预防,预防瓣膜修补术或冠状动脉搭桥术后的血栓形成,也能减少缺血性心脏病发作和复发的危险,降低一过性脑缺血发作患者的卒中发生率和死亡率。

NOTE

利多格雷(ridogrel)

利多格雷为强大的 TXA_2 合成酶抑制剂并具有中度的 TXA_2 受体拮抗作用,对血小板血栓和冠状动脉血栓的作用比阿司匹林更有效。对急性心肌梗死患者的血管梗死率、复灌率的影响及增强链激酶的纤溶作用等与阿司匹林相当。但对降低再栓塞、反复心绞痛及缺血性卒中等的发生率比阿司匹林强,对防止新的缺血病变比阿司匹林更有效。本品不良反应轻,易耐受。

噻氯匹定(ticlopidine)

【作用和用途】 噻氯匹定是强效血小板抑制剂,主要抑制二磷酸腺苷(ADP)诱导的血小板聚集,同时对凝血酶、花生四烯酸(AA)、血小板活化因子等引起的血小板聚集也有抑制作用。同时也具有改变红细胞的变形性及可滤性、降低血液黏滞度、改善微循环的作用。口服吸收好,3~5天达到高峰。用于预防脑血管、心血管及外周血管血栓栓塞性疾病。

【不良反应】

1. 消化道反应 消化道反应为常见的不良反应,主要表现为恶心、腹部不适、腹泻等。

2. 过敏反应 表现为荨麻疹、皮疹等。

3. 血液系统反应 可引起骨髓抑制,表现为全血细胞减少,如中性粒细胞、血小板减少。

4. 其他 偶见胆汁淤积性黄疸。

【用药护理】

1. 用药前沟通 ①注意药物间的相互作用:与抗酸药、西咪替丁、环孢素 A 同服,可使药效降低;与华法林、肝素、阿司匹林及其他非甾体类抗炎药合用,可加重出血。②评估有无禁忌证:有近期出血病史、活动性溃疡、白细胞或血小板减少者禁用,孕妇慎用。

2. 用药后护理 ①用药后,会出现恶心、腹部不适等消化道症状,饭后服用可以减轻。②观察患者有无骨髓抑制的表现,如贫血、出血、发热等。一旦发生,应立即停药,并采取积极的对症治疗措施。

3. 用药护理评价 ①定期查血常规,监测出凝血时间;②用药 1 个月后,注意观察有无皮疹、荨麻疹等过敏反应。

双嘧达莫(dipyridamole,潘生丁)

【体内过程】 口服吸收快,与血浆蛋白结合率高。在肝内代谢,与葡萄糖醛酸结合后,从胆汁排泄。

【作用和用途】 双嘧达莫能抑制磷酸二酯酶的活性,使血小板内 cAMP 的含量增加,抑制血小板聚集;还能抑制环氧酶,使 TXA_2 生成减少。双嘧达莫能抑制血小板的黏附性,防止其黏附于血管壁的损伤部位,兼有扩张血管的作用。用于治疗血栓栓塞性疾病和缺血性心脏病。

【不良反应与用药护理】 可出现头痛、头晕、恶心、腹泻等,长期大量使用可引起出血倾向。有扩张外周血管的作用,故低血压患者慎用。不宜与葡萄糖以外的其他药物混合注射,与肝素合用可加重出血倾向。

情景一　血栓性疾病的用药基础

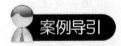
案例导引

患者,男,40 岁。因半年前患过脑梗死后一直服用华法林钠,2 天前因发热自行服用了阿司匹林,该患者就医咨询:①选用两药联合应用是否合理? ②服药后会出现什么后果?

血栓形成是指循环血液中的有形成分在心脏或血管内形成异常血凝块的过程,生成的血凝块称为血栓。血栓从局部脱落随血流至前方血管内堵塞部分或全部血管腔,导致血栓栓塞。

临床上常用的抗血栓药有以下三类,有时它们需要联合使用。

1. 抗凝血药 抑制凝血酶及凝血因子而达到阻止血栓形成的作用,临床常用的药物有肝素、华法林等。

2. 纤溶药 促进纤溶酶的作用而达到溶解血栓的目的,临床常用的药物有尿激酶、链激酶、组织型纤溶酶原激活剂等。

3. 抗血小板药 抑制血小板的聚集而达到阻止血栓形成的作用,临床常用的药物有噻氯匹定、双嘧达莫、阿司匹林等。

除了药物治疗外,临床上还常采用非药物疗法,例如告知患者多运动、多喝水,促进血液循环,降低血液黏滞度,预防血栓形成。还可从饮食上调节,多食用可增加 HDL 的食物,经常食用洋葱、大蒜、四季豆、苹果、胡萝卜等,使血液通畅,预防动脉粥样硬化。

选择抗血栓药时应注意以下原则:①根据不同性质的血栓选择,例如:动脉血栓以抑制血小板药为主;静脉血栓以抗凝血药为主;混合血栓预防时以抗血小板药为主;形成血栓时以抑制血栓形成药为主。②根据不同用药目的选择,预防血栓形成,主要选择抗凝血药和抗血小板药;溶解已形成的血栓,主要选择纤溶药。③根据病情需要选择联合用药,例如介入治疗的患者除了长期服用阿司匹林外,还可以联合使用抗血小板药来增强疗效;梗死的患者除了给予纤溶药外,还需常规联合抗凝血药来加速溶栓和减少再闭塞。

任务二 止 血 药

止血药是指能促进血液凝固、抑制抗凝血作用或降低毛细血管通透性而使出血停止的药物。按其作用机制将其分为以下四类:促凝血因子生成药、纤溶抑制药、促进血小板生成药、作用于血管的药物。

一、促凝血因子生成药

维生素 K(vitamin K)

【理化性质】 维生素 K 的基本化学结构为甲萘醌。维生素 K_1 和 K_2 为脂溶性,吸收需胆汁协助,维生素 K_3 和 K_4 为水溶性,临床主要应用的是维生素 K_1、K_3、K_4。维生素 K 的性质较稳定,能耐酸、耐热,但对光敏感,也易被碱和紫外线分解。

【药理作用】

1. 促进血液凝固 维生素 K 作为羧化酶的辅酶,在肝内参与凝血因子 Ⅱ、Ⅶ、Ⅸ、Ⅹ 的合成,使之具有生理活性,促进血液凝固,进而达到止血的目的。

2. 参与骨骼代谢 原因是维生素 K 参与合成维生素 K 依赖蛋白质,维生素 K 依赖蛋白质能调节骨骼中磷酸钙的合成。

3. 其他 增加肠蠕动和分泌功能,延缓糖皮质激素在肝中的分解。

【临床用途】 用于维生素 K 缺乏引起的出血,常见以下几种原因。

(1)维生素 K 吸收障碍:如梗阻性黄疸、胆瘘、肝病及慢性腹泻等疾病,因胆汁分泌减少,导致维生素 K 在肠道吸收障碍。

(2)维生素 K 合成障碍:如早产儿、新生儿及长期应用广谱抗生素患者,肠道缺乏产生维生素 K 的大肠埃希菌,维生素 K 合成受阻。

(3)凝血酶原缺乏:如长期应用香豆素类、水杨酸类等药物,均可使肝内凝血酶原的合成受阻而导致出血。

【不良反应】

1. 局部反应 肌内注射维生素 K_1 可发生局部红肿、疼痛、硬结及荨麻疹样皮疹。

2. 胃肠道反应 因刺激性强,口服维生素 K_3、K_4 可出现恶心、呕吐等胃肠道反应。

3. 溶血性贫血 较大剂量维生素 K_3、K_4 可使新生儿、早产儿发生溶血性贫血、高铁血红蛋白血症。维生素 K_3 对红细胞缺乏葡萄糖-6-磷酸脱氢酶(G-6-PD)的患者可诱发溶血性贫血,过量时可诱发血栓栓塞等并发症。

要点提示:维生素 K 是双香豆素所致出血的对抗药。

【用药护理】

1. 用药前沟通 ①使用前应观察注射剂是否有分层,如有则不可使用;但在遮光条件下水浴加热至 70~80 ℃,振摇使其自然冷却,如澄明度正常仍可继续使用。②告知患者维生素 K_3 和 K_4 饭后服用可以减轻胃肠道反应。

2. 用药后护理 ①维生素 K_1 常采用肌内注射,严重出血时可静脉注射。②静脉注射前只能用生理盐水或葡萄糖注射液稀释,不得使用其他溶液稀释。肌内注射时,应选择臀大肌肌肉群深部注射,但应注意避免误入血管,同时注意注射速度不能太快。③维生素 K_1 对光敏感,稀释后应立即注射。滴注时应避光(用黑纸或黑布包裹)慢滴,同时密切监护患者的血压、体温、脉搏及心率。如有异常,应及时调整滴速,必要时停止输注,并及时报告医生处理。

3. 用药护理评价 应定期测定凝血酶原时间,以调整用量和给药次数,并观察有无血栓形成的症状和体征。若出现血栓,可给予华法林或肝素解救。

二、纤溶抑制药

氨甲苯酸(aminomethylbenzoic acid, PAMBA)、**氨甲环酸**(tranexamic acid, AMCHA)

【理化性质】 氨甲苯酸为白色鳞片状结晶性粉末,在沸水中溶解,不溶于乙醇、氯仿、乙醚或苯。

【药理作用】 能竞争性抑制纤溶酶原激活物,抑制纤溶酶原转化成纤溶酶,高浓度时直接抑制纤溶酶,从而抑制纤溶而发挥止血作用。口服易吸收,也可注射给药。氨甲环酸的作用与氨甲苯酸相似但更强,两者应用相同。

【临床用途】 主要用于纤溶酶活性亢进所致的出血,如产后出血及前列腺、肝、胰、肺等出血和大手术后的出血,还可以用于某些药物(如链激酶和尿激酶)过量所致的出血。

【不良反应】

(1)用量过大或时间过长可导致血栓形成,诱发心肌梗死。

(2)静脉注射速度过快,可引起低血压、心律失常等。

【用药护理】

1. 用药前沟通 ①注意药物间相互作用:与青霉素、链激酶、尿激酶合用,可影响疗效;与口服避孕药、雌激素等合用,使血栓形成的危险性增加。②评估有无禁忌证:禁用于有血栓形成倾向或有血栓栓塞病史者;能快速通过胎盘屏障,即将分娩的孕妇不宜使用;肾功能不全者慎用。

2. 用药后护理 ①静脉注射给药时,用 5% 葡萄糖注射液或 0.9% 氯化钠注射液 10~20 mL 稀释后缓慢注射,同时监测血压、心率和脉搏。②不宜与苯唑西林同时服用。

3. 用药护理评价 应定期监测凝血酶原时间,以调整用量和给药次数,并观察有无血栓形成的症状和体征。

抑肽酶(aprotinin)

【作用和用途】 抑肽酶既能抑制蛋白水解激活的纤溶酶,又可直接抑制纤溶酶,保护纤维蛋白不被降解而达到止血作用,同时还能保护血浆中的纤维蛋白原和凝血因子Ⅴ、Ⅷ。作用快而强,主要用于防治各种原因导致的纤溶亢进引起的出血。因抑肽酶还可以抑制胰腺分泌的多种酶,故可用于防治胰腺炎。偶见过敏反应。

三、促进血小板生成药

酚磺乙胺(etamsylate, **止血敏**)

【作用和用途】 酚磺乙胺能增加血小板的数量并增强血小板聚集的功能和黏附性,促进凝血物质释放,还可增强毛细血管的抵抗力,降低毛细血管通透性。作用迅速,毒性小。用于防治手术前后出血以及治疗消化道、肺、脑、眼底、鼻出血及血小板减少性紫癜等。

【不良反应与用药护理】 偶见过敏反应。使用前要询问患者有无过敏史,使用过程中发生过敏反应及时报告医生,采取相应措施处理。

四、作用于血管的药物

垂体后叶素(pituitrin)

【作用和用途】 垂体后叶素主要含有两种成分:加压素(抗利尿激素)和缩宫素。加压素直接作用于血管平滑肌,使血管收缩,达到止血作用,还有抗利尿作用。缩宫素作用于子宫平滑肌,使子宫收缩。口服无效,需静脉滴注给药。用于肺咯血、肝硬化门脉高压引起的上消化道出血、产后大出血,也可用于尿崩症的治疗。

【不良反应与用药护理】 偶见过敏反应。静脉滴速过快可出现面色苍白、心悸、出汗、胸闷、胸痛等症状和体征。一旦发生应立即停药,并采取相应措施治疗。用药期间注意监测患者血压,妊娠毒血症、高血压、冠心病、肺源性心脏病患者禁用。

卡巴克络(carbazochrome,安络血)

卡巴克络又名安络血,可促进毛细血管收缩,降低毛细血管通透性,还能增加毛细血管的断端回缩,达到止血作用。对大量出血和动脉出血疗效差。可口服和肌内注射,也可静脉滴注。临床常用于血小板减少性紫癜、鼻出血、视网膜出血、血尿等。毒性低,但不宜大量应用,可诱发癫痫及精神紊乱,故有精神病或癫痫病史者慎用。

情景二 出血性疾病的用药基础

案例导引

患者,男,58岁。突发头痛、呕吐,伴意识丧失30 min。查体:神志清楚,颈部抵抗,克氏征阳性。右侧眼睑下垂,右侧瞳孔4 mm,对光反射消失。诊断为蛛网膜下腔出血。护士静脉推注止血药氨甲苯酸。患者问:①该药有何用?②用药后注意事项是什么?

当人体的止血机能发生障碍时,可引起皮肤、黏膜和内脏的自发性出血或轻微损伤后即出血不止,凡是具有这种出血倾向的疾病均可称之为出血性疾病。临床主要表现为不同部位的出血,如皮肤黏膜出血、深部组织出血、内脏出血,严重时会导致颅内出血,危及生命。

临床上常用的止血药主要有以下四类。

1. 促凝血因子生成药 通过参与凝血因子合成而达到止血目的,临床常用的药物有维生素 K。

2. 纤溶抑制药 通过抑制纤溶而达到止血目的,临床常用的药物有氨甲苯酸、氨甲环酸、抑肽酶等。

3. 促进血小板生成药 通过促进血小板生成及增强其功能而达到止血目的,临床常用的药物有酚磺乙胺。

4. 作用于血管的药 通过使血管收缩而达到止血目的,临床常用的药物有垂体后叶素、卡巴克络等。

除用药物止血外,还可以采用其他的方法止血,例如指压法、加压包扎法、填塞法、止血带法等。

止血药的合理应用原则:①根据症状和体征选择,例如脑出血时多选用纤溶抑制药,肺结核咯血时多选用作用于血管的药物;②根据年龄选择,例如新生儿出血多选用促凝血因子生成药;③根据不同病理状态选择,如长期卧床、大手术、高血脂、糖尿病等高凝状态的患者,应减少纤溶抑制药滥用;④避免诱发严重不良反应,对有血栓倾向和栓塞性血管病史的患者应禁用纤溶抑制药,因其易引起血栓而加重病情。

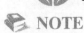

任务三 抗贫血药及造血细胞生长因子

案例导引

患者,男,36岁。近感疲乏无力、面色苍白,经检查,诊断为胃溃疡伴贫血。问:①这是什么性质的贫血?②应给予什么药物治疗?③用药时应注意哪些问题?

一、抗贫血药

贫血是指循环血液中的红细胞数量或血红蛋白含量低于正常值。依照病因把贫血分为以下三类:缺铁性贫血、巨幼红细胞性贫血和再生障碍性贫血。

铁 剂

常用的铁剂有硫酸亚铁(ferrous sulfate)、枸橼酸铁铵(ferric ammonium citrate)、富马酸亚铁(ferrous fumarate)和右旋糖酐铁(iron dextran)。

【体内过程】 铁剂口服后,以 Fe^{2+} 的形式在十二指肠和空肠上段吸收。某些食物及药物会影响铁剂的吸收:抗酸药、高钙和高磷酸盐食物、茶叶或某些含鞣酸的食物、四环素类抗生素等可妨碍铁的吸收;胃酸、维生素C、果糖、半胱氨酸等可促进 Fe^{3+} 还原成 Fe^{2+},有助于铁的吸收。铁吸收后转运到肝、脾、骨髓等部位。主要通过肠道、胆汁、尿液和汗液排出体外。

【药理作用】 铁是红细胞成熟过程中合成血红蛋白必不可少的原料。吸收的铁,在骨髓的有核红细胞内与原卟啉结合成血红素,再与珠蛋白结合生成血红蛋白。当铁不足时,血红蛋白生成减少,红细胞的体积也缩小,故缺铁性贫血又称小细胞低色素性贫血。多见于:①急慢性失血:如月经过多、溃疡病、痔疮及钩虫病。②需要量增加而又补充不足者:如儿童生长期,妊娠、哺乳期。③红细胞大量破坏:如疟疾、溶血等。铁剂可用于此类原因所致的缺铁性贫血。

用药1周后网织红细胞即可上升,2～4周血红蛋白明显增加,但达正常值常需1～3个月。由于恢复体内正常储铁量需较长时间,故对重度贫血者需连续用药数月。

【不良反应】

1. 胃肠道反应 口服铁剂主要引起恶心、呕吐、腹痛及腹泻等胃肠道反应,也可导致便秘、黑便。

2. 急性中毒 小儿误服铁剂超过1g可引起急性中毒,表现为恶心、呕吐、血性腹泻、肠坏死、休克,严重时出现昏迷、惊厥,甚至死亡。

3. 局部刺激 注射给药可出现局部肿痛。

4. 过敏反应 少数患者出现发热、头晕、头痛、荨麻疹,严重时表现为过敏性休克。

【用药护理】

1. 用药前沟通 ①用药前应告知患者影响铁剂吸收的食物及药物。嘱患者勿与浓茶、牛奶及含有鞣酸的饮料同时服用,以免影响铁剂吸收。②事先告知患者,铁剂能与肠内的硫化氢结合成黑色的硫化铁致大便变深绿或黑色,避免惊慌。③对铁剂过敏者及肝、肾功能严重损害者禁用。

2. 用药后护理 ①服用枸橼酸铁铵糖浆剂时,用吸管吸服,服药后立即漱口、刷牙,避免牙齿和舌变黑。铁剂口服时,有轻度胃肠道反应,餐后服用可减轻,应避免空腹给药。②服用缓释片时,勿嚼碎或掰开服用,以免影响疗效。③铁剂注射时,宜采取深部肌内注射,避开皮肤暴露部位,并应经常更换注射部位,以免局部形成硬结。④静脉注射铁剂应在穿刺成功后,再将药物注入液体瓶内,以免药物渗出导致静脉炎症。

3. 用药护理评价 ①应坚持足够的疗程,定期检测血红蛋白、网织红细胞、血清铁蛋白和血

要点提示: 区分促进和妨碍铁吸收的因素并根据影响铁吸收的因素对患者进行用药指导。

清铁,以便观察疗效。②铁剂应安全存放,避免儿童误服。如发现中毒,应在服药后 1 h 内立即进行催吐、洗胃,用 1% 碳酸氢钠溶液或磷酸盐溶液洗胃,同时给予解毒药去铁胺灌胃以结合残存的铁,并采取抗休克治疗。③告知患者多食用含铁丰富的绿叶蔬菜、动物肝脏等食物。

叶酸(folic acid)

叶酸广泛存在于动、植物中,人体不能合成,必须由食物供给。叶酸在体内被二氢叶酸还原酶活化成四氢叶酸后,传递一碳基团,参与氨基酸和核苷酸的合成。叶酸缺乏时,主要导致 DNA 合成障碍,较少影响 RNA 和蛋白质合成,所以使血细胞内的 DNA 与 RNA 比例降低,造成巨幼红细胞性贫血。

临床主要用于治疗巨幼红细胞性贫血。对于婴儿期、妊娠期或吸收障碍等引起的叶酸缺乏,即营养性贫血,补充叶酸即可;对于二氢叶酸还原酶抑制药(甲氨蝶呤、甲氧苄啶、乙胺嘧啶、苯妥英钠)引起的叶酸缺乏,应补充活化的亚叶酸钙;亦可用于维生素 B_{12} 缺乏所致的恶性贫血,必须与维生素 B_{12} 合用才有效。另外,妇女孕前及孕后 6 个月内合理补充叶酸可有效预防胎儿先天性神经管畸形,如无脑畸形、脊柱裂、脑脊膜膨出等。这也是国家"新生儿出生缺陷干预工程"的重要组成部分。

不良反应少,极少数人可引起过敏;长期服用可出现恶心、厌食、腹胀等不适。

维生素 B_{12} (vitamin B_{12})

【理化性质】 维生素 B_{12} 又称钴胺素,是唯一含金属元素的水溶性维生素,广泛存在于动物内脏、牛奶和蛋黄中。自然界中维生素 B_{12} 都是微生物合成的,高等动植物不能制造维生素 B_{12}。

【体内过程】 人体维生素 B_{12} 生理需要量仅为 $1\sim2~\mu g/d$,来源于食物。口服维生素 B_{12} 进入胃内后,必须与胃黏膜壁细胞分泌的内因子结合形成复合物,在内因子的保护下进入空肠被吸收。当胃黏膜萎缩时,内因子分泌减少,维生素 B_{12} 肠道吸收障碍,发生恶性贫血。吸收后主要贮存在肝脏,经胆汁排泄,而注射剂主要由肾脏排出。

【药理作用】

1. 参与叶酸循环再利用 维生素 B_{12} 促进同型半胱氨酸转变为甲硫氨酸的过程中,使 N_5-甲基四氢叶酸转变为四氢叶酸,促使叶酸循环再利用。当维生素 B_{12} 缺乏时,会引起与叶酸缺乏相似的巨幼红细胞性贫血。

2. 维持有鞘神经纤维功能 促进甲基丙二酰辅酶 A 转化为琥珀酰辅酶 A,使后者参与三羧酸循环。当维生素 B_{12} 缺乏时,甲基丙二酰辅酶 A 积聚,脂肪酸合成异常,正常神经髓鞘脂质的合成受到影响,有髓鞘神经纤维功能出现障碍,导致大脑、脊髓及外周神经发生损害。

【临床用途】 主要用于治疗恶性贫血及巨幼红细胞性贫血(与叶酸合用),也可用于肝脏疾病和神经系统疾病的辅助治疗。

【不良反应与用药护理】 偶见过敏反应,严重者可出现过敏性休克。

使用药物应注意:①药物间的相互作用:遇维生素 C、重金属盐类失效;与氯霉素合用,维生素 B_{12} 的造血功能减弱;与消胆胺合用,可结合维生素 B_{12},减少其吸收。②可以口服和肌内注射给药,不可静脉给药。③内因子缺乏时,必须肌内注射给药。注射给药后要注意观察有无过敏反应,一旦发生,应立即停药,并采取抗过敏治疗措施。

二、造血细胞生长因子

血细胞衍生于多功能造血干细胞,干细胞不仅能自身分裂,还能在细胞因子和生长因子影响下分化生成各种血细胞生成细胞和淋巴细胞生成细胞。来自于骨髓细胞或外周组织的这些因子,在低浓度下就可以产生活性,来影响细胞增殖、分化和促进成熟细胞的功能。

红细胞生成素(erythropoietin,EPO)

红细胞生成素(EPO)是由肾脏近曲小管管周细胞分泌的糖蛋白,为促进骨髓红系祖细胞生长、增殖、分化和成熟的主要刺激因子。临床常用的 EPO 是重组人红细胞生成素。静脉或皮下注射给药,剂量应个体化。

课堂互动:维 C 与铁老搭档,饭后长补储铁量,远离四抗酸奶茶,孕婴高危早预防。

【药理作用】 EPO主要作用于红系祖细胞阶段,其作用可能是通过对决定血红蛋白合成的遗传基因去阻遏因子的作用而实现的。EPO对红细胞生成的作用可归结为:①刺激有丝分裂,促进红系祖细胞的增生;②加速网织红细胞的释放和提高红细胞膜的抗氧化功能;③EPO还有抗氧化、稳定红细胞膜的作用,改善红细胞膜脂流动性和蛋白质构象。在贫血、缺氧的情况下,体内合成的EPO明显增加,但肾脏疾病、骨髓受损或铁缺乏时,体内合成的EPO明显减少。

【临床用途】 临床用于慢性肾脏疾病所致贫血,也用于多发性骨髓瘤相关的贫血和骨髓增生异常及肿瘤化疗药引起的贫血,对结缔组织病所致的贫血亦有效。

【不良反应】

1. 血压升高 血压升高为EPO的主要不良反应。发生原因与红细胞的增加速度过快有关。

2. 局部皮肤反应 少数患者会出现。出现原因可能与制剂中含有白蛋白有关。主要表现为注射部位血栓形成。

3. 其他 偶可诱发脑血管意外或癫痫发作。

【用药护理】

1. 用药前沟通 ①合并感染时,待感染控制后方可使用。②评估有无禁忌证:血液透析难以控制的高血压患者,某些白血病、铅中毒患者,孕妇及对本品过敏者禁用;癫痫患者、脑血栓形成者慎用。

2. 用药后护理 ①用药后,应及时对患者血压进行监测。一旦发生血压升高,应及时给予抗高血压药物。②注射给药后,可能会在注射部位形成血栓。应注意观察血管栓塞情况,有时需加大肝素剂量来抗血栓。

3. 用药护理评价 定期测定血细胞比容,以便观察疗效。

非格司亭(filgrastim,G-CSF)

非格司亭又称重组人粒细胞集落刺激因子,临床常采用静脉或皮下注射给药。

【药理作用】 其作用是刺激粒细胞集落形成,促进造血干细胞向中性粒细胞增殖、分化和成熟;促使中性粒细胞从骨髓释放至血流,增加其在外周的数量;同时增强中性粒细胞的趋化和吞噬功能。

【临床用途】 主要用于各种原因引起的白细胞或粒细胞减少症,如肿瘤化疗、再生障碍性贫血、自体骨髓移植及药物引起的骨髓抑制等。

【不良反应】 可见胃肠道反应、过敏、肝功能损害等;少数患者稍有骨痛;长期静脉给药可致静脉炎。

【用药护理】

1. 用药前沟通 ①用药前要详细询问病情,必要时可做皮肤过敏试验;②对进行化疗的中性粒细胞减少的患者,避免在化疗前使用,应先给予化疗后用药;③评估有无禁忌证,肝、肾、肺、心功能有较严重损害者和有过敏史者慎用。

2. 用药后护理 ①静脉注射时,应与5%葡萄糖注射液或等渗盐水混合使用,但不宜与其他注射液混合注射;②用药过程中,应定期检查血常规,要特别注意中性粒细胞不可增加到必需数量以上,一旦发生,应采取减量或停药措施。

3. 用药护理评价 定期测定血常规,以便观察疗效。

沙格司亭(sargramostim,GM-CSF)

沙格司亭又名重组人粒细胞-巨噬细胞集落刺激因子,其主要作用是刺激粒细胞、巨噬细胞等白细胞的增殖、分化,促进中性粒细胞、单核细胞、巨噬细胞的集落形成,增强中性粒细胞的细胞毒性作用和吞噬功能。临床应用与非格司亭相同。不良反应偶见发热、呼吸困难、腹泻、皮疹及注射部位红斑等,停药后可消失。首次静脉给药可出现颜面潮红、低血压、呼吸困难等,应及时给予对症处理。

情景三 贫血患者的用药基础

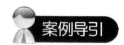案例导引

患者,女,33岁。月经量多已3年。近1个月来感乏力、头晕、心悸。查血象:血红蛋白60 g/L,白细胞 $6.0×10^9/L$,血小板 $140×10^9/L$。骨髓象:粒比红为1∶1,中晚幼红细胞45%,体积小,胞浆偏蓝。请向患者解释:①应给予什么药物? ②应注意什么事项?

在一定容积的循环血液内红细胞计数、血红蛋白量以及血细胞比容均低于正常标准者称为贫血。其中以血红蛋白最为重要,成年男性低于 120 g/L(12.0 g/dL)、成年女性低于 110 g/L(11.0 g/dL)一般可诊断为贫血。贫血是临床最常见的表现之一,然而它不是一种独立疾病,可能是一种基础的或有时是较复杂疾病的重要临床表现,一旦发现贫血,必须查明其发生原因。

临床上常用的抗贫血药有以下四类。

1. 铁剂 通过补充铁剂,促进血红蛋白合成而达到治疗作用。

2. 叶酸 通过补充叶酸,使其在体内转化成四氢叶酸后,传递一碳基团,参与氨基酸和核苷酸的合成,促进红细胞成熟。

3. 维生素 B_{12} 促进体内四氢叶酸循环再利用,从而促进红细胞成熟。

4. EPO 通过对决定血红蛋白合成的遗传基因去阻遏因子的作用而实现。

抗贫血药的合理应用原则:①根据病因选择,例如缺铁性贫血选择铁剂,巨幼红细胞性贫血选择叶酸和维生素 B_{12},慢性肾功能衰竭引起的贫血选择 EPO;②根据贫血程度选择,轻度贫血选择硫酸亚铁,重度贫血选用右旋糖酐铁;③根据年龄选择,婴幼儿贫血选择枸橼酸铁铵糖浆。

任务四 血容量扩充药

血容量扩充药又称血浆代用品,是能够提高血浆胶体渗透压、增加血容量、改善微循环的高分子物质,为抗休克的基本药物。其特点是作用持久、排泄慢、无毒性、无抗原性。由于葡萄糖、等渗盐水作用时间短,而全血或血浆制品来源有限,故目前最常用的是右旋糖酐。

右旋糖酐(dextran,葡聚糖)

右旋糖酐是高分子葡萄糖的聚合物,临床常用的有中分子右旋糖酐(平均相对分子质量70000,简称右旋糖酐70)、低分子右旋糖酐(平均相对分子质量40000,简称右旋糖酐40)和小分子右旋糖酐(平均相对分子质量10000,简称右旋糖酐10)。

【药理作用】

1. 扩充血容量 静脉注射后,由于中分子右旋糖酐相对分子质量较大,不易渗出血管,使血浆胶体渗透压升高,细胞外液中的水分吸收入血,迅速扩充血容量,维持血压。

2. 改善微循环 右旋糖酐分子可结合于红细胞表面,使红细胞不易聚集,并增加血容量、稀释血液,故可起到改善微循环的作用。

3. 抗凝血 低分子和小分子右旋糖酐分子可覆盖在血小板的表面和损伤的血管内膜上,抑制红细胞、血小板和纤维蛋白的聚集,阻止血栓形成,同时稀释血液、改善微循环都对血栓形成有抑制作用。

4. 渗透性利尿 低分子和小分子右旋糖酐,可迅速经肾小球滤过,但在肾小管不被重吸收,增加肾小管内渗透压,发挥渗透性利尿作用。

【临床用途】

1. 低血容量性休克 用于大量失血或失血浆(如烧伤)所致的低血容量性休克。一般用中分子右旋糖酐,因其相对分子质量大,持续时间可长达12 h。

2. 中毒性休克　低分子和小分子右旋糖酐可改善微循环,用于中毒性、外伤性休克,可防止休克后期的 DIC。

3. 血栓栓塞性疾病　可用于防治心肌梗死、脑血栓、血栓性静脉炎等,低分子及小分子右旋糖酐效果较好。

4. 急性肾功能衰竭　用于防治急性肾功能衰竭,低分子及小分子右旋糖酐效果较好。

【不良反应】

1. 过敏反应　少数患者会出现过敏反应,主要表现为皮肤瘙痒、荨麻疹、呼吸困难等,严重时可发生过敏性休克。

2. 发热反应　多在用药后 1~2 h 发生,可见寒战和高热。

3. 出血　连续用药或用药量过大时,有些患者可出现凝血障碍。

【用药护理】

1. 用药前沟通　①详细询问过敏史,有过敏史者禁用。②血小板减少、出血性疾病、心功能不全者禁用,肺水肿及肝、肾疾病者慎用。

2. 用药后护理　①首次使用时,注射速度宜慢并严密观察 5~10 min,一旦发生过敏,立即停药,及时采取相应措施对症处理。②用药中,不宜与全血混合输注,以免引起血细胞凝集和聚集。③输注过程应密切观察电解质是否平衡。④据不同病情而决定速度,如用于低血容量性休克,输注应快,必要时可加压输注。中分子制剂每分钟注入 20~40 mL,低、小分子制剂每分钟注入 5~15 mL,待血压上升后可酌情减量。⑤多次用药或长期用药停药后,有的患者可出现周期性高热和持续性低热、淋巴结肿大、关节痛等,属于热反应的一种。可采取对症治疗,以改善症状。⑥给药后,可使血沉加快,应定期检测血沉。

3. 用药护理评价　皮肤红润、体温转暖和尿量增加,表明药物有效。

常用制剂和用法

肝素钠　注射剂:1000 U/2 mL、5000 U/2 mL、12500 U/2 mL。一次 5000~10000 U,静脉注射或静脉滴注,总量为 25000 U/d。

华法林钠　片剂:2.5 mg、5 mg。口服,首日量 5~20 mg,次日起维持量 2.5~7.5 mg/d。

枸橼酸钠　注射剂:0.25 g/10 mL。100 mL 全血中需加入 2.5%枸橼酸钠注射液 10 mL。

链激酶　粉针剂:10 万 U、20 万 U、30 万 U。静脉滴注,用药前 30 min 先给予地塞米松 2.5~5 mg 预防过敏。诱导剂量:首次 50 万 U 溶于 100 mL 生理盐水或 5%葡萄糖溶液中,30 min 内滴完。维持量:50 万 U 溶于 250~300 mL 5%葡萄糖溶液中静脉滴注,5~10 万 U/h,4 次/天,疗程一般为 1~3 天。

组织型纤溶酶原激活物　粉针剂:50 mg。首剂 10 mg,静脉注射。随后第 1 h、第 2 h、第 3 h 分别给予 50 mg、20 mg、20 mg 静脉滴注。

噻氯匹定　片剂:250 mg。口服,一次 250 mg,2 次/天,进餐时服用。

双嘧达莫　片剂:25 mg。口服,一次 25~50 mg,3 次/天,饭前服用。

维生素 K_1　注射剂:10 mg/mL。肌内注射或静脉注射,一次 10 mg,1~2 次/天。

维生素 K_3　注射剂:4 mg/mL。肌内注射,一次 4 mg,2~3 次/天。

维生素 K_4　片剂:2 mg、4 mg。口服,一次 4 mg,3 次/天。

氨甲苯酸　片剂:0.125 g、0.25 g。口服,一次 0.25~0.5 g,3 次/天,每日总量小于 2 g。注射剂:0.05 g/5 mL、0.1 g/10 mL。静脉注射,0.1~0.3 g,用 10~20 mL 的生理盐水或 5%葡萄糖溶液稀释后注射,每日总量小于 0.6 g。

酚磺乙胺　片剂:0.25 g。口服,成人一次 0.5~1 g,3 次/天。注射剂:0.25 g/2 mL、0.5 g/5 mL。肌内或静脉注射,一次 0.25~0.5 g,一日总量为 0.5 g~1.5 g。静脉滴注,一次 0.25~0.75 g,用 5%葡萄糖溶液或生理盐水稀释后滴注,2~3 次/天。

垂体后叶素 注射剂:5 U/mL、10 U/mL。一次5～10 U,用25%葡萄糖溶液20 mL稀释后静脉注射,或加入5%葡萄糖溶液500 mL中静脉滴注。

硫酸亚铁 片剂:0.3 g。口服,一次0.3 g,3次/天,餐后或餐中服用。缓释片:0.45 g。一次0.45 g,2次/天。

枸橼酸铁铵 糖浆剂(10%):10 mL。口服,儿童1～2 mL/(kg·d),3次/天。成人一次10 mL,3次/天,饭后服用。

右旋糖酐铁 注射剂:25 mg/mL。肌内注射,一次25～50 mg,1次/天。

叶酸 片剂:5 mg。口服,一次5～10 mg,3次/天。

维生素B_{12} 片剂:25 μg。口服,一次25 μg,3次/天。注射剂:0.05 mg/mL、0.1 mg/mL、0.5 mg/mL、1 mg/mL。肌内注射,每天0.025～0.1 mg。

重组红细胞生成素 注射剂:2000 U/mL、4000 U/mL、10000 U/mL。静脉或皮下注射,50～150 U/kg,3次/周。

右旋糖酐 注射剂:100 mL/瓶、250 mL/瓶、500 mL/瓶。静脉滴注,用量根据病情而定,一般总量为1000 mL。

思考与练习

A_1型题

1. 关于铁剂下列叙述错误的是( )。

A. 氨基酸妨碍铁的吸收
B. 浓茶妨碍铁的吸收
C. 抗酸药妨碍铁的吸收
D. 四环素妨碍铁的吸收
E. 胃酸促进铁的吸收

2. 某再生障碍性贫血患者,出现高热,伴抽搐,此时最合适的降温措施为( )。

A. 温水擦浴
B. 酒精擦浴
C. 冰水灌肠
D. 口服阿司匹林
E. 头部及大血管处放置冰袋

A_2型题

3. 患者,女,25岁。因缺铁性贫血入院治疗。护士为其讲述服用铁剂的方法,患者复述如下,哪项说明护士还需再详细讲述?( )

A. 铁剂可与咖啡同服
B. 餐后服用
C. 可与维生素C同服
D. 用吸管服用
E. 铁剂不能与牛奶同服

4. 患者,女,65岁。突然出现心前区疼痛伴大汗3 h,急诊就医,诊断为急性心肌梗死。给予患者溶栓治疗,最好的时间是( )。

A. 6 h以内   B. 12 h以内   C. 24 h以内   D. 48 h以内   E. 72 h以内

A_3型题

(5～7题共用题干)

患儿,女,1岁。母乳喂养,未加辅食,约2个月前发现患儿活动少,不哭、不笑,面色苍黄,表情呆滞,手及下肢颤抖。检查发现肝、脾增大,血红细胞$1×10^{12}$/L,血红蛋白65 g/L,血清铁、叶酸正常,血清维生素B_{12}降低。

5. 该患儿的贫血程度为( )。

A. 轻度贫血   B. 中度贫血   C. 重度贫血   D. 极重度贫血   E. 溶血性贫血

6. 该患儿可能患的疾病是( )。

A. 营养性巨幼红细胞性贫血
B. 营养性缺铁性贫血
C. 营养性混合性贫血
D. 溶血性贫血
E. 感染性贫血

7. 对该患儿的处理正确的是（　　　）。

A. 口服铁剂治疗　　　　　　　　　　　B. 添加山楂、鸡内金

C. 避免服用维生素 C　　　　　　　　　D. 用维生素 B_{12} 治疗

E. 用维生素 B_{12} 和叶酸治疗

案例分析

1. 患者，女，59 岁。因二尖瓣关闭不全行机械瓣膜置换术，术后医生嘱咐患者需要服用一定剂量华法林，并定期查凝血酶原时间。

请思考：①为什么服用华法林？②作为护士如何进行用药指导？

2. 患者，男，48 岁。呕血 5 h 入院。查体：P 120 次/分，BP 70/50 mmHg。神志不清，营养状况差。巩膜明显黄染，腹壁可见静脉曲张。肝肋下可触及，质地较硬，边缘较钝，脾肋下 6 cm，移动性浊音阳性，肠鸣音减弱。诊断为肝硬化所致失血性休克。给予抗休克治疗，快速输血、输液。

请思考：①输血过程中应注意什么事项？②如果在输注过程中发生抽搐，该怎么处理？③如果没有血液，还可以采取什么措施来抗休克？

3. 患者，女，21 岁。因发热、干咳、乏力 20 天，咯血 2 天入院。查体：T 38.5 ℃，消瘦，右上肺触觉语颤增强，叩诊浊音。结核菌素试验硬结 20 mm，表面有水疱。诊断为右上肺结核。给予抗结核和垂体后叶素止血治疗。

请思考：①为什么选用垂体后叶素？②在输注过程中应注意什么？

4. 患儿，男，1 岁。母乳喂养，近 3 个月来面色渐黄，间断腹泻，原可站立，现坐不稳，手足常颤抖。查体：面色黄，略水肿，表情呆滞，血红蛋白 80 g/L，红细胞 $2.0×10^{12}$/L，白细胞 $6.0×10^9$/L。诊断为营养性巨幼红细胞性贫血，给予叶酸和维生素 B_{12} 治疗。

请思考：①可以单用叶酸治疗吗？为什么？②如果是甲氨蝶呤引起的巨幼红细胞性贫血，能不能给予叶酸？为什么？

（王中晓）

项目二十七　呼吸系统用药基础

导学

呼吸系统疾病最常见的症状为咳、痰、喘。呼吸系统的用药主要是针对这三大症状的药物：镇咳药、祛痰药和平喘药。镇咳药中的右美沙芬是一些临床常用的复方制剂感冒药的主要组成成分，临床应用比较广泛；平喘药中的氨茶碱、肾上腺皮质激素药在临床应用过程中不但疗效较好，还有一些新的用途。学好这些药物对今后的工作有着重要的意义。

项目目标

1. 掌握平喘药的药理作用、临床用途和不良反应。
2. 熟悉镇咳药的药理作用、临床用途及不良反应。
3. 了解祛痰药的药理作用及临床用途。
4. 学会观察和预防平喘药的不良反应，能够利用用药护理知识，综合分析判断，正确进行用药指导。

任务一　镇　咳　药

案例导引

小张感冒、发热，体温 38.5 ℃，伴头痛、全身肌肉酸痛、鼻塞、流鼻涕、咳嗽等。护士给予白加黑治疗，并嘱咐小张白天服白片，晚上睡前服黑片，多喝水、多休息。很快小张的症状就消失了。小张除了感激护士外，向护士说出了心中的疑惑，为什么感冒时会服用不同的药物？感冒时每个人服用的药物也不同？护士该怎么解释呢？

咳嗽是呼吸系统疾病常见的主要症状，是机体的一种保护性反射，可促使呼吸道分泌物和异物排出，保持呼吸道通畅，故轻度咳嗽一般不需要使用镇咳药。但严重而频繁的无痰或少痰的干咳，不仅给患者带来痛苦，甚至会加重病情或导致并发症的发生，所以应在对因治疗的同时合理选用镇咳药。

镇咳药是一类能使咳嗽症状缓解或消失的药物，依据作用机制不同可分为中枢性镇咳药和外周性镇咳药（表 5-1）。

一、中枢性镇咳药

中枢性镇咳药作用在中枢，通过直接抑制延髓咳嗽中枢而产生镇咳作用，其作用特点为镇咳作用快速而强大。

表 5-1　常用镇咳药物

分类	药物	作用特点	临床应用	不良反应及用药护理
中枢性镇咳药	可待因	成瘾性镇咳药。镇咳作用强而迅速,有镇痛作用	干咳,对干咳伴胸痛者尤为适宜	有成瘾性,偶有恶心、呕吐、便秘、眩晕等,过量可致烦躁不安和呼吸抑制。痰多者和孕妇禁用
	右美沙芬	作用较可待因略强,无镇痛作用	干咳,感冒引起的咳嗽	偶有头晕、恶心、呕吐。哮喘患者和孕妇慎用
	喷托维林	兼有外周性镇咳作用,作用较可待因弱,有轻度局部麻醉和阿托品样作用	上呼吸道炎症引起的干咳、阵咳和小儿百日咳	轻度头痛、头晕、口干、恶心及便秘等。青光眼、前列腺肥大及心功能不全的患者慎用或禁用,多痰者禁用
外周性镇咳药	苯佐那酯	有局部麻醉作用,镇咳作用较可待因弱	干咳,支气管检查或支气管造影前预防检查时出现的咳嗽	有嗜睡、头晕等;服药时不可咬碎药片,以免口腔麻木
	苯丙哌林	有解痉作用,具有中枢性和外周性双重镇咳作用,作用较可待因强	干咳、阵咳	有轻度口干、头晕、药疹和腹部不适等;不可嚼碎,以免口腔麻木

可待因(codeine,甲基吗啡)

【理化性质】　可待因是一种存在于罂粟中的生物碱,性质与吗啡相似,但较吗啡稳定。常用其磷酸盐。

【体内过程】　口服吸收快而完全,其生物利用度为 40%~70%。一次口服给药后,约 1 h 达峰值血药浓度,$t_{1/2}$ 为 3~4 h。主要在肝脏代谢,与葡萄糖醛酸结合,余下约 15% 脱甲基转化成吗啡。代谢产物主要经肾脏排泄。

【药理作用】

1. 镇咳作用　机制为选择性直接抑制延髓咳嗽中枢,咳嗽中枢受到抑制后,对呼吸道感受器传来的神经冲动不传递,所以不能发出咳嗽冲动而达到镇咳的作用。镇咳特点:①强而迅速;②维持时间为 4~6 h;③与吗啡比较,作用强度为吗啡的 25%。

2. 镇痛作用　机制为激动脑中的阿片受体,模拟内源性阿片肽激活脑内抗痛系统,阻断痛觉传导而产生中枢性镇痛作用。镇痛特点:与吗啡比较,作用强度仅为吗啡的 10%。

【临床用途】　主要用于各种原因引起的剧烈干咳和刺激性咳嗽,尤其适用于伴有胸痛的剧烈干咳,如胸膜炎干咳伴胸痛者;也可用于中等程度的疼痛,如偏头痛、牙痛、痛经和肌肉痛等短期镇痛;还可用于减轻感冒发热时的伴随症状,如严重头痛、肌肉酸痛等;可待因及其复方制剂可作为癌痛患者第二阶梯的主要止痛药。

【不良反应】

1. 胃肠道反应　少数患者会出现,主要表现为恶心、呕吐、便秘等。

2. 中枢神经系统反应　主要表现为兴奋、烦躁不安、惊厥等,发生原因为使用剂量过大。

3. 耐受性和依赖性　发生原因是长期使用。停药时可引起戒断症状,主要表现为兴奋、烦躁不安、失眠、流泪、出汗、呕吐、腹泻甚至虚脱,严重者出现意识丧失等。

4. 急性中毒　可待因过量可导致急性中毒,主要表现为昏迷、瞳孔针尖样缩小、呼吸深度抑制,严重者导致死亡。小儿用药过量可致惊厥,致死剂量为 500~1000 mg。

【用药护理】

1. 用药前沟通 ①详细询问用药史,根据适应证和禁忌证提出合理化建议和措施。②咳嗽有多种,本类药物适用于干咳或少痰的咳嗽,尤其是伴有疼痛、剧烈的干咳。③注意药物间相互作用:与美沙酮或其他吗啡类药合用时,可加重中枢性呼吸抑制作用;与全身麻醉药或其他中枢神经系统抑制药合用时,可加重中枢性呼吸抑制及产生低血压;长期饮酒或正在应用其他肝药酶诱导剂时,尤其是巴比妥类药,连续服用有致肝脏毒性的危险。④评估有无禁忌证:孕妇、12 岁以下的儿童和痰多的咳嗽患者禁用,哺乳期妇女、老年人应慎用。

2. 用药后护理 ①用药后,应避免驾驶车辆、操作机器、高空作业及饮用酒精类或含咖啡因的饮料。②用药后,应观察有无中毒症状,如有应立即采取相应措施抢救。可采取洗胃或催吐等措施以清除胃内药物,同时给予拮抗剂纳洛酮静脉注射。不宜使用活性炭,以免影响拮抗剂的吸收。保持呼吸道通畅,必要时可行人工呼吸。③长期给药应定期检查造血功能和肝、肾功能。

3. 用药护理评价 评估药物疗效,患者咳嗽的频率减少和幅度降低,说明药物起效。

右美沙芬(dextromethorphan,右甲吗喃)

右美沙芬为人工合成的吗啡类左吗喃甲基醚的右旋异构体,口服吸收好,15～30 min 起效,作用可维持 3～6 h。有中枢性的镇咳作用,其作用机制是通过抑制延髓咳嗽中枢而发挥镇咳作用,起效快,其镇咳强度与可待因相等或略强。无镇痛作用,长期应用不出现耐受性和成瘾性。治疗剂量不抑制呼吸,安全范围大。主要用于干咳,适用于感冒、急性或慢性支气管炎、支气管哮喘、咽喉炎、肺结核以及其他上呼吸道感染时的咳嗽。

偶有头晕、头痛、困倦、食欲不振、便秘等不良反应。用药过量可出现呼吸抑制。痰多患者慎用或与祛痰药合用。哮喘患者及妊娠 3 个月内妇女禁用。

喷托维林(pentoxyverine,咳必清)

喷托维林为人工合成的非麻醉性中枢性镇咳药,其作用机制是选择性抑制咳嗽中枢而起到镇咳作用,作用强度约为可待因的 33%。同时还有轻度的阿托品样作用和局部麻醉作用,大剂量时有松弛支气管平滑肌作用和抑制呼吸道感受器作用,故其兼有中枢性和外周性镇咳作用。多适用于上呼吸道感染引起的无痰干咳和小儿百日咳等。

偶有轻度头晕、口干、恶心、腹胀、便秘等副作用,由其阿托品样作用所致。青光眼、前列腺肥大及心功能不全伴有肺淤血的患者禁用。痰多者应与祛痰药合用。

二、外周性镇咳药

外周性镇咳药又称末梢性镇咳药,主要通过抑制咳嗽反射弧中的末梢感受器、传入神经或传出神经冲动的传导而起到镇咳目的。

苯佐那酯(benzonatate,退嗽)

苯佐那酯的化学结构与丁卡因相似,故有较强的局部麻醉作用。吸收后分布于呼吸道,对肺牵张感受器及感觉神经末梢有明显抑制作用,进而抑制肺-迷走神经反射,从而阻断咳嗽反射冲动的传入,起到镇咳作用。镇咳作用强度较可待因弱,止咳剂量不抑制呼吸,支气管哮喘患者用药后反而使呼吸加深、加快,每分钟通气量增加。口服后 10～20 min 开始产生作用,持续 2～8 h。常用于刺激性干咳、阵咳等,也可用于预防支气管检查、喉镜检查或支气管造影前预防检查时出现的咳嗽。

不良反应轻,有轻度嗜睡、头晕、恶心、胸部紧迫感和麻木感等,偶见过敏性皮炎。

苯丙哌林(benproperine,咳快好)

苯丙哌林为非麻醉性镇咳药,作用机制主要是抑制肺-胸膜牵张感受器产生的肺-迷走神经反射,同时对咳嗽中枢也有抑制作用,故其是兼具中枢性和外周性双重作用的强效镇咳药。其作用较可待因强 2～4 倍。除镇咳作用外,还有缓解支气管平滑肌痉挛的作用。口服起效快,10～20 min 即起效,维持时间为 4～7 h。不抑制呼吸,也无成瘾性,不引起胆道及十二指肠痉挛或收缩,不会引起便秘。临床用于各种原因引起的干咳及过敏因素引起的刺激性咳嗽。

要点提示:服用时勿嚼碎,以免引起口腔麻木感。

不良反应偶见有轻度口干、嗜睡、乏力、头昏、胃部烧灼感、食欲不振及药疹等。

任务二 祛痰药

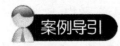 案例导引

患者，女，62岁。反复咳、有痰、喘30余年，1个月前因受凉后再次出现咳嗽、咳痰、胸闷、气喘加重，痰为黏液脓性痰，量较多且难以咳出，时有少量黏液栓。医生给予化痰治疗，加用氯化铵。患者向护士询问该药物的作用及注意事项，护士应该如何回答？

祛痰药是一类能使痰液变稀、黏稠度降低而易于排出的药物。根据作用机制不同可分为痰液稀释药和黏痰溶解药。

一、痰液稀释药

痰液稀释药口服后能刺激胃黏膜引起恶心，反射性地促进支气管腺体分泌，使痰液变稀而易于排出。

氯化铵(ammonium chloride)

【理化性质】 氯化铵为无色晶体或白色结晶性粉末，易溶于水中，在乙醇中微溶。水溶液呈弱酸性，加热时酸性增强。

【体内过程】 氯化铵进入体内，部分铵离子迅速由肝脏代谢形成尿素，由尿排出。氯离子与氢结合成盐酸。

【作用和用途】 氯化铵口服后对胃黏膜产生局部刺激作用，反射性地促进呼吸道腺体分泌，从而使痰液稀释，易于咳出。很少单独应用，常与其他药物配伍制成复方制剂如棕色合剂。用于急、慢性呼吸道炎症痰液黏稠而不易咳出者。氯化铵吸收后可以使体液和尿液呈酸性，可治疗代谢性碱中毒或某些弱碱性药物中毒。

【不良反应】

1. 胃肠道反应 氯化铵刺激胃黏膜可引起恶心、呕吐、胃部不适等，一般多在大剂量或饭前服用时出现，故宜餐后服用。

2. 高氯性酸中毒 过量或长期服用可致。

【禁忌证】 溃疡病、肝肾功能不全、代谢性酸中毒、孕妇及哺乳期妇女禁用。

【用药护理】 ①用药前护士应正确指导患者选择合适的剂量，应用过量可导致高氯性酸血症。②注意药物间的相互作用：与对氨基水杨酸钠、阿司匹林及安体舒通合用，可使后者的毒性增加；与苯丙胺、丙咪嗪、阿米替林或多虑平合用，可使后者疗效减弱。③为预防胃肠道不良反应，应嘱患者饭后服用药物。

二、黏痰溶解药

黏痰溶解药是指能改变痰液中的黏性成分，使痰液黏稠度降低而易于咳出的药物。

乙酰半胱氨酸(acetylcysteine,痰易净)

【理化性质】 乙酰半胱氨酸为白色结晶性粉末，有类似蒜的臭气，味酸，易溶于水或乙醇中。

【体内过程】 乙酰半胱氨酸喷雾吸入在1 min内起效，最长作用时间为5～10 min。吸收后在肝内脱去乙酰基形成半胱氨酸。

【药理作用】 乙酰半胱氨酸分子式中含有巯基(—SH)，可使黏痰中黏蛋白多肽链中的二硫键(—S—S—)断裂，使痰液中的蛋白分子裂解从而降低痰液黏稠度；还可以裂解脓痰中的DNA。

【临床用途】 适用于慢性支气管炎、咽炎、肺结核、肺癌等呼吸道疾病引起的痰液黏稠、咳痰

困难及有痰栓形成者。本药常采用20%的溶液5 mL与5% $NaHCO_3$溶液混合雾化吸入,紧急时采取气管内滴入,可使痰液快速变稀,易于及时排出。

【不良反应】　可引起呛咳、支气管痉挛、恶心、呕吐等不良反应,本药有蒜臭味及呼吸道刺激性,减量或停药即可缓解。其他不良反应为血管神经性水肿、低血压、支气管痉挛。

【禁忌证】　支气管哮喘者禁用,老年人伴有呼吸功能不全者慎用。

【用药护理】　①用药时应新鲜配制,剩余的溶液需保存在冰箱内,48 h内用完。②注意药物间的相互作用:与青霉素、头孢菌素类、四环素类等抗生素合用,可使抗生素失活,必须使用时,应间隔4 h交替使用;与异丙肾上腺素合用或交替使用可提高其药效,减少不良反应;雾化吸入时不宜与橡胶或氧化剂接触,喷雾器要采用玻璃或塑料制品。③评估有无禁忌证:严重呼吸道阻塞的老年人、支气管哮喘患者禁用。④紧急时气管内滴入,易产生大量分泌物,故需用吸痰器吸引排痰。

羧甲司坦(carbocisteine)

羧甲司坦能使支气管腺体分泌的低黏蛋白增加,而使高黏蛋白分泌减少,还能裂解黏蛋白中的二硫键,从而使痰液黏稠度降低而易于咳出。临床常采用口服给药,与抗生素合用,效果更好。用于慢性支气管炎、支气管哮喘等引起的痰液黏稠、咳痰困难。不良反应少,少数人有恶心、腹泻、胃部不适感、轻度头晕、皮疹等。胃溃疡患者、孕妇慎用。

溴己新(bromhexine,必嗽平)

溴己新可使黏痰中的黏多糖纤维素或黏蛋白裂解,同时能抑制气管、支气管黏膜细胞分泌黏液,使痰液黏稠度降低,能促进支气管纤毛向上运动,促进痰液排出。还可刺激胃黏膜,反射性地引起呼吸道腺体分泌增加,使痰液稀释。临床用于慢性支气管炎、哮喘、支气管扩张、矽肺等有白色黏痰又不易咳出者。溴己新对胃肠道黏膜有刺激性,少数患者可出现恶心、胃部不适、血清转氨酶升高等。消化性溃疡及肝功能不全者慎用。

任务三　平　喘　药

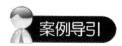案例导引

患者,女,19岁。反复发作呼吸困难、胸闷、咳嗽2年,每年秋、冬季发作,可自行缓解,此次因发作半天症状仍继续加重而就诊。查体:双肺满布哮鸣音,心率90次/分,律齐,无杂音。对该患者的治疗应选用什么药物?

知识链接

支气管哮喘是一种由多种炎症细胞(肥大细胞、嗜酸性粒细胞和T淋巴细胞等)和炎症介质(组胺、白三烯、前列腺素D_2等)参与,以支气管痉挛和气道高反应性为特征的疾病,一般多由过敏性或非过敏性因素引起。心源性哮喘是指由左心衰竭发生的急性肺水肿而引起的呼吸困难。

平喘药是指能够缓解、消除或预防喘息症状的药物。常用的平喘药分为以下三类:支气管扩张药、抗炎性平喘药和抗过敏平喘药。

一、支气管扩张药

支气管扩张药包括肾上腺素受体激动药、茶碱类药和M胆碱受体阻断药。

(一)肾上腺素受体激动药

肾上腺素受体激动药能与支气管平滑肌上 β_2 受体结合,使支气管平滑肌松弛、支气管扩张;还能抑制肥大细胞、中性粒细胞释放炎性物质和过敏介质,达到平喘作用。根据对 β 受体的选择性不同可分为非选择性 β 受体激动药和选择性 β_2 受体激动药:前者主要包括肾上腺素、麻黄碱、异丙肾上腺素,但这些药物易引起心血管系统不良反应,故已不作为平喘的常用药物;后者有沙丁胺醇(salbutamol)、特布他林(terbutaline)、氯丙那林(clorprenaline)、克伦特罗(clenbuterol)等(表 5-2),因其稳定性好,对呼吸道的选择性高,不良反应少,作用维持时间长,给药途径多样,故作为控制哮喘症状的首选药物。

表 5-2 常用选择性 β_2 受体激动药

药 物	起效速度	持续时间/h	临床应用	不良反应及注意事项
沙丁胺醇 (舒喘灵)	口服:30 min 吸入:5~15 min	6 3~6	支气管哮喘、喘息型支气管炎及伴有支气管痉挛的呼吸道疾病	震颤、恶心、心动过速、代谢紊乱。高血压、甲状腺功能亢进症、心功能不全者慎用
特布他林	口服:1~2 h 吸入:5 min 静脉:10~15 min	4~8 4~6 1.5~4	与沙丁胺醇相似,作用较沙丁胺醇弱	同沙丁胺醇
克伦特罗 (氨哮素)	口服:10~20 min 吸入:5 min	6~8 4	平喘作用强,有溶解黏液和增强纤毛运动的作用,主要用于支气管哮喘	少数患者出现口干、心悸、心动过速等

沙丁胺醇(salbutamol,舒喘灵)

【体内过程】 沙丁胺醇口服易吸收,30 min 即可显效,维持时间达 6 h 以上;雾化吸入给药吸收更快,5~15 min 显效,维持时间为 3~6 h。缓释剂和控释剂可延长作用时间。大部分在肝脏代谢,少量以原形经肾脏排泄。

【药理作用】 沙丁胺醇选择性激动支气管平滑肌上 β_2 受体,有较强的支气管扩张作用;抑制肥大细胞等致敏细胞释放炎症介质,同时促进气道黏膜纤毛的运动,对支气管平滑肌痉挛起到缓解作用。

【临床用途】 用于防治急慢性支气管哮喘及喘息型支气管炎、支气管痉挛等,尤其是夜间哮喘的发作。

【不良反应】

1. 耐受性 由用药时间过长导致。

2. 震颤、恶心、心动过速、血压升高、头晕、失眠等不良反应 由口服剂量过大或注射速度过快所致。

【用药护理】

1. 用药前沟通 ①应正确指导患者采用合适的给药途径,因为目的不同,给药途径也不同。预防发作多采用口服给药,终止发作多采用气雾吸入给药。②注意药物间的相互作用:与其他肾上腺素受体激动剂和茶碱类药合用,作用可增强,不良反应也加重;与 β 受体阻断药普萘洛尔合用,作用减弱。③评估有无禁忌证:心功能不全、冠状动脉供血不足、高血压、糖尿病和甲状腺功能亢进症患者慎用。

2. 用药后护理 ①用药后应密切观察患者血压、心率、手指有无震颤等,一旦出现血压升高、心悸、手指震颤,应立即停药,并采取相应措施处理;②用药后注意观察哮喘有无加重,因为长期用药亦可形成耐受性,不仅疗效降低,且可能使哮喘加重。

3. 用药护理评价　　评估药物疗效,哮喘发作次数明显减少、持续时间明显缩短、呼吸困难得到控制说明本药起效。

知识链接

气雾剂的正确使用方法

　　使用前摇匀药液,然后打开盖子;嘱患者排净痰液后,头稍后仰,张口,尽可能使气管成一直线。吸入步骤:一呼二吸三屏气,即先用力呼尽气,在开始吸气前用力按气雾剂气阀喷雾,同时深而慢吸气,然后屏气5～10 s,再用鼻缓慢呼气。

(二)茶碱类药

氨茶碱(aminophylline)

　　氨茶碱为茶碱和乙二胺形成的复合物。乙二胺可以增加茶碱的水溶性,使其作用增强。

　　【体内过程】　氨茶碱吸收后释放出茶碱,茶碱与血浆蛋白结合率达60%。氨茶碱口服易吸收,2～3 h达作用高峰,维持时间为5～6 h。静脉滴注15～30 min即可达作用高峰。大部分以代谢产物形式经肾排出,10%以原形排出。

　　【药理作用】

　　1. 扩张支气管平滑肌　对支气管平滑肌有明显的扩张作用,尤其对痉挛的支气管平滑肌作用更明显。其作用机制为:①抑制磷酸二酯酶,使细胞内cAMP含量增加,支气管平滑肌松弛;②阻断腺苷受体,缓解由腺苷诱发的支气管平滑肌痉挛;③增加儿茶酚胺释放,使支气管平滑肌松弛;④调节免疫和抗炎作用,降低气道高反应性。

　　2. 强心、利尿　直接作用于心脏,增强心肌收缩力,增加心输出量,增加肾血流量和肾小球滤过率,抑制肾小管对钠、水的重吸收,产生强心、利尿作用。可用于心源性哮喘和肾性、心性水肿的辅助治疗。

　　3. 其他　增强膈肌收缩力,减轻膈肌疲劳;松弛胆道平滑肌,缓解胆道痉挛。

　　【临床用途】

　　1. 支气管哮喘和喘息型支气管炎　口服给药用于防治哮喘。对于哮喘持续状态,一般采用静脉滴注或静脉推注,同时需与糖皮质激素联合使用。

　　2. 慢性阻塞性肺疾病　能够明显改善患者气促症状。

　　3. 心源性哮喘　常作为辅助治疗用药。

　　4. 胆绞痛　需与镇痛药合用。

　　【不良反应】

　　1. 局部刺激　氨茶碱碱性强,口服可刺激胃黏膜,引起恶心、呕吐、胃痛等。

　　2. 中枢兴奋　治疗量可出现烦躁不安、失眠等,剂量过大可致谵妄、惊厥等。

　　3. 循环系统症状　静脉给药过快或浓度过高,可引起心悸、心率加快、血压骤降,严重者出现死亡。

　　【禁忌证】　急性心肌梗死、低血压患者禁用;肝肾功能低下者、老年人、妊娠和哺乳期妇女慎用。

　　【用药护理】

　　1. 用药前沟通　①应告知患者采用合适的时间给药,因为氨茶碱的刺激性大,应餐后服用或用肠溶片。②注意药物间的相互作用:与西咪替丁、四环素、红霉素等合用,可延长氨茶碱的半衰期;与锂制剂合用,可加速锂的排泄,降低其疗效;与普萘洛尔合用,可降低氨茶碱扩张支气管的作用。③评估有无禁忌证:急性心肌梗死、低血压、甲状腺功能亢进症、休克患者禁用;儿童慎用。

2. 用药后护理 ①用药后出现血压骤降,可用去甲肾上腺素或间羟胺升压,禁用肾上腺素;②用药后出现失眠症状,可用镇静催眠药对抗。

3. 用药护理评价 评估药物疗效,哮喘发作次数明显减少、持续时间明显缩短、呼吸困难得到控制说明本药起效。

(三) M 胆碱受体阻断药

异丙托溴铵(ipratropine)

异丙托溴铵又名异丙阿托品,吸入给药 5 min 起效。对支气管平滑肌有较高的选择性,能明显松弛支气管平滑肌。对伴有迷走神经功能亢进的哮喘和老年喘息型支气管炎疗效较好。不良反应少,偶有口干、喉部不适等。禁忌证同阿托品。

二、抗炎性平喘药

抗炎性平喘药是平喘药中的一线药物,通过抑制气道炎症反应、降低气道高反应性,可达到长期防止哮喘发作的效果。

糖皮质激素(glucocorticoid)

糖皮质激素是目前治疗哮喘最有效的抗炎药物,也是治疗顽固性哮喘、哮喘持续状态和危重发作的重要抢救药物。代表药物有氢化可的松、泼尼松龙、地塞米松等,对哮喘的疗效好,但长期全身用药时不良反应多且重,故吸入型糖皮质激素是目前最常用的抗炎性平喘药,因其具有局部抗炎作用强、全身不良反应少、用药剂量小等优点。但长期局部用药可发生咽部白色念珠菌感染,为减少其发生率,可于吸入给药后及时用清水漱口。常用吸入性药物有二丙酸倍氯米松(beclomethasone dipropionate)、曲安奈德(triamcinolone acetonide)、丙酸氟替卡松(fluticasone propionatee)、布地奈德(budesonide)等。

三、抗过敏平喘药

抗过敏平喘药主要通过抑制肥大细胞释放过敏介质而发挥抗过敏及抗炎作用。其作用起效慢,故不宜用于控制哮喘急性发作,适用于预防哮喘发作。根据作用机制不同可分为以下三类:①肥大细胞膜稳定药,如色甘酸钠;②H_1 受体阻断药,如酮替芬;③抗白三烯药,如孟鲁司特。

色甘酸钠(disodium cromoglycate,咽泰)

色甘酸钠又名咽泰,脂溶性低,故口服不易吸收。临床主要采用微粉末喷雾吸入给药。其作用机制是能稳定肥大细胞膜,阻止其释放过敏介质(如组胺、白三烯等)而发挥平喘作用;还可以缓解其他刺激引起的支气管平滑肌痉挛。临床主要用于预防各型支气管哮喘发作,还可用于过敏性哮喘,宜提前 1~2 周用药,对外源性哮喘疗效更显著。不良反应少见,少数患者雾化吸入时有呛咳、口干、气急等症状,甚至会诱发哮喘,必要时可同时吸入异丙肾上腺素预防。

酮替芬(ketotifen)

酮替芬具有阻断 H_1 受体和阻止过敏介质释放的双重作用,效果优于色甘酸钠;还可增强 β_2 受体激动药的平喘作用。口服有效,作用强大、持久,用于预防哮喘,也可和 β_2 受体激动药、茶碱类药合用防治哮喘。对儿童哮喘效果优于成人哮喘。不良反应有口干、嗜睡、困倦、头晕等。不宜突然停药,防止复发。空中作业、驾驶人员、精密机械操纵者慎用。

孟鲁司特(montelukast)

孟鲁司特通过拮抗支气管平滑肌上的白三烯受体,抑制支气管黏液分泌,促进支气管纤毛运动,降低气道血管的通透性,而发挥抗过敏、平喘作用。临床适用于儿童及成人哮喘的预防和长期治疗,也可用于防治阿司匹林哮喘及运动性哮喘。不良反应轻,与糖皮质激素合用可起协同作用。

情景一 支气管哮喘患者的用药基础

支气管哮喘(bronchial asthma)是由多种细胞特别是肥大细胞、嗜酸性粒细胞和 T 淋巴细胞参与的慢性气道炎症,在易感者中此种炎症可引起反复发作的喘息、气促、胸闷或咳嗽等症状,多在夜间或凌晨发生,气道对多种刺激因子反应性增高,但症状可自行或经治疗缓解。近年来,美国、英国、澳大利亚、新西兰等国家哮喘患病率和死亡率有上升趋势,全世界约有一亿哮喘患者,哮喘已成为严重威胁公众健康的一种主要慢性疾病,我国哮喘的患病率约为 1%,儿童可达 3%,全国有 1 千万以上哮喘患者。

要点提示:症状可自行或经治疗缓解,但某些患者在缓解数小时后可再次发作,甚至导致哮喘持续状态。

知识链接

哮喘持续状态指的是常规治疗无效的严重哮喘发作,持续时间一般在 12 h 以上。哮喘持续状态并不是一个独立的哮喘类型,而是它的病理生理改变较严重,如果对其严重性估计不足或治疗措施不适当常有死亡的危险。

哮喘持续状态患者的临床表现:患者不能平卧、烦躁不安、大汗淋漓、讲话不连贯、呼吸 > 30 次/分、胸廓饱满、运动幅度下降、辅助呼吸肌参与工作(胸锁乳突肌收缩、"三凹征")、心率 > 120 次/分,常出现奇脉(> 25 mmHg),可出现成人的峰值呼气流速(PEF)低于本人最佳值的 60% 或小于 100 L/min,PaO_2 < 60 mmHg、$PaCO_2$ > 45 mmHg、血 pH 值下降,X 线表现为肺充气过度、气胸或纵隔气肿,心电图可呈肺性 P 波、心电轴右偏、窦性心动过速。病情危重者可出现嗜睡或意识模糊、胸腹呈矛盾运动(膈肌疲劳)、哮鸣音从明显变为消失。

临床上常用的平喘药有以下三类,它们常需要联合使用。

1. 支气管扩张药 主要通过松弛支气管平滑肌而达到控制哮喘发作的效果,常用的药物包括肾上腺素受体激动药、茶碱类药和 M 胆碱受体阻断药。

2. 抗炎性平喘药 通过抑制气道炎症反应,降低气道高反应性,达到长期防止哮喘发作的目的,常用的药物包括糖皮质激素类。

3. 抗过敏平喘药 主要通过抑制肥大细胞释放过敏介质而发挥抗过敏及抗炎作用,达到预防哮喘发作的目的,常用的药物包括肥大细胞稳定药、H_1 受体阻断药和抗白三烯药。

临床上除了平喘药物治疗外,还常采用其他辅助措施,如去除诱因、雾化吸入、给予祛痰药或机械性吸痰、积极控制感染等。

支气管哮喘药物治疗的合理应用原则:①根据目的选择,如控制哮喘发作选择支气管扩张药,预防哮喘发作选择抗过敏平喘药;②根据症状选择,如哮喘持续状态选择支气管扩张剂的同时,及时、足量、快速地静脉给予糖皮质激素;③根据机制不同选择,如心源性哮喘还可以选择吗啡,而支气管哮喘禁用吗啡。

知识链接

1. 支气管哮喘患者的饮食护理

①供给充足的蛋白质和铁。饮食中应多吃瘦肉、动物肝脏、豆腐、豆浆等。这些食品不仅富含优质蛋白质和铁元素,而且又无增痰上火之弊,对增强患者体质有利,可提高抗病力,促进损伤组织的修复。

②多吃含有维生素 A、C 及钙质的食物。含维生素 A 的食物如猪肝、蛋黄、鱼肝油、胡萝卜、南瓜、杏等,有润肺、保护气管之功效;含维生素 C 的食物有抗炎、抗癌、预防感冒的功能,如大枣、柚、番茄、青椒等;含钙食物能增强气管抗过敏能力,如猪骨、青菜、豆腐、芝麻酱等。需注意的是,奶制品可使痰液变稠而不易排出,从而加重感染,所以要限

制牛奶及其制品的摄入。

③增加液体摄入量。大量饮水,有利于痰液稀释,保持气道通畅;每天饮水量至少为 2000 mL(其中包括食物中的水分)。

④经常食用菌类能调节免疫功能。如香菇、蘑菇含香菇多糖、蘑菇多糖,可以增强人体抵抗力,减少支气管哮喘的发作。

2. 支气管哮喘患者的预防护理

①在明确过敏原后应避免与其再接触,例如:如果是由于室内尘埃或螨诱发的哮喘发作,就应保持室内清洁,勤晒被褥,而且应常开窗户通风,保持室内空气的清新。

②不宜在室内饲养猫、犬等小动物。

③平时应注意孩子的体格锻炼,如常用冷水洗浴、干毛巾擦身等进行皮肤锻炼,以使肺、气管、支气管的迷走神经的紧张状态得到缓和。

④加强营养,避免精神刺激,避免感冒和过度疲劳等对预防哮喘的发作也有着重要的作用。

情景二　阿司匹林哮喘患者的用药基础

无论既往是否有哮喘病史,口服阿司匹林后数分钟或数小时内出现诱发的哮喘发作,称为阿司匹林哮喘。其发生机制是阿司匹林抑制环氧酶,使前列腺素合成受阻,致使引起支气管收缩的白三烯增多而诱发哮喘。阿司匹林哮喘占哮喘人群的 2.2%,国外报道为 1.7%～5.6%。实际发病率可多达 8%～22%,伴有鼻部症状的阿司匹林哮喘发病率更高,为 30%～40%。临床主要表现为剧烈哮喘,常伴有发绀、眼结膜充血、大汗淋漓、不能平卧、烦躁不安,或打喷嚏、流清涕、出荨麻疹、个别患者出现血压下降、意识丧失,甚至休克、死亡。

知识链接

诱发阿司匹林哮喘的药物

1. 以阿司匹林为代表的解热镇痛药　如阿司匹林、APC、非那西丁、扑热息痛、氨基比林、安乃近、安替比林等。

2. 非甾体类抗炎药　如消炎痛、布洛芬、芬必得、保泰松、炎痛喜康等。

根据服用阿司匹林与哮喘发作的关系,可将阿司匹林哮喘分为 3 型。

(1) 启动型　既往无哮喘病史,服用阿司匹林是引起第一次哮喘发作的直接诱因,而且哮喘一旦发生,在不服用解热镇痛药时也常有哮喘发作。

(2) 哮喘基础型　在阿司匹林引起哮喘前,已有数月到数年的哮喘病史。在原有哮喘的基础上,于服用解热镇痛药后的数分钟或数小时内,出现剧烈的哮喘发作。

(3) 鼻炎基础型　有些患者虽无哮喘病史,但却患有过敏性鼻炎,可在此基础上发生阿司匹林哮喘。

阿司匹林哮喘药物治疗的合理应用原则:①一旦怀疑哮喘患者为药物性哮喘则立即停用可疑的致喘药物,同时给予吸氧、保持呼吸道通畅、吸痰等处理;②给予抗组胺药、β 受体激动药,静脉滴注大剂量糖皮质激素(若患者是因类固醇激素诱发的哮喘则不用);③对重症哮喘应及早进行机械辅助通气。

情景三　心源性哮喘患者的用药基础

心源性哮喘是由于左心衰竭和急性肺水肿等引起的发作性气喘,其发作时的临床表现可与支气管哮喘相似。心源性哮喘综合征(Ridley 综合征)是指由于各种原因引起的左心衰竭,临床以阵发性夜间呼吸困难为突出表现的一组综合征。在无呼吸道感染的情况下,出现咳嗽、气喘、口唇发绀、下肢水肿,平睡仰卧时加重,用抗菌消炎药治疗效果不明显,但用强心药疗效很好;当轻微活动或稍微劳动后,出现气虚无力,平卧后反而出现咳嗽、气喘、气促,须垫高枕头方感到舒适些;精神淡漠或烦躁不安,常在睡眠中憋醒,要求把门窗打开,才自觉舒服;尿量昼少夜多。

心源性哮喘药物治疗的合理应用原则:①主要治疗心力衰竭,可以采取减少静脉回流(如取端坐位、四肢轮扎止血带等)、强心(西地兰)、利尿(呋塞米)、扩血管(硝酸甘油等)等措施;②常选用吗啡镇静、扩血管;③常选用氨茶碱强心、利尿、平喘。

常用制剂和用法

磷酸可待因　片剂:15 mg、30 mg。口服,一次 15~30 mg,3 次/天。注射剂:15 mg/mL、30 mg/mL。皮下注射,一次 15~30 mg。

氢溴酸右美沙芬　片剂:15 mg。口服,一次 15~30 mg,3~4 次/天。

枸橼酸喷托维林　片剂:25 mg。口服,一次 25 mg,3 次/天。糖浆剂:0.2 g/100 mL(复方喷托维林糖浆)。口服,一次 10 mL,3~4 次/天。

苯丙哌林　糖衣片:20 mg。口服,一次 20 mg,3 次/天。

氯化铵　片剂:0.3 g。口服,一次 0.3 g~0.6,3 次/天。

乙酰半胱氨酸　粉剂:0.5 g/瓶、1 g/瓶。喷雾吸入,用氯化钠注射液溶解成 10%溶液,一次 1~3 mL,2~3 次/天。

硫酸沙丁胺醇　片剂:2 mg。口服,一次 2~4 mg,3 次/天。控释片(喘特宁):4 mg、8 mg。口服,一次 8 mg,2 次/天。气雾剂:每揿 0.1 mg,200 揿。喷雾吸入,一次 0.1~0.2 mg,必要时可每 4 h 重复 1 次,但 24 h 内不宜超过 6~8 次。

硫酸特布他林　片剂:2.5 mg。口服,一次 2.5 mg,2~3 次/天。注射剂:0.25 mg/mL。皮下注射,一次 0.25~0.5 mg。

氨茶碱　片剂:0.1 g。口服,一次 0.1~0.2 g,3 次/天,一次量小于 0.5 g,一天量小于 1 g。缓释片:0.1 g。口服,一次 0.1~0.3 g,2 次/天。注射剂:0.25/2 mL。静脉滴注,一次 0.25~0.5 g,用 5%~10%葡萄糖注射液稀释后缓慢静脉滴注。

异丙托溴铵　气雾剂:每揿 20 μg。喷雾吸入,一次 20~40 μg,3~4 次/天。

二丙酸倍氯米松　气雾剂:每揿 50 μg,200 揿。喷雾吸入,一次 50~100 μg,3~4 次/天。

色甘酸钠　干粉(胶囊)喷雾剂:20 mg。一次 20 mg,4 次/天。气雾剂:每揿 3.5 mg,200 揿。喷雾吸入,一次 3.5~7 mg,3~4 次/天。

富马酸酮替芬　片剂:1 mg。口服,一次 1 mg,2 次/天,早晚各一次。

孟鲁司特钠咀嚼片　片剂:4 mg、5 mg。口服,5 岁以下一次 4 mg,5 岁以上一次 5 mg,1 次/天,晚上临睡前服用。

思考与练习

A₁型题

1. 可待因主要用于(　　　)。

A. 剧烈干咳　　　　　B. 支气管哮喘　　　　　C. 慢性支气管炎

D. 哮喘持续状态　　　E. 支气管扩张

A₂型题

2. 患者,男,45 岁。因间断胸闷 1 周,1 天前于夜间突然被迫坐起,频繁咳嗽,严重气急,咳大量粉红色泡沫样痰,既往患冠心病 10 年。请问缓解呼吸困难最好选用(　　　)。

A. 酮替芬　　　　　　　　B. 色甘酸钠　　　　　　　　C. 氨茶碱

D. 丙酸倍氯米松　　　　　E. 孟鲁司特

3. 患者,女,35岁。车祸后并发气胸,进行手术治疗后医嘱常规行沐舒坦(盐酸氨溴索)雾化吸入。使用该药的目的是(　　　)。

A. 解痉　　　　　　　　　B. 平喘　　　　　　　　　　C. 止痛

D. 减少腺体分泌　　　　　E. 稀释痰液,促进排出

A₃型题

(4～6题共用题干)

患者,女,19岁。反复发作呼吸困难、胸闷、咳嗽2年,每年秋、冬发作,可自行缓解,此次因发作半天症状继续加重而就诊。查体:双肺满布哮鸣音,心率90次/分,律齐,无杂音。诊断为支气管哮喘。

4. 对该患者治疗首选的药物是(　　　)。

A. β_2受体激动剂　　　B. β_2受体阻滞剂　　　C. α受体激动剂

D. α受体阻滞剂　　　　　E. 抗生素类药物

5. 在给药时应密切观察患者的(　　　)。

A. 体温　　　B. 呼吸　　　C. 神志　　　D. 瞳孔　　　E. 血压

6. 为了预防患者支气管哮喘再发作,可以给予糖皮质激素预防,常用的给药方法是(　　　)。

A. 口服　　　B. 气雾吸入　　　C. 静脉注射　　　D. 肌内注射　　　E. 直肠

案例分析

1. 患者,女,82岁。1周前因洗澡不慎受凉,出现头痛、头晕、发热等症状。在家人指导下服用感冒药后,症状明显好转,但咳嗽越来越重,尤其早晨、夜间更加明显,在家人指导下服用复方磷酸可待因糖浆。

请思考:①患者选用药物是否合理? ②作为护士应如何进行用药指导?

2. 患儿,男,4岁。过敏体质,1周前因睡觉踢被子不慎受凉,随后出现发热,在医生指导下,给予感冒药和消炎药治疗后,逐渐恢复正常。但逐渐出现咳嗽,尤其夜间更明显,同时睡着后出现明显鼻塞,咽喉部可闻及痰鸣音。在医生指导下给予氯化铵甘草合剂。

请思考:作为护士应如何进行用药指导?

3. 患者,女,41岁。既往有支气管哮喘病史,感冒发热后自行服用复方阿司匹林后,出现流涕、颜面部皮肤潮红、胸闷、气喘等症状。

请思考:①为什么服药后出现这些症状? ②作为护士应如何处理?

4. 患者,男,20岁。气喘复发3日,有8年气喘史。伴有轻度咳嗽,痰呈泡沫状、量不多。诊断为支气管哮喘。医生给予醋酸泼尼松片、氨茶碱口服。

请思考:①用药是否合理? ②护士应告知患者哪些用药注意事项?

(王中晓)

项目二十八　消化系统疾病用药基础

导学

消化系统是人体八大系统之一,包括消化道和消化腺两大部分。消化系统疾病是临床常见疾病,常见的有消化性溃疡、胃食管反流病、消化道功能失调等。

项目目标

1. 掌握抗消化性溃疡药的类别、作用机制、代表药物。
2. 熟悉消化功能调节药的作用及用途。
3. 了解消化性溃疡患者的用药基础。
4. 学会观察和预防抗消化性溃疡药的不良反应,能够利用用药护理知识,综合分析判断,正确进行用药指导。

任务一　抗消化性溃疡药

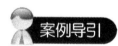

某男因长期工作紧张,加之饮食不规律,导致胃溃疡到医院就诊,医生给予奥美拉唑治疗,并嘱其按时服药,一日三餐。该患者向护士询问:这药有什么作用? 服药期间会不会有不良反应或特别需要注意的事项? 护士应该如何向患者解释?

消化性溃疡是一类消化道常见病,包括胃溃疡和十二指肠溃疡。胃黏膜的自身防御因子(黏液、HCO_3^-、前列腺等)和黏膜攻击因子(胃酸、胃蛋白酶等)之间的平衡被打破是消化性溃疡发病的直接原因。个体神经内分泌紊乱和遗传因素也与其发病有关。此外,病因学研究发现幽门螺杆菌(Hp)在消化性溃疡发病中有关键作用。临床上,消化性溃疡治疗的基本原则是抑制攻击因子和增强防御因子。

一、胃酸分泌抑制药

胃酸分泌是一个复杂的连续过程,受神经(乙酰胆碱(ACh))、旁分泌(组胺)和内分泌(胃泌素)的共同调控。质子泵是胃酸分泌过程中最重要的终末环节,因此质子泵抑制药可完全对抗所有胃酸分泌刺激物,是最强效的胃酸分泌抑制药。H_2受体阻断药可部分对抗 ACh 和胃泌素引起的胃酸分泌,所以药效优于胆碱受体阻断药和胃泌素受体阻断药。

(一)质子泵抑制剂(PPI)

奥美拉唑(omeprazole)

【体内过程】 奥美拉唑对胃酸不稳定,故口服采用肠溶制剂或通过静脉注射给药。口服吸收迅速,生物利用度为35%。经肝代谢后,随尿液、粪便排出体外。奥美拉唑的药效存在明显个体差异,口服相同剂量,慢代谢者血药浓度可达快者的10倍左右。

【作用和用途】 奥美拉唑对基础胃酸分泌和由组胺、五肽胃泌素等各种刺激引起的胃酸分泌均有强大的抑制作用,同时还能增加胃黏膜血流量,对胃液总量和胃蛋白酶的分泌也有一定的抑制作用。因此,临床上奥美拉唑广泛用于各种胃酸相关性疾病的治疗。

1. 消化性溃疡 能迅速缓解疼痛,促进溃疡愈合。但停药后仍会复发,需配合幽门螺杆菌根除治疗。

2. 胃食管反流 可快速缓解胃食管反流的症状,促进破损食管黏膜愈合。

3. 上消化道出血 用于各种原因导致的上消化道出血或预防内镜止血后的再出血。

4. 根除幽门螺杆菌 与克拉霉素、阿莫西林或其他抗生素合用,可产生协同抗菌作用,彻底根除胃内幽门螺杆菌。

5. 其他 如胃泌素瘤和非甾体类抗炎药物(NSAIDs)诱发的胃溃疡。

【不良反应】 主要有胃肠道症状和神经系统症状,如恶心、腹胀、腹泻、头痛、头昏、嗜睡等。可见口干,肌肉、关节疼痛,偶见皮疹、外周神经炎、白细胞减少等。

【禁忌证】 对本品过敏者、严重肾功能不全者、婴幼儿禁用,孕妇及哺乳期妇女慎用。

【用药护理】

1. 用药前沟通 ①在治疗前应做胃液分析及幽门螺杆菌检查,根据检查结果制订用药方案。②因奥美拉唑能减轻胃癌症状,从而掩盖病情,应首先排除癌症的可能性后才能使用本品。③奥美拉唑存在胃肠道和静脉给药两种给药方式:口服时可在早餐前半小时服用奥美拉唑,不可嚼服;静脉给药应用专用溶剂溶解,即用即配,避免变色、浑浊、产生沉淀。④评估有无禁忌证:特殊人群如肝肾功能不全和妊娠期、哺乳期妇女禁用或者慎用。⑤不宜联合其他抗酸药或抑酸药使用。⑥注意药物间相互作用:可延缓地西泮、苯妥英钠、华法林等药物的清除;减少酮康唑、伊曲康唑的吸收;抑制氯吡格雷活化,可能减弱血小板作用而增加血栓形成的风险。

2. 用药后护理 ①用药过程中应密切观察病情,长期服用奥美拉唑的患者应定期做胃镜检查,并监测血清维生素B_{12}水平,必要时给予维生素C或维生素E,定期检查血常规及肝肾功能。②做好药物中毒抢救的常规准备工作,奥美拉唑使用过量会出现视物模糊、意识模糊、嗜睡、头痛、口干、颜面潮红、恶心及心动过速或心律不齐等症状,因其不宜经过透析清除,如意外过量服用,应立即处理。③药物不良反应的监护,如出现不良反应应及时通知医生,采取应对措施。

3. 用药护理评价 必要时可做相关检查或监测以评估药物疗效,如胃镜检查溃疡是否愈合,尿素呼气试验检查幽门螺杆菌是否已被根除,基础胃酸分泌检查了解卓-艾综合征的治疗效果。一般治疗十二指肠溃疡的疗程为2~4周,治疗胃溃疡及反流性食管炎的疗程为4~8周。

同类药物还有兰索拉唑(lansoprazole)、泮托拉唑(pantoprazole)、雷贝拉唑(rabeprazole)、埃索美拉唑(esomeprazole)。

(二)H_2受体阻断药

H_2受体阻断药是抑酸作用仅次于质子泵抑制剂的胃酸分泌抑制药。

第一代H_2受体阻断药有西咪替丁,第二代H_2受体阻断药有雷尼替丁,第三代H_2受体阻断药则有法莫替丁、尼扎替丁、罗沙替丁等。

H_2受体阻断药的不良反应发生率较低。以轻微的腹泻、便秘、眩晕、乏力、肌肉痛、皮疹、皮肤干燥、脱发为主。较少见中枢神经系统反应,如嗜睡、焦虑、幻觉、定向障碍等。少数患者出现血细胞减少。长期大剂量使用西咪替丁,对内分泌系统有所影响,原因是与雄激素受体结合,拮抗其作用,偶见男性出现精子数目减少、性功能减退、乳腺发育,女性溢乳等,可换用法莫替丁等避免此不良反应。

【体内过程】 本类药物口服吸收良好,但首关消除使生物利用度降为 $50\%\sim60\%$。尼扎替丁的半衰期为 $1.3\,h$,其他三药为 $2\sim3\,h$。大部分药物以原形经肾排出,但肝功能不良者雷尼替丁半衰期明显延长。

【药理作用】 本类药物竞争性拮抗 H_2 受体,能抑制组胺、五肽胃泌素、M 胆碱受体激动剂所引起的胃酸分泌。能明显抑制基础胃酸及食物和其他因素所引起的夜间胃酸分泌,并能抑制各种刺激引起的胃酸分泌。用药后胃液量及氢离子浓度下降。用药 4 周,在内窥镜检查下,十二指肠溃疡愈合率为 $77\%\sim92\%$。晚饭时一次给药疗效与一日多次给药的疗效相仿或更佳。对胃溃疡疗效发挥较慢,用药 8 周愈合率为 $75\%\sim88\%$。雷尼替丁、尼扎替丁抑制胃酸分泌作用比西咪替丁强 $4\sim10$ 倍,法莫替丁比西咪替丁强 $20\sim50$ 倍。

【临床用途】 用于十二指肠溃疡、胃溃疡,应用 $6\sim8$ 周,愈合率较高,但停药后复发率很高,延长用药时间可减少复发。卓-艾综合征需用较大剂量。也可用于其他胃酸分泌过多的疾病如胃肠吻合口溃疡、反流性食管炎等,消化性溃疡和急性胃炎引起的上消化道出血也可用。

【不良反应】 发生较少,尤其是雷尼替丁、法莫替丁和尼扎替丁,长期服用耐受良好。偶有便秘、腹泻、腹胀及头痛、头晕、皮疹、瘙痒等。静脉滴注速度过快,可使心率减慢、心肌收缩力减弱。长期服用西咪替丁对骨髓有抑制,可致粒细胞减少,青年男性长期服用可引起阳痿、性欲消失及乳房发育。

西咪替丁为肝药酶抑制剂,抑制华法林、苯妥英钠、茶碱、苯巴比妥、安定、普萘洛尔等体内转化和代谢,与四环素、酮康唑、阿司匹林同服会使这些药物吸收减少。因此在多个药物合用时,应调整这些药物的剂量。雷尼替丁这一作用很弱,法莫替丁、尼扎替丁对其他药物代谢无明显影响。

（三）M_1 胆碱受体阻断药

哌仑西平（pirenzepine）

哌仑西平能选择性阻断胃黏膜的 M_1 胆碱受体从而抑制胃酸分泌,对其他 M 胆碱受体亲和力低,不良反应轻微。临床目前主要用于胃十二指肠溃疡,可缓解疼痛,降低抗酸药用量。

二、抗酸药

抗酸药虽不能抑制胃酸分泌,但能直接中和胃酸,解除胃酸对胃、十二指肠黏膜的侵蚀和刺激,降低胃蛋白酶分解胃壁蛋白的活性,具有促进溃疡愈合和缓解疼痛的作用。常用于胃十二指肠溃疡及胃酸增多症的辅助治疗。

氢氧化铝（aluminium hydroxide）

氢氧化铝口服后在胃内与盐酸作用形成三氯化铝,后者在小肠内形成不溶性铝盐而排出。

【作用和用途】 氢氧化铝的抗酸作用缓慢而持久,不仅可中和胃酸,而且可形成凝胶对溃疡面形成保护。临床上主要用于胃酸过多、胃十二指肠溃疡、反流性食管炎及上消化道出血等。

【不良反应】 长期服用可导致便秘或老年人的骨质疏松症,可与氢氧化镁或三硅酸镁交替使用防止便秘。

同类药物还有铝碳酸镁、碳酸钙、氢氧化镁等。

三、黏膜保护药

黏膜保护药主要通过促进胃黏液和碳酸氢盐分泌、促进胃黏膜细胞前列腺素合成,增加胃黏膜血流量,从而发挥预防和治疗胃黏膜损伤、促进组织修复和溃疡愈合的作用。

米索前列醇（misoprostol）

米索前列醇为合成前列腺素 E_1 的衍生物。口服吸收迅速,吸收后转化为米索前列酸。

【作用和用途】 能抑制基础胃酸、组胺、胃泌素、食物刺激所致的胃酸和胃蛋白酶分泌,对阿司匹林等前列腺素合成酶抑制药引起的胃出血、溃疡或坏死具有明显抑制作用。主要用于胃十二指肠溃疡及急性胃炎引起的消化道出血。本药对 H_2 受体阻断药无效者有效。

【不良反应】 有稀便、腹泻等不良反应。可引起子宫收缩,故孕妇禁用。

硫糖铝(sucralfate)

硫糖铝为蔗糖硫酸酯的碱式铝盐,没有抗酸作用,亦不抑制胃酸分泌。其抗溃疡作用表现在以下 3 个方面:①在胃中酸性环境中分解成硫酸蔗糖和氢氧化铝,与胃黏膜的黏蛋白形成大分子复合物,覆盖于溃疡表面,形成一层保护膜,阻止胃酸、胃蛋白酶和胆汁酸对溃疡表面的渗透、侵蚀,与西咪替丁合用会降低本药疗效;②吸附胃蛋白酶和胆汁酸,抑制其活性;③细胞保护作用。

临床主要用于胃十二指肠溃疡,还用于预防上消化道出血。不良反应较轻,长期用药可致便秘,偶有恶心、胃部不适、腹泻、皮疹、瘙痒及头晕。

习惯性便秘、肾功能不全者不宜长期服用;硫糖铝在酸性环境中才发挥作用,所以不能与抗酸药、抑制胃酸分泌药同用。

枸橼酸铋钾(bismuthate potassium citrate)

本品不抑制胃酸,在胃液 pH 条件下能形成氧化铋胶体沉着于溃疡表面或基底肉芽组织,形成保护膜而抵御胃酸、胃蛋白酶、酸性食物对溃疡面的刺激。同时还有促进前列腺素 E、黏液、HCO_3^- 释放,改善胃黏膜血流及抗幽门螺杆菌的作用;还能与胃蛋白酶结合而降低其活性。主要用于消化不良、胃十二指肠溃疡、糜烂性胃炎等,与抗菌药合用可根除幽门螺杆菌。不良反应少,服药期间可使舌、粪染黑,偶见恶心、皮疹、轻微头痛。肾功能不良者及孕妇禁用,以免引起血铋过高。

同类药物还有胶体果胶铋等。

四、抗幽门螺杆菌药

幽门螺杆菌已被公认为是消化性溃疡及慢性胃炎发病的重要原因之一。治疗药物基本上分为铋剂、抗生素和化学合成抗菌药等。单用某一种抗菌药疗效较低,一般需两种或三种合用,以提高根除率、减少耐药性。

目前,临床上主要选择以质子泵抑制药为基础的联合方案和以铋剂为基础的联合方案,用于抗幽门螺杆菌治疗。常用联合方案有:①兰索拉唑和阿莫西林;②阿莫西林、克拉霉素、兰索拉唑或奥美拉唑;③四环素、甲硝唑和铋剂。

情景一　消化性溃疡患者的用药基础

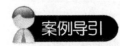
案例导引

患者,男,69 岁。因反复呃逆、反酸 1 周来医院门诊就诊,既往有 20 年胃溃疡病史,一直饮食控制良好,应该如何选择药物治疗?

消化性溃疡是一种常见病、多发病,同时又是一种易复发的慢性疾病。当前对消化性溃疡的治疗主要是控制和缓解临床症状,促进消化道溃疡的复合,减少并发症和复发,提高患者的生活质量。临床上针对消化性溃疡的治疗原则主要有以下几个方面。

一、用药原则

1. 根据溃疡类型用药 胃溃疡和十二指肠溃疡的发病机制并不完全相同。胃溃疡的发病以黏膜屏障受损为主,因此胃溃疡治疗应以保护胃黏膜屏障的药物为主,如硫糖铝、胶体果胶铋与麦滋林等;若胃酸偏高可辅以降低胃酸的药物。十二指肠溃疡多伴有病态的胃酸和胃蛋白酶分泌亢进,在治疗上则应以减弱攻击因子及抑制胃酸为主,药物的选择以胃酸分泌抑制药为主,辅以黏膜保护药,这样能迅速消除症状,促进愈合。

2. 根据胃酸分泌情况用药 在治疗前最好做1次胃液分析,高胃酸患者应选用胃酸分泌抑制作用强的药物;对于从未用过胃酸分泌抑制药的患者,可首选雷尼替丁或法莫替丁,如疗效不好可选用抑酸作用更强的奥美拉唑。胃酸正常者不可滥用胃酸分泌抑制药,以免引起胃内菌群失调。

3. 根据幽门螺杆菌感染选药 目前已证实,幽门螺杆菌(Hp)是导致消化性溃疡的主要因素之一。80%以上的胃溃疡患者,95%～100%的十二指肠溃疡患者都可检出Hp阳性;而在成功根除Hp后,消化性溃疡复发率可降至1%～3%。因此,患消化性溃疡的患者都应做Hp检查。当前推荐治疗Hp的方案可分为两大类,即铋剂加两种抗生素的三联疗法和质子泵抑制剂加两种抗生素的三联疗法,少数患者疗效不理想时可用质子泵抑制剂加铋剂再加两种抗生素的四联疗法。联合用药时,枸橼酸铋钾连续服用不可超过6周。

4. 联合用药 胃溃疡合并十二指肠反流时,可同时并用甲氧氯普胺,以增加胃蠕动,促进胃排空。消化性溃疡有便秘者,可并用具有缓泻作用的抗酸药,如复方氢氧化镁、复方铝酸铋等。消化性溃疡伴有腹泻者,应合并使用具有收敛作用的抗酸药,如氢氧化铝、复方氢氧化铝和胶体果胶铋等。

5. 掌握最佳服药时间 须在餐前服用的药物:甲氧氯普胺、多潘立酮等,须在餐前30 min服用;颠茄、阿托品、普鲁本辛、山莨菪碱等解痉药在餐前15～30 min服用效果最佳。在餐后服用的药物:氢氧化铝、氧化铝、碳酸钙、碳酸氢钠等,最佳服用时间在餐后1～4 h,若睡前加服1次,则可中和夜间分泌的胃酸;乐得胃等胃黏膜保护药应在餐前1 h和睡前服用。须在餐时或夜间服用的药物:西咪替丁、雷尼替丁、法莫替丁等。

二、选药原则

1. 一般消化性溃疡 首选H_2受体阻断药。如果H_2受体阻断药治疗3个月仍然不能治愈,可选用质子泵抑制剂,如奥美拉唑。Hp阳性者应选用三联或两联疗法根除Hp感染。

2. 难治性和顽固性溃疡 十二指肠溃疡经8周、胃溃疡经12周治疗未愈合者,可选择增加H_2受体阻断药的剂量,或应用奥美拉唑。

3. 非甾体类抗炎药性溃疡 服用非甾体类抗炎药(NSAIDs)可导致消化性溃疡,尤其是胃溃疡。相当多的胃溃疡患者,尤其是老年人,有服用NSAIDs的病史。有50%的非甾体类抗炎药性溃疡患者无症状,不少患者以出血为首发症状。长期服用NSAIDs的患者应并用加强胃黏膜屏障的药物,如米索前列醇、替普瑞酮等,用以预防非甾体类抗炎药性溃疡的发生。非甾体类抗炎药性溃疡发生后,应尽可能停用或减量NSAIDs,或改用其他药物。H_2受体阻断药对此种溃疡的疗效较一般溃疡为差。选用奥美拉唑(40 mg/d)可使溃疡愈合。米索前列醇与H_2受体阻断药合用,有助于溃疡愈合。

4. 消化性溃疡的持续用药 可选择下列3种方案:①反复复发、症状持久不缓解、存在多种危险因素或伴有并发症者,可选择一种H_2受体阻断药,睡前1次服用,也可口服硫糖铝1 g,每天2次。一般用药1～2年,对于老年人及预期溃疡复发可产生严重后果者可终身用药。②在患者出现严重症状或内镜证明溃疡复发时,可给予1个疗程的全剂量治疗。③在症状复发时给予短程治疗,症状消失后即停药。对有症状者,应用短程药物治疗,目的在于控制症状,而让溃疡自发愈合。但是,对60岁以上、有溃疡出血或穿孔史、每年复发2次以上者,不可选择上述3种方案。

5. 消化性溃疡并发大出血 应当进行紧急处理,输血、输液以补充血容量,纠正休克和稳定生命体征,同时给予全身止血药。H_2受体阻断药能减少胃酸分泌,有助于止血、溃疡愈合。

任务二 消化功能调节药

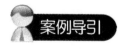

患儿,女,16个月。半母乳喂养,近3天食欲不佳,夜间哭闹,大便有白色块状物,怀疑是消化

功能不良。患儿的奶奶给患儿服用了乳酶生,患儿母亲担心药物使用不当会产生严重不良反应,前来找护士咨询,请护士进行合理的用药指导。

一、助消化药

助消化药多为消化液中成分或促进消化液分泌的药物,主要用于消化道分泌功能减弱或消化不良等。常见助消化药见表6-3。

表 6-3　常见助消化药

药　名	来　源	作　用	用　途	使用注意事项
稀盐酸 (dilute hydrochloric acid)	10% HCl 溶液	增加胃液酸度,提高胃蛋白酶活性	胃酸缺乏症,如慢性萎缩性胃炎	常有腹胀、嗳气等,与胃蛋白酶合用效果较好
胃蛋白酶 (pepsin)	动物胃黏膜	分解蛋白质,亦能水解多肽	胃蛋白酶缺乏症及消化功能减退	遇碱破坏失效,常与稀盐酸合用
胰酶 (pancreatin)	动物胰脏	能消化脂肪、蛋白质及淀粉等	消化不良、食欲不振及胰液分泌不足、胰腺炎等引起的消化障碍	在酸性环境中易破坏,故用肠溶片制剂;能消化口腔黏膜引起溃疡,故不能嚼碎
干酵母 (dried yeast)	麦酒酵母菌的干燥菌体	含B族维生素	食欲不振、消化不良及B族维生素缺乏疾病的辅助治疗	宜嚼碎吞服,剂量过大可引起腹泻
乳酶生 (lactasin)	活乳酸杆菌的干燥制剂	在肠内分解糖类产生乳酸,降低 pH 值,抑制腐败菌的繁殖,减少肠产气量	消化不良、腹胀及小儿消化不良性腹泻	不宜与具有抗乳酸杆菌的抗生素合用

二、泻药和止泻药

(一)泻药

泻药是一类可增加肠内水分、软化粪便或润滑肠道、促进肠蠕动、加速排便的药物。根据作用原理不同可分为容积性泻药、接触性泻药及润滑性泻药。

1. 容积性泻药

硫酸镁(magnesium sulfate)

【作用和用途】

要点提示:硫酸镁口服出现泻下和利胆作用,注射则出现抗惊厥和降血压作用。

(1)导泻:口服不吸收,在肠腔内形成高渗而减少水分吸收,肠内容积增大,刺激肠壁,导致肠蠕动加快,引起泻下作用。硫酸镁泻下作用强大、迅速。主要用于急性便秘,也用于清除肠内毒物、某些腹腔脏器辅助检查前清肠或驱虫药用药后的导泻等。

(2)利胆:口服 33% 硫酸镁溶液,可使胆总管括约肌松弛和胆囊收缩,有利胆作用,可用于阻塞性黄疸、慢性胆囊炎。因可反射性引起盆腔充血和失水,月经期、妊娠期妇女及老人慎用。

(3)抗惊厥:硫酸镁注射可使血镁升高,产生强大的中枢抑制和骨骼肌松弛作用。主要用于破伤风、惊厥、子痫等。

(4)降低血压:注射给药可对抗 Ca^{2+} 的作用,用于治疗妊娠高血压综合征、高血压危象、高血压脑病等。

(5)其他:外用 50% 溶液热敷有消肿止痛的作用;尚可激活 Na^+-K^+-ATP 酶,用于强心苷过量所致中毒。

同类药物有硫酸钠(sodium sulfate,芒硝),导泻作用较硫酸镁弱,也更安全。

2. 接触性泻药 本类药物与肠黏膜接触,可改变肠黏膜的通透性,使电解质和水分向肠腔扩散,肠腔水分增加,蠕动增强,从而引起泻下。常见接触性泻药见表 6-4。

表 6-4 常见接触性泻药

药　　物	作用与用途	不良反应
酚酞(phenolphthalein)	服药后 6~8 h 排便。作用温和,适用于慢性便秘	偶有过敏反应、肠炎、皮炎及出血倾向等
蒽醌类(anthraquinone)	服药后 6~8 h 排便。用于急、慢性便秘	不可长期服用
蓖麻油(castor oil)	服药后 2~3 h 排出流质粪便	不可大量服用

3. 润滑性泻药 通过润滑肠壁、软化粪便而发挥泻下作用。

液体石蜡(liquid paraffin)

液体石蜡为矿物油。肠道不吸收,可润滑肠壁、软化粪便,使粪便易于排出。适用于老人和儿童便秘。长期使用可妨碍钙、磷的吸收。

甘油(glycerin)

甘油常以 50% 浓度的液体灌肠。由于高渗压刺激肠壁引起排便反应,并有局部润滑作用,数分钟内就可引起排便。适用于儿童及老人。

(二)止泻药

腹泻是多种疾病的一种症状,对毒物的排出有一定的保护作用。但剧烈而持久的腹泻可引起脱水、电解质紊乱,因此应适当予以止泻。常见止泻药见表 6-5。

表 6-5 常见止泻药

药　　物	作用与用途
地芬诺酯(diphenoxylate,苯乙哌啶)	能提高肠张力,减少肠蠕动。用于急性功能性腹泻,不良反应少,长期大剂量服用可产生成瘾性
洛哌啶胺(loperamide)	可抑制肠道平滑肌收缩,减少肠蠕动,延长食物在小肠内的停留,促进水、电解质及葡萄糖的吸收。用于急性及慢性腹泻
药用炭(medicinal activated charcoal)	能吸附肠内细菌及气体,防止毒物吸收而止泻
蒙脱石(dioctahedral smectite)	吸附病毒、细菌、气体,并覆盖肠黏膜,具保护作用。用于急性、亚急性腹泻,尤其适用于儿童
地衣芽胞杆菌活菌(live bacillus licheniformis)	可调整肠道菌群,拮抗致病菌。用于细菌及真菌引起的急、慢性腹泻及各种原因所致的肠道菌群失调的防治

三、止吐药和胃肠动力药

呕吐是由内脏及前庭功能紊乱、药物、放射治疗等刺激因素引起的。常见止吐药和胃肠动力药见表 6-6。

表 6-6 常见止吐药和胃肠动力药

药　　物	作用与用途	不良反应
甲氧氯普胺(metoclopramide)	具有强大的中枢止吐作用。用于胃肠功能失调所致的呕吐,对放射治疗、手术及药物引起的呕吐亦有效,对前庭功能紊乱所致的呕吐无效	头晕、腹泻、困倦,长期服药可致锥体外系反应、溢乳及月经紊乱,对胎儿有影响,孕妇忌用

续表

药　　物	作用与用途	不良反应
多潘立酮 (domperidone)	可选择性阻断外周多巴胺受体而止吐。对偏头痛、颅外伤、放射治疗引起的恶心、呕吐有效,亦可用于胃肠运动障碍性疾病	不良反应较轻,偶有轻度腹部痉挛,注射给药可引起过敏
伊托必利 (itopride)	具有双重作用,可显著增强胃、十二指肠的运动,亦可镇吐。用于功能性消化不良所致的上腹部不适、餐后饱胀、食欲不振、恶心、呕吐	不良反应较少
莫沙必利 (mosapride)	主要适用于胃食管反流、非溃疡性消化不良、胃轻瘫、便秘、肠梗阻等	不良反应较少
昂丹司琼 (ondansetron)	用于化学治疗、放射治疗引起的恶心、呕吐	不良反应较轻,可见头痛、疲倦、便秘、腹泻等。哺乳期妇女禁用

思考与练习

A₁型题

1. 消化性溃疡最主要的发病因素是(　　)。
A. 饮食不规律　　　　　B. 胃动力不足　　　　　C. 胃食管反流
D. 胃酸分泌不足　　　　E. Hp 感染

2. 与奥美拉唑无关的是(　　)。
A. 不宜同时再服用其他抗酸药　　　　B. 胃肠道症状
C. 肝药酶诱导作用　　　　　　　　　D. 头痛
E. 外周神经炎

3. 使胃蛋白酶活性增强的药物是(　　)。
A. 胰酶　　B. 稀盐酸　　C. 乳酶生　　D. 奥美拉唑　　E. 抗酸药

4. 米索前列醇抗消化性溃疡的机制是(　　)。
A. 中和胃酸　　　　　　　　B. 阻断壁细胞胃泌素受体
C. 阻断壁细胞 H₂受体　　　　D. 阻断壁细胞 M₁胆碱受体
E. 保护细胞或黏膜

A₂型题

5. 患者,男,61 岁。长期服用 NSAIDs,为预防非甾体类抗炎药性溃疡的发生可加服(　　)。
A. 奥美拉唑　　B. 米索前列醇　　C. 氢氧化铝　　D. 哌仑西平　　E. 硫酸镁

6. 患者,女,54 岁,被诊断为十二指肠溃疡,服用西咪替丁 3 个月仍未痊愈,这时可选择替换为(　　)。
A. 奥美拉唑　　B. 哌仑西平　　C. 丙谷胺　　D. 米索前列醇　　E. 雷尼替丁

A₃型题

(7~8 题共用题干)
患者,男,42 岁。因消化性溃疡到医院就诊,做胃液分析发现为高胃酸患者。

7. 因患者从未用过胃酶分泌抑制药,因此首选的药物是(　　)。
A. 奥美拉唑　　B. 雷尼替丁　　C. 哌仑西平　　D. 米索前列醇　　E. 丙谷胺

8. 如患者服药后疗效不理想,可选用抑酸作用更强的(　　)。
A. 奥美拉唑　　B. 雷尼替丁　　C. 哌仑西平　　D. 米索前列醇　　E. 丙谷胺

案例分析

1. 患者,男,36 岁。消瘦,近期有减肥史,既往有胃溃疡病史。患者在家擅自服用了哌仑西平。

请思考:①患者选用药物是否合理? ②作为护士应如何进行用药指导?

2. 患者,女,78 岁。患膝部骨关节炎,服用双氯芬酸钠、肠溶阿司匹林 3 年,因呕吐咖啡样物、排黑便入院,内镜检查为胃溃疡,Hp 检查阴性。考虑是药物性胃炎导致胃溃疡、胃穿孔。

请思考:应该如何向患者解释治疗原则?

3. 患者,男,39 岁,司机。诊断消化性溃疡 6 年。近 3 天持续性腹胀痛,进食加重,每日呕吐 5～6 次,呕吐有酸酵味并伴不消化食物及隔日食,到医院就诊。查体:血压 110/70 mmHg,神清,皮肤弹性差,律齐,上腹膨隆,见胃形,震水音(＋),上腹轻压痛,肝脾未触及,移动浊音(一),肠鸣音活跃。Hp 检测阳性。

请思考:根除 Hp 的治疗方案有哪些?

(李　婷)

项目二十九　生殖系统用药基础

 导学

　　生殖系统用药是一类作用于人体生殖生理活动的药物，包括天然性激素或人工合成性激素等，也包括能影响生殖过程的各类药物，如催产药及避孕药等。此类药物中以妇科和产科临床用子宫平滑肌类药物最为常见，如子宫平滑肌兴奋药和抑制药。学好这类药物的作用，熟悉药物的临床适应证和禁忌证，对今后的临床工作有着重要的意义。

 项目目标

　　1. 掌握缩宫素、麦角生物碱等药物的药理作用、临床用途、不良反应和禁忌证。
　　2. 熟悉其他常见子宫平滑肌兴奋药的作用特点和其他常用子宫平滑肌抑制药的特点。
　　3. 了解作用于子宫平滑肌的药物在除妇科和产科外的其他临床领域的使用情况。
　　4. 学会观察易导致子宫平滑肌强直收缩的药物不良反应，学会采取有效的预防手段避免或减轻不良反应，能够利用用药护理知识，综合分析判断，正确进行用药指导。

任务一　子宫平滑肌兴奋药

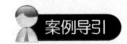 **案例导引**

　　患者，女，29 岁。怀孕足月住院待产，预产期已过了 3 天，没有分娩的迹象。医生给予使用缩宫素，并叮嘱护士注意用药剂量和给药速度。护士给患者用药后很快出现宫缩，随后在医护人员及家属的关怀下，患者顺利产下一名男婴。患者的丈夫除了感谢医生和护士外，询问到底用了什么药使患者加速分娩？它是作用于哪些器官的药物？有没有不良反应？作为护士该如何向患者的丈夫解释呢？

要点提示：缩宫素的作用特点，在不同剂量时作用的区别。

　　子宫平滑肌兴奋药是一类选择性直接兴奋子宫平滑肌的药物，常见药物有缩宫素、垂体后叶素、前列腺素、麦角生物碱类及植物草药等，它们的作用可因子宫生理状态及药物剂量的不同而有差异，小剂量可使子宫产生节律性收缩，大剂量可使子宫产生强直性收缩。如用于催产或引产，应使用小剂量，用药目的是使子宫产生近似生理分娩的节律性收缩；如用于产后止血或子宫复原，则需较大剂量以引起子宫强直性收缩，从而压迫平滑肌层血管。

缩宫素（oxytocin，OTX，催产素）

　　缩宫素和加压素（vasopressin，又名抗利尿激素，antidiuretic hormone，ADU）是垂体后叶激素的两种主要成分。缩宫素可从牛、猪垂体后叶提取，也可人工合成。我国药典规定缩宫素的效价以单位计算，一个单位相当于 2 μg 纯缩宫素。

【体内过程】 缩宫素因在消化道中易被破坏,故口服无效,可经口腔、鼻腔黏膜吸收。肌内注射吸收良好,$3 \sim 5$ min 内生效,作用维持 $20 \sim 30$ min,$t_{1/2}$ 为 $5 \sim 12$ min。可透过胎盘,大部分经肝、肾被破坏。

【药理作用】

1. 兴奋子宫平滑肌 缩宫素直接兴奋子宫平滑肌,加强其收缩力,增加收缩频率。其特点是:①小剂量缩宫素($2 \sim 5$ U)加强子宫的节律性收缩,特别是妊娠末期的子宫,使收缩振幅加大,张力稍增加,其收缩的性质与正常分娩相似,既能使子宫底部肌肉发生节律性收缩,又可使子宫颈平滑肌松弛,以促进胎儿娩出。②大剂量缩宫素($5 \sim 10$ U)引起子宫强直性收缩,此时子宫平滑肌张力持续增高,这对胎儿和母体都是不利的。③子宫平滑肌对缩宫素的敏感性与体内雌激素和孕激素水平有密切关系,雌激素可提高敏感性,孕激素则降低此敏感性。在妊娠早期,孕激素水平高,敏感性低;妊娠后期雌激素水平高,敏感性高。临产时子宫最为敏感,分娩后子宫的敏感性又逐渐降低。

2. 其他作用 缩宫素能使乳腺腺泡周围的肌上皮细胞(属平滑肌)收缩,促进排乳。大剂量还能短暂地松弛血管平滑肌,引起血压下降,并有抗利尿作用。

案例导引

患者,女,19 岁。妊娠 18 周,因个人原因需要提前终止妊娠。引产术前,医生嘱缩宫素 3 U 加入 5% 葡萄糖溶液 500 mL 中静脉滴注。该患者担心药物会产生严重不良反应,前来找护士咨询,请你进行合理的用药指导。

知识链接

流产有人为流产和自然流产两种,妊娠 12 周内妊娠终止称早期流产,12 至 28 周内妊娠终止称晚期流产。引产是指妊娠超过 12 周,人为提前终止妊娠。

【临床用途】

1. 催产和引产 对于无产道障碍而宫缩无力的难产,可用小剂量缩宫素加强子宫的收缩性能,促进分娩。对于死胎、过期妊娠或患严重心脏病等的孕妇,需提前中断妊娠的可用缩宫素引产。一般每次 $2 \sim 5$ U,用 5% 葡萄糖溶液 500 mL 稀释后,先以 $8 \sim 10$ 滴/分的速度静脉滴注,密切观察,以后根据子宫收缩和胎心情况调整滴注速度,最快不超过 40 滴/分。

2. 产后止血 产后出血时立即皮下或肌内注射较大剂量缩宫素($5 \sim 10$ U),迅速引起子宫强直性收缩,压迫子宫肌层内血管而止血。但缩宫素作用不持久,应加用麦角制剂使子宫维持收缩状态。

【不良反应】 缩宫素过量引起子宫高频率甚至持续性强直收缩,可致胎儿窒息或子宫破裂,因此做催产或引产时,必须注意严格掌握剂量,避免发生子宫强直性收缩。缩宫素生物制品可因杂质偶见过敏反应。

【禁忌证】 凡产道异常、胎位不正、头盆不称、前置胎盘以及 3 次妊娠以上的经产妇或有剖腹产史者禁用,以防引起子宫破裂或胎儿窒息。

【用药护理】

1. 用药前沟通 详细了解用药史,根据适应证和禁忌证提出合理化建议和措施。①因剂量不同的缩宫素产生的作用也不同,护士应正确掌握给药剂量和给药途径,遵守医嘱的同时注意剂量标准制定有无疏漏。催产和引产使用小剂量(每次 $2 \sim 5$ U,极量:肌内注射每次 20 U),产后止血使用较大剂量(每次 $5 \sim 10$ U)。②因催产素对不同状态下子宫作用效果有区别,用药前需仔细核对患者病历记录,避免正常剂量下因子宫敏感度高而导致的不良反应。

2. 用药后护理 用药过程中应密切观察病情,缩宫素大量使用时可导致抗利尿作用,患者大量输液或者过快输液可能导致水潴留和低血钠体征,一旦出现应整体考虑患者病情,进行及时矫正。

3. 用药护理评价 评估药物疗效。个别患者由于体质原因或者子宫不同时期敏感性差异,会造成药效不理想或者过于强烈,应及时遵医嘱进行处理。

垂体后叶素(pituitrin)

垂体后叶素是从牛、猪的垂体后叶中提取的粗制品,内含缩宫素和加压素,故对子宫平滑肌的选择性不高,在作为子宫平滑肌兴奋药的应用上,已逐渐被缩宫素所代替。加压素对未孕子宫有兴奋作用,但对妊娠子宫反而作用不强。

【作用和用途】 垂体后叶素所含加压素能与肾脏集合管的受体相结合,增加集合管对水分的再吸收,使尿量明显减少,可用于治疗尿崩症。加压素还能收缩血管(特别是毛细血管和小动脉),在肺出血时可用来收缩小动脉而止血。此外,加压素尚有升高血压和兴奋胃肠道平滑肌的作用。

【不良反应】 本品不良反应有面色苍白、心悸、胸闷、恶心、腹痛及过敏反应等。

【禁忌证】 加压素能收缩冠状动脉血管,故冠心病患者禁用。

前列腺素(prostaglandins,PGs)

前列腺素是一类广泛存在于体内的不饱和脂肪酸,早期从羊精囊提取,现可用生物合成法或全合成法制成。对心血管、呼吸、消化以及生殖系统等有广泛的生理和药理作用。与缩宫素不同,前列腺素对各期妊娠者的子宫都有显著的兴奋作用,仅对分娩前的子宫更敏感些。故除用于足月引产外,对早期或中期妊娠子宫也能引起足以导致流产的高频率和大幅度的收缩。除静脉滴注外,阴道内、宫腔内或羊膜腔内给药也有效。前列腺素将发展成为一种用于月经过期不久的早孕妇女的催经抗早孕药物。

不良反应主要为恶心、呕吐、腹痛等胃肠道兴奋现象,引产时禁忌证同缩宫素。

麦角生物碱(ergot alkaloids)

麦角(ergot)是寄生在黑麦中的一种麦角菌的干燥菌核,在麦穗上突出如角,故名。目前已用人工培养方法生产。麦角中含多种作用强大的成分,主要是麦角碱类,此外尚有组胺、酪胺、胆碱和乙酰胆碱等。麦角碱类在化学结构上都是麦角酸的衍生物,可分为两类。

1. 氨基酸麦角碱类 氨基酸麦角碱类包括麦角胺(ergotamine)和麦角毒碱(ergotoxine),后者是三种麦角碱(麦角克碱、麦角环肽、麦角柯碱)的混合物。口服吸收不良,且不规则,作用缓慢而持久。

2. 氨基麦角碱类 以麦角新碱(ergonovine)为代表,口服吸收容易而规则,作用迅速而短暂。

【药理作用】

1. 兴奋子宫 麦角碱类能选择性地兴奋子宫平滑肌,其作用也取决于子宫的机能状态,妊娠子宫对麦角碱类比未妊娠子宫敏感。在临产时或新产后则最敏感。与缩宫素不同,它们的作用比较强而持久,剂量稍大即引起子宫强直性收缩,对子宫体和子宫颈的兴奋作用无明显差别,因此,不宜用于催产和引产。其中麦角新碱的作用最快、最强。

2. 收缩血管 氨基酸麦角碱类,特别是麦角胺,能直接作用于动、静脉血管使其收缩;大剂量还会伤害血管内皮细胞,长期服用可导致肢端干性坏疽。

3. 阻断α受体 氨基酸麦角碱类尚有阻断α肾上腺素受体的作用,使肾上腺素的升压作用翻转。但在临床上,此剂量已能引起很多副作用,故无应用价值。麦角新碱则无此作用。

【临床用途】

1. 治疗子宫出血 产后或其他原因引起的子宫出血都可用麦角新碱止血,它能使子宫平滑肌强直性收缩,机械地压迫血管而止血。

2. 产后子宫复原 产后的最初十天子宫复原过程进行很快,如进行缓慢就易发生出血或感染,因此,须服用麦角制剂等子宫平滑肌兴奋药以加速子宫复原。常用麦角流浸膏。

3.治疗偏头痛 偏头痛可能为脑动脉舒张和搏动幅度加大的结果,麦角胺与咖啡因都能收缩脑血管,减少动脉搏动的幅度。合用咖啡因还可使麦角胺的吸收速率和血药峰值浓度提高到2倍。

4.中枢抑制作用 麦角毒碱的氢化物称氢麦角毒碱,具有抑制中枢、舒张血管(主要由于抑制血管运动中枢)和降低血压的作用。可与异丙嗪、哌替啶配成冬眠合剂。

【不良反应】 注射麦角新碱可致呕吐、血压升高等,因此对妊娠毒血症产妇的产后应用须慎重。麦角流浸膏中含有麦角毒碱和麦角胺,长期应用可损害血管内皮细胞,特别是肝脏或外周血管有病变者更为敏感。此外,麦角新碱偶致过敏反应。

【禁忌证】 麦角制剂禁用于催产和引产、血管硬化及冠状动脉疾病患者。

益母草(leonuri herba)

益母草为唇形科植物,又名益母蒿,为药用全草,全国各地都有分布。有效成分为生物碱(如益母草碱等)。动物实验显示益母草能兴奋子宫平滑肌,增加子宫收缩频率,也能提高其张力,但作用较脑垂体后叶制剂为弱。临床用于产后止血和促使产后子宫复原。

当归(angelicae sinensis radix)

当归为伞形科植物,药用其根,为中医妇科常用药物,应用历史悠久。动物实验证明,当归对子宫的作用与其化学成分及子宫机能状态有关。当归所含挥发油成分对子宫有抑制作用,其水溶性非挥发性碱性成分则对子宫具有兴奋作用。当子宫内加压时,当归使其收缩力加强;不加压时,则有轻微抑制作用。用于治疗痛经和月经不调。

任务二 子宫平滑肌抑制药

子宫平滑肌抑制药又称为抗分娩药(tocolyticdrugs),可松弛子宫平滑肌,具有抑制子宫收缩、减弱子宫收缩力的作用,临床用于防治早产、流产和痛经。人的子宫平滑肌含有β肾上腺素受体,且以β_2受体占优势。目前有治疗价值的子宫平滑肌抑制药有β_2受体激动药(沙丁胺醇、舒喘灵)、硫酸镁、钙通道阻滞药、缩宫素抑制药等。

其中β_2受体激动药利托君(nitodrine)是专作为子宫松弛药而设计的。其化学结构与异丙肾上腺素相似,对非妊娠和妊娠子宫都有抑制作用,可用于防治早产。

除β_2受体激动药外,钙通道阻滞药如硝苯地平也有良好的子宫平滑肌松弛作用,具有较广的前途。

硫酸镁可以抑制中枢神经系统,降低血管平滑肌的收缩作用,明显抑制子宫平滑肌收缩,故妊娠期间使用硫酸镁可以预防早产,注射硫酸镁可用于妊娠高血压综合征、先兆子痫和子痫发作等。

常用制剂和用法

缩宫素 注射剂:5 U/mL、10 U/mL。子宫出血,一次5~10 U,肌内注射。催产、引产,一次2~5 U,用5%葡萄糖溶液500 mL稀释后缓慢静脉滴注。极量:肌内注射,一次20 U。

垂体后叶素 皮下或肌内注射,一次5~10 U。静脉滴注,一次5~10 U,可用5%葡萄糖溶液500 mL稀释后缓慢滴入。

马来酸麦角新碱 口服片剂,一次0.2~0.5 mg。肌内注射,一次0.2~0.5 mg,必要时半小时后重复一次。静脉滴注,0.2 mg以5%葡萄糖溶液稀释后应用。极量:肌内或静脉注射,一次0.5 mg,1 mg/d;口服,一次1 mg,2 mg/d。

酒石酸麦角胺 口服,一次1 mg。皮下或肌内注射,一次0.25 mg。

麦角胺咖啡因　片剂:每片含酒石酸麦角胺 1 mg、咖啡因 100 mg。偏头痛发作时口服半片至 1 片半;如无效,可间隔 1 h 后重复同剂量。

麦角流浸膏　一次 2 mL,3 次/天,连续口服 2～3 天。极量:每天 12 mL。

乙磺酸二氢麦角毒碱　将盐酸哌替啶 100 mg、盐酸异丙嗪 25 mg、乙磺酸二氢麦角毒碱 0.6～0.9 mg 加入 5%葡萄糖溶液 250 mL 中,配成冬眠合剂进行静脉滴注。

益母草流浸膏　一次 2～5 mL,3 次/天,连续口服 2～3 天。

当归浸膏片　每片 0.5 g。一次 4～6 片,2～3 次/天。

思考与练习

A₁型题

1. 使用缩宫素引产时,输注液体的浓度配置是(　　)。

A. 5 U 缩宫素加入 5%葡萄糖溶液 250 mL

B. 2.5 U 缩宫素加入 5%葡萄糖溶液 1000 mL

C. 2.5 U 缩宫素加入 5%葡萄糖溶液 500 mL

D. 2.5 U 缩宫素加入 5%葡萄糖溶液 800 mL

E. 10 U 缩宫素加入 5%葡萄糖溶液 1000 mL

A₃型题

(2～3 题共用题干)

患者,女,孕 39 周,有规则宫缩 17 h,宫口开大 2 cm,胎头下降缓慢,胎心音正常,子宫收缩节律趋于停止,产道无异常出血或明显破损。

2. 为预防产后出血,胎儿娩出后(　　)。

A. 即给予导尿术　　　　　　　　　　B. 即静脉注射缩宫素

C. 即检查产道　　　　　　　　　　　D. 严密观察血压

E. 吸氧保暖

3. 为预防产后出血,胎盘娩出后不妥的护理措施是(　　)。

A. 按摩子宫底　　　　　　　　　　　B. 观察宫底高度和硬度

C. 避免膀胱充盈　　　　　　　　　　D. 停用缩宫素,改输血液

E. 检查胎盘胎膜的完整性

案例分析

1. 患者,女,24 岁。足月妊娠,孕 1 产 0。自然分娩时出现子宫收缩无力。查体:胎位正常、头盆相称、无产道障碍。

请思考:①患者是否能用缩宫素催产? ②使用大剂量还是小剂量? 为什么?

2. 患者,女,27 岁。足月妊娠,自然分娩,胎盘剥离完整,无明显软产道裂伤。产后 2 h 阴道大量出血,无其他明显症状。

请思考:应使用何种药物抢救? 为什么?

(张晓宇)

模块七

内分泌系统的用药基础

项目三十 肾上腺皮质激素类药物的用药基础

 导学

肾上腺皮质激素(adrenocortical hormone)是肾上腺皮质所分泌的激素的总称,属甾体类化合物,包括:①盐皮质激素,有醛固酮和去氧皮质酮等,主要调节体内水盐代谢,对糖代谢影响较小;②糖皮质激素,有可的松和氢化可的松等,主要调节体内糖、脂肪和蛋白质的代谢,对水盐代谢影响较小;③性激素。肾上腺皮质激素类药物是指具有肾上腺皮质激素相同或相似生物活性的物质。临床上常用的主要是糖皮质激素类药,由于其对人体许多组织、器官都有一定的作用,因此临床应用十分广泛,但由于严重的不良反应,临床使用时须注意剂量和疗程的选择。

 项目目标

1. 掌握糖皮质激素的药理作用、临床用途、不良反应和用药护理。
2. 熟悉糖皮质激素的分类、体内过程及使用方法。
3. 了解盐皮质激素、促皮质素与皮质激素抑制药的主要特点。
4. 学会观察肾上腺皮质激素类药物的疗效及不良反应,能够熟练进行用药护理,并能正确指导患者合理用药。

任务一 糖皮质激素类药

 案例导引

春季公园里百花盛开,小李在公园游玩归来后,胳膊上长了许多鲜红色的风团,伴有瘙痒。小李至社区门诊就诊,医生给开了一支"999皮炎平",小李将其抹在了患处,2天后症状明显减轻。于是小李咨询社区护士,这个药含什么成分,为什么这么有效。护士应该如何回答小李的问题?

糖皮质激素(glucocorticoid)由肾上腺皮质束状带细胞合成和分泌,有氢化可的松、可的松等。药用糖皮质激素可人工合成,种类繁多,按其半衰期不同分为长效、中效和短效三类(表7-1)。

表7-1 常用糖皮质激素类药的分类和比较

分类	常用药物	抗炎作用（比值）	水盐代谢（比值）	血浆半衰期/min	等效剂量/mg	维持时间/h
短效	氢化可的松(hydrocortisone)	1.0	1.0	90	20	8～12
	可的松(cortisone)	0.8	0.8	30	25	8～12

续表

分类	常用药物	抗炎作用（比值）	水盐代谢（比值）	血浆半衰期/min	等效剂量/mg	维持时间/h
中效	泼尼松(prednisone)	3.5	0.8	60	5	12～36
	泼尼松龙(prednisolone)	4.0	0.8	200	5	12～36
	曲安西龙(triamcinolone)	5.0	0	＞200	4	12～36
长效	地塞米松(dexamethasone)	30	0	100～300	0.75	36～54
	倍他米松(betamethasone)	25～40	0	100～300	0.6	36～54
外用	氟氢可的松(fludrocortisone)	12	125			
	氟轻松(fluocinoloneacetonide)	40				

注:表中比值均以氢化可的松为1计。

知识链接

　　糖皮质激素的分泌受下丘脑和腺垂体调控,下丘脑分泌促肾上腺皮质激素释放激素(CRH),促进腺垂体分泌促肾上腺皮质激素(ACTH),ACTH促进肾上腺分泌糖皮质激素。同时,ACTH的分泌又受血中糖皮质激素的负反馈调节,当血中糖皮质激素浓度升高时,可反馈性抑制下丘脑和腺垂体分泌CRH和ACTH。糖皮质激素的分泌具有昼夜节律性,每日上午8时为分泌高峰,随后逐渐下降,午夜12时为低潮,这是由ACTH昼夜节律性波动所引起的。临床用药可随这种节律进行,以减小对肾上腺皮质功能的影响。

【体内过程】

1. 吸收　糖皮质激素类药脂溶性较高,注射、口服均可吸收。口服可的松或氢化可的松后1～2 h血药浓度达高峰。

2. 分布　氢化可的松进入血液后约90％与血浆蛋白呈可逆性结合,其中约80％与皮质激素运载蛋白(corticosteroid binding globulin,CBG)结合,10％与白蛋白结合,结合者不易进入细胞,因此无生物活性;具有活性的游离型约占10％。肝、肾功能不全时CBG减少,影响药物血浆蛋白结合率,游离型激素增多,作用增强,易产生不良反应。

3. 代谢与排泄　主要在肝脏代谢,经肾排出。可的松、泼尼松在肝内转化为氢化可的松、泼尼松龙才有生物活性,故严重肝功能不全患者只宜选用氢化可的松、泼尼松龙。半衰期差异较大,肝、肾功能不全时半衰期明显延长。

【药理作用】　在生理剂量下主要是对机体的物质代谢产生影响,而在超生理剂量(药理剂量)时还发挥除代谢作用外的其他药理作用。

1. 对代谢的影响

(1) 糖代谢　糖皮质激素是调节机体糖代谢的重要激素之一,糖皮质激素能增加肝糖原和肌糖原含量并升高血糖。

(2) 蛋白质代谢　糖皮质激素能加速胸腺、肌肉、骨等组织蛋白质分解代谢,大剂量糖皮质激素还能抑制蛋白质合成。

(3) 脂肪代谢　短期使用对脂肪代谢无明显影响。大剂量长期使用可增高血浆胆固醇,激活四肢皮下的脂酶,促使皮下脂肪分解,还可使脂肪重新分布于面部、胸部、背部及臀部,形成向心性肥胖,表现为"满月脸"、"水牛背",呈现面圆、背厚、躯干部发胖而四肢消瘦的特殊体形。

(4) 水和电解质代谢　糖皮质激素也有较弱的盐皮质激素的作用,能潴钠排钾。此外,它有增加肾小球滤过率和拮抗抗利尿激素的作用,可减少肾小管对水的重吸收,故有利尿作用。此

课堂互动:由于糖皮质激素对代谢的影响,长期使用此类药物期间,饮食上应当如何调整?

外,长期用药将造成骨质脱钙,这可能与其减少小肠对钙的吸收和抑制肾小管对钙的重吸收,从而促进尿钙排泄有关。

2. 抗炎作用 糖皮质激素对各种原因引起的炎症及炎症不同发展阶段均具有快速、强大的抑制作用。在急性炎症或炎症早期,抑制毛细血管扩张,减轻渗出和水肿,抑制白细胞浸润及吞噬作用,从而改善和消除炎症的红、肿、热、痛等局部症状;对慢性炎症或炎症后期,抑制毛细血管和纤维母细胞的增生,延缓肉芽组织生成,防止粘连和瘢痕形成,减轻炎症后遗症。但须注意的是,炎症反应是机体的一种防御性机制,炎症反应的后期更是组织修复的重要过程,因此,糖皮质激素在抑制炎症及减轻症状的同时也可导致感染扩散、创面愈合延迟。

3. 抗毒作用 糖皮质激素能提高机体对细菌内毒素的耐受力,减轻内毒素对机体的损害,迅速缓解中毒症状。但对细菌内毒素无中和作用,对细菌外毒素无效。

4. 抗免疫作用 糖皮质激素对免疫过程的多个环节均有明显抑制作用。治疗剂量主要抑制细胞免疫,大剂量可抑制体液免疫。抗免疫作用包括抑制巨噬细胞对抗原的吞噬和处理;阻碍淋巴母细胞转化,破坏淋巴细胞,减少血液中淋巴细胞;抑制 B 淋巴细胞转化为浆细胞,使抗体产生减少等。

5. 抗休克作用 大剂量的糖皮质激素具有抗休克作用,可用于各种休克,特别是感染性休克的治疗。其抗休克作用可能与下列因素有关:①稳定溶酶体膜,减少心肌抑制因子(myocardial depressant factor,MDF)的形成和释放;②增强心肌收缩力,增加心排出量;③抑制某些炎症因子的产生,减轻全身炎症反应及组织损伤,降低血管对缩血管物质的敏感性,扩张血管,改善微循环。

6. 对血液和造血系统的作用 糖皮质激素可刺激骨髓造血功能,使血液中红细胞和血红蛋白含量增加,大剂量可使血小板增多,纤维蛋白原浓度增高,凝血时间缩短;促使中性粒细胞数量增多,但降低了其游走、吞噬及消化等功能;使血液中淋巴细胞、嗜酸性粒细胞数减少。

7. 其他作用 ①提高中枢神经系统的兴奋性,出现欣快、激动、失眠等症状,偶可诱发精神失常和癫痫。②用于严重的中毒性感染,常具有迅速而良好的退热作用。③刺激胃酸和胃蛋白酶分泌,促进消化和提高食欲;减少胃黏液分泌,削弱胃黏膜的防御能力,可诱发或加重消化道溃疡。

【临床用途】

1. 替代疗法 临床用小剂量糖皮质激素作替代疗法,用于急、慢性肾上腺皮质功能不全症、脑垂体前叶功能减退症及肾上腺次全切除术后等皮质激素分泌不足的患者。

2. 抗炎治疗及防止某些炎症后遗症 对一些发生在重要器官的炎症,或由于炎症损害或恢复时产生粘连和瘢痕将引起严重功能障碍的炎症,如脑膜炎、胸膜炎、腹膜炎、心包炎、损伤性关节炎、角膜炎、虹膜炎、视网膜炎等,使用糖皮质激素可避免组织粘连及瘢痕形成,防止或减轻炎症后遗症的发生。

3. 严重感染 主要用于严重的细菌性感染,如中毒性菌痢、暴发型流脑、中毒性肺炎、重症伤寒、急性粟粒性肺结核、猩红热及败血症等,糖皮质激素可迅速缓解中毒症状。但应注意,糖皮质激素本身无抗菌和抗病毒作用,可降低机体防御和修复功能,故在治疗严重感染时必须合用足量、有效的抗菌药物。病毒性感染等抗菌药物无法控制的感染一般不用糖皮质激素,但严重病毒性感染,如重症肝炎、乙型脑炎等可酌情使用,以缓解症状。

4. 免疫相关疾病 ①自身免疫性疾病,如风湿热、风湿性及类风湿性关节炎、系统性红斑狼疮、自身免疫性贫血、肾病综合征等,可缓解症状,但不能根治,宜采用综合治疗,不宜单用,以免引起不良反应。②过敏性疾病,如荨麻疹、血管神经性水肿、过敏性鼻炎、支气管哮喘、过敏性休克等,此类疾病一般发作快、消失也快,治疗主要应用肾上腺素受体激动药和抗组胺药。对严重病例或其他药物无效时,可应用本类激素做辅助治疗。③异体器官移植术后引起的排斥反应,可使用糖皮质激素预防。若已发生排斥反应,治疗时可采用大剂量氢化可的松静脉滴注,排斥反应控制后再逐步减少剂量至最小维持量,并改为口服;若与环孢素 A 等免疫抑制剂合用,疗效更好,

要点提示:糖皮质激素主要的药理作用可概括为"四抗一调整",即抗炎、抗毒、抗免疫、抗休克,调整血液和造血系统。

要点提示:在治疗严重急性感染,特别是中毒性感染或伴有休克时,因糖皮质激素能增加机体对有害刺激的耐受性,故常用糖皮质激素来减轻中毒反应,以利于争取时间进行抢救。但因其用后可致机体防御能力减低,从而使感染扩散加剧,因此糖皮质激素仅用作辅助治疗,使用时必须配合使用足量、有效的抗菌药物。

并可减少两药的剂量。

5. 抗休克治疗　糖皮质激素适用于各种休克的治疗,对感染性休克效果最好。在应用足量有效抗菌药物的同时,须早期、大剂量、短程突击使用,待微循环改善、脱离休克状态时停用,尽可能在抗菌药物之后使用,停药则在撤去抗菌药物之前。对过敏性休克,糖皮质激素为次选药,与首选药肾上腺素合用。对低血容量性休克和心源性休克,须结合病因治疗。

6. 血液病　用于治疗急性淋巴细胞性白血病、再生障碍性贫血、粒细胞减少症、血小板减少症、过敏性紫癜等血液病,停药后易复发。

7. 皮肤病　皮肤局部用药可治疗接触性皮炎、湿疹、牛皮癣等。多采用氢化可的松、氢化泼尼松或氟轻松等软膏、霜剂或洗剂局部用药。对天疱疮及剥脱性皮炎等严重情况需全身用药。

【不良反应】

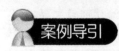

患者,女,58岁。因支气管哮喘入院,并有多年高血压、糖尿病病史。为缓解哮喘,医生给予氨茶碱和糖皮质激素治疗。请问医生选择的治疗药物是否合理?

1. 长期大剂量使用糖皮质激素引起的不良反应

（1）类肾上腺皮质功能亢进综合征(图 7-1)　又称医源性肾上腺皮质功能亢进症,也称库欣综合征,由长期大剂量使用糖皮质激素引起水、盐、糖、蛋白质及脂质代谢紊乱所致,表现为向心性肥胖(满月脸和水牛背等)、皮肤变薄、多毛、无力、低血钾、水肿、高血压、高血糖、高脂血症等,停药后可自行消退。

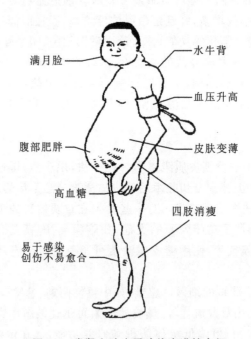

满月脸　水牛背　血压升高　腹部肥胖　皮肤变薄　高血糖　四肢消瘦　易于感染　创伤不易愈合

图 7-1　类肾上腺皮质功能亢进综合征

（2）诱发或加重感染　长期应用糖皮质激素,因机体免疫功能下降,可诱发新的感染或使体内潜在的感染病灶扩散,特别是在原有疾病已使抵抗力降低时更易产生,如白血病、再生障碍性贫血、肾病综合征等。因此肺结核、淋巴结核、脑膜结核及腹膜结核等患者应合用抗结核病药。

（3）诱发或加重消化性溃疡　糖皮质激素促进胃酸、胃蛋白酶分泌,减少胃黏液分泌,降低胃肠黏膜的抵抗力,因此可诱发或加重胃十二指肠溃疡,严重者可致消化道出血或穿孔。

（4）诱发或加重心血管疾病　长期应用引起高血压和动脉粥样硬化等,与其引起的水钠潴留使血容量增加和血清胆固醇含量升高有关。

（5）糖尿病　长期应用超生理剂量糖皮质激素者将引起糖代谢的紊乱,这类糖尿病对降血糖药敏感性较差,所以应在控制原发病的基础上,尽量减少糖皮质激素的用量,最好停药。如不能停药,应酌情给予口服降血糖药或注射胰岛素治疗。

(6)诱发或加重精神病和癫痫　与中枢兴奋作用有关,表现为欣快、激动、失眠,有精神病史或癫痫病史的患者可诱发或加重。

(7)其他　骨质疏松多见于儿童、绝经妇女和老人。病情严重者可发生自发性骨折,还可导致伤口愈合迟缓、肌肉萎缩,影响小儿生长发育,孕妇偶可致畸胎等。长期使用激素引起高脂血症,来源于中性脂肪的栓子易黏附于血管壁上,阻塞软骨下的骨终末动脉,可使血管栓塞,造成股骨头无菌性坏死。

2. 停药反应

(1)医源性肾上腺皮质功能不全　长期大剂量使用糖皮质激素,通过负反馈调节,垂体前叶分泌 ACTH 减少,引起肾上腺皮质萎缩和功能不全。若减量过快或突然停药,因内源性肾上腺皮质激素分泌不足,当遇到感染、创伤、手术等严重应激情况时,可出现肾上腺皮质功能减退的症状,如恶心、呕吐、肌无力、低血糖、休克等。防治方法:停药须经缓慢的减量过程,不可骤然停药,停用糖皮质激素后应连续应用 ACTH 7 天左右;在停药 1 年内如遇应激情况(如感染或手术等),应及时给予足量的糖皮质激素。

(2)停药症状及反跳现象　长期大剂量使用糖皮质激素患者,若突然停药或减量太快,出现肌痛、关节痛、肌强直、发热等原来没有的症状,称为停药症状。若突然停药后,导致原有疾病复发或恶化,称为反跳现象。此时需加大剂量再行治疗,待症状缓解后再逐渐减量至停药。

【禁忌证】　严重的精神病(过去或现在)和癫痫,活动性消化性溃疡,新近胃肠吻合术,骨折及创伤修复期,角膜溃疡,肾上腺皮质功能亢进症,严重高血压,糖尿病,妊娠早期,药物不能控制的感染如水痘、麻疹、真菌感染等禁用。

【用药护理】

1. 用药前沟通　①了解患者既往病史,如是否有高血压、糖尿病、精神病、癫痫、溃疡病等,近期是否用过糖皮质激素等。②因治疗目的不同,糖皮质激素的用法和疗程也不同,应正确指导患者严格按照合适的剂量和疗程使用。a.大剂量冲击疗法,适用于急危重症患者的抢救,如严重感染和各种休克。常选用氢化可的松静脉滴注,首次 200～300 mg,一日用量可达 1 g 以上,疗程为 3～5 日。大剂量应用时宜并用氢氧化铝凝胶等以防止急性消化道出血。b.一般剂量长期疗法,用于结缔组织病、肾病综合征、淋巴细胞性白血病等。一般选用泼尼松每次 10～30 mg(或等效的其他糖皮质激素制剂),一日 3 次。显效后,逐渐减量,每 3～5 日减量 1 次,每次按 20% 左右递减,逐渐减至最小维持量,疗程为 6～12 个月。c.小剂量替代疗法,用于脑垂体前叶(腺垂体)功能减退、艾迪生病及肾上腺皮质次全切除术后等。多选用可的松每日 12.5～25 mg 或氢化可的松每日 10～20 mg。d.隔日疗法,对某些慢性病的长程疗法中采用隔日一次给药法,即将一日或两日的总药量在隔日早晨 8 时一次给予。此时正值激素分泌高峰,对肾上腺皮质功能抑制作用较小。隔日服用泼尼松、泼尼松龙等中效制剂较好。③评估有无禁忌证,特殊人群如严重的精神病(过去或现在)和癫痫,活动性消化性溃疡,新近胃肠吻合术,骨折及创伤修复期,角膜溃疡,肾上腺皮质功能亢进症,严重高血压,糖尿病,妊娠早期,药物不能控制的感染如水痘、麻疹、真菌感染等禁用。④肝功能不全患者宜选用氢化可的松和泼尼松龙。⑤肌内注射时应采取臀大肌深部注射,不可做皮下注射,静脉滴注的速度宜缓慢。

2. 用药后护理　①用药期间注意观察患者病情变化,定期测量血压、体重,记录出入液量等。②用药期间给予患者饮食指导,宜采用低盐、低糖、低脂和高蛋白饮食,多吃富含钾的食物,注意补充维生素 D 和钙剂。③药物不良反应的监护,如胃痛、便血、牙龈出血、月经量过多、紫癜、眩晕、耳鸣等症状出现时应及时通知医生,采取应对措施,若出现困倦、头晕等,应避免驾驶或高空作业。④肌内注射应经常更换注射部位,以免局部肌肉萎缩。⑤嘱患者切不可擅自突然停药或减量过快,避免反跳现象产生。停药后,如遇紧急情况,应及时补充足量糖皮质激素。⑥对向心性肥胖的患者做好心理疏导,告知患者停药后可自行消退。⑦用药期间不宜进行疫苗接种。

3. 用药护理评价 使用本药后,患者病情缓解或稳定,则说明药物起效。在本药起效后,应根据不同的用法调整治疗方案,适当减量。在长时间使用糖皮质激素治疗过程中,遇下列情况之一者,应撤去或停用糖皮质激素:①维持量已减至正常基础需要量,如泼尼松每日 5.0～7.5 mg,经过长期观察,病情已稳定不再活动者;②因治疗效果差,不宜再用糖皮质激素,应改药者;③因严重不良反应或并发症,难以继续用药者。

任务二 盐皮质激素类药

盐皮质激素主要有醛固酮(aldosterone)和去氧皮质酮(desoxycorticosterone)。

醛固酮主要作用于肾脏的远曲小管,促进 Na^+、Cl^- 的重吸收和 K^+、H^+ 的排出,其中潴钠作用是原发的。它与下丘脑分泌的抗利尿激素相互协调,共同维持体内水、电解质的平衡。此外,对唾液腺、汗腺、肌肉和胃肠道黏膜细胞也同样有潴钠排钾的作用。去氧皮质酮潴钠作用只有醛固酮的 1‰～3‰,但远较氢化可的松大。

临床上常与氢化可的松等合用作为替代疗法,治疗慢性肾上腺皮质功能减退症,以纠正患者失钠、失水和钾潴留等,恢复水和电解质的平衡。替代疗法的同时,每日须补充食盐 6～10 g。

长期过量应用可引起水肿、头痛、血压升高和低血钾等,严重时可致肺充血、心律失常。

任务三 促皮质素及皮质激素抑制药

一、促肾上腺皮质激素

促肾上腺皮质激素(adrenocorticotropic hormone,ACTH)是由垂体前叶嗜碱性粒细胞合成、分泌的促进肾上腺皮质分泌皮质激素和维持肾上腺正常形态和功能的重要激素,它的合成和分泌受下丘脑促皮质素释放激素的调节。

药用 ACTH 是从家畜腺垂体中提取的多肽制剂,口服后在胃内被胃蛋白酶破坏而失效,只能注射给药。一般给药后 2 h,肾上腺皮质才开始分泌氢化可的松。临床上主要用于 ACTH 兴奋试验以判断肾上腺皮质储备功能,诊断脑垂体前叶-肾上腺皮质功能水平及防治因长期使用糖皮质激素类药引起的肾上腺皮质萎缩和功能减退。易致过敏反应,故现已少用。

二、皮质激素抑制药

皮质激素抑制药可代替外科的肾上腺皮质切除术,临床常用的有米托坦和美替拉酮等。

米托坦(mitotane,双氯苯二氯乙烷)

米托坦为杀虫剂滴滴涕(DDT)一类化合物。它能相对选择性地作用于肾上腺皮质细胞,对肾上腺皮质的正常细胞或瘤细胞都有损伤作用,尤其是选择性地作用于肾上腺皮质束状带及网状带细胞,使其萎缩、坏死。用药后血、尿中氢化可的松及其代谢物迅速减少,但不影响球状带,故醛固酮分泌不受影响。

口服可以吸收,分布于全身各部。主要用于无法切除的皮质癌、切除复发癌以及皮质癌术后辅助治疗。可有消化道不适、中枢抑制及运动失调等反应,减小剂量可使这些症状消失。若由于严重肾上腺功能不全而出现休克或严重的创伤,可给予肾上腺皮质类固醇类药物。

美替拉酮(metyrapone,甲吡酮)

美替拉酮为 11β-羟化酶抑制剂,干扰皮质酮合成,降低血浆中氢化可的松的水平。在垂体功能正常的情况下,可反馈性地促进 ACTH 分泌增多,导致 11-去氧氢化可的松和 11-去氧皮质酮增多,故尿中 17-羟类固醇排泄也相应增加。

临床用于治疗肾上腺皮质肿瘤、皮质癌和产生 ACTH 的肿瘤所引起的氢化可的松过多症，亦可用于垂体释放 ACTH 功能试验。

不良反应较少，可有眩晕、胃肠道反应等。

常用制剂和用法

醋酸可的松 片剂：5 mg、10 mg、25 mg。替代疗法：一日 12.5～37.5 mg，分 2 次口服。药理治疗：一日 75～300 mg，分 3～4 次口服，维持量一日 25～50 mg。注射剂：50 mg/2 mL、125 mg/5 mL、250 mg/10 mL。一次 25～125 mg，一日 2～3 次，肌内注射。

氢化可的松 片剂：10 mg、20 mg。替代疗法：一日 20～30 mg，分 2 次口服。药理治疗：一日 60～120 mg，分 3～4 次口服，维持量一日 20～40 mg。注射剂：10 mg/2 mL、25 mg/5 mL、50 mg/10 mL、100 mg/20 mL。一次 100～200 mg 或更多，用 0.9% 氯化钠注射液或 5% 葡萄糖注射液 500 mL 稀释，静脉滴注，一日 1～2 次。0.5%～2.5% 软膏外用。

泼尼松 片剂：1 mg、5 mg。一次 5～15 mg，一日 3～4 次。维持量一日 5～10 mg。

泼尼松龙 片剂：1 mg、5 mg。一日 20～40 mg，分 3～4 次口服，维持量一日 5 mg。注射剂：10 mg/2 mL。一次 10～20 mg 加入 5% 葡萄糖注射液 500 mL 中，静脉滴注。

地塞米松 片剂：0.5 mg、0.75 mg。一次 0.75～1.5 mg，一日 3～4 次，维持量一日 0.5～0.75 mg。注射剂：2 mg/mL、5 mg/mL。一次 5～10 mg，一日 1～2 次，肌内注射或加入 5% 葡萄糖注射液中静脉滴注。

倍他米松 片剂：0.5 mg。一日 1.5～2 mg，分 3～4 次口服，维持量一日 0.5～1 mg。

曲安西龙 片剂：1 mg、2 mg、4 mg。一次 8～40 mg，一日 1～3 次，维持量一日 4～8 mg。注射剂：40 mg/2 mL、125 mg/5 mL、200 mg/5 mL。一次 40～80 mg，1～4 周 1 次，肌内注射。一次 10～25 mg，关节腔内或皮损部位注射，1～7 周一次。

氟轻松 软膏、洗剂、霜剂：0.01%～0.025%。一日 3～4 次，外用。

去氧皮质酮 注射剂：5 mg/mL、10 mg/mL。一日 2.5～5 mg，维持量一日 1～2 mg，肌内注射。

促皮质素 注射剂：25 U、50 U。一次 25～50 U，一日 2～3 次，肌内注射；或一次 5～25 U，一日 1 次，溶于 0.9% 氯化钠注射液 500 mL 中，静脉滴注，于 8 h 内滴完。

美替拉酮 胶囊剂：250 mg。用于库欣综合征的鉴别诊断：一次 750 mg，小儿一次 15 mg/kg，每 4 h 时服 1 次，共 6 次。用于库欣综合征的治疗：一次 0.2 g，一日 2 次，可根据病情调整用量到一次 1 g，一日 4 次。

思考与练习

A₁型题

1. 抗炎作用最强的糖皮质激素药物是（   ）。

A. 氢化可的松　B. 曲安西龙　　C. 地塞米松　　D. 泼尼松　　　E. 可的松

2. 经体内转化才有效的糖皮质激素是（   ）。

A. 泼尼松龙　　B. 可的松　　　C. 地塞米松　　D. 曲安西龙　　E. 氟轻松

3. 糖皮质激素诱发或加重感染的主要原因是（   ）。

A. 患者对激素不敏感

B. 抑制炎症反应和免疫反应，降低机体的防御功能

C. 激素用量不足

D. 激素能直接促进病原微生物繁殖

E. 抑制 ACTH 的释放

4. 糖皮质激素用于严重感染时必须（   ）。

A. 逐渐加大剂量 　　　　　　B. 加用 ACTH 　　　　　　C. 合用肾上腺素

D. 合用有效、足量的抗菌药 　　　E. 用药至症状改善后一周

5. 长疗程应用糖皮质激素采用隔日疗法可避免(　　　)。

A. 反馈性抑制垂体-肾上腺皮质功能 　　　　B. 诱发或加重感染

C. 停药症状 　　　　　　　　　　　　　　D. 诱发或加重溃疡

E. 反跳现象

6. 糖皮质激素隔日疗法的给药时间最好在(　　　)。

A. 早上5点 　　B. 上午8点 　　C. 中午12点 　　D. 下午5点 　　E. 晚上8点

7. 糖皮质激素和抗生素合用治疗严重感染的目的是(　　　)。

A. 增强机体对疾病的防御能力 　　　　　　B. 增强抗生素的抗菌活性

C. 降低机体应激性 　　　　　　　　　　　D. 抗毒、抗休克、缓解毒血症

E. 拮抗抗生素的副作用

8. 糖皮质激素最常用于的休克类型是(　　　)。

A. 过敏性休克 　　　　　　B. 感染性休克 　　　　　　C. 心源性休克

D. 低血容量性休克 　　　　E. 神经性休克

9. 糖皮质激素用于慢性炎症的主要目的在于(　　　)。

A. 促使 PG 合成增多 　　　　　　　　　　B. 促进炎症消散

C. 促使炎症部位血管收缩、通透性下降 　　D. 减少蛋白水解酶的释放

E. 抑制肉芽组织生长,防止粘连和瘢痕形成

10. 糖皮质激素禁用于(　　　)。

A. 角膜炎 　　B. 视神经炎 　　C. 虹膜炎 　　D. 角膜溃疡 　　E. 视网膜炎

11. 属于长效糖皮质激素的药物是(　　　)。

A. 氢化可的松 　　B. 甲泼尼松 　　C. 可的松 　　D. 地塞米松 　　E. 泼尼松龙

12. 糖皮质激素一般剂量长期疗法用于(　　　)。

A. 垂体前叶功能减退症 　　　　　　　　　B. 艾迪生病

C. 肾上腺皮质次全切除术后 　　　　　　　D. 结缔组织病

E. 败血症

13. 糖皮质激素小剂量替代疗法用于(　　　)。

A. 再生障碍性贫血 　　　　B. 粒细胞减少症 　　　　　C. 血小板减少症

D. 艾迪生病 　　　　　　　E. 结缔组织病

14. 不适用于糖皮质激素治疗的是(　　　)。

A. 中毒性菌痢 　　　　　　B. 重症伤寒 　　　　　　　C. 真菌感染

D. 暴发型流行性脑膜炎 　　E. 猩红热

15. 不属于糖皮质激素禁忌证的是(　　　)。

A. 骨折 　　B. 妊娠早期 　　C. 创伤修复期 　　D. 严重精神病 　　E. 肾病综合征

16. 糖皮质激素治疗系统性红斑狼疮的主要机制是(　　　)。

A. 抗休克,改善循环 　　　　　　　　　　B. 抑制过敏反应

C. 控制炎症,抑制免疫反应 　　　　　　　D. 降低内毒素反应

E. 抑菌,避免继发感染

A₂型题

17. 患者,女,30岁。患有红斑狼疮,长期应用泼尼松治疗,其饮食应为(　　　)。

A. 低钠、低糖、低蛋白 　　　B. 低钠、高糖、低蛋白 　　　C. 低钠、高糖、高蛋白

D. 低钠、低糖、高蛋白 　　　E. 高钠、高糖、高蛋白

18. 患者,男,50岁。患大叶性肺炎,并发感染性休克。药物治疗应选用下述何方案?(　　　)

A. 头孢拉定＋口服泼尼松 　　　　　　　　B. 头孢拉定＋口服可的松

C. 头孢拉定＋口服泼尼松龙　　　　　　　D. 头孢拉定＋肌内注射可的松

E. 头孢拉定＋静脉滴注氢化可的松

19. 患者,女,33岁。寒战、高热,血压80/50 mmHg,面色苍白,入院后诊断为感染性休克,采用糖皮质激素治疗。感染性休克使用糖皮质激素治疗时,应采用(　　　)。

A. 大剂量肌内注射　　　　　　　　　　　B. 小剂量反复静脉滴注

C. 大剂量突击静脉滴注　　　　　　　　　D. 一次负荷量肌内注射

E. 小剂量快速静脉注射

20. 患儿,男,5岁。因肾病综合征用肾上腺皮质激素治疗5个月,出现水肿减轻、食欲增加、双下肢疼痛,最应关注的药物副作用是(　　　)。

A. 高血压　　　　　　　B. 骨质疏松　　　　　　　C. 白细胞减少

D. 消化道溃疡　　　　　E. 库欣综合征

21. 患儿,女,3岁。因上呼吸道感染入院。目前出现高热、声音嘶哑、犬吠样咳嗽、吸气性喉鸣。为迅速缓解症状,首选的处理方法是(　　　)。

A. 地塞米松雾化吸入　　　　B. 静脉滴注抗生素　　　　C. 静脉滴注泼尼松

D. 口服化淤药　　　　　　　E. 以呼吸机行机械通气

A₃型题

(22~24题共用题干)

患者,女,45岁。有轻度甲状腺功能亢进症病史2年,并患有支气管哮喘,合用下列药物半年,出现皮肤变薄、多毛、糖尿。

22. 应是哪一种药物的不良反应?(　　　)

A. 卡比马唑　　B. 曲安西龙　　C. 沙丁胺醇　　D. 甲硫氧嘧啶　　E. 氨茶碱

23. 长期使用该药引起的代谢紊乱,描述错误的是(　　　)。

A. 血钾升高　　B. 血糖升高　　C. 负氮平衡　　D. 水钠潴留　　E. 向心性肥胖

24. 如突然停用该药,会产生反跳现象,其原因是(　　　)。

A. 患者对激素产生依赖性或病情未充分控制　　　　B. 肾上腺皮质功能亢进

C. 甲状腺功能亢进　　　　　　　　　　　　　　　D. 垂体功能亢进

E. ACTH分泌突然增高

案例分析

1. 患者,男,40岁。患有风湿性关节炎,近日伴发感冒,医生开了下列处方:①阿司匹林片0.5 g×30,用法:一次0.5 g,一日3次。②泼尼松片5 mg×60,用法:一次10 mg,一日3次。

请思考:该处方是否合理?为什么?

2. 患者,女,50岁,因血小板减少性紫癜长期应用糖皮质激素治疗,近日自行停药,逐渐出现精神萎靡、乏力、食欲减退等表现,并伴有发热、恶心、呕吐等,血压90/50 mmHg,医生诊断为糖皮质激素停药后出现的肾上腺皮质功能不全症。

请思考:①长期使用糖皮质激素后突然停药为什么会出现肾上腺皮质功能不全?②针对此不良反应如何加强用药护理?

3. 患者,女,31岁,4年前患有肺结核,经抗结核联合化学治疗已治愈。3天前,开始出现恶心、食欲不振、腹胀、腹痛等症状,1天前加重,并出现头痛、持续性高热、全身不适而入院治疗。查体:急性病容,意识模糊,体温39.5 ℃,右下腹压痛,腹部及胸部皮肤可见玫瑰疹,肥达氏反应呈阳性。诊断为重症伤寒。

请思考:①该患者在选用有效抗微生物药物治疗的同时,是否需要配伍糖皮质激素,如果使用,应采取什么方式?②针对该患者的既往病史,使用糖皮质激素应注意什么?

(徐胤聪)

项目三十一 甲状腺激素及抗甲状腺药的用药基础

▶▶ ▶

 导学

甲状腺激素是由甲状腺合成、分泌的激素,是维持机体正常代谢、促进生长发育等方面所必需的激素。如果体内甲状腺激素分泌过少,将引起甲状腺功能低下(hypothyroidism,简称甲低或甲减),需补充甲状腺激素;甲状腺激素分泌过多,将引起甲状腺功能亢进(hyperthyroidism,简称甲亢),需要给予抗甲状腺药治疗或采用手术疗法。

 项目目标

1. 掌握硫脲类药物、甲状腺激素的作用和临床应用、不良反应与用药护理。
2. 熟悉碘剂等抗甲状腺药的主要特点和应用。
3. 了解放射性碘的主要特点和应用。
4. 学会观察抗甲状腺药的疗效及不良反应,能够熟练进行用药护理,并能正确指导患者合理用药。

任务一 甲状腺激素

 案例导引

患儿,男,7岁。身高80 cm,智力低下,仅能数1~20个数。查体:皮肤粗糙,眼距宽,鼻梁宽平,舌宽厚,常伸于口外,毛发干枯,发际低,骨龄摄片仅有4枚骨化核。为确诊医生给患儿进行血清T_3、T_4、TSH测定,结果显示T_3、T_4均低于正常值,而TSH高于正常值。患儿明显生长发育延迟,可能是患什么病? 应当采用何种药物治疗?

甲状腺激素包括甲状腺素(四碘甲状腺原氨酸,T_4)和三碘甲状腺原氨酸(T_3)。T_3含量虽较少,但活性比T_4约强5倍,T_4相对作用时间较长。药用甲状腺激素均是人工合成品。

知识链接

甲状腺腺泡细胞可主动摄取血中的碘离子(I^-),在过氧化物酶的作用下,将其氧化成活性碘(I^+),活性碘与甲状腺球蛋白(thyroglobulin,TG)中的酪氨酸残基结合,生成一碘酪氨酸(MIT)和二碘酪氨酸(DIT),再在过氧化物酶的作用下,MIT和DIT分别偶联生成T_3和T_4,并结合于TG中,储存于腺泡腔内胶质中。T_3和T_4在蛋白水解酶的作用下,从TG中分离并释放入血。下丘脑可分泌促甲状腺激素释放激素(TRH),促进腺垂体分泌促甲状腺激素(TSH),TSH可促进T_3和T_4的合成与分泌,而血中的T_3和T_4

的浓度又可对 TRH 和 TSH 释放产生负反馈调节作用。

【体内过程】

1. 吸收 T_3、T_4 口服易吸收，T_4 的吸收率因肠内容物等的影响而不恒定。严重黏液性水肿时口服吸收不良，须肠外给药。

2. 分布 两者血浆蛋白结合率均在 99% 以上。但 T_3 与蛋白亲和力低于 T_4，其游离量可为 T_4 的 10 倍。T_3 作用快而强，维持时间短，$t_{1/2}$ 为 2 天；T_4 则作用弱而慢，维持时间较长，$t_{1/2}$ 为 5 天。

3. 代谢与排泄 甲状腺激素主要在肝、肾线粒体内脱碘，并与葡萄糖醛酸或硫酸结合而经肾排泄。由于可通过胎盘和进入乳汁，故在妊娠期和哺乳期慎用。

【药理作用】

1. 维持正常生长发育 促进蛋白质合成、骨骼生长及中枢神经系统发育。甲状腺功能不足时，在婴幼儿可引起呆小病（cretinism，克汀病），表现为身材矮小、智力低下等；成年人则可引起黏液性水肿，表现为中枢神经兴奋性减低、记忆力减退等。

2. 促进代谢和产热 能促进物质氧化代谢，增加耗氧量，提高基础代谢率，使产热增多。甲亢时可出现怕热、多汗等症状。

3. 提高机体交感-肾上腺系统的敏感性 明显提高机体对儿茶酚胺的敏感性。过量或甲亢时，出现心率加快、心排出量增加、血压升高、神经反射敏感、情绪激动、中枢兴奋等表现。这与肾上腺激素 β 受体数目增多有关。

【临床用途】 临床上目前较常用的甲状腺激素是左甲状腺素钠（sodium levothyroxine，优甲乐）。

1. 甲状腺功能低下 ①呆小病：对婴幼儿的治疗越早效果越明显，否则，仅能使躯体发育基本正常，智力发育仍较低下，使用时应从小剂量开始，逐渐增加剂量，到症状好转则改用维持量，并根据症状随时调整剂量，有效者需终身用药。②黏液性水肿：一般采用口服甲状腺激素，从小剂量开始，逐渐增至常用量，2～3 周后如基础代谢率恢复正常，水肿、脉搏缓慢、体温低、困倦乏力等症状消除，可逐渐减至维持量，黏液性水肿昏迷者必须立即注射大量 T_3，直至清醒后改为口服。

2. 单纯性甲状腺肿 由于缺碘所致的单纯性甲状腺肿应补碘，原因不明者适量补充本类药物，可明显弥补体内甲状腺激素的不足，同时抑制 TSH 的过多分泌，缓解甲状腺组织代偿性增生肥大，使腺体缩小，相关症状减轻。但甲状腺结节常不能消失，须进行手术。

3. 其他 ①甲亢患者服用抗甲状腺药时，同时加服 T_4 有利于减轻突眼、甲状腺肿大，并能防止甲状腺功能低下的发生；②甲状腺癌术后应用 T_4，可抑制残余甲状腺癌变组织，减少癌症复发，用量应较大；③T_3 抑制试验：对摄碘率高者可通过服用 T_3 作鉴别诊断，服用 T_3 后，若摄碘率比用药前对照值下降 50% 以上者，为单纯性甲状腺肿；若摄碘率下降小于 50% 者，为甲亢。

【不良反应】

案例导引

患者，女，28 岁。因甲状腺功能低下一直服用甲状腺激素治疗，半年前自觉甲减症状加重，擅自加量服用甲状腺激素，近日出现多汗、烦躁、心悸、失眠等症状。请问出现上述症状的原因是什么。

甲状腺激素过量可引起甲亢的临床表现，如心悸、手指震颤、体重减轻、多汗、神经反射敏感、失眠、情绪激动等，重者可出现发热、呕吐、腹泻、心动过速甚至心律失常等，老年人和心脏病患者可诱发心绞痛和心肌梗死等。一旦出现上述现象，应立即停药，并选用 β 受体阻断药对抗。再次使用应在停药 1 周后，并从小剂量开始。

【禁忌证】 糖尿病、高血压、冠心病、快速型心律失常、肾上腺皮质功能低下、甲亢者禁用，孕妇、哺乳期妇女慎用。

要点提示：甲状腺激素主要用于治疗呆小病、黏液性水肿和单纯性甲状腺肿。

【用药护理】

1. 用药前沟通 ①了解患者既往病史、临床表现,以及 T_3、T_4、TSH 水平;②严格掌握适应证及禁忌证;③在安静状态下测患者心率、血压,计算基础代谢率;④甲减患者的药物治疗要注意按规律用药,应在用药前告知患者甲状腺激素使用时必须注意剂量,遵医嘱坚持按疗程服药,常需终身用药;⑤要注意此类药物对心血管系统药物的影响。

2. 用药后护理 ①甲减的药物治疗要注意药物的不良反应,如出现心悸、血压波动等反应时应及时告知医生,必要时调整剂量;②注意观察疗效,定期监测基础代谢率、心率、血压、体重变化,定期查 T_3、T_4、TSH 水平。

3. 用药护理评价 评估药物疗效。本药应从小剂量开始,通过定期检测 T_3、T_4、TSH 水平可判定药物是否起效。起效后,如基础代谢率恢复正常,水肿、脉搏缓慢、体温低、困倦乏力等症状消除,应逐渐减至维持量。

任务二 抗甲状腺药

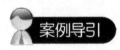

患者,女,38 岁,已婚。因消瘦、乏力、多食、心悸 3 个月就诊。近 2 年服用口服避孕药。临床及实验室检查确诊为 Graves 病(毒性弥漫性甲状腺肿),本例患者应选择何药治疗最为方便、安全?

抗甲状腺药(antithyroid drug)是治疗各种原因引起的甲亢的有效药物,目前常用的抗甲状腺药有硫脲类、碘和碘化物、放射性碘和 β 受体阻断药四类。

一、硫脲类

硫脲类(thiourea)是最常用的抗甲状腺药,又分为两类:①硫氧嘧啶类:包括甲硫氧嘧啶(methlthyiouracil,MTU)和丙硫氧嘧啶(propylthiouracil,PTU)。②咪唑类:包括甲巯咪唑(thiamazole,他巴唑)和卡比马唑(carbimazole,甲亢平)。

【体内过程】 本类药物口服吸收良好,硫氧嘧啶类口服吸收迅速,达峰时间约为 1 h,$t_{1/2}$ 为 1.5 h,生物利用度为 50%～80%,血浆蛋白结合率约为 75%,作用维持 6～8 h。甲巯咪唑吸收较慢,$t_{1/2}$ 为 6 h,作用时间较长,一次给药可维持 16～24 h。卡比马唑在体内转化为甲巯咪唑而发挥作用。本类药物在体内分布广,易透过胎盘和进入乳汁,主要在肝代谢,经肾排泄。

【药理作用】 主要通过抑制甲状腺过氧化物酶,进而抑制甲状腺激素的生物合成。硫脲类对甲状腺摄碘没有影响,对甲状腺激素的释放影响较小,对已合成的甲状腺激素无效,故起效较慢。常规治疗时,须用药 3～4 周后才使储存的 T_4 水平下降,甲亢症状的改善常需 2～3 周,基础代谢率接近正常需 1～2 个月。此外,此类药物还可抑制外周组织的 T_4 转化为 T_3,尤其是丙硫氧嘧啶,能迅速控制血清中活性较强的 T_3 的水平,因此在重症甲亢、甲状腺危象时,该药可作为首选。

【临床用途】

1. 甲亢的内科治疗 多用于轻症、不宜手术或[131]I 治疗及手术后复发的患者,如儿童、青少年、中重度患者而年老体弱,或兼有心、肝、肾、出血性疾病等的患者。若剂量适当,症状可在 1～2 个月内得到控制,若伴有感染或其他应激反应应酌情增加剂量。当基础代谢率接近正常时,药量即可递减至维持量,一般疗程为 1～2 年,过早停药易复发。

2. 甲状腺手术前准备 为减少甲状腺次全切除术患者术中和术后并发症的发生,需要在术前应用硫脲类药物,将甲状腺功能控制到正常或接近正常水平。由于使用此类药物后 TSH 分泌

课堂互动:甲状腺手术术前准备可应用哪几种药物?

增多,使甲状腺腺体增生、充血,不利于手术,需在术前 2 周左右加服大量碘剂。

3. 甲状腺危象 感染、外伤、手术、情绪激动等诱因可致大量甲状腺激素突然释放入血,使患者发生高热、虚脱、心力衰竭、肺水肿、水和电解质紊乱等,严重时可致死亡,称为甲状腺危象。在抢救甲状腺危象时,除消除诱因、对症治疗外,主要给予大剂量碘剂以抑制甲状腺激素释放,并立即应用硫脲类(常选用丙硫氧嘧啶)阻止甲状腺激素合成,剂量约为治疗量的两倍,疗程一般不超过 1 周。

知识链接

甲状腺危象的自我监测和自我护理:①上衣宜宽松,严禁用手挤压甲状腺,以免甲状腺受压后甲状腺激素分泌增多,加重病情;②强调抗甲状腺药长期服用的重要性,服用抗甲状腺药者应每周查血常规一次;③每日清晨卧床时自测脉搏,定期测量体重,脉搏减慢、体重增加是治疗有效的重要标志,并应每隔 1～2 个月门诊随访做甲状腺功能测定;④出现高热、恶心、呕吐、大汗淋漓、腹痛、腹泻、体重锐减、突眼加重等提示甲状腺危象的可能,应及时就诊;⑤避免诱因,多数甲状腺危象发生有一定诱发因素,其中主要是应激刺激,如急性感染、精神刺激、外伤手术、急性心肌(或其他内脏)梗死、糖尿病酮症酸中毒等。

【不良反应】 由于多数患者疗程较长,故不良反应发生率较高。硫脲类有 3%～12% 用药者发生不良反应。丙硫氧嘧啶和甲巯咪唑发生较少,甲硫氧嘧啶发生较多。

1. 过敏反应 过敏反应为常见的不良反应,表现为皮疹、瘙痒等症状,少数伴有发热,一般不需停药也可自行缓解,重者应停药并给予抗过敏药物。

2. 粒细胞缺乏症 粒细胞缺乏症为最严重的不良反应,发生率为 0.1%～0.5%,多出现在用药后的 2～3 个月内,老年人较易发生,应定期检查血常规。发现咽痛、发热等前趋症状时应立即停药,一般可恢复正常。

3. 甲状腺肿及甲减 长期用药后,可使血清甲状腺激素水平显著下降,反馈性增加 TSH 分泌而引起腺体肿大,还可诱导甲减,及时发现并停药常可恢复正常。

4. 其他反应 主要有胃肠道反应,如恶心、呕吐、腹痛、腹泻等;还有关节痛、头痛等症状,偶见黄疸、间质性肺炎、肾炎和脉管炎的发生;甲硫氧嘧啶偶有味、嗅觉改变。

【禁忌证】 结节性甲状腺肿合并甲亢及甲状腺癌的患者禁用。本类药物能通过胎盘浓集于胎儿甲状腺,因此妊娠妇女慎用或不用。因丙硫氧嘧啶具有更高的血浆蛋白结合率,通过胎盘的量相对较少,故更适合于妊娠期甲亢患者;乳汁中浓度也高,服用本类药物的妇女应避免哺乳。

【用药护理】

1. 用药前沟通 ①了解患者既往病史、临床表现,以及 T_3、T_4、TSH 水平。②严格掌握适应证及禁忌证。③在安静状态下测患者心率、血压,计算基础代谢率。④注意药物间相互作用:锂、磺胺类、对氨基水杨酸、对氨基苯甲酸、保泰松、巴比妥类、酚妥拉明、磺酰脲类、维生素 B_{12} 等药物都能不同程度地抑制甲状腺功能,如与硫脲类同用,可能增加抗甲状腺效应;碘剂可明显延缓硫脲类起效时间,一般情况不应合用。

2. 用药后护理 ①嘱患者注意规律用药,遵医嘱坚持按疗程服药,甲亢患者服药时间最短不能少于 1 年;②抗甲状腺药不良反应会在用药过程中逐渐显现,应注意观察患者是否出现胃肠道反应、低热、咽痛等症状,指导患者注意过敏等症状,如出现上述症状应及时告知医生;③甲亢治疗显效较慢,用药期间应注意加强健康评估,密切监测基础代谢率、心率、血压、体重,定期查血常规、肝功能,以及血中 T_3、T_4、TSH 水平,当白细胞 $<3.0×10^9$/L 时应立即停药;④定期监测甲状腺的大小、硬度及血管杂音的改变;⑤对出院患者应做好相应的健康教育工作。

3. 用药护理评价 评估药物疗效。本类药物起效较慢,甲亢症状的改善常需 2～3 周,基础代谢率接近正常需1~2个月。当基础代谢率接近正常时,说明本药治疗稳定有效,药量即可递减至维持量,一般疗程1~2年。

二、碘和碘化物

在硫脲类药物产生前,碘和碘化物是用于抗甲状腺治疗的主要药物,但目前,碘和碘化物已不单独用于抗甲状腺治疗。常用的药物为复方碘溶液,又称卢戈液(Lugol's solution),含碘5%、碘化钾10%;也可单用碘酸钾、碘油制剂、碘化钾或碘化钠。

课堂互动:不同疾病应用碘剂治疗时,应如何确定用药剂量?

【药理作用】 不同剂量的碘化物对甲状腺功能可产生不同的作用。

1. 促进甲状腺激素的合成 碘是甲状腺激素合成的重要原料。当机体缺碘时,甲状腺激素合成和释放减少,反馈性引起 TSH 分泌增多,刺激甲状腺组织增生、肥大,形成单纯性甲状腺肿。因此使用小剂量碘,可预防单纯性甲状腺肿。

2. 抗甲状腺作用 大剂量碘能抑制甲状腺球蛋白的水解而阻止甲状腺激素的释放,大剂量碘还能拮抗 TSH 的促进激素释放作用。此外,大剂量碘还能抑制甲状腺过氧化物酶活性,减少甲状腺激素的合成。上述作用快、强,用药2~7天起效,10~15天达最大效应,但持续时间短,因腺泡细胞内碘离子浓度增高到一定程度,细胞摄碘即自动降低,使细胞内碘离子浓度下降,从而失去抑制甲状腺激素合成的效应,故碘化物不能单独用于甲亢内科治疗。

【临床应用】

1. 防治单纯性甲状腺肿 缺碘地区在食盐中按(1:100000)~(1:10000)的比例加入碘化钾或碘化钠,对早期患者疗效显著。如腺体太大已有压迫症状者,应考虑手术治疗。

要点提示:甲亢术前准备及甲状腺危象的治疗均需使用硫脲类药物配合大剂量的碘。碘在甲亢术前准备时使用,主要是利用其使甲状腺血管减少,腺体缩小变韧,利于手术及减少出血的作用。

2. 甲亢的手术前准备 一般提前数月选用硫脲类药物控制基础代谢率接近至正常水平,术前2周加用大剂量碘制剂,改善甲亢症状,并通过抑制 TSH 促进腺体增生的作用,使甲状腺血管减少,腺体缩小变韧,利于手术进行及减少出血。

3. 甲状腺危象的治疗 大剂量碘制剂静脉滴注可迅速改善血压骤升、心律失常等症状,甲状腺危象改善后,应在2周内逐渐停服,并需同时配合服用硫脲类药物。

【不良反应】

1. 一般表现 咽喉不适、口内金属味、呼吸道刺激症状、唾液分泌增多、唾液腺肿大等,停药后可消退。

2. 过敏反应 少数对碘过敏者,可于用药后立即或几小时后发生,表现为发热、皮疹、皮炎等,也可能出现血管神经性水肿,严重者甚至喉头水肿引起窒息。一般停药后可消退,可通过加服食盐和增加饮水量促进碘的排泄,必要时可采取抗过敏措施。

3. 诱发甲状腺功能紊乱 长期或过量服用可能诱发甲亢。已用硫脲类控制症状的甲亢患者,也可因服用少量碘而复发。而碘剂也可诱发甲减和甲状腺肿。

【禁忌证】 对碘过敏者、活动性肺结核患者禁用。由于碘可进入乳汁和透过胎盘,可能引起新生儿和婴儿甲状腺功能异常或甲状腺肿,严重者可能压迫气管而危及生命,故孕妇和哺乳期妇女慎用。

三、放射性碘

临床常用的放射性碘(radioiodine)为^{131}I,甲状腺对^{131}I有很强的摄取能力,腺细胞内^{131}I主要产生β射线(占99%)和γ射线(占1%)。β射线的射程为0.5~2 mm,辐射损伤只限于甲状腺内,很少损伤周围其他组织,又因增生细胞对辐射作用较敏感,因此选择适当的剂量可破坏腺体组织,起到类似手术切除的作用。γ射线可在体外测得。

^{131}I适用于不宜手术或手术后复发及硫脲类无效或过敏的甲亢患者。^{131}I作用缓慢,疗效多在用药后3~4周出现,3~4个月甲状腺功能可恢复正常,在用药前2周需要合用硫脲类药物。由于γ射线可在体表测到,因此^{131}I也可作甲状腺摄碘功能的测定。

^{131}I剂量过大易致甲减,因此必须严格掌握剂量,剂量的计算通常按甲状腺重量和最高摄碘

率估计值计算。使用后应定期检查甲状腺功能,密切观察有无不良反应,一旦发现出现甲减的症状,可通过补充甲状腺激素对抗。20 岁以下患者、孕妇、哺乳期妇女,以及活动性肺结核、肾功能不全、甲状腺危象、重症浸润性突眼症及甲状腺不能摄碘者禁用。

知识链接

甲状腺摄碘功能测定可通过检测 ^{131}I 产生的 γ 射线来检查,甲亢患者摄碘率高,摄碘高峰时间前移;甲减者摄碘率低,摄碘高峰时间后移,其诊断符合率可达 90% 以上,目前临床应用广泛。在检测前患者要做如下准备:①检查前 1 个月,停用碘剂、溴剂、抗甲状腺药、抗结核病药以及治疗甲状腺病的中药;②检查前 1 个月内不能吃海产食物,如海带、紫菜、带鱼、海米,身上不涂含碘药物,如碘酊、脚气药水等;③检查前半个月应停用一切药物,如镇静剂、安眠药、维生素类药物;④妊娠期不做此项检查,哺乳期做此项检查需停止哺乳 1~2 天;⑤患者须空腹服检查药,使药液吸收完全,服药后 2 h 再进食;⑥有急、慢性肾病者不宜做此检查;⑦如果需要重复检查,必须间隔 1 个月以上,因为 ^{131}I 完全代谢完需要 3~4 周时间。

四、β受体阻断药

通常选用无内在拟交感活性的 β 受体阻断药如普萘洛尔等,它能有效地对抗甲亢所引起的心动过速、心肌收缩力加强、血压升高、多汗、震颤等交感神经兴奋症状,也能适当减少甲状腺激素的分泌。

本类药物适用于不宜用抗甲状腺药、不宜手术及 ^{131}I 治疗的甲亢患者。甲状腺危象时,静脉注射能帮助患者度过危险期。应用大量 β 受体阻断药做甲状腺术前准备,不但不会致腺体增大变脆,还可防止机械刺激引起儿茶酚胺分泌过多带来的不良后果,利于手术,因此本类药物常与硫脲类合用做术前准备。甲亢患者如因故需紧急手术(甲状腺或其他手术)时,也可用 β 受体阻断药保护患者。

需注意防止本类药物对心血管系统和支气管平滑肌可能引起的不良反应。

情景一　甲状腺功能亢进患者的用药基础

案例导引

患者,女,26 岁,未婚。3 年前出现心悸、多汗、食量增多,伴有大便次数增多,为糊状稀便,平时情绪易激动,怕热,体重呈进行性下降,在某医院检查结果为 T_3 5.95 ng/mL(正常值为 0.9~2.2 ng/mL)、T_4 288.68 ng/mL(正常值为 57~120 ng/mL)。诊断为"甲亢"。入院后给予甲巯咪唑 10 mg,3 次/日;普萘洛尔 10 mg,3 次/日。用药后,患者症状有所缓解,复查 T_3、T_4,较之前下降。出院后给予甲巯咪唑 5 mg,2 次/日,普萘洛尔 10 mg,心悸时服,并嘱其定期复查血常规。期间患者定期复查甲状腺功能,并逐渐减量,至 1 年前停药。近日患者又出现甲亢症状,拟行甲状腺部分切除术。

试分析:①患者第一次发病时服用甲巯咪唑和普萘洛尔的用药目的是什么?②应如何指导患者术前用药?

一、甲亢内科治疗

甲亢内科治疗(表 7-2)多选用硫脲类药物,常用的包括丙硫氧嘧啶和甲巯咪唑、卡比马唑等。

表 7-2　抗甲状腺药的用法和疗程

药　物	初治期/mg	减量期	维持期/mg
丙硫氧嘧啶	300~600	1/6~1/3	25~100
甲巯咪唑	30~60	1/6~1/3	5~10
卡比马唑	15~30	1/6~1/3	2.5~5

硫脲类药物一般每日 3~4 次顿服，初始量服用 1 个月后应复查甲状腺功能，根据检查结果的改变程度判断是否进入减量期；减量期期间定期复查甲状腺功能，并逐渐减量至维持量；维持期 1.5~2 年，因人而异。必要时需加用甲状腺素片。

治疗甲亢时，常配合服用 β 受体阻断药，如普萘洛尔等，可对抗甲亢所引起的心动过速、心肌收缩力加强、血压升高、多汗、震颤等交感神经兴奋症状，也能适当减少甲状腺激素的分泌。

二、甲亢手术治疗的用药护理

（1）抗甲状腺药：常用丙硫氧嘧啶，药物主要抑制甲状腺激素分泌，但能使甲状腺肿大、充血。该类药物突出的副作用是粒细胞减少。当发现有咽痛、发热、皮疹等症状时，应及时与医生联系，进一步检查分析是否需要停药。

（2）碘剂：常用饱和碘化钾溶液，或用复方碘溶液。服碘剂是术前用于降低基础代谢率的重要环节。该类药物可以抑制甲状腺激素释放，并减少甲状腺血流量，使腺体缩小、变韧，减少充血，利于手术。术前 2 周开始服用碘剂，每日 3 次，第 1 日每次 3 滴开始，逐日增加 1 滴，至每次 16 滴时维持到手术日。应在饭后服药并将碘溶液滴在水、果汁、牛奶里，并用吸管饮用，以减少碘液的不良味道和对黏膜的刺激及对牙齿的损害。

（3）β 受体阻断药：为缩短术前准备时间，常口服普萘洛尔，常用剂量为 20~60 mg，单独使用或与碘剂合用，6 h 口服 1 次，连服 4~7 天后心率可降至正常水平，再施行手术。对使用普萘洛尔的患者应监测心率，若心率低于 60 次/分时，应及时提醒医生停药。

（4）术前禁用阿托品，以免引起心动过速。

（5）提前告知患者术前用药的重要性，嘱其按时按量服用药物，注意抗甲状腺药和碘剂多需用药 2~3 周方可手术。术前准备成功的标准：①患者情绪稳定、安静和放松；②睡眠好转；③体重增加；④脉率稳定在 90 次/分以下；⑤基础代谢率低于 20%；⑥腺体变小、变硬。

常用制剂和用法

甲状腺素　片剂：0.1 mg。一日 0.1~0.2 mg。注射剂：1 mg/10 mL。一日 0.3~0.5 mg，静脉注射。

三碘甲状腺原氨酸钠　片剂：20 μg、25 μg、50 μg。开始一日 10~20 μg，以后渐增至一日 80~100 μg，分 2~3 次服。儿童体重在 7 kg 以下者开始一日 2.5 μg，7 kg 以上者一日 5 μg，以后每隔 1 周每日增加 5 μg。维持量一日 15~20 μg，分 2~3 次服。

丙硫氧嘧啶　片剂：50 mg、100 mg。一日 300~600 mg，分 3~4 次服。维持量一日 25~100 mg，分 1~2 次服。极量：每次 200 mg，每日 600 mg。

甲巯咪唑　片剂：5 mg、10 mg。开始一日 30~60 mg，分 3 次服。维持量一日 5~10 mg。疗程在 1 年以上。

卡比马唑　片剂：5 mg。一次 15~30 mg，一日 3 次。维持量一日 2.5~5 mg。

复方碘溶液（卢戈液）　溶液剂：含碘 5%、碘化钾 10%。单纯性甲状腺肿：一次 0.1~0.5 mL，一日 1 次，2 周为 1 个疗程，连用 2 个疗程，疗程间隔 30~40 日。甲亢术前准备：一次 0.3~0.5 mL，一日 3 次，加水稀释后服用，连服 2 周。甲状腺危象：首次服 2~4 mL，以后每 4 h 服 1~2 mL。

碘化钾　溶液剂:10%。单纯性甲状腺肿:一次 0.1 mL,一日 1 次,20 日为 1 个疗程,连用 2 个疗程,疗程间隔 30～40 日。1～2 个月后,剂量可逐渐增大至一日 0.2～0.25 mL,总疗程为 3～ 6 个月。

思考与练习

A₁ 型题

1. 适用于治疗呆小病的药物是(　　)。

A. 甲硫氧嘧啶　B. 甲巯咪唑　　C. 小剂量碘　　D. 卡比马唑　　E. 甲状腺激素

2. 可治疗黏液性水肿的药物是(　　)。

A. 甲硫氧嘧啶　B. 甲巯咪唑　　C. 小剂量碘　　D. 卡比马唑　　E. 甲状腺激素

3. 硫脲类药物的作用机制是(　　)。

A. 抑制 TSH 释放

B. 抑制甲状腺腺泡内过氧化物酶,妨碍甲状腺激素合成

C. 直接拮抗已合成的甲状腺激素

D. 抑制甲状腺激素释放

E. 破坏甲状腺组织

4. 硫脲类药物最严重的不良反应为(　　)。

A. 血小板减少　　　　　　B. 溶血性贫血　　　　　　C. 肝损害

D. 粒细胞缺乏症　　　　　E. 肾损害

5. 甲亢手术前准备正确的给药方法是(　　)。

A. 先给硫脲类,术前 2 周再加服大剂量碘剂

B. 先给大剂量碘剂,术前 2 周再给硫脲类

C. 只给大剂量碘剂

D. 只给小剂量碘剂

E. 术前不需给药

6. 抑制甲状腺球蛋白水解酶,减少甲状腺激素释放的是(　　)。

A. 小剂量碘　　B. 大剂量碘　　C. 放射性碘　　D. 甲状腺激素　E. 丙硫氧嘧啶

7. 对硫脲类药物叙述错误的是(　　)。

A. 作用缓慢　　　　　　　　　　　B. 不易通过胎盘屏障

C. 对已合成的甲状腺激素无效　　　D. 治疗后期可引起甲状腺肿大

E. 可引起粒细胞减少

8. 治疗单纯性甲状腺肿的药物是(　　)。

A. 小剂量碘　　B. 丙硫氧嘧啶　C. 甲巯咪唑　　D. 卡比马唑　　E. 大剂量碘

9. 不能单独用于甲亢内科治疗的药物是(　　)。

A. 丙硫氧嘧啶　B. 甲巯咪唑　　C. 卡比马唑　　D. 碘化物　　　E. 放射性碘

10. 宜选用大剂量碘剂治疗的疾病是(　　)。

A. 结节性甲状腺肿　　　　B. 黏液性水肿　　　　　C. 甲减

D. 甲状腺危象　　　　　　E. 弥漫性甲状腺肿

11. 诱发甲状腺功能紊乱的药物是(　　)。

A. 甲硫氧嘧啶　　　　　　B. 碘化物　　　　　　　C. T_3

D. 卡比马唑　　　　　　　E. 普萘洛尔

A₂ 型题

12. 患者,女,16 岁。家住离海较远的山区。近期发现颈部变粗,医院检查诊断为弥漫性肿甲状腺肿,表面光滑柔软,无震颤及杂音,诊断为地方性甲状腺肿,宜选用何种方法治疗?(　　)

A. 手术　　　　B. 丙硫氧嘧啶　　C. 小剂量碘　　D. 大剂量碘　　E. 放射性碘

13. 患者,女,62岁。有甲减病史7年,黏液性水肿2年。本次发病前患者表现为怕冷、乏力,皮肤干燥无汗、食欲不振、便秘、声哑、嗜睡,进而呼吸频率减慢,心率55次/分,血压90/60 mmHg,腱反射消失,昏迷。处理措施是静脉注射(　　　)。

A. 肾上腺素　　　　　　　　B. 多巴胺　　　　　　　　C. 胰岛素

D. T_3　　　　　　　　　　E. 布美他尼

A₃型题

(14~15题共用题干)

患者,女,32岁。患原发性甲亢3年,经多方治疗病情仍难控制,需行甲状腺部分切除术。

14. 术前准备药物有丙硫氧嘧啶,丙硫氧嘧啶的基本作用是(　　　)。

A. 抑制碘泵　　　　　　　　　　　　B. 抑制 Na^+-K^+ 泵

C. 抑制甲状腺过氧化物酶　　　　　　D. 抑制甲状腺球蛋白水解酶

E. 阻断甲状腺激素受体

15. 用于术前准备,可使腺体缩小变硬、血管减少而有利于手术进行的药物是(　　　)。

A. 甲巯咪唑　　B. 丙硫氧嘧啶　　C. ^{131}I　　D. 卡比马唑　　E. 碘化物

(16~19题共用题干)

患者,女,甲状腺肿大伴多汗、多食、消瘦、心悸、烦躁,行同位素扫描及血 T_3、T_4 检查:T_3 5.33 ng/mL(正常值为0.9~2.2 ng/mL),T_4 202.47 ng/mL(正常值为57~120 ng/mL)。

16. 该患者应选用以下何药进行治疗?(　　　)

A. 甲状腺激素　　B. 丙硫氧嘧啶　　C. 碘剂　　D. 胰岛素　　E. 肾上腺皮质激素

17. 对该药用药监护的叙述错误的是(　　　)。

A. 定期查血常规　　　　　　　　　　B. 定期查肝功能

C. 定期测定凝血酶原时间　　　　　　D. 抗甲状腺药治疗是长期的过程

E. 增加高热量的食物摄入

18. 为防止该药发生严重不良反应,故治疗期间应定期复查(　　　)。

A. 尿常规　　B. 肝肾功能　　C. 血常规　　D. 心血图　　E. 甲状腺扫描

19. 服药一段时间后,症状控制不好,甲状腺肿大明显,需行手术治疗,此时应(　　　)。

A. 服用碘剂　　　　　　　　　　　　B. 继续服用抗甲状腺药

C. 用普萘洛尔控制心率　　　　　　　D. 辅助治疗

E. 以上都需要

案例分析

1. 患者,女,29岁。患有甲亢2年,曾入院治疗1年,后在家采用口服甲巯咪唑一次10 mg、2次/天,普萘洛尔一次10 mg、2次/天的治疗方案,期间未能检查定期复查。3天前因感冒发热,自测体温38.5~39.7 ℃,并伴有咽痛、咳嗽、咳痰、胸闷等症状,现入院治疗。经初步诊断:原发性甲状腺功能亢进,粒细胞减少症。

请思考:①患者的甲亢应该进一步采取什么治疗计划?②患者出现粒细胞减少症的原因可能是什么?

2. 患者,女,28岁,中学教师。因学生临近高考,感到压力大,近半个月出现容易冲动、发脾气,伴有失眠、乏力、心慌、怕热、多汗、体重明显下降而入院。查体:T 37 ℃,P 105次/分,R 20次/分,BP 110/70 mmHg,身高162 cm,体重46 kg(发病前体重50 kg),双眼球轻度突出,甲状腺Ⅱ度对称性弥漫性肿大,有震颤,可闻及血管杂音,心率105次/分,律齐,无杂音。实验室检查显示:FT_3↑(21 pmol/L)、FT_4↑(62 pmol/L)、TSH测不出,血甲状腺刺激抗体(+)。初步诊断为甲状腺功能亢进症。

请思考:入院后予口服丙硫氧嘧啶和普萘洛尔治疗,请分析用药的依据。护士应如何给予用药护理指导？

3. 患者，女，25 岁。患甲亢 1 年，间断服用丙硫氧嘧啶治疗，疗效不佳，拟行甲状腺部分切除术。术前已连续服用丙硫氧嘧啶 2 个月，基础代谢率基本正常，医嘱要求即日起加服大剂量卢戈液。

请思考：为什么要加服卢戈液？卢戈液要服用多长时间？使用注意事项是什么？

（徐胤聪）

项目三十二　降血糖药的用药基础

 导学

近年来,糖尿病发病率持续上升,已成为全世界发病率和死亡率最高的疾病之一。糖尿病可分为两型,分别为胰岛素依赖型糖尿病(1型)及非胰岛素依赖型糖尿病(2型)。在数量急剧增加的糖尿病患者中,2型占患者总数的90%以上。1型糖尿病的常规治疗是定期注射普通胰岛素。2型糖尿病通常采用口服用药,常用药物包括磺酰脲类、双胍类、α-葡萄糖苷酶抑制剂、胰岛素增敏剂及餐时血糖调节剂等。

 项目目标

1. 掌握胰岛素、磺酰脲类、双胍类降血糖药的作用和临床应用、不良反应与用药护理。
2. 熟悉不同制剂胰岛素的选用,熟悉其他口服降血糖药的分类和主要特点等。
3. 了解各型糖尿病药物治疗方案的主要特点。
4. 学会观察降血糖药的疗效及不良反应,能够熟练进行用药护理,并能正确指导患者合理用药。

任务一　胰　岛　素

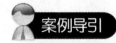 案例导引

患者,女,16岁。2年前诊断为1型糖尿病,一直采用常规胰岛素治疗,1周前因一点小事与家人发生争吵,擅自停用胰岛素,并且不控制饮食,近2日自感症状加重,疲乏无力、口渴、多饮、多尿,伴有食欲减退、恶心、呕吐、腹痛等症状,2 h前感觉烦躁不安、头晕、头痛、嗜睡、呼吸急促,呼气有烂苹果味,经查确诊为糖尿病酮症酸中毒。此时应该采用何药抢救?

胰岛素(insulin)

胰岛素是由胰岛 B 细胞分泌的肽类激素,药用胰岛素多从猪、牛等动物的胰腺中提取,目前也通过重组 DNA 技术人工合成人胰岛素。

【体内过程】 胰岛素口服易被胃肠道消化酶破坏,必须注射给药。皮下注射吸收快,尤以前臂外侧和腹壁明显。与血浆蛋白结合率低,起效迅速,$t_{1/2}$ 为 9～10 min,但降糖作用可维持数小时。胰岛素主要在肝脏和肾脏灭活,严重肝、肾功能不全者灭活作用减弱,作用时间延长。在普通胰岛素中加入碱性蛋白质(珠蛋白、精蛋白)并与锌离子成盐,可使其溶解度降低且稳定性增加,制成吸收缓慢、作用时间延长的中、长效制剂(表 7-3)。

要点提示:胰岛
素主要给药途
径是皮下注射,
口服无效,给药
时间多为餐前
0.5 h。

表 7-3　胰岛素制剂的分类及特点

类型	制剂名称	给药途径	给药时间和次数	开始作用时间/h	作用维持时间/h
速效	正规胰岛素 (regular insulin)	静脉注射	急救时	立即	2
		皮下注射	餐前 0.5 h, 3~4 次/日	0.5~1	6~8
中效	低精蛋白锌胰岛素 (isophane zinc insulin)	皮下注射	早餐前(或加晚餐前) 0.5~1 h,1~2 次/日	3~4	18~24
	珠蛋白锌胰岛素 (globin zinc insulin)	皮下注射	早餐前(或加晚餐前) 0.5 h,1~2 次/日	2~4	12~18
长效	精蛋白锌胰岛素 (protamine zinc insulin)	皮下注射	早餐前 0.5~1 h, 1 次/日	3~6	24~36

【药理作用】　胰岛素主要影响机体的糖、脂肪与蛋白质代谢,促进肝脏、脂肪、肌肉等靶组织糖原和脂肪的储存。

1. 糖代谢　胰岛素促进葡萄糖的转运、氧化和利用,促进糖原的合成和储存,抑制糖原分解和糖异生,从而降低血糖。

2. 脂肪代谢　胰岛素促进脂肪合成,抑制脂肪分解,减少游离脂肪酸及酮体生成,纠正酮症酸中毒的各种症状,同时增加脂肪酸和葡萄糖的转运,使其利用率增加。

3. 蛋白质代谢　胰岛素增加氨基酸转运和核酸、蛋白质的合成,抑制蛋白质分解。

4. 促进 K^+ 进入细胞内　与葡萄糖合用,促进细胞外 K^+ 进入细胞内,纠正细胞内缺钾,降低血钾浓度。

【临床用途】

1. 治疗糖尿病　胰岛素是目前治疗 1 型糖尿病的主要药物,对 2 型糖尿病也有效。主要用于:①1 型糖尿病;②2 型糖尿病初始治疗时需迅速降低血糖至正常水平者;③2 型糖尿病经控制饮食和口服降血糖药治疗未能有效控制者;④糖尿病伴有急性或各种严重并发症者,如糖尿病酮症酸中毒及非酮症高渗性糖尿病昏迷;⑤糖尿病合并其他疾病,如重度感染、消耗性疾病、创伤、手术、妊娠分娩等。

知识链接

　　糖尿病酮症酸中毒(diabetic ketoacidosis,DKA)是糖尿病常见的急性并发症之一,是体内胰岛素严重缺乏引起的高血糖、高血酮、酸中毒的一组临床综合征。最常发生于 1 型糖尿病患者,2 型糖尿病患者在某些情况下亦可发生。当患者胰岛素严重缺乏或摄入大量糖分时,糖代谢紊乱急剧加重,这时机体不能利用葡萄糖,动用脂肪供能,而脂肪燃烧不完全,无氧酵解增加,因而酮体生成增多,酸性物质超过了机体的代偿能力时,血液 pH 值下降,导致糖尿病酮症酸中毒,典型表现为呼吸有烂苹果味。治疗原则是立即给予足量胰岛素,纠正水、电解质紊乱,并消除诱因。

2. 纠正细胞内缺钾和治疗高钾血症　与葡萄糖和氯化钾配成极化液(GIK),用于纠正细胞内缺钾,防治心肌梗死或其他心脏病变时的心律失常;也可用于治疗高钾血症。极化液中胰岛素作用为促进 K^+ 进入细胞内,葡萄糖作用为防止低血糖并帮助 K^+ 进入细胞,氯化钾作用为补钾。

NOTE

【不良反应】

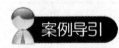

患者,女,29岁。有多饮、多食、多尿等明显糖尿病症状,每日胰岛素用量为36 U。近日夜里出现多汗、心悸、手抖,至社区门诊就诊,医生嘱其减少晚餐前胰岛素用量,患者不解,向护士说出了心中的疑惑:夜间出现上述症状是什么原因?为什么要减少胰岛素用量?护士该如何向患者解释?

1. 低血糖反应 低血糖反应是胰岛素最重要、最常见的不良反应,因胰岛素注射剂量过大或饮食过少所致。轻者表现为饥饿感、出汗、心悸、焦虑、面色苍白、震颤等;重者可有惊厥、昏迷、休克及脑损伤,甚至死亡。轻者可饮用糖水或摄食,重者应立即静脉注射50%葡萄糖注射液。

2. 过敏反应 以动物来源胰岛素为常见,表现为荨麻疹、血管神经性水肿、紫癜等,偶有过敏性休克。一般可以耐受,严重者可用抗组胺药或糖皮质激素治疗,并改用其他种属动物胰岛素、高纯度胰岛素或人胰岛素。

3. 胰岛素抵抗(胰岛素耐受性) 胰岛素抵抗是指糖尿病患者使用胰岛素不敏感的现象。①急性抵抗性:由于创伤、感染、手术、情绪激动等应激状态所致。与血中抗胰岛素物质增多、胰岛素作用减弱或酮体和脂肪酸增多干扰葡萄糖的摄取和利用等因素有关,可积极消除诱因,调整酸碱失衡和电解质紊乱,适当加大胰岛素剂量。②慢性抵抗性:指机体对一定量胰岛素生物学反应长期低于正常水平的一种现象。临床上表现为胰岛素利用率下降、高胰岛素血症、体内胰岛素抗体阳性。可能与体内产生胰岛素抗体、胰岛素受体数目减少、亲和力降低和胰岛素受体基因异常等因素有关,可改用高纯度胰岛素、换用不同种属动物来源的制剂或加服口服降血糖药。

4. 局部反应 皮下注射部位可出现局部红肿、硬结、脂肪萎缩或增生等。应经常更换注射部位。

知识链接

胰岛素笔是一种形状似笔的胰岛素注射器,由笔和笔芯两部分组成。笔芯内是胰岛素,可按需要购买。笔芯内的胰岛素可直接注入皮下,省去了从瓶内抽取再注射的麻烦。胰岛素的剂量可通过控制笔尾部的推杆向前推动的距离来掌握,剂量直接以单位的形式显示在尾部的窗内。针头为一次性,用完要及时更换。胰岛素笔注射剂量精准、无痛,且操作简单容易,适合随身携带。

胰岛素泵是一个需要时刻戴在身上的人工胰岛,模拟生理性胰岛素分泌,不断地向体内注入少量胰岛素,到进食时再一次加大胰岛素的注入量。它需要将细针头埋在皮下,且要定期更换,装备比较复杂,而且价格昂贵,但是调节简单,行动自由。胰岛素泵目前主要用于必须用胰岛素的1型糖尿病患者,2型糖尿病患者较少应用。

【用药护理】

1. 用药前沟通 ①了解患者发病的类型、起病的原因、临床表现,以及血糖、尿糖、酮体、血钾、心电图及肝肾功能等实验室检查结果。②糖尿病无法根治,需长期治疗,对患者进行糖尿病相关知识的卫生教育,使其积极配合治疗。③注意药物间相互作用:口服抗凝血药、雄激素、水杨酸盐等可增强胰岛素的作用;噻嗪类药物、肾上腺皮质激素、苯妥英钠等与胰岛素同用可降低胰岛素作用;胰岛素与普萘洛尔共用时,由于低血糖所致的代偿性交感神经活动的增强被抑制,易掩盖早期低血糖症状,应避免合用。④指导患者胰岛素注射方法、注射时间和次数,告知患者胰岛素与进餐的时间关系,经常更换注射部位,每个注射点应间隔25 mm左右,避免皮下脂肪萎缩和硬结产生;教会患者保存胰岛素的方法,掌握自测血糖和尿糖的方法;指导患者合理饮食及适当运动,有效控制体重。⑤告知患者用药后出现头晕、乏力、出冷汗、饥饿等低血糖症状,应立即进食或喝糖水缓解,并指导患者自备糖果以防急用。

2. 用药后护理 ①观察患者症状和体征的变化,监测血糖、尿糖变化,及时调整用药剂量;②密切观察病情,防止低血糖反应的发生,一旦发生低血糖要及时处理;③用药期间定时监测血糖、尿糖、血及尿酮体指标、视力、眼底视网膜血管、血压及心电图等。

3. 用药护理评价 评估药物疗效。血糖降至正常说明本药起效,血糖平稳后维持治疗方案。患者应定期监测血糖,如有较大波动应及时告知医生调整剂量。

任务二 口服降血糖药

目前常用的口服降血糖药包括磺酰脲类、双胍类、α-葡萄糖苷酶抑制剂、胰岛素增敏剂及餐时血糖调节剂等。

一、磺酰脲类

第一代磺酰脲类有甲苯磺丁脲(tolbutamide,D860)、氯磺丙脲(chlorpropamide),第二代有格列本脲(glyburide,优降糖)、格列吡嗪(glipizide,吡磺环己脲),第三代有格列美脲(glimepiride)、格列齐特(gliclazide,达美康)、格列喹酮(gliquidone)等。

【体内过程】 磺酰脲类降血糖药口服吸收快而完全,与血浆蛋白结合率高,作用出现慢,维持时间长,多数药物在肝内氧化成羟基化合物,并迅速随尿排出。甲苯磺丁脲口服后 $3\sim5\ h$ 达峰浓度,$t_{1/2}$ 约 $8\ h$,作用维持 $6\sim12\ h$,每日给药 3 次。氯磺丙脲 $t_{1/2}$ 约 $36\ h$,部分以原形由肾小管分泌排出,排泄缓慢,每天只需给药 1 次。格列本脲口服后 $2\sim6\ h$ 血药浓度达高峰,作用维持 $15\ h$,每天用药 $1\sim2$ 次。格列吡嗪口服后 $1\sim2\ h$ 达峰浓度,$t_{1/2}$ 为 $2\sim4\ h$,作用维持 $6\sim10\ h$,灭活及排泄快,较少发生低血糖。格列齐特吸收速度因人而异,$t_{1/2}$ 约为 $10\ h$。

【药理作用】

1. 降血糖作用 磺酰脲类药物主要通过刺激胰岛 B 细胞释放内源性胰岛素而发挥降血糖作用,此外还能增强胰岛素与靶组织的结合能力、抑制胰高血糖素的释放、降低血清糖原水平等。此类药可降低正常人血糖,对胰岛功能尚存的患者有效,但对 1 型糖尿病患者及胰岛功能完全丧失者无效。

2. 抗利尿作用 氯磺丙脲可促进抗利尿激素的分泌,产生抗利尿作用。

3. 对凝血功能的影响 第三代磺酰脲类药物(如格列齐特)等可降低血小板黏附力,刺激纤溶酶原的合成,改善微循环。

【临床应用】

1. 糖尿病 主要用于胰岛功能尚存的且单用饮食控制无效的轻、中度 2 型糖尿病患者。

2. 尿崩症 氯磺丙脲可使尿崩症患者尿量明显减少。

【不良反应】 常见不良反应为胃肠道反应、皮肤过敏、嗜睡、神经痛等。长期服用可引起肝损害,尤以氯磺丙脲多见。少数患者出现血小板和粒细胞减少等。用药期间应定期检查患者的尿糖、肝功能和血常规。大剂量使用会出现低血糖反应,尤以老人及肝、肾功能不全者发生率高。大剂量可致畸胎,故孕妇禁用。

知识链接

由于磺酰脲类与血浆蛋白结合率高,表观分布容积小,能与其他药物(如保泰松、水杨酸钠、吲哚美辛、青霉素、双香豆素等)竞争血浆蛋白结合部位,使游离药物浓度上升而引起低血糖反应。消耗性患者血浆蛋白水平低,黄疸患者血浆胆红素水平高,也能竞争血浆蛋白结合部位,发生低血糖反应。乙醇抑制糖原异生和肝葡萄糖输出,故患者饮酒会导致低血糖。另一方面,氯丙嗪、糖皮质激素、噻嗪类利尿药、口服避孕药均可降低磺酰脲类的降血糖作用,须予以注意。

二、双胍类

常用药物有二甲双胍(metformin,甲福明)、苯乙双胍(phenformin,苯乙福明)。

此类药物可明显降低2型糖尿病患者空腹及餐后血糖,但对正常人的血糖无影响。对胰岛功能完全丧失者仍有降血糖作用。降血糖作用机制可能是:①增加周围组织对胰岛素的敏感性,促进对葡萄糖的摄取和利用;②抑制肝内糖原异生作用;③减少肠道对葡萄糖的吸收;④抑制胰高血糖素的释放。

主要用于轻症2型糖尿病患者,尤其是肥胖及经饮食控制无效的患者。

主要不良反应是胃肠道反应,可见食欲下降、恶心、呕吐、腹泻、口中有金属味等。严重者有乳酸性酸血症和酮血症,肝、肾功能不全者易发生。治疗期间须密切观察和调节剂量,防止发生低血糖、昏迷或酸血症。

三、α-葡萄糖苷酶抑制剂

常用药物有阿卡波糖(acarbose,拜糖平)、伏格列波糖(voglibose)等,为新型口服降血糖药。主要通过竞争性抑制小肠的α-葡萄糖苷酶,从而减慢碳水化合物水解及产生葡萄糖的速度,并延缓葡萄糖的吸收,降低餐后血糖。主要用于治疗2型糖尿病,可单独使用或与其他口服降血糖药合用。不良反应有胃肠道反应,表现为恶心、呕吐、食欲减退、腹胀、腹痛、腹泻等。服药期间应增加饮食中碳水化合物的比例,并限制单糖的摄入量,以提高药物的疗效。

四、胰岛素增敏剂

胰岛素增敏剂是目前改善胰岛B细胞功能和胰岛素抵抗的有效药物之一,常用药物有吡格列酮(pioglitazone)、罗格列酮(rosiglitazone)等。

此类药物能增强肝脏、肌肉和脂肪组织对胰岛素的敏感性,促进外周组织对糖的摄取,降低血糖;可改善胰岛B细胞功能,纠正胰岛素抵抗状态;能改善脂肪代谢紊乱;对2型糖尿病血管并发症有防治作用,可抑制血小板聚集、炎症反应和内皮细胞的增生,抗动脉粥样硬化,以及延缓蛋白尿的发生,使肾小球的病理改变明显减轻。

临床主要用于治疗胰岛素抵抗和2型糖尿病,与其他口服降血糖药或胰岛素合用可明显增强疗效。

此类药物低血糖发生率较低。主要不良反应是嗜睡、消化道反应、肌肉痛等。

五、餐时血糖调节剂

常用药物有瑞格列奈(repaglinide)、那格列奈(nateglinide)等,为促胰岛素分泌剂。通过与胰岛B细胞上的特异性受体结合,促进储存的胰岛素分泌,从而降低血糖。突出优点是模拟胰岛素的生理性分泌,有效控制餐后血糖。临床上主要用于治疗2型糖尿病患者,也适用于老年糖尿病患者和糖尿病肾病患者。对磺酰脲类药物过敏者仍可使用。

情景二　糖尿病患者的用药基础

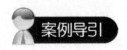 案例导引

患者,女,47岁。近半年来出现口渴、多尿症状,近1周明显加重,每日饮水量达2000 mL,尿

量明显增加,体重由 61 kg 降低为 54 kg,遂入院诊治。查体:空腹血糖≥7.8 mmol/L,餐后血糖≥11.1 mmol/L,酮体等指标正常。诊断为 2 型糖尿病早期。

该患者就医咨询:①应采取什么治疗方案? ②服药期间应注意什么?

2 型糖尿病患者应首先在医生指导下进行正确的运动锻炼、饮食控制等生活方式的调整。经生活方式调整后血糖控制仍不理想的患者,开始治疗时建议使用单药治疗,主要选择药物为二甲双胍,也可以根据情况使用磺酰脲类或 α-葡萄糖苷酶抑制剂。

如果单独应用口服降血糖药物治疗,已经达到临床有效最大剂量 3 个月,仍然不能达到血糖控制目标,应考虑联合用药。选择联合口服降血糖药治疗时应该考虑以下情况:近期血糖变化;最近的糖化血红蛋白检查结果;患者是否有胰岛素缺乏或胰岛素抵抗,以哪种表现为主;患者的病史和目前的药物治疗情况;患者希望如何选择药物。

如果联合应用口服降血糖药物后仍然不能达到血糖控制目标,可添加胰岛素治疗。

知识链接

2 型糖尿病防治中三级预防的概念:

一级预防目标:预防 2 型糖尿病的发生。

二级预防目标:在已诊断的 2 型糖尿病患者中预防糖尿病并发症的发生。

三级预防目标:延缓已发生的糖尿病并发症的进展、降低致残率,并改善患者的生存质量。

常用制剂和用法

甲苯磺丁脲　片剂:0.5 g。第 1 天一次 1 g,一日 3 次;第 2 天起一次 0.5 g,一日 3 次。餐前服,待血糖正常时,改用维持量,一次 0.5 g,一日 2 次。

格列本脲　片剂:1.5 mg、2.5 mg、5 mg。开始每日早餐后服 2.5 mg,以后逐渐增量,但每日不超过 15 mg,待增至每日 10 mg 时即分早晚 2 次服,出现疗效后逐渐减量至每日 2.5～5 mg 维持。

格列吡嗪　片剂:5 mg、10 mg。开始一日 5 mg,餐前半小时服用。根据血糖调整剂量,每日剂量超过 15 mg 时,分 2～3 次服。最大剂量为每日 40 mg。

格列齐特　片剂:80 mg。开始一次 40～50 mg,一日 1 次,早餐前半小时服。然后根据血糖和尿糖调整剂量至一日 160～320 mg。疗效满意后改维持量一日 80～160 mg。日剂量超过 160 mg 时,分 2～3 次餐前服用。

苯乙双胍　片剂:25 mg、50 mg。一次 25 mg,一日 3 次,餐前服。以后酌情逐渐加量至一日 50～100 mg。用药 1 周后血糖下降,继续服 3～4 周。

二甲双胍　片剂:0.25 g。一次 0.25 g～0.5 g,一日 3 次,饭后服。以后根据血糖变化调整剂量。

阿卡波糖　片剂:50 mg、100 mg。一次 50 mg,一日 3 次,饭前服。根据血糖调整剂量,在 6～8 周后可增至 100 mg,一日 3 次。最大剂量不超过一次 200 mg,一日 3 次。

罗格列酮　片剂:2 mg。一次 2～4 mg,一日 2 次。

瑞格列奈　片剂:0.5 mg。开始一次 0.5 mg,餐前服;渐增至一次 4 mg,一日 3 次。

思考与练习

A₁型题

1. 有关胰岛素药理作用的叙述,错误的是( )。

A. 促进葡萄糖的酵解和氧化   B. 促进蛋白质的合成并抑制其分解

C. 促进脂肪的合成并抑制其分解   D. 促进 K⁺ 进入细胞内

E. 促进糖原异生

2. 下列哪一种 2 型糖尿病患者不宜首选胰岛素治疗?( )

A. 合并重度感染者   B. 轻、中度患者   C. 需做手术者

D. 妊娠期糖尿病   E. 糖尿病酮症酸中毒

3. 有关胰岛素的描述下列哪一项是错误的?( )

A. 适用于各型糖尿病   B. 必须冷冻保存   C. 饭后半小时给药

D. 经常更换注射部位   E. 防止发生低血糖

4. 胰岛素常用的给药途径是( )。

A. 舌下含服   B. 口服   C. 皮下注射   D. 肌内注射   E. 静脉注射

5. 胰岛素使用过量的不良反应是( )。

A. 低血糖   B. 高钾血症   C. 胃肠道反应   D. 脂肪萎缩   E. 过敏反应

6. 使用胰岛素治疗过程中应告知患者警惕( )。

A. 低血糖   B. 过敏反应   C. 酮症反应   D. 肾功能损害   E. 胃肠道反应

7. 胰岛素过量时可导致低血糖症状,能掩盖早期低血糖症状的药物是( )。

A. 呋塞米   B. 氢化可的松   C. 氢氯噻嗪   D. 普萘洛尔   E. 氯苯甲噻嗪

8. 一糖尿病酮症酸中毒患者,静脉补液的溶液应首选( )。

A. 低渗氯化钠   B. 等渗氯化钠   C. 高渗氯化钠   D. 葡萄糖盐水   E. 碳酸氢钠

9. 甲苯磺丁脲降血糖作用的机制是( )。

A. 促进葡萄糖降解   B. 拮抗胰高血糖素的作用

C. 抑制葡萄糖从肠道吸收   D. 刺激胰岛 B 细胞释放胰岛素

E. 减少糖原异生

10. 大剂量可引起畸胎,孕妇禁用的药物是( )。

A. 二甲双胍   B. 低精蛋白锌胰岛素   C. 苯乙福明

D. 氯磺丙脲   E. 珠蛋白锌胰岛素

11. 甲苯磺丁脲不会引起( )。

A. 粒细胞减少   B. 肝损害   C. 过敏反应   D. 低血糖   E. 高钾血症

12. 双胍类药物治疗糖尿病的机制是( )。

A. 增强胰岛素的作用   B. 促进组织摄取葡萄糖等

C. 刺激内源性胰岛素的分泌   D. 阻滞 ATP 敏感的钾通道

E. 增加靶细胞膜上胰岛素受体的数目

13. 可造成乳酸血症的降血糖药是( )。

A. 苯乙双胍   B. 氯磺丙脲   C. 甲苯磺丁脲   D. 格列本脲   E. 阿卡波糖

14. 在使用胰岛素的过程中,中老年糖尿病患者更易发生低血糖的主要原因是( )。

A. 对胰岛素敏感导致血糖降低

B. 肾糖阈降低导致糖排出过多

C. 胃肠功能差导致碳水化合物摄入减少

D. 进食不规律导致碳水化合物摄入减少

E. 肝功能减退导致对胰岛素灭活能力降低

15. 对血糖在正常范围者没有降血糖作用的药物是（　　）。

　　A. 胰岛素　　　　B. 优降糖　　　　C. 格列吡嗪　　　D. 格列喹酮　　　E. 二甲双胍

A₂ 型题

16. 患者，女，50 岁。患有 1 型糖尿病，长期用胰岛素治疗。今餐前突感饥饿、软弱无力、出汗、心悸、精神不安，应立即给予（　　）。

　　A. 静脉注射胰岛素　　　　　　B. 口服糖水　　　　　　　　C. 口服格列本脲

　　D. 口服苯乙双胍　　　　　　　E. 口服阿卡波糖

17. 患者，男，56 岁。有糖尿病病史 15 年，近日并发肺炎。查体：呼吸 35 次/分，心率 105 次/分，血压 90/60 mmHg。呼出气体有丙酮味，意识模糊。尿酮体呈强阳性，血糖 500 mg/dL。处置药物应选用（　　）。

　　A. 二甲双胍　　　　　　　　　B. 珠蛋白锌胰岛素　　　　　C. 普通胰岛素

　　D. 格列齐特　　　　　　　　　E. 低精蛋白锌胰岛素

A₃ 型题

（18～19 题共用题干）

患者，男，50 岁。2 年前诊断为冠心病、心绞痛。近半月来心前区疼痛发作频繁，今日晨在骑车途中，突然胸骨后压榨性剧痛，像触电样向左臂内侧发散，舌下含服硝酸甘油不能缓解，出大汗、面色灰白、手足发凉，入院诊断为急性广泛性前壁心肌梗死，治疗药物中有极化液。

18. 极化液由胰岛素、10％葡萄糖和（　　）组成。

　　A. 氯化钾　　　　B. 氯化钙　　　　C. 氯化钠　　　　D. 乳酸钠　　　　E. 葡萄糖酸钙

19. 极化液治疗心肌梗死时，胰岛素的主要作用是（　　）。

　　A. 纠正低血钾　　　　　　　　B. 改善心肌代谢　　　　　　C. 为心肌提供能量

　　D. 促进 K⁺ 进入心肌细胞　　　E. 纠正低血糖

（20～22 题共用题干）

患者，男，20 岁。1 型糖尿病患者，在治疗过程中出现心悸、出汗、饥饿感、意识模糊。

20. 患者最可能发生的问题是（　　）。

　　A. 过敏反应　　　　　　　　　B. 心律失常　　　　　　　　C. 自主神经功能紊乱

　　D. 低血糖反应　　　　　　　　E. 周围神经炎

21. 引起该现象的常见原因是（　　）。

　　A. 注射胰岛素剂量过大　　　　　　　　　B. 每日运动量适中

　　C. 注射胰岛素与进餐时间密切配合　　　　D. 每餐按规定进食量进餐

　　E. 并发冠心病及脑血管病

22. 下列处理措施正确的是（　　）。

　　A. 使用胰岛素　　　　　　　　B. 血常规检查　　　　　　　C. 做心电图检查

　　D. 静脉注射 50％葡萄糖溶液　　E. 静脉滴注生理盐水

（23～24 题共用题干）

患者，男，30 岁，肥胖。近来出现多饮多食、多尿、消瘦、尿糖阳性、血糖升高，诊断为非胰岛素依赖型糖尿病。

23. 首选的治疗方法是（　　）。

　　A. 生活方式干预　　　　　　　　　　　　B. 瑞格列奈口服

　　C. 普通胰岛素皮下注射　　　　　　　　　D. 优降糖口服

　　E. 甲苯磺丁脲口服

24. 经上述治疗，尿糖仍持续阳性，血糖仍高考虑改用（　　）。

　　A. 长效胰岛素　　B. 二甲双胍　　C. 氯磺丙脲　　D. 优降糖　　E. 甲苯磺丁脲

案例分析

1. 患者，男，51 岁。患 2 型糖尿病 4 年，肥胖（身高 170 cm、体重 75 kg），缺乏运动，偏爱高脂食物,一直服用降血糖药格列齐特治疗,剂量开始由一日 40 mg 逐渐增加到一日 240 mg,自测空腹血糖为 8.9 mmol/L,餐后血糖 13.5 mmol/L,近日因感冒后自觉症状加重,疲乏无力、头晕、多饮、多尿而入院治疗,医生拟用胰岛素治疗。

请思考:①患者使用胰岛素时,护士应如何给予用药指导?②如何对患者在饮食和运动方面进行指导?

2. 患者,女,39 岁。患糖尿病多年,现饮食控制并服用格列本脲治疗中,糖尿病控制良好。近日受凉后出现高热、咳嗽,X 线证实为肺内炎症,尿糖(+++),遂住院治疗。

请思考:①除按照肺炎常规处理外,对糖尿病应如何调整治疗?②治疗期间应当如何护理?

3. 患者,女,68 岁。多饮、多尿 2 周,嗜睡 2 天,有脱水表现,血尿素氮 42.9 mmol/L,血钠 150 mmol/L,尿酮体阴性。诊断为高渗性非酮症糖尿病昏迷。

请思考:①对此患者宜采取哪种治疗措施?②治疗期间应当如何护理?

4. 患者,男,47 岁。因口渴、多饮、多尿 12 年入院,诊断为 2 型糖尿病。曾先后使用降糖片、二甲双胍等控制血糖,近 4 个月改用胰岛素泵,空腹血糖 10～15 mmol/L,餐后血糖 11～17 mmol/L。

请思考:①患者血糖无法控制的原因是什么?②应当如何防治?

(徐胤聪)

项目三十三　性激素类药与抗生育药

导学

性激素是由性腺分泌的激素,主要包括雌激素、雄激素和孕激素,属于甾体类化合物。性激素除用于治疗某些疾病外,目前主要应用于避孕,常用避孕药多为雌激素与孕激素的复合制剂。

项目目标

1. 熟悉性激素的生理作用及临床用途。
2. 了解抗生育药的主要作用特点和用药护理原则。

任务一　性激素类药

案例导引

患者,女,49岁。近半年月经不规律,有时2个月一次、量特别多,有时1个月两次、量特别少。近2个月常感烦躁、胸闷、多汗,经常无缘无故发脾气,整夜睡不着觉,经常一阵热一阵冷。该患者得了什么病? 如何治疗? 用药时应注意什么问题?

知识链接

性激素的产生和分泌受下丘脑-腺垂体的调节。下丘脑分泌促性腺激素释放激素(gonadotropin-releasing hormone,GnRH),促进腺垂体分泌促卵泡激素(follicle stimulating hormone,FSH)和黄体生成素(luteinizing hormone,LH)。对于女性,FSH可刺激卵巢滤泡的发育与成熟,使其分泌雌激素,同时使LH受体数目增加,LH则可促进卵巢黄体生成,并促使卵巢黄体分泌孕激素。对于男性,FSH可促进睾丸曲细精管的成熟和睾丸中精子的生成,对生精过程有启动作用,LH可促进睾丸间质细胞分泌雄激素。LH与间质细胞膜上的LH受体结合后,激活腺苷酸环化酶,使细胞内的环磷酸腺苷增加,进而加速睾酮的合成,维持生精过程。

一、雌激素类药

由卵巢分泌的天然雌激素主要有雌二醇(E_2)、雌三醇(E_3)和雌酮(E_1),以雌二醇分泌较多。药用雌激素主要有口服强效雌激素药——炔雌醇(ethinylestradiol),口服长效雌激素药——炔雌醚(quinestrol),一次肌内注射后的药物疗效可持续数周的戊酸雌二醇(estradiol valerate),以及

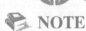

非甾体类的己烯雌酚(diaethylstilbestrol)等。

【药理作用】

1. 发育 雌激素类药可促进女性性器官的发育和成熟,维持女性第二性征。小剂量的雌激素能刺激乳腺导管及腺泡的生长发育,大剂量的雌激素则能抑制催乳素对乳腺的刺激作用,减少乳汁分泌。在男性,雌激素则能拮抗雄激素,在幼年时雌激素缺乏会显著延缓青春期的发育,在成年时会抑制前列腺的增生。

2. 生殖系统 雌激素可促进子宫肌层和内膜增殖变厚,雌激素引起的子宫内膜异常增殖可引起子宫出血;雌激素和孕激素共同作用可形成月经周期;雌激素可显著增加子宫平滑肌对缩宫素的敏感性;雌激素还可促使子宫颈管腺体分泌黏液,这样有利于精子的穿透和存活。

3. 排卵 小剂量的雌激素,特别是在孕激素的配合下,刺激促性腺激素分泌,从而促进排卵,但大剂量的雌激素通过负反馈机制可减少促性腺激素的分泌和释放,从而抑制排卵。

4. 代谢 雌激素能够激活肾素-血管紧张素系统,使醛固酮分泌增加,故可有轻度的水钠潴留和升高血压的作用;雌激素在儿童可显著增加骨骼的钙盐沉积,促进长骨骨骺愈合,在成人则能增加骨量,改善骨质疏松;大剂量的雌激素则能降低血清胆固醇、磷脂及低密度脂蛋白,增加高密度脂蛋白;雌激素可以减少胆酸的分泌,降低女性结肠癌的发病率;雌激素还可以降低糖耐量。

【临床用途】 主要用于卵巢功能不全和闭经、围绝经期综合征、功能性子宫出血、退乳及停止授乳后乳房肿痛、晚期乳腺癌、前列腺癌、严重痤疮、骨质疏松症及与孕激素合用避孕等。

【不良反应】 主要有恶心、食欲不振、乳房胀痛等。长期应用可引起子宫内膜过度增生及子宫出血,大剂量可引起水钠潴留,导致水肿、胆汁淤积性黄疸及精神抑郁等。

【禁忌证】 有子宫出血倾向、子宫内膜炎、高血压、肝肾功能不全者慎用。雌激素对前列腺癌及绝经后乳腺癌患者有治疗作用,但禁用于其他肿瘤患者。妊娠期间不应使用雌激素,以免引起胎儿的发育异常。

【用药护理】

1. 用药前沟通 ①用雌激素治疗前,需测女性激素水平,做妇科检查及宫颈细胞学检查;②了解患者既往病史,评估有无禁忌证,注意子宫内膜炎、高血压、肝肾功能不全患者慎用雌激素;③服用雌激素宜从小剂量开始,逐渐增加剂量。宜进餐时或睡前服,以减少胃肠道反应。

2. 用药后护理 ①观察不良反应的发生,有无水肿、黄疸、阴道不规则出血,若有应及时报告医生;②绝经期妇女长期应用有引起子宫内膜癌的危险,应注意观察;③对长期使用雌激素者,不可骤然停药,需逐渐减量,因减量过快可出现撤药性子宫出血。

二、抗雌激素类药

抗雌激素类药可竞争性阻断雌激素受体,从而抑制雌激素的作用。常用药物有雌激素受体拮抗药氯米芬(clomiphene,克罗米芬)、雷洛昔芬(raloxifene)等。此类药物均可阻断下丘脑的雌激素受体,消除雌二醇的负反馈抑制,促使垂体前叶分泌促性腺激素,从而诱发排卵。主要用于治疗功能性不孕症、功能性子宫出血、晚期乳腺癌及长期应用避孕药后发生的闭经等。不良反应主要有多胎及视觉异常等。长期大剂量使用可引起卵巢肥大,一旦发现应立即停药。孕妇、肝肾功能不全及卵巢囊肿患者禁用。

三、孕激素类药

由卵巢分泌的天然孕激素主要是黄体酮(progesterone,孕酮),其含量很低,且口服无效。药用孕激素均是人工合成品或其衍生物,主要有甲羟孕酮(medroxyprogesterone,安宫黄体酮)、甲地孕酮(megestrol)、炔诺酮(norethisterone)等。

【药理作用】 孕激素的主要作用:①月经后期在雌激素作用的基础上促使子宫内膜由增生期转变为分泌期,以利于受精卵着床和胚胎发育;②降低子宫平滑肌对缩宫素的敏感性,抑制子宫平滑肌收缩,有保胎作用;③黄体酮可与雌激素一起促进乳腺腺泡的生长发育,为泌乳做准备;

④一定量的黄体酮可反馈性地抑制黄体生成素的分泌,抑制排卵,有避孕作用。

【临床用途】 主要用于先兆流产和习惯性流产、功能性子宫出血、痛经、子宫内膜异位症、避孕等;大剂量可用于子宫内膜腺癌、前列腺肥大和前列腺癌等。

【不良反应】 主要有类早孕反应,如恶心、呕吐、头晕、头痛、抑郁、乳房胀痛等。长期应用可引起子宫出血、月经减少,甚至停经。有些不良反应与雄激素活性有关,如性欲改变、多毛或脱发、痤疮。大剂量应用炔诺酮可致女性胎儿男性化及肝功能损害等。

【用药护理】

1. 用药前沟通 ①用孕激素治疗前,需测女性激素水平,做妇科检查及宫颈细胞学检查;②了解患者既往病史,评估有无禁忌证,如肝功能不良者禁用炔诺酮。

2. 用药后护理 ①服用孕激素时应避免紫外线或长时间日光照射;②用药期间观察有无阴道出血、褐斑及血栓形成,若有应及时报告医生;③长期用药者需定期检查肝功能。

四、抗孕激素类药

抗孕激素类药主要干扰孕酮的合成和代谢,主要包括:①孕酮受体阻断药,如米非司酮(mifepristone);②3β-羟甾脱氢酶抑制剂,如曲洛司坦(trilostane)。

米非司酮是炔诺酮的衍生物,几乎无孕激素样内在活性,不仅同时具有抗孕激素和抗皮质激素的活性,还具有较弱的雄激素样活性。米非司酮可以对抗黄体酮对于子宫内膜的作用,具有明显的抗着床作用,故可单独用作房事后避孕的有效措施。米非司酮具有抗早孕作用,可终止早期妊娠,有可能出现一些严重的不良反应如阴道出血等,一般无需特殊处理。贫血、正在接受抗凝治疗和糖皮质激素治疗的患者不宜使用米非司酮。

五、雄激素类药

天然雄激素主要是睾酮(testosterone),由睾丸间质细胞分泌,肾上腺皮质、卵巢和胎盘也少量分泌。临床应用的雄激素均为人工合成睾酮衍生物,主要有丙酸睾酮(testosterone propionate,丙酸睾丸素)、甲睾酮(methyltestosterone,甲基睾丸素)、美睾酮(mesterolone)等。

【药理作用】 雄激素的主要作用:①促进男性生殖器官的发育、成熟,形成并维持男性第二性征,促进精子的生成与成熟;②大剂量雄激素抑制腺垂体促性腺激素的分泌,使卵巢分泌雌激素减少,产生抗雌激素作用;③促进蛋白质合成,抑制其分解,从而造成正氮平衡,促进肌肉的增长、体重的增加,减少尿氮的排泄,同时可有水、钠、钙、磷的潴留;④刺激骨髓造血功能,使红细胞和血红蛋白增加。

【临床用途】 临床上主要用于治疗男性性腺功能减退症、睾丸功能不全、围绝经期综合征、功能性子宫出血、晚期乳腺癌、卵巢癌、再生障碍性贫血及其他贫血性疾病等。

【不良反应】 主要是肝损害,引起胆汁淤积性黄疸时应及时停药。可引起男性性早熟和性功能亢进、男性性腺萎缩以及女性男性化等。

【禁忌证】 肾炎、肾病综合征、肝功能不良、重度高血压及心力衰竭患者慎用,前列腺癌患者、孕妇及哺乳期妇女禁用。

知识链接

同化激素类药物是一类雄激素活性减弱、蛋白质同化作用增强的人工合成的睾酮衍生物。常用的药物有苯丙酸诺龙(nandrolone phenylpropionate)、去氢甲睾酮(metandienone,大力补)等,主要用于蛋白质同化或吸收不足、分解亢进或损失过多等情况,如慢性消耗性疾病、严重烧伤、手术后恢复期、骨折不易愈合、骨质疏松、小儿发育不良、晚期恶性肿瘤等。用药的同时应增加食物中蛋白质成分。

六、抗雄激素类药

抗雄激素类药是指能够对抗雄激素生理效应的药物,包括雄激素合成抑制剂和雄激素受体阻断剂等。

环丙孕酮(cyproterone)具有较强的孕激素样作用,可反馈性抑制下丘脑-垂体系统,降低血浆中的 LH、FSH 水平,从而降低睾酮的分泌水平;还可阻断雄激素受体,从而抑制内源性雄激素的药理作用,抑制男性严重性功能亢进。前列腺癌患者,当其他药物使用无效或患者无法忍受时,可服用环丙孕酮。环丙孕酮与雌激素合用可治疗女性严重痤疮和特发性多毛症。环丙孕酮 2 mg与炔雌醇 3 mg 组成的复方避孕片,不但避孕效果良好,同时可使服药妇女的高密度脂蛋白胆固醇的水平增加。围绝经期女性使用可显著降低心血管不良事件的发生率。

因本药抑制性功能和性发育,故禁用于未成年人。因其可影响肝功能、糖代谢、血常规和肾上腺皮质功能,故用药期间需严密观察。

|任务二　抗生育药|

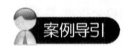案例导引

患者,女,26 岁,已婚未育。既往身体健康,无内分泌及妇科疾病。爱人近日从外地回来探亲,因暂时不想受孕生孩子,至社区门诊寻求避孕措施指导,并要求采用口服避孕药。护士应当如何给予用药指导及说明用药注意事项?

生殖过程是通过精子和卵子的形成、成熟、排卵、受精、着床以及胚胎发育等多个环节完成的。阻断其中任何一个环节都可以达到避孕或终止妊娠的目的。抗生育药是一种安全、方便、有效的避孕方式,目前常用的大多是女用避孕药,男用避孕药较少。

一、主要抑制排卵的避孕药

本类药物由不同类型的雌激素和孕激素配伍组成复方制剂,主要通过两方面发挥作用:一是通过对中枢的抑制作用,干扰下丘脑-垂体-卵巢轴,从而抑制排卵;二是通过对生殖器官直接作用,抗着床、抗受精。常用药物制剂及用法见表7-4。

表 7-4　主要抑制排卵的避孕药的制剂和用法

分　类	药　名	成　分	用　法
短效口服避孕药	复方炔诺酮片 (口服避孕片Ⅰ号)	炔诺酮 0.625 mg 炔雌醇 35 μg	从月经周期第 5 日起每晚服 1片,连服 22 日,不可间断,如有漏服应在 24 h 内补服 1 片。停药后2～4 日发生撤退性出血,形成人工月经周期。下次服药仍从月经周期第 5 日起。如停药 7 日仍不来月经,应即服下一周期的药。如连续闭经 2 个月,应暂停服药,等来月经后再按规定服药
	复方甲地孕酮片 (口服避孕片Ⅱ号)	甲地孕酮 1 mg 炔雌醇 35 μg	
	复方炔诺孕酮甲片 (口服避孕药)	炔诺孕酮 0.3 mg 炔雌醇 30 μg	

分 类	药 名	成 分	用 法
长效口服避孕药	复方氯地孕酮片	氯地孕酮 12 mg 炔雌醚 3 mg	于月经周期第 5 天服 1 片,最初 2 次间隔 20 天,以后每月服 1 次,每次 1 片
	复方次甲氯地孕酮片	16-次甲氯地孕酮 12 mg 炔雌醚 3 mg	
	复方炔诺孕酮乙片 (长效避孕药)	炔诺孕酮 12 mg 炔雌醚 3 mg	
长效注射避孕药	复方己酸孕酮注射剂 (避孕针Ⅰ号)	己酸孕酮 250 mg 戊酸雌二醇 5 mg	于月经第 5 天深部肌内注射 2 支,以后每隔 28 天用 1 支,于月经来潮后 10～12 天注射
多相片制剂	炔诺酮双相片	第 1 相片:炔诺酮 0.5 mg、 炔雌醇 35 μg 第 2 相片:炔诺酮 1 mg、 炔雌醇 35 μg	开始 10 天每天服第 1 相片 1 片,后 11 天每天服第 2 相片 1 片
	三相片	第 1 相片:炔诺酮 0.5 mg、 炔雌醇 35 μg 第 2 相片:炔诺酮 0.75 mg、 炔雌醇 35 μg 第 3 相片:炔诺酮 1 mg、 炔雌醇 35 μg	开始 7 天每天服第 1 相片 1 片,中间 7 天每天服第 2 相片 1 片,后 7 天每天服第 3 相片 1 片
	炔诺孕酮三相片	第 1 相片:炔诺孕酮 0.05 mg、 炔雌醇 0.03 mg 第 2 相片:炔诺孕酮 0.075 mg、 炔雌醇 0.04 mg 第 3 相片:炔诺孕酮 0.125 mg、 炔雌醇 0.03 mg	开始 6 天每天服第 1 相片 1 片,中间 5 天每天服第 2 相片 1 片,后 10 天每天服第 3 相片 1 片
探亲避孕药	甲地孕酮片 (探亲避孕Ⅰ号片)	甲地孕酮 2 mg	同居当晚或房事后服用,14 天以内必须连服 14 片,探亲如超过 14 天,则应接服Ⅰ号或Ⅱ号避孕药(短效避孕药)
	炔诺酮片(探亲避孕片)	炔诺酮 5 mg	
	双炔失碳酯片 (53 号避孕片)	双炔失碳酯 7.5 mg	

【用药护理】

1. 用药前沟通 ①详细了解用药史,以及既往疾病史。②嘱患者按照药物说明按时服用,避免漏服、不服或多服。③注意药物间相互作用:肝药酶诱导剂,例如苯巴比妥、苯妥英钠等,可加速本类避孕药在肝脏内的代谢速率,影响避孕效果,甚至导致突破性出血,不可同用。④注意禁忌证:充血性心力衰竭或有其他水肿倾向的患者需慎用,肝炎、肾炎、肿瘤、血栓栓塞性疾病、心脏病或严重高血压患者以及糖尿病需用胰岛素治疗者禁用,哺乳期或 45 岁以上妇女不宜服用,宫颈癌患者绝对禁用此类避孕药。

2. 用药后护理 ①用药初期可能出现类早孕反应,由雌激素引起,如食欲不振、恶心、呕吐、乏力、头晕、偏食、乳房胀痛等,2～3 个月后减轻或消失,同服维生素 B_6、维生素 C、山莨菪碱等可缓解症状;②用药期间可能出现子宫不规则出血或闭经,应及时告知医生;③如长期用药后,可能出现乳房肿块,此时应立即停止用药。

二、主要阻碍受精的避孕药

常用药物有壬苯醇醚(nonoxinol)、孟苯醇醚(menfegol)和烷苯醇醚(alfenoxynol)等,为非离子型表面活性剂,制成半透明薄膜,从阴道给药,能迅速杀灭精子或导致精子不能游动,难于穿透宫颈口造成无法受精而达到避孕作用,对机体影响较少,适用于随时需要恢复生育的妇女。

三、男性避孕药

棉酚(gossypol)可破坏睾丸生精上皮,影响精子的发生过程,导致精子数量减少、畸形、死亡,甚至无精子。停药后可逐渐恢复。不良反应有食欲减退、恶心、呕吐、肝功能改变等,由于可引起不可逆性精子发生障碍,故限制其作为常规避孕药使用。

环丙氯地孕酮是一种强效孕激素,为抗雄激素药物,可在雄激素的靶器官竞争性对抗雄激素。大剂量的环丙氯地孕酮可抑制促性腺激素的分泌,减少睾丸内雄激素结合蛋白的产生,抑制精子的生成,干扰精子的成熟过程。

常用制剂和用法

己烯雌酚   片剂:0.25 mg、0.5 mg、1 mg、2 mg。一次 0.25～1 mg,一日 0.25～6 mg。注射剂:0.5 mg/mL、1 mg/mL、2 mg/mL。一次 0.5～1 mg,一日 0.5～6 mg,肌内注射。阴道栓剂:每粒 0.1～0.5 mg。

炔雌醇   片剂:0.02 mg、0.05 mg。用于闭经、更年期综合征,一次 0.02～0.05 mg,一日 0.02～0.15 mg;用于前列腺癌,一次 0.05～0.5 mg,一日 3～6 次。

黄体酮   注射剂:10 mg/mL、20 mg/mL。用于先兆流产或习惯性流产,一次 10～20 mg,一日 1 次或 1 周 2～3 次,肌内注射,一直用到妊娠第 4 个月;用于检查闭经的原因,一日 10 mg,共 3～5 日,停药后 2～3 日若出现子宫出血,说明闭经并非妊娠所致。

醋酸甲羟孕酮   片剂:2 mg、4 mg、10 mg、100 mg、500 mg。用于先兆流产或习惯性流产,一日 8～20 mg;用于闭经,一日 4～8 mg,连用 5～10 日;用于前列腺癌、子宫内膜癌,一日 200～500 mg;用于乳腺癌,一日 1000～1500 mg。注射剂:100 mg。用于长效避孕,一次 150 mg,3 个月 1 次,月经第 1 周肌内注射。

甲地孕酮   片剂:2 mg、4 mg。一次 2～4 mg,一日 1 次。

炔诺酮   片剂:0.625 mg、2.5 mg。一次 1.25～5 mg,一日 1 次。

甲睾酮   片剂:5 mg、10 mg。一次 5～10 mg,一日 1～2 次,口服或舌下含服。

丙酸睾酮   注射剂:10 mg/mL、25 mg/mL、50 mg/mL。一次 10～50 mg,1 周 1～3 次,肌内注射。

苯丙酸诺龙   注射剂:10 mg/mL、25 mg/mL。一次 25 mg,1 周 1～2 次,肌内注射。

思考与练习

A₁型题

1. 主要抑制排卵的短效口服避孕药是(   )。

A. 苯丙酸诺龙   B. 丙酸睾丸素   C. 复方炔诺酮   D. 炔诺酮   E. 炔雌醇

2. 抑制排卵避孕药的较常见的不良反应是(   )。

A. 子宫不规则出血   B. 闭经   C. 糖尿病

D. 哺乳妇女乳汁减少   E. 乳房肿块

3. 关于探亲避孕药的服药时间,下列哪项是正确的?(   )

A. 必须在排卵前　　　　　　B. 必须在排卵后　　　　　　C. 必须在排卵期间

D. 月经周期的任何一天　　　E. 必须在月经来潮的第 5 天

4. 复方炔诺酮片的主要避孕作用机制是(　　)。

A. 通过负反馈机制抑制排卵

B. 抑制子宫内膜的正常增殖,不利于受精卵着床

C. 使子宫颈黏液变稠,精子不易进入子宫腔

D. 抑制子宫和输卵管活动,改变受精卵运行速度

E. 抑制卵巢黄体分泌激素

5. 短效口服避孕药,偶尔漏服时应于多少小时内补服 1 片?(　　)

A. 3　　　　　　B. 6　　　　　　C. 12　　　　　　D. 24　　　　　　E. 48

6. 紧急避孕措施可采用(　　)。

A. 口服短效避孕药　　　　　B. 注射避孕针　　　　　　C. 注射长效避孕针

D. 口服探亲避孕药　　　　　E. 坚持应用避孕药

7. 赵女士,25 岁,阴道上皮增生、角化,糖原增多,阴道酸度增强。此变化受哪种激素影响?(　　)

A. 雄激素　　　　　　　　　B. 雌激素　　　　　　　　　C. 孕激素

D. 绒毛膜促性腺激素　　　　E. 胎盘生乳素

案例分析

1. 患者,女,43 岁,已婚。主诉阴道流血淋漓不断 3 个月,量时多时少,量多时血色鲜红,夹有小血块。伴头晕、耳鸣、体倦乏力。妇科检查及 B 超检查均正常。诊断为无排卵型功能性子宫出血。

请思考:①该患者应当如何用药治疗? ②用药时应注意什么问题?

2. 患者,女,33 岁,已婚。患者为某公司部门经理,因工作原因不想生育,长期服用长效避孕片。近日因工作压力较大,出现严重的失眠,自行服用苯巴比妥。

请思考:①两药合用是否合理? 为什么? ②患者应当选用何种镇静催眠药物?

(徐胤聪)

模块八

感染性疾病的
用药基础

项目三十四 抗微生物药的基本知识

 导学

    抗微生物药广泛应用于临床,是目前治疗感染性疾病的主要药物。学好抗微生物药的基本知识,对于理解抗微生物药的抗菌作用、临床应用具有非常重要的意义,为将来临床上做到合理用药奠定良好基础。

 项目目标

> 1. 掌握抗微生物药的常用概念、术语。
> 2. 熟悉耐药性的概念和抗微生物药的作用机制。
> 3. 了解机体、病原体和药物三者之间的关系。

    抗微生物药是对病原微生物有抑制或杀灭作用,用于防治感染性疾病的一类药物。用于体内抗微生物、寄生虫感染及恶性肿瘤的药物称为化学治疗药,其治疗方法称为化学治疗(简称化疗)。在应用化学治疗药时,必须注意机体、病原体和药物三者之间的相互关系(图 8-1),调动机体的防御功能,尽量减少或避免机体不良反应及病原体耐药性的发生。

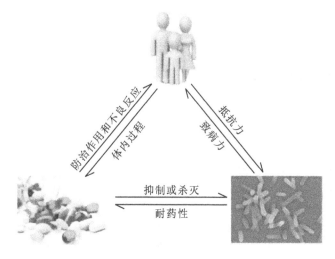

图 8-1　机体、病原体、药物三者之间的关系

任务一　基本概念与常用术语

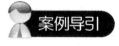 **案例导引**

    患儿,男,3岁。因受凉后发热、剧烈咳嗽前来就诊。查体:体温 39 ℃,阵发性刺激性干咳,肺

部湿啰音。血常规检查:白细胞 $16 \times 10^9/L$。诊断为大叶性肺炎。

请思考:①本病应选择哪类抗菌药治疗? ②日常生活中,老年人和儿童在应用抗菌药时,较安全的品种有哪些? ③在治疗过程中护士应如何进行用药护理?

1. 抗生素 抗生素是指某些微生物(如细菌、真菌、放线菌)在代谢过程中产生的具有抑制或杀灭其他病原微生物作用的化学物质。

2. 抗菌谱 抗菌谱是指药物的抗菌范围。有些药物仅作用于单一菌种或局限于某一菌属,称为窄谱抗菌药,如异烟肼只对结核分枝杆菌有效;有些药物抗菌范围广泛,不仅对革兰阳性菌和革兰阴性菌有作用,而且对立克次体、衣原体、支原体等病原体也有效,称为广谱抗菌药,如四环素类抗生素。

3. 抗菌活性 抗菌活性是指药物抑制或杀灭病原微生物的能力。抗菌活性常用最低抑菌浓度(MIC)和最低杀菌浓度(MBC)来表示。MIC 是指能够抑制培养基内细菌生长的最低浓度;MBC 是指能够杀灭培养基内细菌的最低浓度。

4. 抑菌药和杀菌药 抑菌药是指抑制微生物生长繁殖而无杀灭作用的药物,如四环素类。杀菌药是指不仅能抑制微生物生长繁殖,而且能杀灭微生物的药物,如青霉素类、氨基糖苷类抗生素等。

5. 化疗指数 化疗指数可用化学治疗药物的半数致死量(LD_{50})与半数有效量(ED_{50})的比值来表示。可评价化学治疗药物的安全性,化疗指数越大,表明药物的安全性越大。

6. 抗菌后效应 抗菌后效应是指抗菌药发挥抗菌作用后,当血药浓度低于 MIC 或被消除之后,细菌生长仍受到持续抑制的效应。如青霉素对革兰阳性菌的后效应为 $2\sim4$ h,即药物脱离细菌后,作用仍可维持 $2\sim4$ h。抗菌后效应长的药物,给药间隔时间可延长,且疗效不减。

任务二 抗菌药的作用机制

抗菌药通过干扰细菌的生化代谢过程,使其结构和功能受到影响而产生抑菌或杀菌作用(图8-2)。

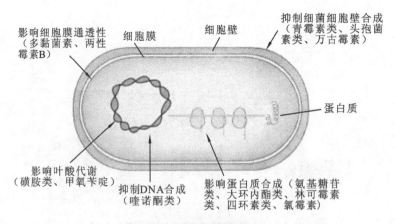

图 8-2 抗菌药的作用机制

1. 抑制细菌细胞壁合成 细菌的外层具有坚韧的细胞壁,具有保护和维持细菌正常形态的功能,其主要结构成分是黏肽。β-内酰胺类抗生素(青霉素类、头孢菌素类)通过抑制细菌细胞壁的主要成分黏肽的合成,使细胞壁缺损而导致细菌死亡。

2. 抑制菌体蛋白质合成 细菌的核糖体为 70S,动物的核糖体为 80S,抗菌药对细菌的核糖体有高度选择性,抑制蛋白质合成,而不影响哺乳动物的核糖体和蛋白质合成。氨基糖苷类、大环内酯类、四环素类、氯霉素等抗菌药抑制或干扰细菌蛋白质合成的不同环节而呈现抑菌或杀菌作用。

NOTE

3. 抑制核酸合成 喹诺酮类抑制 DNA 回旋酶,利福霉素类抑制以 DNA 为模板的 RNA 多聚酶,从而抑制菌体核酸合成而呈现抑菌或杀菌作用。

4. 影响胞浆膜通透性 细菌胞浆膜是一种半透膜,具有渗透、屏障和运输物质的功能。多黏菌素、制霉菌素、两性霉素 B 等抗菌药能选择性地与病原菌胞浆膜中的磷脂或固醇类物质结合,使胞浆膜通透性提高,导致菌体内重要成分如蛋白质、核苷酸、氨基酸等外漏,从而使病原菌死亡。

5. 影响叶酸代谢 磺胺类、甲氧苄啶分别抑制细菌叶酸代谢过程中的二氢叶酸合成酶和二氢叶酸还原酶,影响叶酸代谢,进而导致核酸合成受阻而呈现抗菌作用。

任务三　细菌耐药性

案例导引

患者,女,32 岁。突发咽痛、畏寒、高热,检查可见咽部明显充血,扁桃体肿大、充血,表面有黄色点状渗出物,血培养为金黄色葡萄球菌感染,诊断为急性细菌性扁桃体炎,药敏试验显示对青霉素耐药。

请思考:金黄色葡萄球菌为什么会对青霉素耐药? 应该为该患者选用何药治疗?

耐药性又称抗药性,是指病原体或肿瘤细胞与药物多次接触后,对药物的敏感性降低甚至消失,分为天然耐药性和获得耐药性两种。细菌产生耐药性的机制主要有如下几个方面。

1. 产生灭活酶 细菌产生的灭活酶可破坏抗生素,使其失效。灭活酶有两种,一种是水解酶,另一种是钝化酶。水解酶如 β-内酰胺酶可使青霉素和头孢菌素的抗菌结构基础 β-内酰胺环裂解而失去抗菌活性。钝化酶如乙酰转移酶、核苷酸转移酶和磷酸转移酶,氨基糖苷类被上述钝化酶作用后不易与菌体内的核蛋白体结合,从而产生耐药性。

2. 改变细菌胞浆膜通透性 细菌可通过多种途径阻止抗菌药透过胞浆膜进入菌体内,如铜绿假单胞菌细胞壁水孔或外膜非特异性通道功能改变引起细菌对某些广谱青霉素类、头孢菌素类耐药。

3. 改变体内靶位结构 有些细菌可改变靶位蛋白的结构,使抗菌药不易与之结合。如链霉素耐药菌株的核糖体 30S 亚基上,链霉素作用的靶位 P_{10} 蛋白质发生改变,使链霉素不能与之结合,从而产生耐药性。

4. 改变代谢途径 磺胺类耐药的菌株,可产生较多对药物具有拮抗作用的底物,如对氨基苯甲酸(PABA)。

知识链接

超 级 细 菌

超级细菌是对几乎所有抗生素有耐药性细菌的统称。泛指临床上出现的多种耐药菌,如耐甲氧西林金黄色葡萄球菌(MRSA)、耐万古霉素肠球菌(VRE)、耐多药肺炎链球菌(MDRSP)等。滥用抗生素,使细菌发生基因突变,从而产生耐药性,是超级细菌产生的根本原因。

之所以称之为"超级细菌",是由于这些细菌突破了人类当前对付细菌感染的"最后堡垒"——万古霉素。由于超级细菌对绝大多数抗生素耐药,目前尚无特效药,致使临床病死率增加。超级细菌的传播方式有多种,如 MRSA 传播主要通过医护人员的手,在患者、医护人员、患者之间播散,另外,衣物、敷料等物品也可携带 MRSA,促进其在院

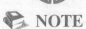
内流行。

　　细菌耐药性已成为世界抗感染治疗领域面临的严峻问题。滥用抗菌药若不能得到有效遏止,将使人类在感染性疾病面前束手无策。因此,规范使用抗生素,避免滥用,尤为重要。

(王冬梅)

项目三十五　抗生素的用药基础

从人类存在开始，微生物就对人类的健康和生命造成很大的威胁，在已经有许多药物能治疗感染性疾病的今天，很难想象因为没有有效药物，人们可能因咽喉感染而死亡。而青霉素的问世，结束了感染性疾病几乎无法治疗的时代，这对当时的医药界来讲，是一个划时代的发现。半个多世纪以来，在应用抗生素治疗人类感染性疾病、保障人类健康方面，取得了令人瞩目的辉煌成就，抗生素已成为当今不可缺少的重要化学物质。

 项目目标

1. 掌握青霉素、头孢菌素类、红霉素、庆大霉素、四环素类及氯霉素的抗菌谱、抗菌机制、临床应用及不良反应。

2. 熟悉β-内酰胺类、大环内酯类、氨基糖苷类、林可霉素类药物的抗菌作用特点及临床应用。

3. 了解多肽类抗生素的主要临床应用及不良反应。

4. 了解细菌对β-内酰胺类抗生素产生耐药性的机制。

5. 学会观察抗生素类药物的临床疗效及不良反应，能够熟练进行用药护理，并能正确指导患者合理用药。

任务一　β-内酰胺类抗生素

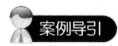

患者，男，51岁，平素体健。淋雨后出现高热、寒战、咳嗽2天，同时伴有胸痛，尤以咳嗽时加剧。体温39.8℃，X线检查示右下肺大片均匀致密阴影，诊断为右下肺炎。应用注射用青霉素钠粉剂320万U、硫酸庆大霉素注射液24万U治疗，加生理盐水溶液1000 mL，每天1次，静脉滴注。

请思考：该治疗方案是否合理？使用青霉素应注意哪些事项？青霉素是否可以与庆大霉素配伍到同一容器中同时滴注？

β-内酰胺类抗生素是指化学结构中含有β-内酰胺环的抗生素，包括青霉素类、头孢菌素类、其他β-内酰胺类、β-内酰胺酶抑制剂及其复方制剂。本类抗生素具有抗菌活性强、毒性低、适应证广及临床疗效好等优点，是临床常用的抗生素，属于繁殖期杀菌剂。

一、青霉素类

青霉素类由6-氨基青霉烷酸（6-APA）及侧链组成，其母核6-APA由一个β-内酰胺（B环）和

NOTE

饱和噻唑环(A环)组成(图8-3)。β-内酰胺环是β-内酰胺类药抗菌作用的结构基础,当其被破坏后,抗菌活性消失。根据来源,本类药物分为天然青霉素类和人工半合成青霉素类。

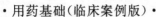

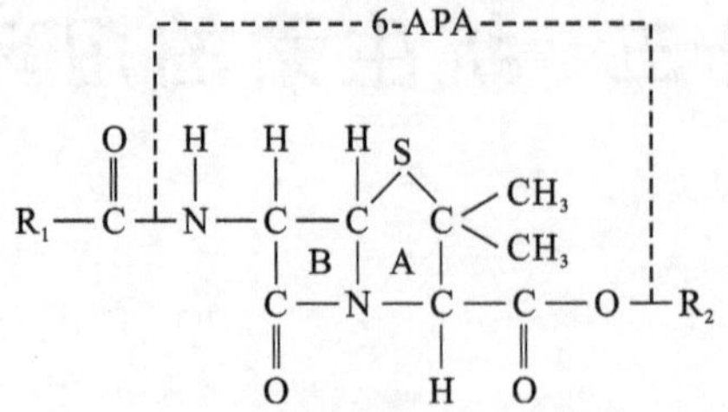

图8-3 青霉素类的基本结构

(一)天然青霉素

青霉素 G(penicilin G,苄青霉素)

天然青霉素是从青霉菌培养液中获得的,其中青霉素 G 性质相对稳定、杀菌作用强、毒性低、价格低廉,临床常用的制剂有钠盐及钾盐,是最早应用于临床的抗生素。

【体内过程】 青霉素遇胃酸易被分解,故不宜口服。肌内注射吸收迅速而完全,30 min 达血药浓度峰值,血浆 $t_{1/2}$ 为 0.5～1 h,一般采用肌内注射,必要时也可静脉给药。不易透过血脑屏障,但脑膜炎时青霉素透入脑脊液的量可略提高,使用大剂量可使脑脊液中达有效浓度。青霉素约 10% 由肾小球滤过,约 90% 由肾小管分泌,作用维持时间为 4～6 h。

【抗菌谱】 青霉素属窄谱杀菌药。

(1)革兰阳性球菌,如溶血性及草绿色链球菌、肺炎链球菌、敏感金黄色葡萄球菌。

(2)革兰阴性球菌,如脑膜炎奈瑟菌对青霉素高度敏感,对青霉素敏感的淋病奈瑟菌日益少见。

(3)革兰阳性杆菌,如破伤风芽胞梭菌、白喉棒状杆菌、产气荚膜芽胞梭菌、炭疽杆菌。大多数革兰阴性杆菌对青霉素不敏感。

(4)螺旋体,如梅毒螺旋体、钩端螺旋体、回归热螺旋体。

(5)放线菌。

【抗菌机制】 青霉素的 β-内酰胺环与敏感菌胞浆膜上靶分子青霉素结合蛋白结合,抑制转肽酶,阻止了黏肽合成的交叉联结过程,造成细菌细胞壁缺损。由于敏感菌菌体内渗透压高,水分不断由细胞外向细胞内渗透,导致菌体膨胀、裂解、死亡。革兰阴性杆菌细胞壁的主要成分是磷脂蛋白和脂多糖,且菌体内渗透压较低,所以青霉素对其不敏感。

【耐药性】 金黄色葡萄球菌对青霉素较易产生耐药性。金黄色葡萄球菌易产生青霉素酶(属 β-内酰胺酶),破坏青霉素的 β-内酰胺环,使其失去抗菌活性。

【临床应用】 青霉素因高效、低毒、价廉等优点,迄今仍为治疗敏感菌所致各种感染的首选药物。

1. 革兰阳性球菌感染 如:溶血性链球菌引起的咽炎、扁桃体炎、中耳炎、丹毒、猩红热、产褥热、蜂窝织炎等;肺炎链球菌引起的大叶性肺炎、支气管炎、脓胸等;草绿色链球菌引起的心内膜炎;敏感金黄色葡萄球菌引起的疖、痈、脓肿、骨髓炎、败血症等。

2. 革兰阴性球菌感染 脑膜炎奈瑟菌引起的流脑,常与磺胺嘧啶合用;淋病奈瑟菌引起的淋病。

3. 革兰阳性杆菌感染 如破伤风、白喉、气性坏疽等,因产生外毒素,治疗时应配合相应的抗毒素。

4. 螺旋体感染 如梅毒、钩端螺旋体病、回归热等。

5. 放线菌感染 放线菌引起的放线菌病,需大剂量、长疗程用药。

此外,临床尚使用长效青霉素制剂,如普鲁卡因青霉素(procaine penicillin)和苄星青霉素

要点提示:青霉素水溶液性质不稳定,室温放置 24 h 大部分降解,且可产生具有抗原性的青霉烯酸和青霉噻唑,易引起过敏反应,故应临用时配制。

要点提示:抗菌谱记忆口诀:五球、四杆、三螺、一放。

要点提示:肺炎链球菌肺炎,首选治疗药物是青霉素。
治疗白喉的首选药是青霉素+白喉抗毒素。
治疗破伤风的首选药是青霉素+破伤风抗毒素。
治疗流行性脑脊髓膜炎的首选药是青霉素+磺胺嘧啶(SD)。

(benzathine penicillin)。其水悬剂或油剂肌内注射后,吸收缓慢、血药浓度低、作用时间长。普鲁卡因青霉素一次用药 40 万 U,可维持 24 h;苄星青霉素一次用药 120 万 U,作用可维持 15 天。由于血药浓度低,常用于轻症患者或用于预防感染。

【不良反应】

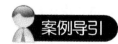

患者,男,36 岁。过度疲劳后感冒,出现高热、畏寒、胸痛、咳少量铁锈色痰。胸部 X 线显示大片均匀致密阴影,诊断为大叶性肺炎。需要注射青霉素,做青霉素过敏试验后 5 min,患者突感胸闷、呼吸困难、口唇发绀、出冷汗、脉搏快而弱,血压 70/45 mmHg。

请思考:患者发生了什么情况? 如何预防和治疗?

1. 过敏反应 青霉素毒性很低,但少数患者可发生过敏反应。轻者表现为皮炎、药热、荨麻疹、血管神经性水肿等,最严重的是过敏性休克,表现为呼吸困难、胸闷、心悸、面色苍白、出冷汗、脉搏细弱、血压下降、昏迷等,如不及时抢救,可出现呼吸和循环衰竭而危及生命。因此使用青霉素时,应采取以下防治措施:①详细询问患者有无药物过敏史,对青霉素有过敏史者禁用。②凡初次使用、用药间隔 3 天以上以及用药过程中更换不同厂家或更换不同批号者,注射前均需做皮肤过敏试验(皮试),皮试阳性者禁用。③青霉素应现用现配。④避免在饥饿状态下用药。⑤避免局部用药和滥用药物。⑥鉴于皮试阴性者偶可发生过敏性休克,用药后须观察 30 min,患者无不适感方可离去。⑦做好急救准备。一旦发生过敏性休克,应立即皮下或肌内注射 0.1% 肾上腺素 0.5～1 mL,若临床症状无明显改善,可重复用药。严重者可稀释后静脉滴注或缓慢静脉注射肾上腺素,心跳停止者,可心内注射,并酌情加用糖皮质激素、H_1 受体阻断药,以及采取人工呼吸、吸氧等措施,必要时行气管切开。

2. 毒性反应 大剂量快速静脉滴注青霉素时,可引起头痛、肌肉痉挛、抽搐、昏迷等反应,偶可引起精神失常,称为青霉素脑病。

3. 赫氏反应 应用青霉素治疗梅毒、钩端螺旋体病等感染时,可出现寒战、发热、头痛、肌痛、呼吸和心跳加快,使原有症状加重,甚至危及生命,此现象系大量螺旋体被青霉素杀灭后释放毒素所致,称为赫氏反应。

4. 其他 肌内注射时可出现局部红肿、疼痛、硬结,尤以钾盐为甚;静脉给予大剂量青霉素钾盐和钠盐时,可引起高钾血症及高钠血症。

（二）半合成青霉素

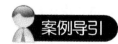

患者,女,35 岁。因反复咽痛、咳嗽到某基层医院就诊,医生诊断为慢性咽炎,给予青霉素 V 钾片。患者口服 20 min 后,逐渐出现大面积皮疹、全身不适、胸闷、头晕,立即前往医院。查体:患者面色苍白、呼吸浅快、四肢发凉、眼睑高度水肿,血压降为 70/50 mmHg,心率 122 次/分。诊断为青霉素过敏性休克。经抢救,病情好转。

患者非常不解,口服青霉素怎么会发生过敏性休克呢? 以前只听说过注射青霉素要做皮试,口服青霉素前也要做皮试吗? 作为护士,应如何向患者解释?

为了克服天然青霉素抗菌谱窄、不耐酸、不耐酶等不足之处,在天然青霉素母核 6-APA 的基础上,用化学合成的方法引入不同侧链,分别得到抗菌谱广、耐酸、耐酶、抗铜绿假单胞菌、抗革兰阴性杆菌等特点的人工半合成青霉素。其与青霉素有交叉过敏反应,用药前需做皮试。目前常用的半合成青霉素有以下五类。

1. 耐酸青霉素 耐酸青霉素主要有青霉素 V(penicillin V),其抗菌谱与青霉素相似,但抗菌

课堂互动:护士误给某青霉素过敏患者注射青霉素,造成患者死亡,此事故属于( )。
A. 一级医疗事故
B. 二级医疗事故
C. 三级医疗事故
D. 四级医疗事故
E. 严重护理差错

要点提示:
做青霉素皮试前应询问患者用药史、过敏史、家族史。
发生青霉素过敏反应时,最早出现的症状是喉头水肿、气促。
青霉素治疗,皮试后 5 min 出现胸闷、气急、皮肤瘙痒、面色苍白、脉搏细弱、血压下降、烦躁不安,为发生过敏性休克,应立即注射的药物是盐酸肾上腺素。

NOTE

要点提示:对青霉素耐药的金黄色葡萄球菌感染,首选药是苯唑西林。

课堂互动:五类半合成青霉素分别弥补了天然青霉素的哪些缺陷?

作用不如青霉素;耐酸,口服吸收好,不耐酶,可用于轻度和中度感染。

2. 耐酶青霉素　耐酶青霉素主要有苯唑西林(oxacillin,新青霉素Ⅱ)、甲氧西林(methicillin,新青霉素Ⅰ)、双氯西林(dicloxacillin,双氯青霉素)、氟氯西林(flucloxacillin)、氯唑西林(cloxacillin,邻氯青霉素)等。本类药物的特点是:①抗菌谱与青霉素相似,但抗菌作用不如青霉素;②耐酸,可口服给药;③耐酶,对产青霉素酶的耐药金黄色葡萄球菌有强大杀菌作用;④主要用于耐药金黄色葡萄球菌感染。

3. 广谱青霉素　常用的药物有氨苄西林(ampicillin,氨苄青霉素)、阿莫西林(amoxicillin,羟氨苄青霉素)等。本类药物的特点是:①抗菌谱广,对革兰阳性菌的作用不如青霉素,对多种革兰阴性菌作用较青霉素强,对铜绿假单胞菌无效;②不耐酶,对耐药金黄色葡萄球菌无效;③耐酸,可口服给药;④与青霉素有交叉过敏反应;⑤主要用于敏感菌引起的伤寒、副伤寒,以及呼吸道、泌尿道和胆道感染等。

4. 抗铜绿假单胞菌青霉素　本类药物包括羧苄西林(carbenicillin,羧苄青霉素)、磺苄西林(sulbenicillin,磺苄青霉素)、替卡西林(ticarcillin,羧噻吩青霉素)、呋苄西林(furbenicillin,呋苄青霉素)、哌拉西林(piperacillin,氧哌嗪青霉素)、美洛西林(mezlocillin)、阿洛西林(azlocillin)等。本类药物的特点是:①抗菌谱广,对革兰阳性菌和革兰阴性菌均有作用,对铜绿假单胞菌作用强;②不耐酸,需注射给药;③不耐酶,对耐药金黄色葡萄球菌无效;④主要用于铜绿假单胞菌、大肠埃希菌、奇异变形杆菌引起的感染。

5. 抗革兰阴性杆菌青霉素　本类药物包括美西林(mecillinam)、匹美西林(pivmecillinam)、替莫西林(temocillin)等。本类药物的特点是:对革兰阴性杆菌作用强,对铜绿假单胞菌无效,主要用于革兰阴性杆菌所致的泌尿道、软组织感染等。

二、头孢菌素类

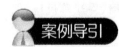

患儿,男,4岁,体重13公斤。因支气管炎给予头孢曲松钠2.0 g,地塞米松注射液2 mg,加入5%葡萄糖氯化钠注射液250 mL中,混合静脉滴注。1 min后,患儿出现流涕、烦躁、口吐白痰,医护人员立即关闭输液,进行抢救,30 min后,经抢救无效死亡。

请分析:该患儿死亡的原因是什么? 在用药剂量和配伍用药中,应注意哪些问题?

头孢菌素类抗生素是由头孢菌素的母核7-氨基头孢烷酸连接不同侧链而制成的半合成抗生素,其化学结构中含有与青霉素相同的β-内酰胺环。

【抗菌作用】　抗菌机制、抗菌作用与青霉素相似,具有广谱、强效、对β-内酰胺酶较稳定及过敏反应发生率低等优点。目前临床应用的头孢菌素类药物分为四代(表8-1)。

表8-1　头孢菌素类作用特点及临床应用比较

分类和药物	作 用 特 点
第一代 头孢噻吩 头孢氨苄 头孢唑啉 头孢拉定 头孢羟氨苄	①对革兰阳性菌的作用较第二、三代强,对革兰阴性菌的作用弱,对铜绿假单胞菌无效 ②对金黄色葡萄球菌产生的β-内酰胺酶较稳定,不及第二、三、四代,对革兰阴性杆菌产生的β-内酰胺酶不稳定 ③肾毒性较第二、三、四代大 ④主要用于敏感菌所致呼吸道、泌尿道、胆道感染,以及皮肤、软组织感染

续表

分类和药物	作用特点
第二代 头孢克洛 头孢呋辛 头孢孟多 头孢雷特 头孢替安	①对革兰阳性菌的作用弱于第一代,强于第三代,对革兰阴性菌的作用强于第一代,对铜绿假单胞菌无效 ②对β-内酰胺酶较稳定 ③肾毒性较第一代小 ④主要用于敏感菌所致的呼吸道、泌尿道、胆道感染,以及菌血症及其他组织器官感染
第三代 头孢噻肟 头孢克肟 头孢曲松 头孢哌酮 头孢他定	①对革兰阳性菌的作用弱于第一、二代,对革兰阴性菌的作用强于第一、二代,对肠杆菌属、铜绿假单胞菌及厌氧菌均有较强作用 ②对β-内酰胺酶更稳定 ③对肾脏基本无毒性 ④主要用于革兰阴性杆菌引起的严重感染,如泌尿道感染、脑膜炎、败血症、肺炎、骨髓炎及铜绿假单胞菌感染
第四代 头孢匹罗 头孢唑肟 头孢吡肟 头孢利定	①对某些革兰阳性菌、革兰阴性菌均有效 ②对β-内酰胺酶稳定性最高 ③对肾脏无毒性 ④主要用于对第三代头孢菌素耐药的细菌感染

课堂互动:头孢曲松钠的不良事件报告总数及严重报告数量及死亡病例报告数量在抗感染药中占较高比例,请同学们讨论该药在临床使用中应注意的事项。

【不良反应】

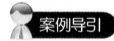 案例导引

患儿,男,6个月。因间歇发热、咳嗽半个月,拟诊"支气管炎",给予口服"头孢拉定"治疗,近2天发现口腔有白色点片状乳凝乳块样物,不易拭去。护士在为患儿进行口腔护理时,宜选择的溶液是(　　)。

A. 来苏水　　　　B. 生理盐水　　　C. 0.1%利凡诺　D. 2%碳酸氢钠　E. 3%过氧化氢

1. 过敏反应　表现为皮疹、药热、荨麻疹等,偶见过敏性休克,但发生率较青霉素低,与青霉素之间有交叉过敏反应。发生过敏性休克时抢救措施同青霉素。

2. 肾毒性　第一代头孢菌素类大剂量应用时可出现肾毒性,表现为血尿、蛋白尿、血中尿素氮升高。第二代肾损害作用较轻,第三、四代基本无肾损害。

3. 胃肠反应　口服可引起食欲不振、恶心、呕吐、腹泻等胃肠道反应。

4. 菌群失调　长期应用第三、四代头孢菌素可引起菌群失调,导致二重感染,如肠球菌、铜绿假单胞菌的感染,白色念珠菌引起的鹅口疮等。

5. 其他　长期大量应用头孢哌酮、头孢孟多可引起低凝血酶原血症,与抗凝药、水杨酸类药合用时可致出血倾向;静脉注射时可见静脉炎。

知识链接

二 重 感 染

二重感染亦称菌群失调症。在正常情况下,人体的皮肤黏膜和与外界相通的腔道,如口腔、鼻咽、肠道、泌尿道等处,都有微生物寄生,菌群间维持平衡的共生状态,对人体无害,并不致病。抗菌药特别是广谱抗生素的长期或大量使用,往往使寄生于人体的敏感菌群受到抑制,而一些不敏感菌(如真菌等)乘机生长繁殖,导致二重感染,如鹅口疮、

真菌性肠炎、白色念珠菌阴道炎、霉菌性肺炎等。常见于老幼、体弱及免疫力低下者。此外，合用肾上腺糖皮质激素或抗肿瘤药也易诱发二重感染。

课堂互动：铜绿假单胞菌会引起哪些感染？哪些药物对铜绿假单胞菌有效？

三、其他 β-内酰胺类

1. 头霉素类　头霉素类包括头孢西丁（cefoxitin）、头孢替坦（cefotetan）、头孢美唑（cefmetazole）等。其抗菌谱和抗菌活性与第二代头孢菌素相似，对厌氧菌作用强，适用于需氧菌和厌氧菌所致的盆腔、腹腔感染及妇科感染等。

2. 碳青霉烯类　本类药中常用的有亚胺培南（imipenem，亚胺硫霉素）、美罗培南（meropenem）等，抗菌机制与青霉素相似，抗菌谱广，杀菌力强，主要用于多重耐药菌株引起的严重感染、严重的需氧菌与厌氧菌混合感染。

3. 氧头孢烯类　氧头孢烯类包括拉氧头孢（latamoxef）和氟氧头孢（flomoxef）。本类药抗菌谱广，对革兰阳性球菌、革兰阴性杆菌、厌氧菌均有较强抗菌作用。主要用于敏感菌所致的呼吸道、泌尿道、胆道、妇科感染，以及脑膜炎、败血症等。不良反应可见低凝血酶原血症，可用维生素 K 预防。

4. 单环类　氨曲南（aztreonam）是第一个应用于临床的单环 β-内酰胺类抗生素。其抗菌谱窄，主要对革兰阴性杆菌包括铜绿假单胞菌具有强大抗菌活性，与青霉素无交叉过敏反应，故可用于对青霉素过敏患者。临床常用于敏感的革兰阴性杆菌及铜绿假单胞菌感染。不良反应少而轻。

四、β-内酰胺类抑制剂及其复方制剂

本类药物包括克拉维酸（clavulanic acid，棒酸）、舒巴坦（sulbactam，青霉烷砜）、他唑巴坦（tazobactam，三唑巴坦）等。其本身抗菌活性弱，但通过抑制多种 β-内酰胺酶而使不耐酶的 β-内酰胺类抗生素免遭破坏，故与其他 β-内酰胺类联合应用时，可发挥抑酶增效作用，扩大抗菌谱，增强抗菌作用。临床应用的复方制剂有阿莫西林/克拉维酸钾（augmentin，奥格门汀）、氨苄西林/舒巴坦（sultamicillin，舒他西林）、替卡西林/克拉维酸（泰门汀）等。

五、β-内酰胺类抗生素的用药护理

1. 用药前沟通　①详细询问患者有无用药过敏史及变态反应性疾病，对 β-内酰胺类药物过敏者禁用。有其他药物过敏史或变态反应性疾病者慎用。②青霉素皮试的剂量为 20～50 U。目前临床进行青霉素皮试消毒时主要用 75% 乙醇，少数用 0.1% 新洁尔灭，不用碘酊或碘伏。③头孢菌素类与乙醇同时应用可产生双硫仑样反应，嘱患者治疗期间、停药 3 天内应忌酒。④使用第一代头孢菌素类药应询问患者有无肾功能不全，确认患者的肾功能良好后方可使用，应避免与氨基糖苷类、强效利尿药等合用，并告知患者定期监测尿蛋白、血尿素氮。⑤注意药物间相互作用：青霉素类不可与大环内酯类、四环素类、氯霉素及磺胺类联合用药，因青霉素属繁殖期杀菌剂，而后者属抑菌剂，两者合用会使药效降低；青霉素类可与氨基糖苷类联合应用，但不可混合静脉滴注；在抢救感染性休克时，不宜与阿拉明或新福林混合静脉滴注；头孢菌素类药能抑制肠道细菌合成维生素 K，长期应用可引起低凝血酶原血症，故应避免与抗凝血药、水杨酸类药物合用，以免增加出血风险，用药期间如发现患者有出血倾向应及时报告医生，并酌情补充维生素 K。

2. 用药后护理　①皮试后，嘱患者勿揉擦、覆盖注射部位，以免影响结果的观察；皮试后嘱患者在观察室观察 30 min，不得外出走动。青霉素过敏反应最早出现的症状是喉头水肿、气促等呼吸道症状。用药期间密切观察病情，做好青霉素过敏性休克抢救的准备工作。②青霉素最适 pH 值为 5～7.5，pH 值过高或过低都会加速其降解，故静脉滴注时宜选用 0.9% 氯化钠注射液稀释。③青霉素遇酸、碱、醇、重金属离子及氧化剂易被破坏，应避免配伍使用。④青霉素 G 钾盐有较强刺激性，宜深部肌内注射或缓慢静脉注射，且每次应更换注射部位，必要时给予热敷。鞘内注射

或大剂量静脉滴注青霉素时,应注意观察有无头痛、喷射性呕吐、肌震颤、惊厥、昏迷等症状出现,婴儿、老年人及肾功能不全患者尤其应注意。⑤不可以青霉素皮试完全替代头孢菌素类。⑥头孢菌素类制剂应在饭前 1 h 或饭后 2～3 h 服用,避免食物影响其吸收。⑦第三、四代头孢菌素偶见二重感染,如口腔白色念珠菌感染,可用 1%～4% 碳酸氢钠漱口。⑧长期应用或大剂量静脉注射含钠、钾的 β-内酰胺类药,必须监测血清钾和钠,对合并心血管疾病的感染患者,防止出现水钠潴留及血钾过高。禁止青霉素 G 钾盐直接静脉注射。

3. 用药护理评价　评估药物疗效。感染得到控制,症状减轻或消除说明本药起效,应调整治疗方案。一般用至体温正常,症状消退后 72～96 h。特殊情况,如败血症、感染性心内膜炎、化脓性脑膜炎等,可延长治疗时间,以便彻底治疗,防止复发。

知识链接

双硫仑样反应

　　1948 年哥本哈根的 Jacobsen 等人发现,双硫仑被人体微量吸收后,能引起面部潮红、头痛、腹痛、出汗、心悸、呼吸困难等症状,尤其是在饮酒后症状会更加明显,人们把这种在接触双硫仑后饮酒出现的症状称为双硫仑样反应,又称酒醉样反应。临床有许多药物具有与双硫仑相似的作用,这些药物包括:头孢菌素类抗生素(如头孢曲松、头孢哌酮、头孢他定、头孢克肟等)、甲硝唑、替硝唑、呋喃唑酮、酮康唑、氯霉素、甲苯磺丁脲、苯乙双胍、华法林、胰岛素等。服用上述药物后饮酒,严重者可出现血压下降、心律失常、心力衰竭、休克甚至死亡。

任务二　大环内酯类抗生素

案例导引

　　患者,男,45 岁。近来左臂长一疖,穿刺检查为金黄色葡萄球菌感染,青霉素皮试阳性。

　　请思考:应选用何药治疗? 给药时,能用生理盐水溶解所选择的药物吗? 该药在治疗中如何进行用药护理?

　　大环内酯类抗生素是一类具有 14、15 和 16 元环大环内酯环结构的抗生素,通过抑制菌体蛋白质合成,迅速发挥抑菌作用。临床应用的药物包括红霉素、乙酰螺旋霉素、麦迪霉素和麦白霉素等天然品,以及罗红霉素、克拉霉素、阿奇霉素等半合成品。本类药的共同特点为:①抗菌谱窄,但比青霉素广,主要作用于革兰阳性球菌、厌氧菌,以及军团菌、支原体和衣原体等。②本类药之间有不完全交叉耐药性。③天然品对胃酸很不稳定,酯化衍生物可增加口服吸收;半合成品对胃酸稳定,口服生物利用度高。④主要经胆汁排泄,对胆道感染效果好。⑤毒性低,口服后的主要副作用为胃肠道反应,静脉注射易引起血栓性静脉炎。

一、常用药物

红霉素(erythromycin)

　　红霉素是 1952 年第一个用于临床的 14 元环大环内酯类抗生素,从红链霉菌培养液中提取,碱性条件下抗菌作用增强。为避免口服时被胃酸破坏,常制成红霉素肠溶片、琥乙红霉素、依托红霉素等制剂。口服易吸收,分布广,胆汁中浓度高,在扁桃体、乳汁、胸水、前列腺中均可达到有效浓度,可通过胎盘,不易透过血脑屏障,$t_{1/2}$ 约 2 h。

NOTE

【抗菌作用】 红霉素的抗菌作用与青霉素G相似,对革兰阳性菌如金黄色葡萄球菌、肺炎链球菌、白喉棒状杆菌等有强大抗菌作用;对革兰阴性菌如脑膜炎奈瑟菌、淋病奈瑟菌、流感嗜血杆菌、百日咳鲍特菌、布鲁菌、弯曲杆菌、军团菌高度敏感;对肺炎支原体、衣原体、立克次体、螺杆菌及某些螺旋体、厌氧菌等也有效。

【临床应用】 主要用于对青霉素耐药的革兰阳性菌如金黄色葡萄球菌、肺炎链球菌等所致的感染和对青霉素过敏患者;对白喉带菌者,军团菌肺炎、支原体肺炎、沙眼衣原体所致婴儿肺炎及结肠炎、弯曲杆菌所致败血症或肠炎,红霉素可作为首选药。

【不良反应】

(1) 胃肠道反应:口服可出现恶心、呕吐、腹痛、腹泻等胃肠道反应,其发生率与剂量大小有关,宜饭后服用或缓慢静脉滴注。依托红霉素和琥乙红霉素可引起肝损害,表现为转氨酶升高、肝肿大、胆汁淤积性黄疸,停药后可自行恢复。肝功能不全者慎用或禁用。

(2) 大剂量($\geqslant 4$ g/d)用药,偶见耳鸣和暂时性耳聋,停药后大多可恢复。

(3) 静脉给药可引起血栓性静脉炎,应予以注意。

乙酰螺旋霉素(acetylspiramycin)

乙酰螺旋霉素的抗菌谱与红霉素相似,但其抗菌活性较弱。口服易吸收,组织中浓度较高。主要用于敏感菌引起的呼吸道和软组织感染。不良反应较红霉素轻,大剂量也可产生胃肠道反应。

罗红霉素(roxithromycin,罗希红霉素)

罗红霉素的抗菌谱、抗菌作用与红霉素相似。空腹服用吸收良好,血药浓度高于其他大环内酯类抗生素,组织渗透性好,分布较广,故抗菌效力强于红霉素,$t_{1/2}$为 $12\sim14$ h,用于敏感菌所致的呼吸道、泌尿生殖系统、耳鼻喉、皮肤软组织部位的感染。不良反应多见胃肠道反应。

阿奇霉素(azithromycin)

阿奇霉素为半合成的15元环大环内酯类抗生素。口服吸收迅速,分布广,组织中药物浓度高,$t_{1/2}$长达 $35\sim48$ h,为大环内酯类中最长者,每日仅需给药一次,为长效大环内酯类抗生素。抗菌谱与红霉素相似,在本类药物中对肺炎支原体的抑制作用最强,主要用于敏感菌所致的呼吸道、皮肤及软组织感染。用药后可出现腹痛、腹泻(稀便)、上腹部不适、恶心、呕吐等胃肠道反应,其发生率低于红霉素,绝大多数患者均能耐受。偶见腹胀、头昏、头痛、发热、皮疹、关节痛及过敏反应,少数患者可出现一过性中性粒细胞减少、血清转氨酶升高。本品每次滴注时间不少于60 min,滴注液浓度不得高于 2.0 mg/mL。

克拉霉素(clarithromycin)

克拉霉素口服吸收迅速,对胃酸稳定,血药浓度高,广泛分布于组织中,主要经肾排泄,$t_{1/2}$为 $3.5\sim4.9$ h。对革兰阳性菌、嗜肺军团菌和肺炎衣原体的作用是大环内酯类中最强的,对沙眼衣原体、肺炎支原体、流感嗜血杆菌、厌氧菌的作用也较红霉素强。主要用于呼吸道、泌尿生殖系统和皮肤软组织感染。主要不良反应为胃肠道反应。

案例导引

患儿,男,2岁半。近日受凉后出现发热、咳嗽,夜间加重,口服头孢克肟、氨溴特罗,发热时用美林(布洛芬混悬液)降温,治疗1周未见好转,遂入院。查体:体温 38.9 ℃,鼻咽部充血,颈部淋巴结肿大,阵发性咳嗽,少痰。血液检查:白细胞总数正常,支原体(+)。诊断为支原体肺炎。

该患儿家长提出了心中的疑惑:为何用了杀菌作用强大的头孢类药物仍疗效不佳? 根据前面所学的内容,应该如何解释? 在治疗中应如何进行用药护理?

二、大环内酯类抗生素的用药护理

1. 用药前沟通 ①询问患者有无药物过敏史,是否合并听力减退及肝、肾功能不全等。②为

避免胃肠道不良反应,嘱患者饭后服药。食物可影响吸收,一般应在饭前 1 h 或饭后 3~4 h 服用。嘱患者肠溶片宜整片吞服,且不能与酸性药同服,以免降低疗效。③红霉素过量应用(>4 g/d)有一定耳毒性,用药期间注意观察有无眩晕、耳鸣等症状,一旦出现,应立即告知医生。④应用罗红霉素期间应嘱患者尽量避免驾驶、机械操作或高空作业。⑤注意药物的相互作用:本类药属快速抑菌剂,与磺胺类药物合用可增强疗效,与繁殖期杀菌剂青霉素类合用可降低后者的杀菌作用,与四环素类合用可加重肝损害。⑥评估有无禁忌证:本类药物有肝毒性,肝功能不全者、孕妇和哺乳期妇女慎用,对大环内酯类过敏者禁用。

2. 用药后护理 ①乳糖酸红霉素静脉滴注时,应先用注射用水配制成 5% 的溶液,再用 5% 葡萄糖溶液稀释后静脉滴注。不宜用生理盐水溶解或稀释,否则可析出沉淀;也不宜与其他药物混合静脉滴注。②静脉给药刺激性大,可引起局部疼痛或血栓性静脉炎,故应稀释后缓慢静脉滴注。③红霉素长期使用者,应定期检查肝功能。④阿奇霉素治疗期间若患者出现腹泻症状,应考虑是否有假膜性肠炎发生。如果诊断确立,应采取相应的治疗措施,包括维持水、电解质平衡及补充白蛋白等。

3. 用药护理评价 评估药物疗效。观察感染是否得到控制,症状是否缓解或消除;有无引起血栓性静脉炎、肝功能不全、假膜性肠炎等不良反应。

> 要点提示:乳糖酸红霉素不宜用生理盐水溶解或稀释,否则可析出沉淀。

任务三 林可霉素类抗生素

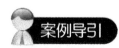 案例导引

患者,男,42 岁。近几天来出现周身不适、食欲减退、烦躁不安及高热等症状,检查发现左下肢胫骨下段有红、肿、热、压痛和波动感,穿刺检查为金黄色葡萄球菌感染。诊断为急性骨髓炎。为控制感染,应选择何种药物治疗? 使用该药时,应如何进行用药护理?

一、常用药物

林可霉素(lincomycin,洁霉素)和克林霉素(clindamycin,氯洁霉素)

林可霉素和克林霉素口服均可吸收,体内分布广泛,能渗入各种组织及体液,在骨组织、胆汁、乳汁中浓度较高,可通过胎盘屏障。脑膜炎时脑组织中可达到有效治疗浓度。

【抗菌作用】 抗菌谱与红霉素相似,对革兰阳性菌及厌氧菌具有较强的抗菌作用。抗菌机制是抑制菌体蛋白质的合成。因与大环内酯类竞争同一结合位点而产生拮抗作用,故不宜与红霉素合用。克林霉素抗菌作用较强,毒性较小,故较林可霉素常用。

【临床应用】 主要用于金黄色葡萄球菌引起的急、慢性骨髓炎及关节感染,克林霉素可作为首选药。还可用于革兰阳性菌引起的咽喉炎、中耳炎、肺炎等感染,也可用于厌氧菌引起的口腔、腹腔和妇科感染。

【不良反应】 林可霉素的不良反应发生率高于克林霉素。两药口服或注射均可引起胃肠道反应,一般反应轻微,表现为恶心、呕吐、腹痛、腹泻,也可出现严重的假膜性肠炎,可用万古霉素类和甲硝唑治疗。

二、林可霉素类抗生素的用药护理

1. 用药前沟通 ①本类药应空腹或饭后 2 h 口服,嘱患者用药期间多喝水,保持一定的尿量。②用药期间如出现腹痛、腹泻或大便中带血或见到膜状物,应立即停药并告知医生。③注意药物的相互作用:与红霉素合用可产生拮抗作用,故不宜与红霉素合用。④评价有无禁忌证:对本类药物过敏者禁用;有胃肠疾病或既往史者及肝、肾功能不全者慎用;孕妇、哺乳期妇女和新生

NOTE

儿禁用。

2. 用药后护理　①静脉滴注时不应与其他药物配伍,稀释浓度不可超过 6 mg/ mL,静脉滴注速度不宜过快。②密切观察药物的不良反应,用药过程中一旦出现腹泻、水样便或便中带血,提示出现了假膜性肠炎,应立即停药并报告医生处理。③本类药有神经肌肉接头阻断作用,与局部麻醉药、骨骼肌松弛药联合应用时应减少用量,用药期间密切观察患者有无肌无力、呼吸困难等症状发生。

3. 用药护理评价　评估药物疗效。体温降至正常,感染得到有效控制,症状减轻或消除,说明本药起效,应调整治疗方案。药物一般宜用至体温降至正常,症状消退后 72～96 h。

任务四　多肽类抗生素

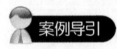

患者,男,45 岁。患有耐青霉素的金黄色葡萄球菌性心内膜炎。你认为应该为患者选用何药进行治疗? 选用的药物在使用时应如何进行用药护理?

一、常用药物

1. 万古霉素类

万古霉素(vancomycin)**和去甲万古霉素**(norvancomycin)

万古霉素和去甲万古霉素的化学结构相似,故抗菌谱、临床应用、不良反应基本相同,去甲万古霉素作用略强于万古霉素。本类药对革兰阳性菌有强大的杀菌作用,对厌氧的难辨梭菌也有较好的抗菌作用,其抗菌机制为抑制细菌细胞壁的合成。主要用于耐药革兰阳性菌所致的严重感染,如败血症、感染性心内膜炎、肺炎、结肠炎、骨髓炎、腹膜炎、脑膜炎等,以及某些抗生素如林可霉素类、四环素引起的假膜性肠炎,也可用于对 β-内酰胺类抗生素过敏的严重革兰阳性菌感染患者。

毒性较大,大剂量长期应用可出现耳鸣、听力下降甚至耳聋;可损伤肾脏,出现蛋白尿、管型尿、少尿、血尿等。输入速度过快,可产生红斑样或荨麻疹样反应,皮肤发红;输入药液过浓,可致血栓性静脉炎,不可肌内注射,因其可致剧烈疼痛。

知识链接

"最后一线药物"——万古霉素

万古霉素首先被 EC Kornfeld(美国礼来公司员工)从一个传教士采集的婆罗洲丛林深处的土壤中分离出来。使用万古霉素的目的是治疗耐青霉素的金黄色葡萄球菌引起的感染,但它不是一线治疗药物,原因如下:①口服无法吸收,全身感染必须静脉注射给药。②半合成青霉素可以有效抑制对青霉素耐药的细菌。③早期实验中所用纯度不高的万古霉素有很强的耳、肾毒性。这些原因使万古霉素成为治疗感染性疾病的"最后一线药物"。

2. 多黏菌素类

多黏菌素 B(polymyxin B)**和多黏菌素 E**(polymyxin E,黏菌素,抗敌素)

多黏菌素 B 和多黏菌素 E 是从多黏杆菌培养液中提取的多肽类化合物。

【抗菌作用】　本类药物对革兰阴性杆菌作用较强,尤其是对铜绿假单胞菌作用显著,抗菌机制是作用于细菌胞浆膜,提高胞浆膜的通透性,导致菌体内的重要成分外漏而死亡。

【临床应用】 因毒性较大,临床主要用于耐药的铜绿假单胞菌及革兰阴性杆菌引起的尿路感染、脑膜炎、败血症等,需注射给药。口服用于肠炎和肠道术前准备,局部用于敏感菌引起的眼、耳、皮肤、黏膜感染及烧伤后铜绿假单胞菌引起的创面感染。

【不良反应】 主要为肾毒性及神经系统毒性。肾毒性表现为蛋白尿、血尿、管型尿等;神经系统毒性表现为眩晕、手足麻木、共济失调等,停药后可消失。也可出现药热、瘙痒、皮疹等。偶见粒细胞减少和肝毒性。

二、多肽类抗生素的用药护理

1. 用药前沟通 ①应用万古霉素类药物期间应密切注意听力变化,一旦出现耳鸣应立即停药。②嘱患者应用多黏菌素类药物期间不应进行高空作业等危险工作。③注意药物间的相互作用:万古霉素类避免与氨基糖苷类抗生素及高效能利尿药合用,以免增加耳、肾毒性;多黏菌素类忌与麻醉剂、骨骼肌松弛剂、氨基糖苷类等对耳、肾有毒性的药物合用。④评价有无禁忌证:老年人、孕妇、哺乳期妇女、听力障碍和肾功能不全者慎用万古霉素类药。

2. 用药后护理 ①万古霉素与许多药物,如氯霉素、甾体类抗炎药等,可产生沉淀反应,含本品的输液中不得添加其他药物。②万古霉素用药期间应做听力测定,当出现耳鸣、听力异常时应立即停药。③万古霉素不可肌内注射,因其可致剧烈疼痛;滴注速度应缓慢,药液浓度不能过高,否则可致血栓性静脉炎。④多黏菌素类亦应缓慢静脉滴注。用药期间应密切注意药物对神经系统的毒性反应,如出现眩晕、视物模糊、运动失调等症状,应立即停药。⑤万古霉素类和多黏菌素类用药期间,均应监测肾功能,检查尿液,如出现蛋白尿、血尿、管型尿等,应及时停药。

3. 用药护理评价 评估药物疗效。经过药物治疗,评价患者是否达到:感染得到有效控制,症状得到缓解或消除;未发生脓毒血症、感染性休克等并发症或并发症被及时发现并处理;未发生严重不良反应如耳毒性、肾毒性、神经毒性等。

任务五 氨基糖苷类抗生素

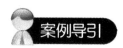 **案例导引**

患者,男,32岁。因腹腔感染用庆大霉素治疗。2周前,出现午后低热、乏力、食欲减退、咳嗽、发热、盗汗,近1周又出现高热、咳痰,痰中带血。痰结核分枝杆菌阳性。诊断为肺结核,医生给予抗结核病药异烟肼、利福平和链霉素治疗,用药一个月后患者肺结核症状好转,但却出现了耳鸣、听力下降,继而听力丧失。

该患者的治疗方案合理吗?如何预防链霉素引起的耳聋?

一、氨基糖苷类抗生素的共性

氨基糖苷类抗生素主要从链霉菌培养液中提取,碱性环境中抗菌作用增强。水溶性好,除链霉素水溶液性质不稳定外,其他药物水溶液性质均稳定。本类药物由氨基糖分子与苷元结合而成。本类药物结构相似,因此在体内过程、抗菌谱、抗菌机制、不良反应等方面具有许多共同特性。本类药物包括链霉素、庆大霉素、西索米星、卡那霉素,以及人工半合成的妥布霉素、奈替米星、阿米卡星等。

【体内过程】 本类药物口服难吸收,仅作为肠道消毒和肠道感染使用;全身感染需注射给药,肌内注射,吸收迅速而完全。穿透力弱,主要分布在细胞外液,肾脏皮质内药物浓度可达到血药浓度的50~100倍,肾脏皮质内药物蓄积浓度高。不易透过血脑屏障,脑脊液、胆汁及组织中浓度低,可通过胎盘屏障,孕妇应慎用。约90%以原形经肾脏排泄。

【抗菌谱】 对需氧革兰阴性杆菌如大肠埃希菌、克雷伯菌属、肠杆菌属、变形杆菌属、志贺菌属等具有强大杀菌作用,是治疗这些细菌感染常用的药物;对枸橼酸菌属、沙雷菌属、沙门菌属、产碱杆菌属、不动杆菌属、分枝杆菌属等也有一定的抗菌作用;对革兰阴性球菌如淋病奈瑟菌、脑膜炎奈瑟菌作用较差。此外,链霉素对结核分枝杆菌敏感。

【抗菌机制】 主要是抑制菌体蛋白质合成,还能抑制细菌胞浆膜蛋白质的合成,造成细胞膜缺损,使通透性增加,导致胞浆内容物外渗而死亡。本类抗生素属静止期杀菌剂,与β-内酰胺类药物有协同作用。

【不良反应】

1. 耳毒性 与本类抗生素在内耳淋巴液中蓄积有关,包括前庭神经和耳蜗神经损害。前庭神经损害表现为眩晕、恶心、呕吐、眼球震颤和平衡失调,多见于链霉素和庆大霉素;耳蜗神经损害表现为耳鸣、听力减退甚至耳聋,多见于阿米卡星。

知识链接

药源性耳聋

药源性耳聋是指由于用药不当引起的听力损害,已成为发展中国家致聋的主要原因之一。药源性耳聋主要发生于儿童,0~4岁幼儿较多见。特别是幼儿,由于不会诉说或表达不准确,待家长发现时,语言发育已经受损,不仅致聋而且致哑。造成药源性耳聋的药物主要有:氨基糖苷类抗生素(链霉素、阿米卡星、庆大霉素等)、强效利尿药、解热镇痛药(乙酰水杨酸、非那西丁)、红霉素、万古霉素类、抗疟药(氯喹、奎宁)等。在后天性耳聋中,药物致聋的发病率约占40%。为了减少耳聋发生,提高人口素质,我国将每年的3月3日定为全国"爱耳日"。

2. 肾毒性 与药物排泄时在肾皮质内蓄积有关。可见蛋白尿、管型尿、血尿等,严重者可出现无尿、氮质血症和肾功能衰竭。多见于庆大霉素和阿米卡星。

3. 神经肌肉阻滞 常见于大剂量静脉滴注、静脉滴注速度过快或腹腔给药后,可引起四肢无力、心肌抑制、血压下降、呼吸困难甚至呼吸停止。因此一般不宜静脉注射,一旦发生,可用葡萄糖酸钙或新斯的明抢救。

4. 过敏反应 可见各种皮疹、发热、嗜酸性粒细胞增多等症状,也可引起严重的过敏性休克。链霉素引起的过敏性休克发生率仅次于青霉素G,但死亡率高于青霉素G。

要点提示:草绿色链球菌引起的感染性心内膜炎的首选药是青霉素G加链霉素。

二、常用药物

链霉素(streptomycin)

链霉素是1944年从链霉菌培养液中获得的第一个氨基糖苷类抗生素,也是第一个用于治疗结核病的药物。链霉素性质稳定,水溶液在室温可保持一周。链霉素曾广泛用于革兰阴性杆菌感染的治疗,但因耳毒性和肾毒性发生率高、耐药菌株多,限制了其在临床上的应用。目前临床上主要用于:①结核病:链霉素是治疗结核病的一线药物,常与异烟肼、利福平联合使用,以增强疗效,并延缓耐药性的形成。②鼠疫和兔热病:链霉素为首选药。③感染性心内膜炎:常与青霉素合用治疗溶血性链球菌、草绿色链球菌及肠球菌等引起的感染性心内膜炎。耳毒性大,严重者可致永久性耳聋。

庆大霉素(gentamicin)

庆大霉素在本类药物中最为常用。肌内注射吸收迅速而完全,$t_{1/2}$为4 h。对多数革兰阴性菌有杀灭作用,是治疗各种革兰阴性杆菌感染的主要抗菌药。临床上主要用于革兰阴性杆菌造成

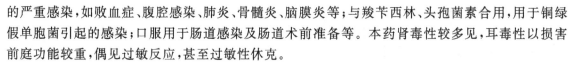

的严重感染,如败血症、腹腔感染、肺炎、骨髓炎、脑膜炎等;与羧苄西林、头孢菌素合用,用于铜绿假单胞菌引起的感染;口服用于肠道感染及肠道术前准备等。本药肾毒性较多见,耳毒性以损害前庭功能较重,偶见过敏反应,甚至过敏性休克。

卡那霉素(kanamycin)

卡那霉素肌内注射较易吸收,在胸腔液和腹腔液中浓度较高,$t_{1/2}$为2~3 h。对多数革兰阴性杆菌和结核杆菌有效,但因不良反应较大,疗效不高,易产生耐药性,已被同类其他药物取代。现仅作为二线药与其他抗结核病药合用,治疗对一线抗结核病药耐药的患者。本药耳毒性、肾毒性均较强。

阿米卡星(amikacin,丁胺卡那霉素)

阿米卡星不易透过血脑屏障,在体内不被代谢,$t_{1/2}$为2.2 h,其抗菌谱在氨基糖苷类药中最广,突出优点是对肠道革兰阴性杆菌和铜绿假单胞菌产生的多种氨基糖苷类灭活酶稳定,主要适用于:①对氨基糖苷类耐药的革兰阴性杆菌和铜绿假单胞菌所致的感染,常作为首选药。②金黄色葡萄球菌所致的各种感染,但作用比庆大霉素弱。③治疗中性粒细胞减少或其他免疫缺陷者严重革兰阴性杆菌感染,作为静止期杀菌剂,与繁殖期杀菌剂羧苄西林或头孢噻吩合用,常能获得满意疗效。本药耳毒性比庆大霉素强,肾损害比庆大霉素弱。

妥布霉素(tobramycin)

妥布霉素水溶液性质非常稳定,肌内注射吸收迅速,可渗入胸腔、腹腔、滑膜腔并达到有效浓度,$t_{1/2}$为1.6 h。抗菌谱与庆大霉素相似,对大多数肠杆菌属、肺炎杆菌、变形杆菌属、铜绿假单胞菌有良好的抗菌作用,对铜绿假单胞菌的作用是庆大霉素的2~5倍,且对庆大霉素耐药的铜绿假单胞菌仍有效。主要用于治疗铜绿假单胞菌引起的心内膜炎、烧伤、败血症、骨髓炎和其他敏感革兰阴性杆菌所致的感染。有肾毒性、耳毒性,但均比庆大霉素轻。

奈替米星(netilmicin)

奈替米星为半合成氨基糖苷类抗生素。抗菌谱与庆大霉素相似,对革兰阴性杆菌如大肠埃希菌、克雷伯杆菌、铜绿假单胞菌、奇异变形杆菌、沙门菌属都有较强的抗菌活性。本药的特点是对大多数钝化酶稳定,因而对耐其他氨基糖苷类抗生素的革兰阴性杆菌及耐青霉素的金黄色葡萄球菌感染仍然有效。主要用于敏感菌引起的呼吸道、消化道、泌尿道、皮肤软组织等部位的感染。本药耳毒性、肾毒性较小,但仍应注意,避免与有耳毒性、肾毒性的药物合用。

大观霉素(spectinomycin,淋必治)

大观霉素是链霉菌所产生的氨基环醇类抗生素,因其作用机制与氨基糖苷类相似而列入本类。仅对淋病奈瑟菌有高度杀菌活性,只用于淋病的治疗。由于易产生耐药性,仅用于对青霉素、四环素耐药或对青霉素过敏的淋病患者。不良反应轻,可引起注射部位疼痛、皮疹、眩晕、恶心、头痛、发热等不良反应。孕妇、新生儿、肾功能不全者禁用。

三、氨基糖苷类抗生素的用药护理

1. 用药前沟通 ①详细询问患者有无药物过敏史,对链霉素过敏者禁用。②询问患者有无肝、肾功能不全、听力减退等。③链霉素可引起过敏性休克,用药前应做皮试。④注意药物间相互作用:不宜与有耳毒性的药物如强效利尿药、甘露醇、万古霉素类等合用,也应避免与能掩盖耳毒性的药物如苯海拉明等抗组胺药合用,也不宜用于原有听力减退患者;不宜与有肾毒性的药物如磺胺药、第一代头孢菌素类、万古霉素类、多黏菌素类等合用;本类药物之间不宜合用,以免毒性相加;不宜与青霉素类同瓶滴注或混合注射,以免降低本类药物的活性。⑤评估有无禁忌证:老年人、儿童、哺乳期妇女慎用,孕妇及肾功能不全者禁用。

2. 用药后护理 ①本类药物局部刺激性强,应深部肌内注射,并注意经常更换注射部位。静脉滴注时,速度宜缓慢。②一旦发生链霉素过敏性休克应立即抢救,即静脉缓慢注射葡萄糖酸钙,其他措施与青霉素过敏性休克的抢救相同。③大剂量静脉滴注或腹腔给药可阻断神经肌肉接头,用药前应准备好钙剂和新斯的明等解救药。④用药期间应注意询问患者有无耳鸣、眩晕等耳毒性的早期症状,并进行听力监测,一旦出现早期症状,应立即停药。⑤用药期间应定期检查尿常规和肾功能,老年人、小儿毒性反应尤其明显,应密切观察尿量及尿液颜色变化,一旦出现肾功能损害,应立即告知医生,及时调整用量或停药。

3. 用药护理评价 评估药物疗效。经过治疗,评价患者是否达到:感染症状得到有效控制,症状减轻或消除,未发生严重并发症或并发症被及时发现并处理,未引起耳毒性、肾毒性等严重不良反应。

任务六 四环素类及氯霉素类

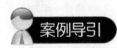

患者,女,30岁。近1年来月经不正常,月经量多,每次持续10日左右。两月前无明显诱因出现劳累后头晕、乏力,活动后心慌。查体:皮肤黏膜苍白,指甲薄而扁,红细胞 $3.0 \times 10^{12}/L$,血红蛋白 75 g/L。诊断为缺铁性贫血,医生给予口服硫酸亚铁治疗。近日,因感冒发热、咳嗽来院就诊。血液检查:支原体(+)。诊断为支原体肺炎。医嘱口服四环素治疗。

请分析:硫酸亚铁和四环素可以同时口服吗?用药过程中应注意哪些事项?应如何进行用药护理?

一、四环素类

本类药物包括天然品和人工半合成品两类。前者包括四环素(tetracycline)、土霉素(oxytetracycline)和金霉素(aureomycin)等,后者包括多西环素(doxycycline,强力霉素)和米诺环素(minocycline,二甲胺四环素)等。人工半合成四环素类的抗菌活性高于天然四环素类。

【体内过程】 口服易吸收,可与多价阳离子如 Ca^{2+}、Mg^{2+}、Al^{3+}、Fe^{2+} 等络合,使药物吸收减少,铁剂可使四环素的吸收率下降 40%～90%,如需合用,服药时间应间隔 3 h。酸性药物如维生素 C 可促进四环素吸收。不易透过血脑屏障,可沉积于骨及牙组织内,口服给药时,除多西环素主要经胆汁排泄外,其余四环素类大部分以原形经肾排泄。

【抗菌谱】 抗菌谱广,对革兰阳性菌、革兰阴性菌、立克次体、支原体、螺旋体、放线菌均有抑制作用,对革兰阳性菌作用弱于青霉素类和头孢菌素类,对革兰阴性菌作用弱于氨基糖苷类和氯霉素类,还能间接抑制阿米巴原虫。

【抗菌机制】 本类药物抑制菌体蛋白质合成,产生快速抑菌作用,属于速效抑菌剂。高浓度时有杀菌作用。

【临床用途】 可作为立克次体感染(如斑疹伤寒、恙虫病等)、衣原体感染(如鹦鹉热)、支原体感染(如支原体肺炎)、某些螺旋体感染(如回归热)的首选药,四环素对幽门螺杆菌引起的消化道感染也有较好疗效。

【不良反应】

1. 胃肠道反应 口服可引起恶心、呕吐、上腹不适、食欲减退等。

2. 二重感染 常见:①真菌感染,如白色念珠菌引起的鹅口疮、肠炎,可用抗真菌药治疗。②假膜性肠炎,免疫功能低下的老年患者及幼儿尤易发生,与肠道难辨梭菌释放外毒素有关,表现为肠壁坏死、体液渗出、剧烈腹泻,导致脱水或休克等。

3. 影响骨骼、牙齿的生长 四环素类易与新形成的骨、牙齿中所沉积的钙结合,从而影响牙齿发育和骨骼的生长,使牙齿黄染(俗称"四环素牙")。

4. 其他 长期大剂量应用,可见肝、肾损害,偶见皮疹、药热等过敏反应。

课堂互动:四环素的抗菌谱较广,但为何在临床上应用却较少?

二、氯霉素

氯霉素(chloramphenicol)抗菌谱广,对革兰阴性菌作用强于革兰阳性菌,为抑菌剂;对伤寒沙门菌、流感嗜血杆菌作用最强,在高浓度时呈现杀菌作用;对立克次体、支原体、衣原体也有抑制作用。因毒性反应较重,全身应用主要用于治疗伤寒、副伤寒,其他较少用。局部滴眼可用于各种敏感菌所致的眼内感染、沙眼和结膜炎等。

【不良反应】

1. 抑制骨髓造血功能 抑制骨髓造血功能为氯霉素最严重的不良反应,表现为红细胞、粒细胞及血小板减少,严重者可出现再生障碍性贫血。因此临床上对应用氯霉素非常谨慎,应用前需查血常规。在美国、加拿大、英国等国家,认为氯霉素风险高于治疗效益,已将含氯霉素的口服剂型药品撤离市场。

2. 灰婴综合征 早产儿和新生儿肝脏缺乏葡萄糖醛酸转移酶,肾功能排泄功能不完善,对该药解毒能力差。大剂量使用氯霉素,新生儿尤其是早产儿,可出现呼吸困难、循环衰竭、进行性血压下降、皮肤苍白、发绀,故称灰婴综合征,40%的患者在症状出现后2~3天内死亡。

3. 其他 可发生胃肠道反应、二重感染、皮疹、药热等。

> **要点提示:**氯霉素最严重的不良反应是抑制骨髓造血功能,特有的不良反应是灰婴综合征。

知识链接

假膜性肠炎

假膜性肠炎为主要发生于结肠的急性黏膜坏死性炎症,并覆有假膜。此病常见于应用抗生素之后,故为医源性并发症,现已证实由难辨梭菌释放的外毒素引起,病情严重者可以致死。腹泻、腹痛为其最主要的症状。

三、四环素类和氯霉素的用药护理

1. 用药前沟通 ①四环素类口服应饭后服用或与食物同服以减轻胃肠道反应。②嘱患者避免与抗酸药(如碳酸钙、三硅酸镁)、含金属离子的药物(如硫糖铝、硫酸亚铁)同服,必须合用时,间隔2~3 h为宜,以免降低药物的疗效。避免与牛奶等奶制品同服。③多西环素易致光敏反应,用药期间嘱患者避免接受阳光和紫外线照射。④米诺环素有独特的前庭反应,用药期间嘱患者不要从事高空作业、驾驶车辆等。⑤嘱患者使用氯霉素期间,如出现发热、咽痛、易疲劳等症状应及时告知医生。⑥注意药物间相互作用:氯霉素是肝药酶抑制剂,可减少华法林、甲苯磺丁脲、苯妥英钠等药物的代谢,合用时应监测凝血酶原时间、血糖水平。年老、体弱、免疫功能低下、合用糖皮质激素者慎用四环素类药。⑦评估有无禁忌证:孕妇、哺乳期妇女、8岁以下儿童及肝肾功能不全者禁用四环素类药;新生儿尤其是早产儿、孕妇、哺乳期妇女、肝肾功能不全者禁用氯霉素。

2. 用药后护理 ①四环素用药期间,密切观察患者有无腹泻、发热等症状,如确定是假膜性肠炎,应立即停药,并口服万古霉素或甲硝唑治疗。②注意观察多西环素是否引起光敏反应。③使用氯霉素应严格掌握其适应证,氯霉素一般不作为首选药物。④氯霉素用药期间应严密观察骨髓抑制情况,如是否出现发热、咽痛、易疲劳等,定期查血常规,发现异常立即停药。避免长期用药。

3. 用药护理评价 评估药物疗效。经过药物治疗,评价患者是否达到:感染症状得到有效控制;发热患者体温恢复正常;未发生严重并发症或并发症被及时发现并处理;未出现严重不良反应如四环素引起的假膜性肠炎、氯霉素抑制骨髓造血功能等。

> **课堂互动:**患儿,女,3岁。半年来感冒反复发作,家长多次自行给予阿司匹林、头孢拉定、阿莫西林、罗红霉素等药物治疗。5天前因患金黄色葡萄球菌肠炎入院。出院时护士对家长进行健康指导应特别强调
> ( )。
> A. 合理喂养
> B. 注意饮食卫生
> C. 多进行户外活动
> D. 注意儿童个人卫生
> E. 滥用抗生素的严重后果

常用制剂和用法

青霉素(钠或钾) 注射剂:40万U、80万U、100万U。临用前配成溶液,一次80万U,一

日 2～4 次,肌内注射或静脉滴注。小儿一日 2.5 万～5 万 U/kg,分 2～4 次肌内注射。必要时可适当增大剂量。

苄星青霉素　注射剂:40 万 U、120 万 U、300 万 U。一次 60 万～120 万 U,肌内注射,一月 1次。

青霉素 V　片剂:0.25 g。一次 0.5 g,小儿一次 0.25 g,一日 3～4 次。

苯唑西林　胶囊剂:0.25 g。一次 0.5～1 g,一日 4～6 次。注射剂:0.5 g、1 g。一次 0.5～1 g,一日 4～6 次,肌内注射或静脉滴注。

甲氧西林　注射剂:0.5 g、1 g。一次 1.5～3 g,一日 4 次,肌内注射或静脉滴注。

双氯西林　片剂:0.25 g。一次 0.25～0.5 g,一日 4 次。

氟氯西林　胶囊剂:0.125 g、0.25 g。注射剂:0.5 g、1 g。一次 0.25 g,一日 4 次,口服、肌内注射或静脉滴注。

氯唑西林　胶囊剂:0.25 g、0.5 g。一次 0.25～0.5 g,一日 2～3 次。注射剂:0.25 g、0.5 g。一次 0.5～1 g,一日 3～4 次,肌内注射或静脉滴注。

氨苄西林　片剂或胶囊剂:0.25 g。注射剂:0.5 g、1 g、2 g。一次 0.25～1 g,一日 4 次,口服、肌内注射或静脉滴注。

阿莫西林　片剂或胶囊剂:0.125 g、0.25 g。一次 0.5～1 g,一日 3～4 次。小儿一日 50～100 mg/kg,分 3～4 次服用。

羧苄西林　注射剂:0.5 g、1 g。一次 1～2 g,一日 4 次,肌内注射或静脉滴注。严重铜绿假单胞菌感染时,一日 10～20 g,静脉注射。

磺苄西林　注射剂:1 g、2 g。一次 1～2 g,一日 4 次,肌内注射或静脉注射,亦可静脉滴注。肌内注射时需加利多卡因 3 mL 以减轻疼痛。小儿一日 40～160 mg/kg,分 4 次注射。

替卡西林　注射剂:1 g、3 g、6 g。一次 1～2 g,一日 4 次,肌内注射或静脉滴注。

呋苄西林　注射剂:0.5 g。一次 1～2 g,一日 4 次。小儿一日 50～150 mg/kg,分 4 次静脉注射或静脉滴注。

哌拉西林　注射剂:0.5 g、1 g、2 g。一次 1～4 g,一日 4 次,肌内注射或静脉滴注。小儿一日 80～100 mg/kg,分 3～4 次肌内注射。

美洛西林　粉针剂:1 g。一日 50～100 mg/kg 或一次 3 g,一日 4 次;重症感染者一日 6 次,肌内注射、静脉注射或静脉滴注。

阿洛西林　粉针剂:2 g、3 g、4 g。一日 150～200 mg/kg,重症感染者一日 200～300 mg/kg,小儿一日 50～150 mg/kg,分 4 次肌内注射、静脉注射或静脉滴注。

美西林　注射剂:0.5 g、1 g。一次 0.4～0.6 g,小儿一日 30～50 mg/kg,一日 4 次,肌内注射或静脉滴注。

匹美西林　片剂或胶囊剂:0.25 g。一次 0.25 g,一日 2～4 次,重症加倍。

替莫西林　注射剂:0.5 g、1 g、2 g。一次 0.5～2 g,一日 2 次,肌内注射或静脉注射。

头孢噻吩　注射剂:0.5 g、1 g。一次 0.5～1 g,一日 4 次,肌内注射或静脉注射。严重感染时,一日 2～6 g,分 2～3 次稀释后静脉滴注。

头孢氨苄　片剂或胶囊剂:0.125 g、0.25 g。一次 0.25～0.5 g,一日 4 次。小儿一日 25～50 mg/kg,分 3～4 次口服。

头孢唑啉　注射剂:0.5 g。一次 0.5～2 g,一日 2～4 次,肌内注射或静脉注射。小儿一日 20～40 mg/kg,分 3～4 次给药。

头孢羟氨苄　胶囊剂:0.125 g、0.25 g。一次 1 g,一日 2 次。小儿一日 30～60 mg/kg,分 2～3 次口服。

头孢拉定　片剂或胶囊剂:0.25 g、0.5 g。一次 0.25～0.5 g,一日 3～4 次。小儿一日 25～50 mg/kg,分 3～4 次。注射剂:0.5 g、1 g。一次 0.5～1 g,一日 4 次,肌内注射或静脉滴注。小儿一日 50～100 mg/kg,分 4 次注射。

头孢克洛　胶囊剂:0.25 g。一次 0.25～0.5 g,一日 4 次。小儿一日 20 mg/kg,分 3 次口服。

头孢呋辛钠　注射剂:0.25 g、0.75 g、1.25 g。一次 0.75～1.5 g,一日 3 次,肌内注射或静脉滴注。小儿一日 30～60 mg/kg,分 3～4 次肌内注射。

头孢孟多　注射剂:0.5 g、1 g、2 g。一次 0.5～2 g,一日 3～4 次,肌内注射或静脉滴注。小儿一日 50～100 mg/kg,分 3～4 次肌内注射。

头孢噻肟钠　注射剂:0.5 g、1 g。一次 0.5～1.5 g,一日 2～4 次,肌内注射或静脉滴注。小儿一日 50～100 mg/kg,分 3～4 次,肌内注射。

头孢克肟　胶囊剂:0.05 g、0.1 g。一次 0.2～0.4 g,一日 1～2 次。

头孢曲松　注射剂:0.25、0.5 g、1 g。一次 0.5～1 g,一日 2～4 次,深部肌内注射或静脉滴注。小儿一日 20～80 mg/kg,分 2 次静脉滴注。

头孢哌酮钠　注射剂:0.5 g、1 g、2 g。一次 1～2 g,一日 2 次。小儿一日 50～150 mg/kg,肌内注射、静脉注射或静脉滴注。

头孢他定　注射剂:0.25 g、0.5 g、1 g、2 g。一次 0.5～2 g,一日 3 次。小儿一次 25～50 mg/kg,一日 2 次,肌内注射或静脉滴注。

头孢匹罗　注射剂:0.5 g。一次 1～2 g,一日 1～2 次,肌内注射或静脉滴注。

头孢吡肟　注射剂:1 g、2 g。一次 1～2 g,一日 2 次,肌内注射或静脉滴注。

头孢西丁　注射剂:1 g。一次 1～2 g,一日 3～4 次,肌内注射或静脉注射。

亚胺培南　注射剂:0.25 g、0.5 g、1 g(以亚胺培南计量,其中含有等量的西司他丁钠),一次 0.25～1.0 g,一日 2～4 次,肌内注射或静脉滴注。

美罗培南　注射剂:0.25 g、0.5 g。一次 0.5～1 g,一日 3～4 次,静脉滴注或肌内注射。

氨曲南　注射剂:0.5 g、1 g。一次 0.5～2 g,一日 2～4 次,静脉滴注或肌内注射。

拉氧头孢　注射剂:0.25 g、0.5 g、1 g。一次 0.5～1 g,一日 2 次,肌内注射或静脉滴注。

氟氧头孢　注射剂:0.5 g、1 g、2 g。一次 0.5～2 g,一日 2 次,静脉滴注或肌内注射。

奥格门汀　片剂:0.375 g、0.625 g。一次 0.375～0.625 g,一日 3～4 次。

舒他西林　片剂:0.375 g。一次 0.375 g,一日 2～4 次。注射剂:0.75 g、l.5 g。一次 0.75～1.5 g,一日 2～4 次,肌内注射、静脉注射或静脉滴注。

红霉素　肠溶片:0.05 g、0.125 g、0.25 g。一次 0.25～0.5 g,一日 3～4 次。小儿一日 30～50 mg/kg,分 3～4 次服用。注射剂(乳糖酸盐):0.25 g、0.3 g。成人一日 1～2 g,小儿一日 20～30 mg/kg,分 3～4 次,静脉滴注。软膏:1%、0.5%,外用。

琥乙红霉素　片剂:0.1 g、0.125 g、0.25 g。一次 0.25～0.5 g,一日 4 次。小儿一日 30～40 mg/kg,分 3～4 次口服。

依托红霉素　片剂:0.1 g 、0.125 g(按红霉素计)。胶囊剂:0.05 g、0.125 g(按红霉素计)。颗粒剂:0.075 g。一次 0.25～0.5 g,一日 3～4 次。小儿一日 30～50 mg/kg,分 3～4 次口服。

乙酰螺旋霉素　片剂或胶囊剂:0.1 g、0.2 g,一次 0.2～0.3 g,一日 4 次。

罗红霉素　片剂:0.15 g。颗粒剂或悬浮剂:0.05 g。一次 0.15 g,一日 2 次。

阿奇霉素　片剂:0.125 g、0.25 g。干混悬剂:0.1 g。第 1 日,一次 0.5 g,一日 1 次,第 2～5 日,一次 0.25 g,一日 1 次;或一次 0.5 g,一日 1 次,连服 3 日。小儿一次 10 mg/kg,一日 1 次,第 2～5 日,一次 5 mg/kg,一日 1 次(一日最大量不超过 0.5 g)。注射剂:0.125 g、0.25 g、0.5 g。一次 0.5 g,一日 1 次,静脉滴注,用药 1～2 天后改用口服制剂,一次 0.25～0.5 g,一日 1 次,治疗 7～10 天为一疗程。

克拉霉素　片剂:0.2 g。一次 0.25～0.5 g,一日 2 次。

林可霉素　片剂或胶囊剂:0.25 g、0.5 g。一次 0.25～0.5 g,一日 3～4 次。注射剂:0.2 g、0.6 g。一次 0.25～0.5 g,一日 3～4 次,肌内注射,或一次 0.25～0.5 g,溶于 100 mL 以上液体中,静脉滴注,时间不少于 1 h,一日 2～3 次。

克林霉素　胶囊剂:0.75 g、0.15 g、0.3 g。片剂:0.125 g、0.25 g、0.5 g。注射剂:0.3 g/2 mL。一次 0.3~0.6 g,一日 2~3 次。口服、肌内注射或静脉滴注。

万古霉素　胶囊剂:0.125、0.25 g。一次 0.5 g,一日 4 次(每日量不可超过 4 g),口服(治疗假膜性肠炎)。粉针剂:0.5 g。一次 0.5~1 g,小儿一日 40 mg/kg,分 2~4 次,每克至少加液体 200 mL,缓慢静脉滴注,持续时间不少于 1 h。

去甲万古霉素　粉针剂:0.4 g。一次 0.4~0.5 g,每克至少加液体 200 mL,1 h 以上缓慢静脉滴注。

多黏菌素 B　注射剂:50 万 U、100 万 U。一次 25 万~50 万 U,一日 2 次,肌内注射或静脉滴注。一次 1 万 U,鞘内注射。配成 0.1%~1%的溶液,局部用药。

多黏菌素 E　片剂:50 万 U、100 万 U。一次 50 万~100 万 U,一日 3 次。注射剂:100 万 U。一次 50 万~100 万 U,一日 2 次,肌内注射或静脉滴注。

硫酸链霉素　注射剂:0.75 g(75 万 U)、1 g(100 万 U)、2 g(200 万 U)。一次 1 g,一日 l 次,肌内注射。

硫酸庆大霉素　片剂:2 万 U、4 万 U。一次 8 万~16 万 U,一日 3~4 次。注射剂:20 mg/mL(2 万 U)、40 mg/mL(4 万 U)、80 mg/mL(8 万 U)。一次 80~160 mg,一日 2~3 次,肌内注射或静脉滴注。0.5%软膏,0.5%滴眼液,外用。

卡那霉素　注射剂:0.5 g(50 万 U)、1 g(100 万 U)。一次 0.5 g,一日 2~3 次,肌内注射。滴眼剂:4 万 U/8 mL。一次 1~2 滴,一日 3~5 次。

硫酸阿米卡星　注射剂:0.1 g、0.2 g。一次 0.5 g,一日 2~3 次,静脉滴注或肌内注射。

硫酸妥布霉素　注射剂:40 mg、80 mg。一次 80 mg,一日 2~3 次,肌内注射或静脉滴注。

硫酸奈替米星　注射剂:150 mg。一次 4~6 mg/kg,一日 1 次,肌内注射或静脉滴注。

大观霉素　注射剂:2 g(200 万 U)。一次 2 g,溶于特殊稀释液(0.9%苯甲醇溶液)3.2 mL 中,一日 1~2 次,深部肌内注射。

盐酸四环素　片剂或胶囊剂:0.25 g。一次 0.25~0.5 g,一日 3~4 次。软膏剂:5 g。眼膏剂:2.5 g、10 g,外用。

盐酸土霉素　片剂:0.125 g、0.25 g。一次 0.5 g,一日 3~4 次。

多西环素　片剂:0.05 g、0.1 g。胶囊剂:0.1 g。成人首次 0.2 g,以后一次 0.1~0.2 g,一日 1 次。小儿首剂 4 mg/kg,以后一次 2~4 mg/kg,一日 1 次。

米诺环素　片剂:0.1 g。首剂 0.2 g,以后一次 0.1 g,一日 2 次。

氯霉素　片剂或胶囊剂:0.25 g。一次 1.5 g,一日 4 次。注射剂 0.125 g、0.25 g。一次 0.5~1 g,一日 2 次,肌内注射、静脉注射或静脉滴注。眼膏、滴眼液、滴耳液:局部外用。

思考与练习

A₁型题

1. 治疗小儿支原体肺炎首选的抗生素是(　　)。

A. 青霉素　　　B. 氨苄西林　　C. 头孢利定　　D. 庆大霉素　　E. 红霉素

2. 最容易引起听神经损害的药物是(　　)。

A. 异烟肼　　　B. 利福平　　　C. 链霉素　　　D. 吡嗪酰胺　　E. 乙胺丁醇

3. 链霉素长期应用可出现的不良反应是(　　)。

A. 周围神经炎　　　　　　B. 肝损害　　　　　　　C. 眩晕、听力障碍

D. 高尿酸血症　　　　　　E. 视神经炎

4. 新生儿脐炎最常见的致病菌为金黄色葡萄球菌,治疗首选的抗生素是(　　)。

A. 庆大霉素　　B. 头孢呋辛　　C. 林可霉素　　D. 红霉素　　　E. 丁胺卡那霉素

5. 治疗肺炎链球菌肺炎的首选抗生素是(　　)。

A. 红霉素   B. 青霉素   C. 丁胺卡那霉素

D. 氟嗪酸   E. 羧苄青霉素

A₂ 型题

6. 患儿,男,3 岁。因化脓性脑膜炎入院。脓液细菌培养显示为脑膜炎双球菌感染。进行抗菌治疗首选的抗菌药是(   )。

A. 青霉素   B. 阿奇霉素   C. 庆大霉素   D. 链霉素   E. 红霉素

7. 患儿,男,6 岁。患轻度室间隔缺损,尚未治疗。现因龋齿需拔牙,医生在拔牙前给予青霉素,其目的是预防(   )。

A. 上呼吸道感染   B. 牙龈炎   C. 支气管炎

D. 充血性心力衰竭   E. 感染性心内膜炎

8. 患者,女,45 岁。行阑尾切除术后,给予青霉素治疗,护士未做青霉素过敏试验,给患者输入青霉素后致过敏性休克死亡。该事件属于(   )。

A. 医疗事故   B. 护理质量缺陷   C. 责任心不强

D. 护理差错   E. 医疗纠纷

A₃ 型题

(9～11 题共用题干)

患者,男,25 岁。患化脓性扁桃体炎,遵医嘱行青霉素过敏试验。

9. 过敏试验液注入皮下的剂量为(   )。

A. 50 U   B. 100 U   C. 150 U   D. 200 U   E. 250 U

10. 3 min 后患者出现濒危感,伴烦躁不安、出冷汗、血压下降,判断患者出现了(   )。

A. 青霉素毒性反应   B. 呼吸道过敏反应   C. 消化道过敏反应

D. 过敏性休克   E. 血清病型反应

11. 遇到上述情况,应采取的紧急措施是(   )。

A. 立刻平卧,皮下注射 0.1％肾上腺素   B. 立刻给予升压药多巴胺

C. 立即静脉注射地塞米松   D. 立即静脉注射兴奋药物山梗菜碱

E. 立即静脉注射葡萄糖酸钙

(12～13 题共用题干)

患者,男,65 岁,因"直肠癌"拟行手术治疗。医嘱"青霉素皮内试验",护士配制好青霉素皮试液后给患者注射。

12. 注射的剂量应是(   )。

A. 1500 U   B. 200 U   C. 150 U   D. 20 U   E. 15 U

13. 注射前应询问患者的情况不包括(   )。

A. 既往是否使用过青霉素   B. 最后一次使用青霉素的时间

C. 有无其他药物或食物过敏   D. 是否对海鲜、花粉过敏

E. 家属有无青霉素过敏史

(14～15 题共用题干)

患者,女,68 岁。患大叶性肺炎,高热昏迷 10 天,10 天内给予大量抗生素治疗。近日发现其口腔黏膜破溃,创面上附着白色膜状物,拭去附着物可见创面轻微出血。

14. 该患者口腔病变的原因可能是(   )。

A. 病毒感染   B. 真菌感染   C. 维生素缺乏

D. 凝血功能障碍   E. 铜绿假单胞菌感染

15. 为该患者口腔护理时,最适宜的漱口液是(   )。

A. 生理盐水   B. 0.1％醋酸   C. 朵贝尔液

D. 0.02％呋喃西林   E. 1％～4％碳酸氢钠

案例分析

1. 患者,女,50岁。因大肠埃希菌感染导致腹泻,给予庆大霉素治疗。在用药过程中,患者的每日尿量低于 200 mL,诊断为急性肾功能不全,立即停药抢救。

请分析:该患者为何会出现急性肾功能不全? 作为护士应如何进行用药护理?

2. 患者,男,53岁。因急性化脓性阑尾炎,行阑尾切除术后,静脉滴注林可霉素 1.2 g/500 mL预防感染,滴注完毕后,患者出现呼吸衰竭、休克而死亡。

请分析:该患者死亡的原因是什么? 使用该药时应如何进行用药护理?

3. 患儿,男,6岁。因患化脓性扁桃体炎,静脉滴注头孢拉定 3 天,发现尿呈红色,伴腰痛,既往无肾脏疾病史。尿常规:红细胞满视野,血尿素氮 411 mmol/L。

请分析:患儿出现了什么情况? 应如何处理?

(王冬梅)

項目三十六　人工合成抗菌药的用药基础

 导学

　　尽管目前临床应用的有效抗生素很多,但人工合成抗菌药在控制各种感染性疾病,特别是呼吸道、泌尿道、肠道及烧烫伤等感染中,仍有其重要价值。学好这类药,对今后工作中做到合理用药,具有非常重要的意义。

 项目目标 ⋯

　　1. 掌握喹诺酮类、磺胺类、甲氧苄啶及甲硝唑的抗菌作用、临床应用及不良反应。
　　2. 熟悉喹诺酮类、磺胺类、甲氧苄啶的抗菌机制。
　　3. 了解硝基呋喃类药的作用特点及临床应用。
　　4. 学会观察人工合成抗菌药的临床疗效及不良反应,能够熟练进行用药护理,并能正确指导患者合理用药。

任务一　喹诺酮类抗菌药

 案例导引

　　患儿,男,10岁。诊断:左腹股沟斜疝。药物过敏史:无。实验室检查:未见异常。手术名称:疝囊高位结扎术。抗菌药物选择:加替沙星0.4 g加入5%葡萄糖注射液100 mL,术前静脉滴注。
　　请分析:用药方面存在哪些问题? 应如何解决?

　　喹诺酮类(quinolone)是含有4-喹诺酮基本母核的人工合成抗菌药,按临床应用先后顺序分为四代。
　　1. 第一代　以萘啶酸(nalidixic acid)为代表,抗菌活性低,不良反应多,已被临床淘汰。
　　2. 第二代　以吡哌酸(pipemidic acid)为代表,对革兰阴性杆菌作用较好,血药浓度低,尿中药物浓度高,故只用于尿道和肠道感染。
　　3. 第三代　因在其基本结构的C_6位上加入了氟原子,故又称氟喹诺酮类,其抗菌谱扩大,抗菌作用增强且毒副作用少。代表药有诺氟沙星(norfloxacin)、环丙沙星(ciprofloxacin)、氧氟沙星(ofloxacin)、氟罗沙星(fleroxacin)、司帕沙星(sparfloxacin)等。
　　4. 第四代　20世纪90年代后期新研发的氟喹诺酮类为第四代产品,其抗菌谱进一步扩大,代表药有莫西沙星(moxifloxacin)、加替沙星(gatifloxacin)等。目前临床常用的是第三、四代药物。
　　【抗菌谱】　喹诺酮类属广谱杀菌药,对革兰阴性杆菌,如铜绿假单胞菌、大肠埃希菌、奇异变形杆菌、伤寒沙门菌、流感嗜血杆菌及革兰阴性球菌如淋病奈瑟菌等有强大的杀菌作用;对革兰阳性球菌如金黄色葡萄球菌、肺炎链球菌也有较强的抗菌作用;某些品种对结核分枝杆菌、衣原体、支原体也有抗菌活性。

【抗菌机制】 喹诺酮类药的抗菌机制为抑制 DNA 回旋酶,影响 DNA 的合成而导致细菌死亡。

【不良反应】

1. 消化道反应 常见食欲减退、恶心、呕吐、腹痛、腹泻等,一般不严重。

2. 中枢神经系统反应 表现为失眠、头痛、头晕,重者可出现精神异常、惊厥等。

3. 软骨损害 可引起关节痛、关节肿胀和肌腱炎等症状,因影响软骨发育,故孕妇与 14 岁以下儿童不宜使用。

4. 光敏反应 表现为光照部位出现皮肤瘙痒、红斑,症状大多轻微,严重者出现皮肤糜烂、脱落,停药后可恢复。

【常用药物】

课堂互动:比较不同喹诺酮类药的抗菌谱、抗菌活性及临床应用。

吡哌酸(pipemidic acid,PPA)

吡哌酸为第二代喹诺酮类药。口服吸收迅速而完全,主要以原形经肾排泄,尿中浓度高。对多数革兰阴性杆菌包括铜绿假单胞菌有较强的抗菌活性。临床主要用于敏感菌所致的泌尿道及肠道感染。毒性较低,副作用较少,较多见的是胃肠道反应,表现为恶心、上腹不适、食欲减退等。

诺氟沙星(norfloxacin,氟哌酸)

诺氟沙星是第一个应用于临床的喹诺酮类药物。口服吸收迅速,但生物利用度较低。抗菌作用强,对革兰阴性菌如大肠埃希菌、志贺菌属、肠杆菌属、沙门菌属、奇异变形杆菌、弯曲菌和奈瑟菌均有较强的杀灭作用。临床主要用于敏感菌所致的肠道感染、泌尿道感染、前列腺炎、淋病、伤寒及妇科感染等,也可外用治疗皮肤和眼部的感染。

环丙沙星(ciprofloxacin,环丙氟哌酸)

环丙沙星口服生物利用度约为 70%,组织穿透力强,分布于全身组织,静脉滴注可提高血药浓度。体外抗菌试验中,本品对铜绿假单胞菌、流感嗜血杆菌、大肠埃希菌等革兰阴性菌的抗菌活性高于多数其他喹诺酮类药物。多数厌氧菌对环丙沙星不敏感,但对氨基糖苷类或第三代头孢类耐药的菌株对环丙沙星仍有效。主要用于革兰阴性杆菌所致的呼吸道、泌尿生殖系统、消化道、骨与关节、皮肤软组织感染。可诱发跟腱炎和跟腱断裂,老年人和运动员慎用。

氧氟沙星(ofloxacin)

氧氟沙星口服吸收快而完全,生物利用度高达 95%,$t_{1/2}$ 为 5~7 h,主要以原形经肾排泄,胆汁中药物浓度约为血药浓度的 7 倍。除具有环丙沙星的抗菌特点和良好的抗耐药菌株的特性外,对结核分枝杆菌、沙眼衣原体和部分厌氧菌亦有较强的抗菌活性。主要用于敏感菌所致的呼吸道、泌尿生殖道、胆道、皮肤软组织及盆腔等部位的感染。亦可作为二线药与其他抗结核病药联合应用治疗结核病。偶见转氨酶升高,也可诱发跟腱炎和跟腱断裂。

左氧氟沙星(levofloxacin)

左氧氟沙星为消旋氧氟沙星的左旋体。口服生物利用度接近 100%,$t_{1/2}$ 为 5~7 h,主要以原形经肾排泄,其抗菌活性是氧氟沙星的 2 倍。抗菌谱与氧氟沙星相同。主要用于敏感菌所致的各种急慢性感染、难治性感染。亦可用于铜绿假单胞菌的感染,但其抗菌活性低于环丙沙星。不良反应发生率相对较少且轻微。

氟罗沙星(fleroxacin)

氟罗沙星口服吸收完全,生物利用度接近 100%。具有广谱、高效、长效的特点,$t_{1/2}$ 长达 10 h 以上,每日给药一次即可,主要以原形经肾排泄。体内抗菌活性强于诺氟沙星、氧氟沙星和环丙沙星。主要用于敏感菌所致的呼吸道、泌尿生殖系统、外科等感染。不良反应较多见,中枢神经系统毒性较其他喹诺酮类药物多见,光敏反应的发生率也较高;与布洛芬等合用可能诱发痉挛、惊厥和癫痫等。

司帕沙星(sparfloxacin)

司帕沙星口服吸收好,肝肠循环明显。对革兰阳性菌、厌氧菌、结核分枝杆菌、衣原体和支原体的抗菌活性明显优于环丙沙星和氧氟沙星;对军团菌和革兰阴性菌的抗菌活性与氧氟沙星相近。用于敏感菌所致的呼吸道、泌尿生殖系统和皮肤软组织感染,也可用于骨髓炎和关节炎等。易产生光敏反应、心脏毒性及中枢神经系统毒性,临床应严格控制使用。

莫西沙星(moxifloxacin)

莫西沙星口服生物利用度约90%,对大多数革兰阳性菌、厌氧菌、结核分枝杆菌、衣原体和支原体具有很强的抗菌活性,强于环丙沙星、左氧氟沙星和司帕沙星。对大多数革兰阴性菌的作用与诺氟沙星相近。临床用于敏感菌所致的慢性支气管炎急性发作、社区获得性肺炎、急性鼻窦炎、泌尿生殖系统及皮肤软组织感染等。不良反应发生率较低,常见一过性轻度呕吐和腹泻。

加替沙星(gatifloxacin)

加替沙星口服生物利用度为90%~96%,主要以原形经肾排泄。对大多数革兰阳性菌、厌氧菌、结核分枝杆菌、衣原体和支原体的抗菌活性与莫西沙星相近;对大多数革兰阴性菌的作用强于莫西沙星;临床应用与莫西沙星相同。不良反应发生率低,几乎没有光敏反应,但因能引起血糖紊乱和心脏毒性,已退出美国市场。

【用药护理】

1. 用药前沟通 ①嘱患者避免与抗酸药、含金属离子的药物同服,必须合用时,应间隔2~4 h服用,以免降低药物的疗效。嘱患者服药期间多饮水。②部分药物有明显光敏反应,用药期间应嘱患者避免接受阳光和紫外线照射。③部分药物会诱发跟腱炎和跟腱断裂,老年人和运动员应慎用。④本类药物有中枢神经系统反应,嘱患者用药后不要从事带危险性操作的工作。⑤本类药物主要经肾排泄,肾功能不全者应适当减少用量或禁用。⑥注意药物间相互作用:依诺沙星、培氟沙星、环丙沙星可抑制茶碱类、咖啡因和口服抗凝血药(如华法林)在肝内的代谢,使后者血药浓度升高,增加其毒副作用,应避免联合使用,若必须合用,应监测血药浓度或凝血酶原时间。与非甾体类抗炎药合用,可增加中枢神经系统的毒性反应(如出现惊厥),如因病情确需合用,应密切观察患者的反应,及时进行护理诊断和采取护理措施。⑦评估有无禁忌证:对喹诺酮类药物过敏者禁用;因影响软骨发育,孕妇、14岁以下儿童禁用;因易诱发中枢神经系统毒性,有精神病或癫痫病史者禁用。

2. 用药后护理 ①密切观察患者有无光敏反应,如发现过敏症状,应及时停药。②注意患者用药后有否出现胃肠道反应,有无烦躁、焦虑等,一旦出现应立即报告医生。③用药4周以上,应密切观察患者有否出现关节病样症状,如关节肿胀等,一旦出现应立即告知医生。④长期用药者应监测肝、肾功能。

3. 用药护理评价 评估药物疗效。经过药物治疗,评价患者是否达到:感染得到控制,症状缓解或消除;未产生严重不良反应如影响软骨发育、中枢神经系统毒性(如惊厥及癫痫)、跟腱炎及跟腱断裂、严重的光敏反应等。

任务二 磺胺类抗菌药与甲氧苄啶

案例导引

患者,男,60岁。近一年来间歇出现腹泻、黏液脓血便、腹痛和里急后重,经结肠镜检查诊断为溃疡性结肠炎。

请选择最佳的治疗药物,进行合理的用药指导,并根据药物特点制订用药监护方案。

一、磺胺类药

磺胺类是最早人工合成并用于治疗感染性疾病的抗菌药,由于各种高效、低毒的抗生素及喹诺酮类药广泛应用于临床,磺胺类药的应用已渐趋减少,但由于磺胺药对某些感染性疾病如流脑、鼠疫等具有疗效显著、使用方便、价格低廉等优点,特别是甲氧苄啶(TMP)与磺胺类药合用使抗菌作用明显增强,故磺胺类药仍在临床使用。

【药物分类】 根据肠道吸收程度及临床应用情况将药物分为三类:全身感染用药(肠道易吸收)、肠道感染用药(肠道难吸收)、局部外用药。全身感染用药类又根据其血浆半衰期长短不同进一步分为短效类、中效类、长效类,短效类和中效类抗菌作用强,临床常用。

【抗菌作用】 磺胺类药抗菌谱广,对大多数革兰阳性菌和革兰阴性菌有抑制作用,某些药物对沙眼衣原体、疟原虫和弓形虫滋养体也有抑制作用,磺胺米隆和磺胺嘧啶银对铜绿假单胞菌有效。

 案例导引

患者,女,27岁。因体表面积40%烧伤入院,护士向患者解释创面局部涂抹磺胺嘧啶银的目的,错误的是(   )。

A. 促进创面干燥   B. 促进创面结痂   C. 促进创面愈合

D. 控制感染   E. 防止出血

要点提示：脓液或坏死组织中含有大量的PABA,局部麻醉药普鲁卡因在体内也能水解产生PABA,从而使磺胺类药的药效减弱。

【抗菌机制】 通过与对氨基苯甲酸(PABA)竞争二氢叶酸合成酶,阻止细菌二氢叶酸合成,进而影响细菌核酸合成,发挥抑菌作用,因对已合成的叶酸无效,故为慢效抑菌剂(图8-4)。

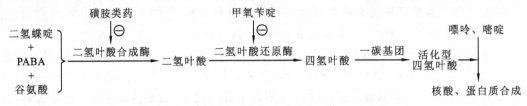

图8-4 磺胺类药和甲氧苄啶抗菌作用机制示意图

甲氨蝶呤、乙胺嘧啶、甲氧苄啶及苯妥英钠能抑制二氢叶酸还原酶,使叶酸在体内不能转化为四氢叶酸,长期应用可导致巨幼红细胞性贫血,由于二氢叶酸还原酶受到抑制,故应用叶酸治疗无效,需用甲酰四氢叶酸钙治疗。

【常用药物】 根据药物被肠道吸收的程度和临床应用情况,通常将磺胺药分为三类。

1. 用于全身感染的磺胺类药

磺胺嘧啶(sulfadiazine,SD)

磺胺嘧啶口服易吸收,易透过血脑屏障,是治疗流行性脑脊髓膜炎的首选药。本品可在酸性尿中析出结晶,故应同服等量碳酸氢钠以碱化尿液,并多饮水,以减少对肾脏的损伤。

要点提示：流行性脑脊髓膜炎的首选药是青霉素+SD。

磺胺甲噁唑(sulfamethoxazole,SMZ)

磺胺甲噁唑(新诺明)$t_{1/2}$为10~12 h,与甲氧苄啶相近,易在酸性尿中析出结晶而损伤肾,应同服碳酸氢钠,常与甲氧苄啶合用于尿道、呼吸道、消化道感染。

2. 用于肠道感染的磺胺类药

柳氮磺吡啶(sulfasalazine,SASP)

柳氮磺吡啶口服吸收较少,在肠道被细菌分解为磺胺吡啶(SP)和5-氨基水杨酸(5-ASA),前者有较弱的抗菌作用,后者具有抗炎和免疫抑制作用。主要用于:①急、慢性溃疡性结肠炎和克罗恩病(Crohn病)。②肠道手术后预防感染。③治疗类风湿性关节炎,常与甲氨蝶呤、来氟米特、羟氯喹联合应用。

本药治疗时间较长,故不良反应较多。常见不良反应有厌食、头痛、恶心、呕吐、胃部不适,也

NOTE

可见瘙痒、荨麻疹、皮疹、发热，偶见巨幼红细胞性贫血、粒细胞缺乏症、剥脱性皮炎、表皮坏死松解症等。一些剂量依赖性的不良反应，通常可以通过减少剂量而缓解。

3. 外用磺胺类药

磺胺米隆（sulfamylone，SML）

磺胺米隆（甲磺灭脓）抗菌谱广，对铜绿假单胞菌有较强作用，不受脓液、坏死组织中 PABA 的影响，能迅速渗入创面及焦痂中，局部应用于烧伤和大面积创伤后感染。对破伤风杆菌、金黄色葡萄球菌、肺炎链球菌等亦有一定作用，但在血中很快灭活，故只供局部应用。应用时局部可出现疼痛、烧灼感，亦可见过敏反应。

磺胺嘧啶银（sulfadiazine silver，SD-Ag）

磺胺嘧啶银（烧伤宁）抗菌谱广，抗菌作用不受脓液 PABA 的影响，对铜绿假单胞菌的作用强于 SML，兼具磺胺嘧啶的抗菌作用和银盐的收敛、促进创面愈合的作用。临床用于预防和治疗Ⅱ度、Ⅲ度烧伤或烫伤的创面感染，并能促进创面干燥、结痂和愈合。本品局部应用有轻微刺激性，偶可发生短暂性疼痛。

磺胺醋酰钠（sulfacetamide，SA）

磺胺醋酰钠局部应用穿透力强，可透入眼部晶状体及眼内组织，无刺激性。可用于沙眼、结膜炎和角膜炎等。

【不良反应】

1. 泌尿系统损害　用于全身感染的磺胺类药及其乙酰化产物，在尿中溶解度低，易析出结晶而损伤肾，出现结晶尿、尿痛、血尿、尿路阻塞和尿闭等，尿液呈酸性时尤甚。

2. 抑制骨髓造血　可引起白细胞减少症、血小板减少症甚至再生障碍性贫血。用药期间应定期查血常规。对葡萄糖-6-磷酸脱氢酶缺乏者可致溶血反应，故应禁用。

3. 过敏反应　较多见，可出现皮疹、发热等，严重者可出现多形性红斑、剥脱性皮炎，严重者可致死。本类药有交叉过敏反应，有过敏史者禁用。

4. 神经系统反应　少数患者出现头晕、头痛、乏力、萎靡和失眠等症状，用药期间不应从事高空作业和驾驶。

5. 其他　可引起食欲不振、恶心、呕吐、上腹部不适等胃肠道反应，餐后服用或同服碳酸氢钠可减轻。可致肝损害甚至急性肝坏死，肝功能受损者避免使用。新生儿、早产儿可引起核黄疸。药物也可透入乳汁中。

二、甲氧苄啶

甲氧苄啶（trimethoprim，TMP）

甲氧苄啶又名磺胺增效剂，$t_{1/2}$ 为 11 h，抗菌谱与磺胺类药相似，抗菌机制是抑制二氢叶酸还原酶，使二氢叶酸不能还原为四氢叶酸，从而阻止细菌核酸的合成。与磺胺类药合用，可使细菌叶酸代谢过程受到双重阻断，使磺胺类药的抗菌作用增强数倍至数十倍，甚至呈现杀菌作用，且可延缓细菌耐药性的产生。复方磺胺甲噁唑（复方新诺明）是磺胺甲噁唑和甲氧苄啶按 5∶1 比例制成的复方制剂，主要用于呼吸道、泌尿道及肠道感染。

TMP 毒性较小，常见不良反应有恶心、呕吐、皮疹等。大剂量长期应用可影响叶酸代谢，导致巨幼红细胞性贫血、白细胞减少等。故应注意查血常规，必要时可用甲酰四氢叶酸钙治疗。有致畸作用，故孕妇禁用。

三、磺胺类药和甲氧苄啶的用药护理

1. 用药前沟通　①用药前询问过敏史，有磺胺类药过敏者禁用。②询问患者是否有葡萄糖-6-磷酸脱氢酶的遗传缺陷，因磺胺类药可引起此类患者急性溶血，应禁用。③用药期间嘱患者多饮水，并可同服碳酸氢钠以碱化尿液，避免磺胺对泌尿道的损害。④嘱患者用药期间避免接受阳光和紫外线照射，避免高空作业和驾驶。⑤注意药物间相互作用：不宜与局部麻醉药普鲁卡因等

要点提示：Ⅱ度、Ⅲ度烧伤继发创面感染可局部涂抹磺胺嘧啶银治疗和预防，该药还可促进创面干燥、结痂和愈合。

要点提示：上呼吸道感染，在服用磺胺类药时，多饮水的目的是增加药物溶解，避免尿少时析出晶体。

课堂互动：磺胺类药与甲氧苄啶合用，为何能呈现杀菌作用？

合用,以免降低药效。与磺酰脲类降血糖药、香豆素类抗凝血药、抗肿瘤药甲氨蝶呤合用时,可出现竞争性置换作用,使后者血药浓度升高,严重者出现低血糖、出血倾向或甲氨蝶呤中毒。⑥评估有无禁忌证:大剂量长期应用甲氧苄啶,应注意查血常规,必要时可用甲酰四氢叶酸钙治疗;可能致畸,故妊娠早期禁用;早产儿、新生儿(可引起核黄疸)、哺乳期妇女、骨髓造血功能不全及严重肝肾功能不全者禁用。

2. 用药后护理 ①为使药物迅速显效,嘱患者口服时首剂加倍,定时服药,服药前 4 h 和服药后 2 h 勿服抗酸药。②用药期间密切观察患者是否有皮炎、皮疹等过敏症状,如发现应立即停药并报告医生,并给予抗过敏治疗。③长期应用磺胺类药者应定期查血常规,并嘱患者注意观察有无喉痛、发热、全身乏力、面色苍白等造血系统反应,有反应须立即报告,及时停药。④避免长期用药。磺胺类药用药超过一周时,每周查尿常规 2~3 次,注意观察患者尿量及尿液颜色,记录出入液量,一旦出现结晶尿、血尿等异常情况应立即停药。

3. 用药护理评价 评估药物疗效。观察感染是否得到控制、症状是否缓解或消除;有无严重不良反应如剥脱性皮炎、肾毒性、血液系统毒性发生。

任务三　其他合成类抗菌药

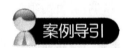

患者,女,30 岁。在公共泳池内游泳后,出现阴道瘙痒、分泌物增多,并有灼热感,分泌物在低倍显微镜下可见阴道滴虫,医生诊断为阴道滴虫病。

请分析该患者最好选用何药治疗?应如何进行用药护理?

一、硝基咪唑类药

(一) 常用药

甲硝唑(metronidazole,灭滴灵)

甲硝唑口服吸收迅速而完全,$t_{1/2}$ 为 8~12 h,体内分布广,主要经肝代谢,经肾排泄,可使尿液呈红棕色。

【作用和应用】

1. 抗厌氧菌 对大多数厌氧菌包括革兰阴性厌氧杆菌、革兰阳性厌氧芽胞梭菌及所有厌氧球菌均有杀灭作用,疗效高、毒性低、应用方便。临床常用于厌氧菌引起的败血症、盆腔炎、腹膜炎、骨髓炎、腹腔感染及口腔感染等。

2. 抗阿米巴原虫 对肠内、肠外阿米巴滋养体均有强大杀灭作用,是治疗肠内、肠外阿米巴病的首选药。

3. 抗阴道滴虫 对阴道滴虫有强大杀灭作用,是治疗阴道滴虫病的首选药。对反复发作的患者应夫妻同时服药,以求根治。

4. 抗贾第鞭毛虫 该药是目前治疗贾第鞭毛虫最有效的药物。

【不良反应】

1. 胃肠道反应 可出现食欲减退、恶心、呕吐、腹痛、腹泻、舌炎、口腔金属味等,停药后可消失。

2. 神经系统反应 表现为头痛、头晕、肢体麻木、感觉异常及共济失调等。

3. 其他 少数患者可出现皮疹、白细胞轻度减少等,停药后可自行恢复。本药可抑制酒精代谢,故应禁酒。动物实验表明,该药有致癌、致畸作用。

课堂互动:治疗厌氧菌感染的急性盆腔炎时常使用的抗生素是(　　)。
A. 四环素
B. 甲硝唑
C. 万古霉素
D. 克拉霉素
E. 阿奇霉素

替硝唑(tinidazole)

替硝唑口服吸收良好,服用相同剂量时,血药浓度比甲硝唑高,$t_{1/2}$ 为 12～24 h。对厌氧菌的作用与甲硝唑相似,对脆弱类杆菌及厌氧芽胞杆菌的作用较甲硝唑强。临床应用与甲硝唑相似。不良反应少而轻,主要为恶心、呕吐、上腹痛、食欲下降及口腔金属味,可有头痛、眩晕、皮肤瘙痒、皮疹等,此外还可有中性粒细胞减少、双硫仑样反应及黑尿。

(二)硝基咪唑类的用药护理

1. 用药前沟通　①嘱患者用药期间不应饮酒和含酒精饮料,因其可导致双硫仑样反应。②用药期间尿液呈棕红色,应向患者说明原因,以消除其顾虑。③评估有无禁忌证:孕妇、哺乳期妇女、器质性中枢神经系统疾病和血液病患者禁用。

2. 用药后护理　①用药期间注意观察患者是否出现头痛、头晕、肢体麻木、感觉异常、共济失调及惊厥等中枢神经系统症状,一旦出现异常,必须及时报告医生,立即停药。②观察患者是否有荨麻疹、面色潮红、白细胞轻度减少等过敏反应。告知患者停药后可自行恢复,以消除其顾虑。③治疗滴虫性疾病时嘱患者每日更换内裤,且夫妻同治。

3. 用药护理评价　评估药物疗效。观察感染是否得到控制、症状是否缓解或消除;有无不良反应如惊厥、白细胞减少等发生。

二、硝基呋喃类药

(一)常用药物

本类药物抗菌谱广,对革兰阳性菌和革兰阴性菌均有效,不易产生耐药性,临床常用呋喃妥因和呋喃唑酮。抗菌机制是抑制乙酰辅酶 A,干扰菌体代谢而呈现作用。主要不良反应有胃肠道反应、周围神经炎,偶见过敏反应。常用药物及临床应用等见表 8-2。

表 8-2 硝基呋喃类药比较表

药物名称	临床应用	毒性	制剂和用法
呋喃妥因 (nitrofurantoin)	口服吸收完全,血药浓度低,尿中浓度高,$t_{1/2}$ 20 min,故仅用于泌尿道感染,如急性肾炎、膀胱炎、前列腺炎、尿道炎等	较小	片剂:0.05 g、0.1 g,一次 0.05～0.1 g,一日 3～4 次
呋喃唑酮 (furazolidone)	口服吸收差,肠内浓度高,对肠道内多数细菌有抑制作用,适用于菌痢、肠炎、伤寒、副伤寒、胃十二指肠溃疡	小	片剂:0.1 g,一次 0.1 g,一日 3～4 次
呋喃西林 (furacilin)	因内服毒性大,仅用作表面消毒剂,用于化脓性中耳炎、伤口感染等	大	溶液剂:0.02%～0.1%,外用

(二)用药护理

1. 用药前沟通　①告知患者本类药的主要不良反应及其防治措施;②与食物或牛奶同服可缓解胃肠道反应;③询问患者有无葡萄糖-6-磷酸脱氢酶的遗传缺陷,因此类患者可出现急性溶血反应,应禁用。

2. 用药后护理　①密切观察患者有无头痛、眼球震颤、足下垂等神经系统症状,如出现应及时告知医生;②呋喃妥因可引起急性肺炎,长期治疗者可出现肺间质纤维化等肺部反应,应注意检查。

3. 用药护理评价　评估药物疗效。观察感染是否得到控制、症状是否缓解或消除;有无不良反应如神经系统症状、肺间质纤维化及溶血反应等发生。

情景一　感染患者的用药基础

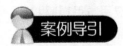 案例导引

　　患者,女,36岁。2天前劳累后,出现发热、鼻塞、流涕、咳嗽,咳少量脓痰。自行口服阿莫西林和利君沙(琥乙红霉素),数日后症状未见明显好转,遂来院治疗。

　　该患者就医咨询:①选用两药联合应用是否合理? ②两药均是作用较强的抗菌药,为何合用之后,治疗效果却不如想象的那样好? 如果你是呼吸内科的护士,该如何对你的患者解释?

一、抗菌药的合理应用原则

　　抗菌药的应用涉及临床各科,其在防治感染性疾病中发挥着非常重要的作用,使许多过去致死性疾病得到了有效控制。但随着抗菌药的广泛使用,滥用现象也日趋严重。抗菌药滥用不仅造成经济上的浪费,而且也使不良反应和耐药菌株不断增加,给感染性疾病的治疗带来十分严重的问题。因此,正确合理使用抗菌药是提高疗效、降低不良反应及减少或延缓耐药性发生的关键。

　　1. 严格按适应证选择用药

　　(1)根据细菌学诊断选药　不同的抗菌药有不同的抗菌谱,正确的细菌学诊断是合理选择抗菌药的基础,必要时可做药物敏感试验。根据病原菌种类、临床表现和药物抗菌谱合理选择抗菌药。

　　(2)根据感染部位及药代动力学特点选药　应用抗菌药有效控制感染的前提是药物在感染部位必须达到有效的浓度。一般来讲,药物在血流丰富的组织器官浓度高,在血流较少的部位及脑脊液浓度较低。对于药物分布较少的部位的感染,应尽量选用在这些部位能达到有效浓度的药物。如流行性脑脊髓膜炎,常选用易透过血脑屏障的磺胺嘧啶。

　　(3)根据患者的情况选药　选药时还应充分考虑患者的生理、病理特点及免疫功能、肝肾功能等情况。肝肾功能不全者应尽量避免使用主要在肝肾代谢的药物。抗菌药的选择在老人、儿童、孕妇这些特殊人群中要加以注意。儿童各器官发育不太完善,有些组织或器官生长非常迅速,药物选择不当可能造成难以挽回的后果。如:小儿在服用氨基糖苷类时可导致耳聋;四环素类可以影响牙齿和骨骼发育;氯霉素可抑制骨髓造血功能;喹诺酮类可影响软骨发育等。在孕妇用药过程中,应考虑药物对胎儿的影响。对孕妇相对比较安全的抗生素是青霉素类、头孢菌素类和红霉素类的药物,其他类的药物应尽量避免使用。对于老人,心、肝、肾等器官功能已逐步减退,如果药物使用不合理,会损害脏器并加重器官衰退,进而影响他们的寿命,所以老年人选择抗菌药时也要慎重。

　　2. 选用适当的剂量和疗程　在使用抗菌药时,必须给予足够的剂量和疗程,才能有效地控制感染,并防止或延缓耐药性的产生,从而达到满意的临床疗效。

　　对于老年人,某些药物的剂量、用药方法与普通成人应有所不同,比如剂量要减少,用药间隔时间要延长等。小儿的用药剂量往往根据体重或体表面积来计算。

　　抗菌药的疗程因感染不同而异,一般宜用至体温正常,症状消退后72~96 h。特殊情况,如败血症、感染性心内膜炎、化脓性脑膜炎、伤寒、骨髓炎等则需较长的疗程方能彻底治愈,并防止复发。

　　3. 严格控制抗菌药的预防性应用　预防性用药仅限于经临床证明确实有效的少数情况。如:流行性脑脊髓膜炎流行期间,应用磺胺嘧啶口服作为预防用药;风湿性或先天性心脏病患者进行口腔或泌尿道手术前,应用抗生素预防感染性心内膜炎;胸腹部手术后使用抗菌药预防感染;烧伤患者预防败血症等。外科手术前预防性使用抗菌药应在术前30 min至2 h。

　　4. 抗菌药的联合应用　联合用药的目的是扩大抗菌范围、增强疗效,减少单味用药的剂量,

以降低药物的不良反应、防止或延缓耐药性的产生。联合用药的适应证如下：

（1）病原菌不明的严重细菌性感染如化脓性脑膜炎、败血症，可先联合用药以扩大抗菌范围，待细菌学诊断明确后即调整用药。

（2）单一抗菌药物不能控制的混合感染，如腹腔穿孔后所致的腹膜感染。

（3）单一抗菌药物不能控制的严重感染，如草绿色链球菌引起的感染性心内膜炎。

（4）长期用药细菌有可能产生耐药者，如结核病，单独应用抗结核病药易产生耐药性，联合用药可延缓耐药性的产生。

（5）抗菌药不易渗入的特殊部位的感染，如细菌性脑膜炎，采用大剂量青霉素和磺胺嘧啶联合应用，目的是提高疗效，减少用药剂量，降低药物的毒副作用。

根据抗菌药对细菌作用的性质不同，将抗菌药物分为四类：

Ⅰ类为繁殖期杀菌剂，如青霉素类、头孢菌素类。

Ⅱ类为静止期杀菌剂，如氨基糖苷类、多黏菌素类。

Ⅲ类为快效抑菌剂，如大环内酯类、四环素类、林可霉素类、氯霉素类。

Ⅳ类为慢效抑菌剂，如磺胺类。

在体外抗菌试验及动物实验中，Ⅰ＋Ⅱ：协同作用（青霉素类＋庆大霉素类），Ⅰ类引起细胞壁缺损，有利于Ⅱ类药物进入细菌细胞内而作用于靶位。Ⅰ＋Ⅲ：拮抗作用（青霉素类＋红霉素类或青霉素类＋氯霉素类），Ⅲ类因快速抑制细菌细胞内蛋白质合成，使细菌处于静止状态，致使作用于细菌繁殖期的Ⅰ类药物杀菌作用减弱，而出现拮抗作用。Ⅰ＋Ⅳ：无关作用。Ⅱ＋Ⅲ：常可获得协同或相加作用。

> **要点提示：** Ⅰ类和Ⅱ类可联合使用，Ⅰ类和Ⅲ类则禁止联合使用。

二、防止抗菌药的不合理使用

抗菌药的不合理使用常见于下列情况。

1. 病毒感染 抗菌药只能抑制或杀灭细菌，对病毒感染无效，除非伴有细菌感染，否则不应该使用抗菌药。

2. 原因不明的发热患者 对于发热，首先应明确病因。除非伴有感染，一般不应用抗菌药，否则可掩盖疾病的症状而延误疾病的诊断和治疗。

3. 局部用药 应尽量避免局部使用抗菌药，否则易引起耐药性和过敏反应。

4. 使用的剂量、疗程不恰当 剂量过小达不到治疗目的且易产生细菌耐药性，剂量过大则易产生严重的毒副作用；疗程过短则易导致疾病复发或转为慢性感染。

常用制剂和用法

吡哌酸　片剂：0.25 g、0.5 g。一次 0.5 g，一日 3～4 次。

诺氟沙星　片剂或胶囊剂：100 mg。一次 400 mg，一日 2 次。注射剂：100 mg/2 mL。一次 200 mg，稀释于 5% 葡萄糖注射液 250 mL 中，1.5～2 h 滴完，一日 2 次。严重病例，400 mg 稀释于 5% 葡萄糖注射液 500 mL 中，3～4 h 滴完，一日 2 次。

环丙沙星　片剂：0.25 g、0.5 g、0.75 g。一日 0.5～1.5 g，分 2 次服用。注射剂：0.1 g、0.2 g。一日 0.2～0.6 g，严重病例一日 0.4～0.6 g，分 2 次，静脉滴注。

氧氟沙星　片剂：100 mg。一次 300 mg，一日 2 次。注射剂：400 mg。一次 400 mg，一日 2～3 次，静脉滴注。

左氧氟沙星　片剂：100 mg。一次 100～200 mg，一日 3 次。注射剂：0.75 g，一日 1 次。

氟罗沙星　胶囊剂：0.2 g、0.4 g。一次 0.4 g，一日 1 次。

司帕沙星　胶囊剂：100 mg。一次 300 mg，一日 1 次。

莫西沙星　片剂：0.4 g。一次 0.2～0.4 g，一日 1 次。

磺胺嘧啶　片剂：0.5 g。一次 1 g，一日 2 次，首剂加倍，同服等量碳酸氢钠。注射剂：0.4 g、

1 g。治疗流脑时,一次 1 g,一日 4 次,钠盐可深部肌内注射,或用生理盐水稀释使浓度低于 5%,缓慢静脉注射或静脉滴注。

磺胺甲噁唑　片剂:0.5 g。一次 1 g,一日 2 次,首剂加倍,同服等量碳酸氢钠。

柳氮磺吡啶　片剂:0.25 g。一次 1.0 g,一日 3~4 次,病情严重者,一次 1.0~2.0 g,一日 3~4 次,症状好转后减为一次 0.5 g。儿童一日 40~60 mg/kg,分 3~6 次服用。栓剂:0.5 g。一次 0.5 g,一日 2~3 次,直肠给药。

磺胺米隆　软膏:5%~10%,外用。5%~10%溶液湿敷。一次外用量不超过 5 g。

磺胺嘧啶银　1%软膏(乳膏):用 1%软膏或乳膏涂敷创面,或用乳膏油纱布包扎创面。粉剂直接撒布于创面。一日 1 次,日剂量不超过 30 g。

磺胺醋酰钠　15%眼药水:5 mL、10 mL。一次 1~2 滴,一日 3~5 次滴眼。6%眼膏:4 g。外用。

甲氧苄啶　片剂:0.1 g。一次 0.1~0.2 g,一日 2 次。

复方磺胺甲噁唑(复方新诺明)　片剂:每片含 SMZ 0.4 g、TMP 0.08 g。一次 2 片,一日 2 次,首剂加倍,服药期间多饮水。

甲硝唑　片剂:0.2 g。厌氧菌感染:一次 0.2~0.4 g,一日 3~4 次。阿米巴病:一次 0.4~0.8 g,一日 3 次,5~7 日为一疗程。滴虫病:一次 0.2 g,一日 3 次,7 日为一疗程。注射剂:50 mg/10 mL、100 mg/20 mL、0.5 g/100 mL、1.25 g/250 mL。厌氧菌感染:一次 0.5 g,静脉滴注,于 20~30 min 滴完,一日 3 次,7 日为一疗程。小儿一次 7.5 mg/kg。

替硝唑　片剂:0.5 g。厌氧菌感染:一次 1 g,一日 1 次,首剂加倍,一般疗程 5~6 日或根据病情决定。滴虫病:一次 2 g,顿服,间隔 3~5 日可重复 1 次;或 1 次 0.15 g,一日 3 次,连用 5 日。肠内阿米巴病:一次 0.5 g,一日 2 次,疗程 5~10 日;或一次 2 g,一日 1 次,疗程 2~3 日。小儿一次 50~75 mg/kg,一日 1 次,顿服 3 日。肠外阿米巴病:一次 2 g,一日 1 次,疗程 3~5 日。注射剂:0.4 g/200 mL、0.8 g/400 mL。重症厌氧菌感染:一日 1.6 g,分 1~2 次,静脉滴注,于 20~30 min 滴完。

呋喃妥因　肠溶片:0.1 g。一次 0.1 g,一日 3~4 次。

呋喃唑酮　片剂:0.1 g。一次 0.1 g,一日 3~4 次。

思考与练习

A₁ 型题

1. 磺胺类药的抗菌机制是(　　)。

　A. 抑制菌体细胞壁合成　　　　　　　　　　B. 抑制菌体蛋白质合成

　C. 抑制 DNA 回旋酶　　　　　　　　　　　D. 抑制二氢叶酸合成酶

　E. 抑制二氢叶酸还原酶

2. 口服难吸收,用于肠道感染的药物是(　　)。

　A. 甲氧苄啶　　B. 磺胺醋酰钠　　C. 呋喃妥因　　D. 柳氮磺吡啶　　E. 磺胺嘧啶

3. 通过抑制 DNA 回旋酶而发挥作用的是(　　)。

　A. 红霉素　　　B. 环丙沙星　　C. 磺胺类药　　D. 氯霉素　　　E. 链霉素

4. 老年人和儿童在应用抗菌药时,最安全的品种是(　　)。

　A. 喹诺酮类　　　　　　　　B. 氨基糖苷类　　　　　　　　　C. β-内酰胺类

　D. 氯霉素类　　　　　　　　E. 四环素类

5. 对幼龄动物发现存在关节软骨损害,禁用于孕妇及 14 岁以下儿童的药物是(　　)。

　A. 喹诺酮类　　B. 青霉素类　　C. 头孢菌素类　　D. 大环内酯类　　E. 硝基咪唑类

6. 甲硝唑的用途,应除(　　)外。

　A. 菌痢　　　　　　　　　　B. 滴虫病　　　　　　　　　　　C. 阿米巴痢疾

D. 阿米巴肝脓肿　　　　　　E. 厌氧菌感染

A₂型题

7. 患者,女,30岁。突发寒战、高热,体温39 ℃,腹痛,腹泻10余次,为黏液脓血便,伴里急后重,大便细菌培养,痢疾杆菌(＋),大便常规,红细胞5个/HP,白细胞10个/HP,该患者应首选(　　)。

A. 头孢氨苄　　B. 红霉素　　　C. 诺氟沙星　　D. 氯霉素　　　E. 病毒唑

A₃型题

(8～10题共用题干)

患者,女,50岁。因上呼吸道感染,医生开具复方新诺明治疗,一次2片,一日2次。

8. 为防止磺胺类药损害泌尿系统,下列哪项措施不正确?(　　)

A. 多饮水　　　　　　　　B. 同服等量碳酸氢钠　　　　　C. 定期查尿

D. 酸化尿液　　　　　　　E. 老年人、肾功能不全者慎用或禁用

9. 服用磺胺类药后多饮水的目的是(　　)。

A. 增加药物疗效　　　　　　　　　B. 减轻患者的消化道反应

C. 促进药物吸收　　　　　　　　　D. 促进胃酸分泌

E. 避免肾小管堵塞

10. 服用磺胺类药时同服碳酸氢钠的目的是(　　)。

A. 增强抗菌作用　　　　　　B. 防止过敏反应　　　　　　C. 延缓药物排泄

D. 加快药物吸收　　　　　　E. 碱化尿液,增加磺胺类药的溶解度

案例分析

1. 患者,男,20岁。突发寒战、高热,体温39.8 ℃,伴肌肉酸痛、剧烈头痛,频繁呕吐。查体:颈项强直,皮肤淤点,咽部充血,克氏征(一);白细胞20×10⁹/L,中性粒细胞85％,腰穿脑脊液,米汤样,潘氏试验(＋＋＋),细胞数3000×10⁶/L。诊断为脑脊髓膜炎。

请分析:应选用何药治疗? 选用的药物应如何进行用药护理?

2. 患者,女,53岁。3个月前自行口服磺胺类药出现药疹,后痊愈。近1周,因上呼吸道感染,口服磺胺类药3日后,自胸部开始出现红斑、皮疹,伴高热,皮疹很快发展到躯干、四肢,四肢可见大片松弛性大疱并波及口腔黏膜,部分表皮剥脱,经抢救无效死亡。

请分析:患者在用药过程中有哪些不当之处? 磺胺类药在用药护理方面应注意哪些事项?

(王冬梅)

项目三十七　抗病毒药的用药基础

 导学

　　抗病毒药是近年来发展起来的一大类药物,现已成为国内外医药市场上令人瞩目的活跃产品之一。从 1975 年发现阿糖腺苷,特别是 1977 年阿昔洛韦的问世,抗病毒药物才真正起步。尽管如此,目前上市的该类药物只有 20 余种,仅为抗感染药物的十四分之一左右。

　　目前的抗病毒药可用于治疗疱疹病毒、乙肝病毒(HBV)、丙肝病毒、乳头瘤病毒、流感病毒和人类免疫缺陷病毒(HIV)等引起的感染。但是,现有的抗病毒药均只对病毒的复制、繁殖有抑制作用,而对潜伏的病毒没有活性。另外,抗病毒药的耐药性也是亟待解决的问题。

 项目目标

　　1. 掌握抗病毒药的分类、临床应用。
　　2. 熟悉抗病毒药的抗病毒谱。
　　3. 了解抗病毒药的最新研究进展。
　　4. 学会观察和预防抗病毒药的不良反应,能够合理应用抗病毒药。

 案例导引

　　吴阿姨 6 岁的小孙子因为淋雨,出现了打喷嚏、鼻塞、流鼻涕的症状,到医院门诊就诊,通过外周血象检查发现其白细胞总数正常,医生判断是病毒性感冒。吴阿姨向护士询问病毒性感冒和一般的感冒有什么不同,护士应该如何向她解释呢?

一、穿入和脱壳抑制剂

金刚烷胺(amantadine)

　　金刚烷胺可特异性抑制甲型流感病毒,而对乙型流感病毒及其他病毒无效。在胃肠道吸收迅速且完全,吸收后可在唾液、鼻腔分泌液等分泌物中达较高浓度。主要以原形经肾脏排泄。临床主要用于甲型流感的预防,可使发病率减少 $50\%\sim90\%$,48 h 内用药可缩短甲型流感初发者的病程,还可用于帕金森病的治疗。

　　不良反应包括厌食、恶心、头痛、眩晕、失眠、共济失调等。

　　同类药物还有金刚乙胺,作用与金刚烷胺类似,但其体外抗病毒活性比金刚烷胺高 $4\sim10$ 倍,大部分可经肝脏代谢后从肾脏排出。

恩夫韦地(enfuvirtide)

　　恩夫韦地为 36 个氨基酸的合成多肽。恩夫韦地可阻止 HIV-1 与宿主细胞的融合,与其他抗艾滋病药联用时,可减少血液中 HIV-1 的数目,增加 CD4 细胞的数目,保持免疫系统功能的正常,与其他抗病毒药无交叉耐药,对已产生耐药性的艾滋病病毒变种更为有效。对 HIV-2 无作用。主要用于治疗成人及 6 岁以上儿童慢性 HIV-1 感染。恩夫韦地为美国 FDA 批准的第一个融合抑制剂。

马拉韦罗(maraviroc)

马拉韦罗为小分子药物,是美国批准上市的第一个趋化因子受体5(CCR5)拮抗剂,可阻止 HIV-1 穿入和感染宿主细胞,主要用于 CCR5 阳性 HIV-1 感染,且对其他抗 HIV 药耐药的成年 HIV 感染患者。

二、DNA 多聚酶抑制剂

阿昔洛韦(aciclovir,无环鸟苷)

阿昔洛韦为人工合成的鸟嘌呤核苷类似物。口服吸收率仅为20%,可静脉给药以提高血药浓度。可抑制疱疹病毒,其中对单纯疱疹病毒Ⅰ型(HSV-Ⅰ)和单纯疱疹病毒Ⅱ型(HSV-Ⅱ)的作用最强,对水痘-带状疱疹病毒(VZV)的作用则较前两者弱,仅高浓度时对巨细胞病毒(CMV)有效,对 EB 病毒亦有一定的抑制作用。因此静脉给药可使单纯疱疹病毒性脑炎患者死亡率降低50%,疗效优于阿糖腺苷。可预防免疫缺陷或正在接受化疗、放疗患者的 HSV、VZV 感染的发生,尚可与其他药物联用治疗乙型肝炎。其滴眼液和软膏制剂可供局部使用。

不良反应少,口服几乎无毒。除偶有头晕、呕吐、头痛外,口服可见皮肤瘙痒,长期口服可引起月经紊乱;静脉给药速度较快时可造成肾脏损伤;静脉滴注发生药液漏出血管,可引起局部炎症反应。

同类药物还有更昔洛韦(ganciclovir)、伐昔洛韦(valacyclovir)、泛昔洛韦(famciclovir)、喷昔洛韦(penciclovir),其抗病毒作用及临床应用均与阿昔洛韦相似。

碘苷(idoxuridine,疱疹净)

碘苷的化学结构与胸腺嘧啶核苷相似。可干扰 DNA 病毒的复制,对 RNA 病毒无效。由于同时作用于病毒和宿主细胞的 DNA,全身应用毒性大,可引起脱发、骨髓抑制,并存在致畸、致癌的风险。临床仅限于局部外用,治疗 HSV、VZV 引起的角膜炎、结膜炎。局部用药亦可引起疼痛、痒和水肿等不良反应。

膦甲酸钠(foscarnet sodium)

膦甲酸钠为无机焦磷酸盐衍生物。可直接抑制疱疹病毒 DNA 多聚酶、流感病毒 RNA 多聚酶和 HIV 逆转录酶。口服吸收差,并有较强的胃肠道刺激,故临床采用静脉给药。可产生严重的肾毒性,因此静脉给药仅作为备选药物用于 CMV 引起的眼部感染并伴有免疫缺陷的患者,如不耐受阿昔洛韦、更昔洛韦,或用阿昔洛韦、更昔洛韦无效的 CMV 感染。不良反应主要为电解质紊乱、头痛、乏力、贫血、粒细胞减少和肝功能异常等。

三、逆转录酶抑制剂

齐多夫定(zidovudine)

齐多夫定为脱氧胸苷衍生物,可口服或静脉注射。口服吸收迅速,生物利用度为52%~75%。对 HIV-1 和 HIV-2 感染均有效,可降低 HIV 感染患者的发病率,并延长其存活期;从怀孕第14周给药直到第34周,可显著减少 HIV 从感染孕妇到胎儿的子宫转移发生率;还可治疗 HIV 诱发的痴呆和血栓性血小板减少症。临床上常与拉米夫定或去羟肌苷合用,不能与司他夫定合用。治疗无效者改用去羟肌苷。

不良反应包括头痛、恶心、呕吐和肌痛等;存在骨髓抑制,如部分患者出现白细胞减少、血小板减少或贫血等;与解热镇痛抗炎药、吗啡、丙磺舒、干扰素和某些抗菌药合用时应注意药物的相互作用。剂量过大可出现焦虑、精神错乱和震颤。肝功能不全者更易出现毒性反应。

拉米夫定(lamivudine,3TC)

拉米夫定为胞嘧啶核苷类似物。口服吸收迅速,生物利用度达到80%。可用于 HIV 和 HBV 感染。单用拉米夫定治疗 HIV 感染易产生抗药性,且与齐多夫定、去羟肌苷等交叉耐药,因此主要与齐多夫定合用。拉米夫定能有效抑制 HBV 的复制,但停药后可出现病情反复。长期使用拉米夫定可产生耐药性,但其耐药株对阿德福韦酯敏感。

常见不良反应包括贫血、头痛、恶心、腹痛和腹泻,少见中性粒细胞减少,HBV 和 HIV 混合感染者发生胰腺炎的风险增加。

阿德福韦酯(adefovir dipivoxil)

阿德福韦酯为嘌呤类开环核苷类逆转录酶和 DNA 多聚酶抑制剂。主要用于 HBV 感染的治疗,对 HSV、CMV 和 HBV 均有抑制活性,对拉米夫定耐药的乙型肝炎患者有效。

主要不良反应包括头痛、腹泻、乏力和腹痛等。临床前研究表明其具有胚胎毒性和生殖毒性。

依法韦仑(efavirenz)

依法韦仑为非核苷类 HIV 逆转录酶抑制剂。用于 HIV-1 感染的治疗,对 HIV-2 感染无效。依法韦仑易耐药,因此不应单独使用,应与其他抗逆转录病毒药联合使用,治疗病情恶化的艾滋病患者。

同类药物还有奈韦拉平(nevirapine)、地拉韦啶(delavirdine)。奈韦拉平还可单独用于 HIV 感染的临产孕妇及其新生儿。

四、蛋白酶抑制剂

沙奎那韦(saquinavir)

通过抑制 HIV 蛋白酶活性,达到治疗 HIV 的作用。但生物利用度较低,有明显的毒副作用,易产生耐药性,且单独使用效果不明显;临床使用时多与其他抗艾滋病药联合使用,即所谓的鸡尾酒疗法。

同类药物还有利托那韦(ritonavir)、茚地那韦(indinavir)、奈非那韦(nelfinavir)。

五、神经氨酸酶抑制剂

奥司他韦(oseltamivir)

该药的活性代谢产物是强效的选择性流感病毒神经氨酸酶抑制剂,通过抑制病毒从被感染细胞中释放,从而减少 A 型或 B 型流感病毒的传播。口服用于治疗、预防 A 型和 B 型流感病毒引起的流行性感冒。不良反应轻微,主要为恶心、呕吐、腹泻、头晕、疲劳、鼻塞、咽痛和咳嗽。

同类药物有扎那米韦(zanamivir),作用机制和临床应用与奥司他韦相同,可用于 A 型或 B 型流感病毒引起的流行性感冒,而且对金刚烷胺、金刚乙胺及奥司他韦耐药的病毒株有效。不良反应包括咳嗽、哮喘、肺功能下降、头痛、腹泻、恶心、呕吐或眩晕等。

六、广谱抗病毒药

利巴韦林(ribavirin,病毒唑)

利巴韦林为人工合成的核苷类抗病毒药。具有广谱抗病毒活性,可用于各种敏感病毒感染。口服或静脉给药时部分患者出现腹泻、头痛,长期给药可致白细胞减少及可逆性贫血。孕妇禁用。

干扰素(interferon,IFN)

干扰素为机体受到病毒或其他病原微生物感染时,体内产生的一类抗病毒糖蛋白物质。具有广谱抗病毒作用,并具有抗肿瘤作用和免疫调节作用。主要用于治疗慢性病毒性肝炎(乙、丙、丁型),亦可用于尖锐湿疣、生殖器疱疹以及 HIV 患者的 Kaposi 肉瘤。口服无效,须注射给药。不良反应有流感样综合征,如发热、寒战、头痛、乏力等。也可出现骨髓暂时性抑制、皮疹、血压低等。

思考与练习

A₁型题

1. 临床上可用于甲型流感预防的是(   )。

A. 干扰素　　　B. 马拉韦罗　　　C. 恩夫韦地　　　D. 金刚烷胺　　　E. 利巴韦林

2. 下列不属于蛋白酶抑制剂的是(   )。

A. 齐多夫定　　B. 利托那韦　　C. 沙奎那韦　　　D. 茚地那韦　　　E. 奈非那韦

3. 毒性大,仅作局部应用的抗病毒药是(   )。

A. 金刚烷胺　　B. 利巴韦林　　C. 阿昔洛韦　　　D. 阿糖腺苷　　　E. 碘苷

4. 可用于抗艾滋病病毒的药物是(   )。

A. 利巴韦林　　B. 扎那米韦　　C. 齐多夫定　　　D. 阿昔洛韦　　　E. 碘苷

A₂型题

5. 患者,男,34岁。经诊断为 HIV 和 HBV 感染者,首选的治疗药物是(   )。

A. 金刚烷胺　　B. 拉米夫定　　C. 利巴韦林　　　D. 碘苷　　　　　E. 阿糖腺苷

6. 患者,女,41岁。因 HSV 引起的角膜炎,可选用的药物是(   )。

A. 碘苷　　　　B. 拉米夫定　　C. 金刚烷胺　　　D. 利巴韦林　　　E. 阿糖腺苷

A₃型题

(7～8 题共用题干)

患者,男,59岁。术后正在接受化疗、放疗治疗。

7. 如同时发生 HSV 感染,首选的药物是(   )。

A. 利巴韦林　　B. 金刚烷胺　　C. 阿昔洛韦　　　D. 阿糖腺苷　　　E. 马拉韦罗

8. 使用此药物时,静脉给药要避免速度较快的原因是(   )。

A. 易造成肾脏损伤　　　　　　　　　B. 易造成肝脏损伤

C. 可引起头晕、呕吐、头痛　　　　　D. 可引起局部炎症

E. 可引起耐药性

案例分析

患者,男,18岁。在参军入伍的体检中被查出患有慢性乙型肝炎。他到医院咨询是否有药物可以根治慢性乙型肝炎,应如何进行治疗。

请思考:作为护士应如何向患者进行疏导及治疗指导?

(李　婷)

项目三十八　抗真菌药的用药基础

导学

真菌感染可分为浅部真菌感染和深部真菌感染两类。浅部真菌感染较多见,常由各种癣菌引起,主要侵犯皮肤、毛发、指(趾)甲,发病率高,治疗药物多,疗效较好。深部真菌感染多由白色念珠菌和新型隐球菌引起,主要侵犯内脏器官和深部组织,发病率低,但病情危重,甚至可危及生命。抗真菌药是指具有抑制真菌生长繁殖或杀灭真菌的药物。

目前,根据药物的作用机制和化学结构类型,可将其分为三大类:①影响真菌细胞膜的药物,如多烯类(两性霉素B、制霉菌素)、唑类(克霉唑、咪康唑、酮康唑)、丙烯胺类(特比萘芬)、吗啉类(阿莫罗芬);②影响真菌细胞壁的药物,如棘白菌素类(卡泊芬净、米卡芬净、阿尼芬净);③其他抗真菌药,如氟胞嘧啶、灰黄霉素。

项目目标

1. 掌握抗真菌药的分类、临床应用及不良反应。
2. 熟悉抗真菌药的抗真菌谱。
3. 学会观察和预防抗真菌药的不良反应,能够合理应用抗真菌药。

 案例导引

老王感冒后久治不愈,还出现了咳嗽、咳白色黏稠痰、咯血、胸闷、气喘等症状,怀疑是肺炎。到医院就诊,医生判断是肺部真菌感染,并立即给予静脉滴注伏立康唑,待病情稳定后,又继续口服伏立康唑。在治疗过程中,老王向护士询问所服的药是什么药,是否为抗生素。护士应该如何向老王解释?

一、多烯类抗真菌药

两性霉素 B(amphotericin B)

两性霉素 B 为广谱抗真菌药,因具有嗜脂性及嗜水性而得名。对多种深部真菌如新型隐球菌、球孢子菌、芽生菌、白色念珠菌、荚膜组织胞浆菌等有较强抑菌作用,高浓度时有杀菌作用,为治疗深部真菌感染的首选药。两性霉素 B 可与真菌细胞膜中的麦角固醇结合,增加膜通透性,导致真菌细胞内重要物质外渗而致死。因细菌细胞膜不含固醇,故对细菌无作用。因哺乳动物红细胞、肾小管上皮细胞的细胞膜含有固醇,所以可引起溶血、肾损害等毒性反应。

临床常采用静脉滴注治疗深部真菌感染,如肺炎、脑膜炎、心内膜炎、尿道感染等,治疗真菌性脑膜炎时,还需进行鞘内注射。

不良反应较多,常见寒战、发热、头痛、恶心、呕吐、贫血等;有肾损害,表现为蛋白尿、无尿、管型尿、血尿素氮升高等。如事先给予解热镇痛抗炎药、抗组胺药和糖皮质激素,再用两性霉素 B,可减少寒战、发热反应的发生。

制霉菌素(nystatin)

制霉菌素的化学结构和抗菌作用机制与两性霉素 B 相似。因毒性大,不作注射给药。对念珠菌的抗菌作用较强,口服吸收很少,肠道浓度较高,仅适于消化道白色念珠菌感染。局部用药可治疗皮肤、口腔、阴道白色念珠菌感染和阴道滴虫病。口服可引起恶心、呕吐、腹泻等反应,局部用药刺激性小。

二、唑类抗真菌药

唑类抗真菌药是一类小分子化合物,包括咪唑类及三唑类。咪唑类包括酮康唑、咪康唑、克霉唑等,可作为浅部真菌感染的首选药。三唑类包括氟康唑、伊曲康唑、伏立康唑等,可作为深部真菌感染的首选药。其共同特点是:①为广谱抗真菌药,对浅部真菌和深部真菌均有效;②抗菌机制相同,为抑制真菌细胞色素 P450,干扰真菌细胞膜中麦角固醇的生物合成,使细胞膜缺损,细胞内重要物质外渗,进而发挥抑菌或杀菌作用;③在肝中代谢,由于人体内普遍存在 P450 酶系,因此存在一定肝肾毒性,三唑类比咪唑类对人细胞色素 P450 的亲和力低,因此毒性更小。常用唑类抗真菌药见表 8-3。

表 8-3 常用唑类抗真菌药

药　物	抗菌谱	作用特点及临床应用	不　良　反　应
酮康唑 (ketoconazole)	广谱抗真菌	外用局部抗真菌,治疗皮肤癣菌、假丝酵母菌引起的皮肤黏膜或阴道感染	口服用药不良反应多且严重,局部用药刺激性小
咪康唑 (miconazole,达克宁)	广谱抗真菌		
克霉唑 (clotrimazole)	广谱抗真菌		
氟康唑 (fluconazole)	广谱抗真菌	口服吸收完全,生物利用度不受食物及胃液酸度影响,体内抗菌活性强于酮康唑。为多数真菌性脑膜炎的首选药,也用于治疗各种假丝酵母菌病	在同类药物中,不良反应最少,耐受性较好,可见轻度消化系统反应、皮疹等
伊曲康唑 (itraconazole)	广谱抗真菌	口服吸收迅速,抗菌活性强于酮康唑。用于非脑膜炎性组织胞浆菌病、局部假丝酵母菌感染以及多种癣病	不良反应少,耐受性较好,可见胃肠道反应,皮肤过敏等,偶见肝毒性
伏立康唑 (voriconazole)	广谱抗真菌	抗菌效力强,口服吸收好,生物利用度高,可透过血脑屏障。用于侵袭性曲霉病、放线菌属及镰刀菌属感染	耐受性好,不良反应独特,可引起可逆性视觉干扰(光幻觉)

三、丙烯胺类和苄胺类抗真菌药

丙烯胺类的萘替芬和特比萘芬,以及苄胺类的布替萘芬均为角鲨烯环氧化酶抑制剂,既可阻止麦角固醇生物合成,影响细胞膜稳定性,抑制真菌生长,又可导致角鲨烯聚集,对真菌细胞产生直接毒性,致其快速死亡。这两类药物的双重作用使其具有强大的杀灭真菌活性。

特比萘芬(terbinafine)

特比萘芬可在皮肤、毛囊、甲板等处长时间维持较高浓度。具有高效、低毒、口服有效等优点。口服或外用,对皮肤浅表真菌高度有效,对酵母菌作用较弱,主要适用于浅表真菌引起的体癣、手足癣、甲癣等。不良反应少且轻微,可见胃肠道反应,偶见暂时性肝损伤和皮肤过敏反应。

同类药物还有萘替芬、布替萘芬等,作用与特比萘芬相似。尤其布替萘芬是特比萘芬通过结构修饰获得的新型苄胺类广谱抗真菌药。这两种药物仅供外用治疗各种癣病,不能口服,不良反应罕见,少数患者有局部刺激性或接触性皮炎。

四、吗啉类抗真菌药

阿莫罗芬(amorolfine)

阿莫罗芬为广谱抗真菌药。它通过抑制固醇14位还原酶和7、8位异构酶,阻止麦角固醇生物合成,影响细胞膜稳定性,从而发挥杀真菌活性。全身给药无活性,只限于局部应用治疗甲癣和真菌性皮肤感染。不良反应发生率低,约1%为局部轻微的烧灼感。

五、棘白菌素类

卡泊芬净(caspofungin)

卡泊芬净为一种真菌发酵产物合成得到的半合成肽化合物。对曲霉菌属真菌和假丝酵母菌属真菌均表现出较强的抗菌活性,适用于曲霉菌和假丝酵母菌引起的感染。主要不良反应有畏寒、发热、静脉炎、腹泻、恶心、呕吐、头痛,还可出现组胺反应,如出疹,面部水肿、潮红,支气管炎、气喘等。

同类药物还有米卡芬净、阿尼芬净,作用类似于卡泊芬净。

六、其他抗真菌药

氟胞嘧啶(flucytosine)

氟胞嘧啶为人工合成的深部抗真菌药。氟胞嘧啶口服吸收快而完全,穿透力强,可透过血脑屏障,广泛分布于深部体液中。氟胞嘧啶抗菌谱窄,对新型隐球菌、假丝酵母菌、着色真菌具有抗菌活性。单独应用易产生耐药性,主要与两性霉素B合用,治疗隐球菌、假丝酵母菌引起的脑膜炎。不良反应有骨髓抑制、白细胞和血小板减少、恶心、呕吐、腹泻、发热、皮疹及严重的结肠炎等。

灰黄霉素(griseofulvin)

灰黄霉素为浅表抗真菌药,抗菌谱窄。灰黄霉素能抑制或杀灭各种皮肤癣菌属,对念珠菌属及深部真菌无效。口服吸收较少,高脂肪饮食可增加其吸收。吸收后,分布于全身,以皮肤、毛发、指(趾)甲、脂肪等组织含量较高。临床主要用于治疗各种皮肤癣菌,如头癣、体癣、股癣、甲癣等。因毒性较大,临床已少用。

常用制剂和用法

两性霉素B 粉针剂:5 mg、25 mg。溶于5%葡萄糖注射液中,静脉滴注,必要时加入地塞米松。成人与儿童剂量均按体重计算:从一日0.1 mg/kg开始,逐渐增至一日1 mg/kg,可每日或隔日给药1次。鞘内注射:首次0.1~0.2 mg,渐增至一次0.5~1.0 mg,应与地塞米松合用。

灰黄霉素 片剂:0.25 g、0.5 g。微粉或滴丸:0.1 g、0.25 g。成人一次0.5~0.6 g,一日1次。儿童一日10~15 mg/kg,分2~4次口服,微粉或滴丸剂量减半,疗程10~14日。

制霉菌素 片剂:50万U。成人一次50万~100万U,一日4次,儿童酌减。软膏、阴道栓剂供局部使用。

酮康唑 片剂:0.2 g。成人一次0.2~0.6 g,一日1次,疗程可达5~6个月以上。15 kg以下儿童,一次20 mg,一日3次;15~30 kg儿童,一次100 mg,一日1次。洗剂、霜剂供局部外用。

咪康唑 胶囊剂:0.25 g。一次0.25~0.5 g,一日2次。注射剂:10 mg/mL。一次200~400 mg,一日3次,静脉滴注。鞘内注射成人最大剂量一次20 mg。软膏供局部使用。

克霉唑 软膏、霜剂(3%或5%)等供局部外用。

氟康唑 片剂或胶囊剂:50 mg、100 mg、150 mg。一次50 mg或100 mg,一日1次;必要时

一次 150 mg 或 300 mg，一日 1 次。注射剂：100 mg/50 mL。一次 100～200 mg，一日 1 次。

伊曲康唑　片剂或胶囊剂：100 mg、200 mg。一次 100～200 mg，一日 1 次。

特比萘芬　片剂：125 mg、250 mg。一次 250 mg，一日 1 次；或一次 125 mg，一日 2 次。霜剂：1%。一日 1～2 次，供外用。

氟胞嘧啶　片剂：250 mg、500 mg。一日 100～150 mg/kg，分 3～4 次口服。

思考与练习

A₁ 型题

1. 可用于深部真菌感染的药物是（　　）。

A. 氟康唑　　　B. 酮康唑　　　C. 利巴韦林　　　D. 拉米夫定　　　E. 克拉霉素

2. 艾滋病患者隐球菌性脑膜炎的首选治疗药物是（　　）。

A. 灰黄霉素　　B. 两性霉素 B　C. 酮康唑　　　D. 氟康唑　　　E. 制霉菌素

3. 目前口服抗真菌作用最强的药物是（　　）。

A. 灰黄霉素　　B. 酮康唑　　　C. 两性霉素 B　D. 克霉唑　　　E. 氟康唑

A₂ 型题

4. 患者，女，14 岁。因假丝酵母菌真菌性脑膜炎住院。治疗首选的药物是（　　）。

A. 伊曲康唑　　B. 伏立康唑　　C. 氟康唑　　　D. 酮康唑　　　E. 泊沙康唑

5. 患者，男，60 岁。糖尿病合并皮肤感染。长期服用四环素，近来咽部出现白色薄膜，伴有消化不良、腹泻，疑患白色念珠菌病，宜用（　　）。

A. 灰黄霉素　　B. 制霉菌素　　C. 两性霉素 B　D. 阿昔洛韦　　E. 利巴韦林

A₃ 型题

（6～7 题共用题干）

患者，男，40 岁。双脚趾间痒，经常起水疱，脱皮多年，细菌学检查有癣菌。

6. 患者不宜用（　　）。

A. 酮康唑　　　B. 咪康唑　　　C. 两性霉素 B　D. 氟康唑　　　E. 灰黄霉素

7. 不宜选用的原因不包括（　　）。

A. 为治疗深部真菌感染的药物　　B. 不良反应多　　　　　　　C. 常采用静脉滴注

D. 对真菌无作用　　　　　　　　E. 可引起寒战、发热反应

（李　婷）

项目三十九　抗结核病药及抗麻风病药的用药基础

▶▶ ▶

　导学

结核病是由结核分枝杆菌引起的慢性传染性疾病。结核分枝杆菌可侵犯人体的多种组织和器官,以肺结核最为常见。结核病病程长,结核分枝杆菌对抗结核病药易产生耐药性,治疗不彻底或不规律时易复发,预防和控制结核分枝杆菌耐药性的产生以及控制复发是防治结核病的关键。

　项目目标 ……

1. 掌握异烟肼、利福平的药理作用、临床用途及不良反应,抗结核病药的应用原则。
2. 熟悉吡嗪酰胺、乙胺丁醇、链霉素、对氨基水杨酸的抗结核病作用特点。
3. 了解抗麻风病药的概况。
4. 学会观察抗结核病药产生的不良反应,能够合理使用抗结核病药。

任务一　抗结核病药

　案例导引

彤彤的家人曾经罹患结核病,彤彤的妈妈担心彤彤也会被传染,到医院咨询是否可以预防用药。作为护士应如何向其说明?

一、常用药物

结核病是由结核分枝杆菌引起的一种慢性传染性疾病,可累及多个脏器,以肺部感染多见。目前临床常用的抗结核病药主要有两类:第一线抗结核病药,包括异烟肼、利福平、乙胺丁醇、链霉素、吡嗪酰胺等;第二线抗结核病药,有对氨基水杨酸钠、乙硫异烟胺、丙硫异烟胺、卡那霉素、卷曲霉素、利福喷汀、司帕沙星等。

异烟肼(isoniazid,INH,雷米封)

【体内过程】　异烟肼口服吸收快而完全,穿透力强,可透入细胞、脑脊液、胸水、腹水、关节腔、纤维化或干酪化的结核病灶及淋巴结等。主要在肝内乙酰化代谢灭活,人类对异烟肼乙酰化代谢速度有明显的人种和个体差异,有快乙酰化型(中国人中约占49.3%)和慢乙酰化型(中国人中约占25.6%)。前者半衰期为0.5~1.6 h,不良反应以肝损害多见,后者半衰期为2~3 h,不良反应以周围神经炎多见。

【药理作用】　为窄谱抗菌药,对结核分枝杆菌有高度选择性,对其他细菌无效。抗菌力强,对静止期结核杆菌表现为抑菌作用,对繁殖期结核杆菌有杀灭作用。单用易产生耐药性,与其他抗结核病药联用可以增强疗效,延缓耐药性的产生。抗菌机制可能是抑制结核分枝杆菌细胞壁特有的重要成分分枝菌酸的合成,使细菌死亡。

【临床用途】 为治疗各种类型结核病的首选药。除早期轻症肺结核或预防时可单独使用外,均需与其他一线药联合使用。

【不良反应】

1. 神经系统 常见反应为周围神经炎,表现为四肢震颤、手脚麻木和步态不稳等。大剂量可出现头痛、头晕、兴奋,严重时可出现中毒性脑病和精神病,多见于营养不良及慢乙酰化型患者,可用维生素 B_6 防治。

2. 肝毒性 可见转氨酶升高、黄疸,严重时致肝细胞坏死,多见于快乙酰化型。与利福平合用可增强肝毒性,用药期间应定期检查肝功能,肝功能不全者慎用。

3. 其他 可见胃肠道反应,偶见过敏反应。

【用药护理】

1. 用药前沟通 ①评估异烟肼的合理使用。用于治疗结核病时必须与其他抗结核病药联合应用;用于结核病的预防则既可单用,也可与其他抗结核病药联合使用;异烟肼对部分非结核分枝杆菌病有一定的治疗效果,因此可用于非结核分枝杆菌病的治疗,但也需联合用药。②用于预防结核病时适应证包括:有结核病病史的人类免疫缺陷病毒感染者;与新近诊断为传染性肺结核病患者有密切接触的结核菌素(PPD)试验阳性幼儿和青少年;未接种卡介苗的 5 岁以下儿童 PPD 试验阳性者;PPD 试验阳性的下述人员,如糖尿病、矽肺、长期使用肾上腺皮质激素或免疫抑制剂的患者;PPD 试验强阳性的可疑结核病患者。③应劝告患者服药期间避免饮含酒精饮料。④评估有无禁忌证,肝功能不全者慎用。⑤妊娠期患者确有应用指征时,必须充分权衡利弊后决定是否采用;哺乳期患者用药期间应停止哺乳。

2. 用药后护理 ①药物不良反应的监护,如服药期间患者出现轻度手脚发麻、头晕可服用维生素 B_1 或 B_6,严重者应立即停药。②注意药物联用情况,与乙硫异烟胺、吡嗪酰胺、利福平等其他抗结核病药合用时,可增加本药的肝毒性,用药期间应密切观察有无肝炎的前驱症状,并定期监测肝功能。

3. 用药护理评价 评估药物疗效。患者症状好转后,应嘱患者按照医嘱坚持全疗程、不间断规律用药,不可擅自停药、减药或换药;如出现耐药性或复发,则应及时就诊并做相关检查,根据患者的具体情况重新制订治疗方案。

利福平(rifampicin,RFP)

【体内过程】 利福平口服易吸收,食物与对氨基水杨酸可减少其吸收,若两药合用,应间隔 8~12 h。本药分布广,穿透力强,能进入脑脊液、胸水、腹水、结核空洞、痰液及胎盘。该药主要经肝代谢,代谢产物可将尿、粪、泪液、痰液和汗液染成橘红色。

【药理作用】 抗菌谱广且作用强大,对结核分枝杆菌、麻风分枝杆菌、大多数革兰阳性菌(如金黄色葡萄球菌)、革兰阴性菌(如脑膜炎奈瑟菌)、大肠埃希菌、奇异变形杆菌、流感嗜血杆菌等也有很强的抗菌作用;高浓度时对沙眼衣原体和某些病毒也有作用。

抗菌机制为特异性抑制细菌 DNA 依赖的 RNA 多聚酶,阻碍 mRNA 的合成,从而产生抗菌作用。单用易产生抗药性,与异烟肼、乙胺丁醇合用可增强疗效,并能延缓耐药性的产生。

【临床用途】

(1)常与异烟肼、乙胺丁醇等抗结核病药联合治疗各型结核病。

(2)麻风、耐药金黄色葡萄球菌及其他敏感菌所致的感染。

(3)因在胆汁中浓度较高,也可用于重症胆道感染。

(4)沙眼、急性结膜炎及病毒性角膜炎采用局部用药。

【不良反应】

1. 胃肠道反应 表现为恶心、呕吐、腹痛、腹泻等,一般不严重。

2. 肝脏毒性 长期大量用药,可出现黄疸、肝肿大、肝功能减退等,严重时可致死亡。老年患者、慢性肝病患者、酒精中毒患者、联合使用异烟肼者发生率明显增加,故用药期间应定期检查肝功能。

3."流感综合征" 见于大剂量间歇疗法,表现为发热、寒战、头痛、肌肉酸痛等类似感冒的症状,所以间隔给药方法现已不用。

4.其他 可出现皮疹、药热,偶见疲乏、嗜睡、头晕和运动失调等。

【用药护理】 ①应告知患者服药期间大小便、唾液、痰液、泪液等可呈红色,不要过分惊慌。②应劝告患者服药期间不宜饮含酒精饮料。③评估有无禁忌证,对利福平过敏的患者禁用;肝病患者、有黄疸史和酒精中毒者慎用。④对动物有致畸作用,妊娠期患者确有应用指征时应充分权衡利弊后决定是否采用,妊娠早期患者应避免使用;哺乳期患者用药期间应停止哺乳;不推荐 5 岁以下儿童患者应用利福平。⑤用药期间应定期查血常规及肝功能。

其他抗结核病药见表 8-4。

表 8-4 其他抗结核病药

常用药物	作用特点与临床应用	不良反应
乙胺丁醇 (ethambutol)	抗菌谱窄,对大多数耐异烟肼和链霉素的结核分枝杆菌仍有抗菌活性,临床主要与异烟肼或利福平合用治疗各型结核病	球后视神经炎
吡嗪酰胺 (pyrazinamide)	抗菌谱窄,细胞及脑脊液中浓度高,单用易产生耐药性,为联合用药的重要成分	肝损害
链霉素 (streptomycin)	第一个用于抗结核病的药物。穿透力弱,不易透过血脑屏障和细胞膜,仅用于浸润型肺结核、粟粒型肺结核	易产生耐药性,长期大量使用可致耳毒性
对氨基水杨酸 (para-aminosalicylic acid)	抗菌谱窄,穿透力弱,主要与异烟肼和链霉素合用,延缓耐药性产生,增强疗效	胃肠道反应、过敏反应
乙硫异烟胺 (ethionamide)	仅用于一线抗结核病药治疗无效者,需与其他抗结核病药联合使用,孕妇及 12 岁以下儿童不宜使用	易产生耐药性,常见胃肠道反应,如恶心、呕吐、腹痛、腹泻
司帕沙星 (sparfloxacin)	第三代喹诺酮类药,抗菌谱广,对革兰阳性菌、革兰阴性菌、厌氧菌、结核分枝杆菌、衣原体、支原体均有较强的杀灭作用,对多种耐药菌株均有效	光敏反应

二、结核病的治疗原则

1.早期用药 一旦确诊为结核病应立即给药治疗。早期病灶内血液循环良好,药物易渗入病灶内部,且结核分枝杆菌正处于繁殖期,对抗结核病药敏感,同时患病初期,机体抵抗力较强,故易获得满意疗效。

2.联合用药 联合用药可延缓耐药性的产生,且可提高疗效,降低毒性。依病情严重程度,可采用二联或三联甚至四联的治疗方案。轻症肺结核通常选用异烟肼和利福平或更多药物联合使用。

3.适量用药 足够的剂量是保证疗效和防止复发的关键。药量不足,易使治疗失败,且易产生耐药性;药量过大,则易产生严重不良反应而使治疗难以继续。

4.规律用药 若时用时停或随意调整剂量或中途更换药物都可导致结核病治疗的失败,而且易发生耐药性或复发。

任务二 抗麻风病药

知识链接

麻风病是由麻风分枝杆菌感染引起的慢性传染病,主要表现为皮肤、黏膜和周围神经的损伤。麻风分枝杆菌在体内生长缓慢,从感染到发病一般可历时 2～10 年,也可长达 20 年。目前,对麻风病多采用药物联合化疗。

氨苯砜(diaminodiphenylsulfone,DDS)

【体内过程】 氨苯砜口服吸收缓慢而完全,可分布于全身组织和体液,病变皮肤中的药物浓度远高于正常皮肤,半衰期为 10～50 h,排泄缓慢,为防止蓄积中毒,宜采用周期性间歇给药方案。

【作用和用途】 氨苯砜的抗菌谱和抗菌机制与磺胺类药相似,单用时易产生耐药性,治疗麻风病时常与利福平合用,可增强疗效,延缓耐药性的产生。用药后细菌完全消失需要 1～3 年或更长时间,因此治疗时不应随意减量或过早停药。

【不良反应】 以溶血性贫血和发绀较常见,口服可出现胃肠道反应、头痛、周围神经病变、皮疹、药热等,剂量过大可致肝损害。治疗早期或药物增量速度过快可致"砜综合征",表现为发热、剥脱性皮炎、淋巴结肿大、贫血等,此时应减量或停药,必要时可用糖皮质激素治疗。

【禁忌证】 对本品及磺胺类药过敏者、严重肝功能损害和精神障碍者禁用。

【用药护理】

1. 用药前沟通 ①注意药物联用:由于原发性和继发性耐氨苯砜麻风分枝杆菌菌株日渐增多,氨苯砜一般不宜单独用于治疗麻风病,应与利福平、氯法齐明、乙硫异烟胺、丙硫异烟胺、氧氟沙星、米诺环素、克拉霉素等联合应用。②评估药物剂量:快乙酰化型或慢乙酰化型患者的血药浓度可能很低或较高,均需调整剂量。③避免过敏反应:砜类药物之间存在交叉过敏现象;对磺胺类、呋塞米类、噻嗪类、磺酰脲类以及碳酸酐酶抑制药过敏的患者亦可能对氨苯砜发生过敏。④评估有无禁忌证:严重贫血、葡萄糖-6-磷酸脱氢酶(G-6-PD)缺乏、变性血红蛋白还原酶缺乏症、肝肾功能减退、胃十二指肠溃疡及有精神病史者慎用本类药物。⑤治疗疱疹样皮炎时,应服用无麸质饮食,连续 6 个月,氨苯砜的剂量可减少 50% 或停用本品。

2. 用药后护理 ①随访检查:查血常规,用药前和治疗第一个月中每周一次,以后每月一次,连续 6 个月,以后每半年一次;G-6-PD 测定,如为 G-6-PD 缺乏者则应慎用或减量;肝功能试验(如尿胆红素和门冬氨酸转氨酶测定),治疗中患者发生食欲减退、恶心或呕吐时应作测定,如有肝损害,应停用本品;肾功能测定,有肾功能减退者在治疗中应定期测定肾功能,并适当调整剂量,无尿患者应停用;②用药过程中如出现新的或中毒性皮肤反应,应迅速停用氨苯砜,但出现麻风反应状态时不需停药;③治疗中如出现严重过敏反应(Ⅰ型)或神经炎时,应合用大剂量肾上腺皮质激素;④做好药物中毒抢救的常规准备工作,一次服用大剂量可使血红蛋白转为高铁血红蛋白,造成组织缺氧、发绀、中毒性肝炎、肾炎和神经精神等损害,如未及时治疗可致死亡。

3. 用药护理评价 皮损查菌阴性者疗程达 6 个月,阳性者至少 2 年或用药至细菌转阴;对未定型和结核样型麻风的治疗需持续 3 年,二型麻风需持续 2～10 年,瘤型麻风需终身服药。

其他抗麻风病药见表 8-5。

要点提示:氨苯砜是治疗各型麻风病的首选药物。

表 8-5 其他抗麻风病药

常用药物	作用特点	临床应用	不良反应
醋氨苯砜 (acedapsone)	同氨苯砜,选择性抑制麻风 分枝杆菌;长效	各型麻风病	同氨苯砜
氯法齐明 (clofazimine)	阻止麻风反应中结节性红斑 的形成	耐药或不宜用氨苯砜的麻 风病	皮肤色素沉着;胃肠 道反应
沙利度胺 (thalidomide)	抑制麻风反应	抗各型麻风病中的麻风 反应	致畸;中毒性神经炎

常用制剂和用法

异烟肼　片剂:0.05 g、0.1 g、0.3 g。一日 0.3～0.4 g,分 1～3 次口服。粟粒型肺结核、结核性脑膜炎:一日 0.6 g,分 3 次口服。儿童用量:一日 10～20 mg/kg。注射剂:0.1 g/2 mL。一次 0.3～0.6 g,加 5% 葡萄糖或 0.9% 氯化钠溶液 20～40 mL,缓慢推注;或加入 250～500 mL 溶液,静脉滴注。

利福平　片剂或胶囊剂:0.15 g、0.3 g、0.45 g、0.6 g。一次 0.45～0.6 g,一日 1 次,清晨空腹顿服。儿童用量:一日 20 mg/kg,分 2 次口服。眼药水:0.1% 滴眼液,一日 4～6 次。

利福定　胶囊剂:0.1 g、0.15 g。一次 0.15～0.2 g,一日 1 次,清晨空腹顿服。儿童用量:一日 3～4 mg/kg。

利福喷汀　片剂:0.15 g、0.3 g。一次 0.6 g,一周 1～2 次。疗程 6～9 个月。

乙胺丁醇　片剂:0.25 g。初治病例:一日 15 mg/kg,1 次或分 2～3 次口服。复发病例:一日 25 mg/kg,两个月后减为一日 15 mg/kg。儿童用量:一日 15～20 mg/kg,分 2～3 次口服。

吡嗪酰胺　片剂或胶囊剂:0.25 g、0.5 g。一日 0.75～1.5 g,分 3 次口服。

链霉素　注射剂:每瓶 0.75 g、1 g、2 g。重症结核病:一日 0.75～1.0 g,一日 2 次,肌内注射。轻症结核病:一日 1.0 g,一周 2～3 次。现已少用。

对氨基水杨酸钠　片剂:0.5 g。一次 2～3 g,一日 4 次。注射液:每瓶 2 g、4 g、6 g,一日 4～12 g,加入 0.9% 氯化钠注射液或 5% 的葡萄糖中,稀释为 3%～4% 的溶液,避光条件下 2 h 内滴完。注射液应新鲜配制。

氨苯砜　片剂:50 mg、100 mg。一次 12.5～100 mg,一日 1 次,从小剂量开始,一周服药 6 天,连服 3 个月,停药两周。

思考与练习

A₁ 型题

1. 对麻风病本身无效的抗麻风病药是(　　)。

A. 氨苯砜　　　B. 醋氨苯砜　　　C. 氯法齐明　　　D. 沙利度胺　　　E. 利福平

2. 目前用于防治各种类型结核病的首选药物是(　　)。

A. 利福平　　　B. 乙胺丁醇　　　C. 异烟肼　　　D. 吡嗪酰胺　　　E. 链霉素

3. 主要毒性为视神经炎的抗结核病药是(　　)。

A. 利福平　　　B. 链霉素　　　C. 异烟肼　　　D. 氯霉素　　　E. 乙胺丁醇

A₂ 型题

4. 患者,男,31 岁。被诊断为结核性脑膜炎,治疗应首选(　　)。

A. 利福平　　　B. 异烟肼　　　C. 链霉素　　　D. 庆大霉素　　　E. 对氨基水杨酸

5. 患者,女,35 岁。患肺结核,选用链霉素和乙胺丁醇合用治疗的目的是(　　)。

A. 减轻注射时疼痛
B. 延缓耐药性产生

C. 延长链霉素作用时间
D. 减慢链霉素排泄

E. 有利于药物进入结核病灶

A₃型题

(6～7 题共用题干)

患者,男,30 岁。有癫痫病史,现确诊为肺结核。

6. 选用抗结核病药时应慎用的药物是(   )。

A. 利福平   B. 异烟肼   C. 乙胺丁醇   D. 吡嗪酰胺   E. 对氨基水杨酸

7. 不能选用的原因是(   )。

A. 为窄谱抗菌药
B. 需与其他药物联用

C. 常见不良反应为周围神经炎
D. 具有肝毒性

E. 仅作用于早期轻症肺结核

(李　婷)

项目四十 抗寄生虫病药的用药基础

导学

根据寄生虫的种类,可将寄生虫病分为原虫病和蠕虫病。原虫病包括疟疾、阿米巴病、利什曼病等;蠕虫病包括血吸虫病、丝虫病和线虫病等。

项目目标

1. 掌握抗疟药的作用机制、作用特点、临床应用及不良反应。
2. 熟悉甲硝唑、吡喹酮及甲苯咪唑的抗寄生虫作用及不良反应。
3. 了解阿米巴病、血吸虫病、滴虫病的特点及用药原则。
4. 学会常见寄生虫病的治疗方案,能够合理应用抗寄生虫病药。

任务一 抗 疟 药

疟疾是由疟原虫引发的,并由雌性按蚊传播的一种寄生虫传染病,流行于热带、亚热带地区。致病疟原虫主要有间日疟原虫、三日疟原虫、卵形疟原虫和恶性疟原虫,分别引起间日疟、三日疟、卵形疟和恶性疟,其中三日疟少见,卵形疟罕见,恶性疟对人体危害最大。四种疟原虫的生活史基本相同,分为在雌性按蚊体内的有性生殖阶段和人体内的无性生殖阶段。疟疾在临床以寒战、高热、继之大汗后缓解为特点,抗疟药在防治疟疾的过程中起着至关重要的作用。

一、疟原虫的生活史和抗疟药的作用环节

(一) 人体内的无性生殖阶段

1. 红细胞外期 受感染的雌性按蚊叮咬人体时,将其唾液中的子孢子输入人体,子孢子随血流侵入肝细胞发育,经过 10~14 天,发育为可产生数以万计裂殖子的成熟裂殖体。此期无临床症状,为疟疾的潜伏期(原发性红细胞外期)。乙胺嘧啶可杀灭此期的裂殖体,有病因性预防作用。

间日疟原虫和卵形疟原虫有一部分子孢子(迟发型子孢子)侵入肝细胞后,可经数月或数年的休眠期(称为休眠子)后再进行裂体增殖,成为疟疾远期复发的根源(继发性红细胞外期)。恶性疟原虫和三日疟原虫无休眠子,故恶性疟和三日疟无复发现象。伯氨喹能杀灭迟发型子孢子,可阻止疟疾的复发。

2. 红细胞内期 红细胞外期的裂殖子胀破肝细胞释出,进入血液侵入红细胞,经滋养体发育为成熟裂殖体,破坏红细胞后,释放出大量裂殖子、疟色素及其他代谢产物,刺激机体引起寒战、高热等症状,即疟疾发作。释放出的裂殖子可再侵入其他正常红细胞,重复裂体增殖,从而引起临床症状的反复发作。临床症状的间隔时间:恶性疟为 36~48 h,间日疟约为 48 h,三日疟约为

72 h。氯喹、奎宁、青蒿素等药物能杀灭红细胞内期的裂殖体,有控制临床症状的作用。

（二）雌性按蚊体内的有性生殖阶段

红细胞内的疟原虫经裂体增殖 3～5 代后,部分裂殖子发育为雌、雄配子体。在雌性按蚊叮咬患者时,红细胞内的各期疟原虫随血液进入按蚊胃部,其中仅雌、雄配子体能继续发育,两者结合成合子,并进一步发育成子孢子,移行至唾液腺内,成为疾病传播的根源。伯氨喹能杀灭各种疟原虫的配子体,乙胺嘧啶能抑制雌、雄配子体在蚊体内的发育,两者均有控制疟疾传播和流行的作用。

二、常用抗疟药

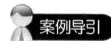案例导引

小刘护士要到某热带地区去义诊,但是该地区是疟疾的多发区,于是小刘在出发前 10 天,每天服用氯喹一次,每次 30 mg。请问小刘护士这样做的目的是什么?属于合理用药吗?

（一）主要用于控制症状的药物

氯喹(chloroquine)

氯喹是人工合成的 4-氨基喹啉类衍生物。口服吸收快而完全,抗酸药可干扰其吸收。分布广泛,主要浓集于被疟原虫侵入的红细胞。在肝脏代谢,酸化尿液可促进其排泄。

【作用和用途】

1. 抗疟作用 氯喹能杀灭各种疟原虫的红细胞内期的裂殖体,具有起效快、疗效高的特点,多数患者用药后 1～2 天内,发热、寒战等症状消退,2～3 天后血中疟原虫消失,是控制各型疟疾症状的首选药,也能预防性抑制症状发作(进入疫区前 1 周至离开疫区后 4 周期间,每周服药 1 次)。

2. 抗肠外阿米巴病作用 对阿米巴滋养体有强大的杀灭作用,口服后肝脏内药物浓度比血浆药物浓度高 200～700 倍,而肠壁分布很少,故仅用于肠外阿米巴感染的治疗,对肠内阿米巴病无效,应与抗肠内阿米巴病药合用,以防止复发;可用于甲硝唑治疗无效或禁忌的阿米巴肝炎或肝脓肿。

3. 免疫抑制作用 大剂量氯喹具有免疫抑制作用,可用于自身免疫性疾病如类风湿性关节炎、系统性红斑狼疮等的治疗。

【不良反应】 治疗疟疾时的不良反应较少且轻微,偶见胃肠道反应、头晕、目眩及荨麻疹等,停药后迅速消失。大剂量或长期应用时可导致视网膜病变、低血压、心律失常等。

【用药护理】 ①药物不良反应的监护:如白细胞减少至 $4 \times 10^9/L$ 以下应停药;可引起少数患者心律失常,严重者可致阿斯综合征,若不及时抢救,可能导致死亡;长期服用氯喹前,应先做眼部详细检查,排除原有病变,60 岁以上患者宜勤检查,以防视功能损害,且长期维持剂量每日以 0.25 g 或其以下为宜,疗程不超过 1 年。②评估有无禁忌证:氯喹无收缩子宫作用,但可能致胎儿耳聋、脑积水、四肢缺陷,故孕妇忌用。③长期使用可产生抗药性(多见于恶性疟),如用量不足,恶性疟常在 2～4 周内复燃,且易引起抗药性。④注意药物联用情况:与伯氨喹合用时,可产生严重心血管系统不良反应,如改为序贯服用,疗效不减而不良反应降低;与氯丙嗪等对肝有损害的药物合用,可加重肝脏负担;与保泰松合用易引起过敏性皮炎;与氯化铵合用可加速排泄而降低血药浓度。

奎宁(quinine)

奎宁为奎尼丁的左旋体,是从金鸡纳树皮中提取的一种生物碱。因其疗效较氯喹差且毒性大,已不作控制疟疾症状的首选药。临床主要用于耐氯喹或耐多种药物的恶性疟和脑型疟。此外,奎宁尚有心肌抑制、兴奋子宫平滑肌、较弱的解热镇痛和阻断神经肌肉接头等作用。

NOTE

【不良反应】 奎宁不良反应多且严重。

1. 金鸡纳反应 表现为恶心、呕吐、头痛、耳鸣、视力减退等,停药后可恢复。

2. 心血管系统反应 大剂量能抑制心肌,导致低血压、心律失常等。

3. 特异质反应 葡萄糖-6-磷酸脱氢酶(G-6-PD)缺乏者,用药后可引起急性溶血,发生寒战、高热、血红蛋白尿和肾功能衰竭(如黑尿热),甚至死亡。

4. 其他 可刺激胰岛素释放,引起低血糖反应;兴奋子宫平滑肌,孕妇禁用。

甲氟喹(mefloquine)

甲氟喹是由奎宁经结构改变而获得的 4-喹啉-甲醇衍生物,能杀灭间日疟原虫和恶性疟原虫红细胞内期的裂殖体。该药的 $t_{1/2}$ 约 30 天,可用于症状性预防,每 2 周用药一次。

青蒿素(artemisinin)

青蒿素是由我国药理学家根据祖国医学"青蒿截疟"的记载,从植物黄花蒿中提取的一种抗疟药。能快速杀灭各种疟原虫红细胞内期的裂殖体,对红细胞外期疟原虫无效。脂溶性高,口服吸收快,0.5~1 h 后血药浓度达高峰,易透过血脑屏障,24 h 药物可排出 84%,代谢与排泄速度均较快,有效血药浓度维持时间短,难以杀灭疟原虫,达到根治效果,停药后复发率高,与伯氨喹合用可降低复发率。主要用于耐氯喹或对多种药物耐药的恶性疟以及脑型疟的抢救。不良反应罕见,偶见胃肠道反应、白细胞减少、一过性心脏传导阻滞和短暂的发热等。有致畸作用,孕妇禁用。

知识链接

在青蒿素的基础上,经结构改造得到一系列更优越的衍生物,已应用于临床的有蒿甲醚、青蒿琥酯等。这两种药物抗疟作用机制与青蒿素相同,但抗疟效果强于青蒿素,复发率低,可用于耐氯喹的恶性疟及危重患者的抢救。

(二)主要用于控制复发和传播的药物

伯氨喹(primaquine)

伯氨喹为人工合成的 8-氨基喹啉类衍生物。对疟原虫的迟发型子孢子和配子体均有强大的杀灭作用,是防止疟疾复发和控制疟疾传播的主要药物。与红细胞内期抗疟药合用,可根治良性疟。本药治疗量时不良反应较少,G-6-PD 缺乏的患者可发生急性溶血性贫血,大剂量时可致高铁血红蛋白血症。

(三)主要用于病因性预防的药物

乙胺嘧啶(pyrimethamine)

乙胺嘧啶能杀灭各种疟原虫红细胞外期的裂殖体,是病因性预防的首选药。对红细胞内期未成熟的裂殖体也有抑制作用,但对已成熟的裂殖体无效。本药不能直接杀灭配子体,但含药血液随配子体被按蚊吸食后,能阻止疟原虫在蚊体内发育产生配子体,从而起到控制传播的作用。乙胺嘧啶为二氢叶酸还原酶抑制剂,长期大量服用时可干扰人体叶酸代谢,出现巨幼红细胞性贫血或粒细胞减少,停药或服用甲酰四氢叶酸钙可逐渐恢复。过量可引起急性中毒,表现为恶心、呕吐、发热、发绀、惊厥甚至死亡,因药物带有甜味,易被儿童大量误服而中毒,应严加管理。孕妇禁用。

情景二 疟疾患者的用药基础

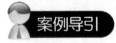 案例导引

丽丽和丈夫到非洲去旅行,回来后出现全身乏力、大汗淋漓、打寒战等现象,到医院就诊发现

是患了间日疟,并且已怀孕 6 周。医生让丽丽口服磷酸氯喹片,第一天 4 片,第 2、3 天各 2 片,顿服,一天一次,并嘱咐患者待分娩后还要继续治疗。丽丽很担心会对胎儿产生不良的影响,因此忧心忡忡,护士应该如何向她解释?

一、抗疟药的使用原则

抗疟药的使用应遵循安全、有效、合理和规范的原则。根据流行地区的疟原虫虫种及其对抗疟药物的敏感性和患者的临床表现,合理选择药物,严格掌握剂量、疗程和给药途径,以保证治疗效果和延缓抗药性的产生。

(一)间日疟治疗药物

首选氯喹、伯氨喹。治疗无效时,可选用以青蒿素类药物为基础的复方或联合用药的口服剂型进行治疗。

(二)恶性疟治疗药物

以青蒿素类药物为基础的复方或联合用药(ACT),包括:青蒿琥酯片加阿莫地喹片、双氢青蒿素哌喹片、复方磷酸萘酚喹片、复方青蒿素片等。

(三)重症疟疾治疗药物

(1)青蒿素类药物注射剂,包括蒿甲醚和青蒿琥酯。

(2)磷酸咯萘啶注射剂。

二、用药方案

(一)间日疟的治疗

氯喹加伯氨喹:氯喹口服总剂量 1200 mg。第 1 日 600 mg 顿服,或分 2 次服,每次 300 mg;第 2、3 日各服 1 次,每次 300 mg。伯氨喹口服总剂量 180 mg。从服用氯喹的第 1 日起,同时服用伯氨喹,每日 1 次,每次 22.5 mg,连服 8 日。

此疗法也可用于卵形疟和三日疟的治疗。

(二)恶性疟的治疗(选用以下一种方案)

(1)青蒿琥酯片加阿莫地喹片口服总剂量为青蒿琥酯和阿莫地喹各 12 片(青蒿琥酯每片 50 mg,阿莫地喹每片 150 mg),每日顿服青蒿琥酯片和阿莫地喹片各 4 片,连服 3 日。

(2)双氢青蒿素哌喹片口服总剂量 8 片(每片含双氢青蒿素 40 mg,磷酸哌喹 320 mg),首剂 2 片,首剂后 6~8 h、24 h、32 h 各服 2 片。

(3)复方磷酸萘酚喹片口服总剂量 8 片(每片含萘酚喹 50 mg,青蒿素 125 mg),一次服用。

(4)复方青蒿素片口服总剂量 4 片(每片含青蒿素 62.5 mg,哌喹 375 mg),首剂 2 片,24 h 后再服 2 片。

(三)重症疟疾的治疗(选用以下一种方案)

(1)蒿甲醚注射剂肌内注射每日 1 次,每次 80 mg,连续 7 日,首剂加倍。若病情严重,首剂给药后 4~6 h 可再肌内注射 80 mg。

(2)青蒿琥酯注射剂静脉注射每日 1 次,每次 60 mg,连续 7 日,首剂加倍。若病情严重,首剂给药后 4~6 h 可再静脉注射 60 mg。

采用上述两种注射疗法治疗,患者病情缓解并且能够进食后,改用 ACT 口服剂型,再进行一个疗程治疗。

(3)磷酸咯萘啶注射剂肌内注射或静脉滴注,总剂量均为 480 mg。每日 1 次,每次 160 mg,连续 3 日。需加大剂量时,总剂量不得超过 640 mg。

(四)孕妇疟疾治疗

孕妇患间日疟可采用氯喹治疗。孕期 3 个月以内的恶性疟患者可选用磷酸哌喹,孕期 3 个月以上的恶性疟患者采用 ACT 治疗。孕妇患重症疟疾应选用蒿甲醚或青蒿琥酯注射剂治疗。

（五）间日疟休止期根治

伯氨喹：口服总剂量 180 mg，每日 1 次，每次 22.5 mg，连服 8 日。

（六）预防服药（选用以下一种方案）

（1）磷酸哌喹片每月 1 次，每次服 600 mg，睡前服用。

（2）氯喹每 7～10 天服 1 次，每次服 300 mg。

注：①氯喹、磷酸哌喹、伯氨喹和咯萘啶的剂量均以基质计。②方案中剂量均为成人剂量，儿童剂量按体重或年龄递减。③阿莫地喹可引起粒细胞缺乏，萘酚喹可引起血尿，服用时如出现副反应，应立即停药。④使用青蒿琥酯注射剂做静脉注射时，需先将 5％碳酸氢钠注射液 1 mL 注入青蒿琥酯粉剂中，反复振摇 2～3 min，待溶解澄清后，再注入 5 mL 等渗葡萄糖或生理盐水，混匀后缓慢静脉推注（不宜静脉滴注）。配制后的溶液如发生混浊，则不能使用。⑤使用磷酸咯萘啶注射剂做静脉滴注时，需将 160 mg 磷酸咯萘啶药液注入 500 mL 等渗葡萄糖或生理盐水中，静脉滴注速度不超过 60 滴/分。⑥磷酸哌喹有肝脏积蓄作用，采用磷酸哌喹片进行预防服药时，连续服药时间不宜超过 4 个月（需要时，应停药 2～3 个月后再次进行预防服药）。⑦孕妇、1 岁以下婴儿、有溶血史者或其家属中有溶血史者应禁用伯氨喹；G-6-PD 缺乏地区的人群，应在医务人员的监护下服用伯氨喹。

任务二　抗阿米巴病药和抗滴虫病药

一、抗阿米巴病药

阿米巴病是由溶组织阿米巴原虫感染人体引起的一类传染性疾病。阿米巴原虫生活史分为包囊和滋养体两个阶段。包囊为传播因子，在小肠转变为小滋养体，条件适当时可侵入肠壁，成为大滋养体，破坏黏膜下层组织，引起阿米巴痢疾和肠炎，称为肠内阿米巴病。也可随血流进入肝、肺、脑等组织，引起阿米巴肝、肺或脑脓肿，称为肠外阿米巴病。部分感染者即包囊携带者，无临床症状发生，但包囊可随粪便排出体外而成为阿米巴病的传染源。

抗阿米巴病药根据作用部位不同分为三类。

（一）抗肠内、肠外阿米巴病药

甲硝唑（metronidazole，灭滴灵）

甲硝唑口服吸收好，可进入唾液、肝脓肿的脓液中，也可进入脑脊液。对肠内、肠外阿米巴滋养体均有强大的杀灭作用，是治疗急性阿米巴痢疾、肠外阿米巴病的首选药。由于肠腔内药物浓度低，对包囊无明显作用，故不能用于治疗无症状的包囊携带者。

【体内过程】　甲硝唑口服吸收迅速、完全，可广泛分布于组织和体液中，如唾液、乳汁、精液、阴道分泌物或肝脓肿的脓液中，也可透过血脑屏障。主要通过肝代谢，代谢产物及少量原形药物经肾排泄，结肠内浓度偏低。

【作用和用途】

1. 抗阿米巴作用　主要用于组织感染，无根治肠腔病原体的作用，也不用于治疗无症状的包囊携带者。

2. 抗滴虫作用　对阴道滴虫有直接杀灭作用，并且口服后可出现于阴道分泌物、精液和尿液中，因此对男、女性泌尿生殖系统滴虫感染均有良好疗效，治疗量对阴道正常菌群无影响，是治疗滴虫病的首选药物。

3. 抗贾第鞭毛虫作用　甲硝唑是目前治疗贾第鞭毛虫病最有效的药物。

4. 抗厌氧菌作用　对厌氧菌引起的感染有良好的防治作用，且较少出现耐药性。

【不良反应】 较轻微,常见头痛、恶心、口干、口中金属味、食欲下降、腹泻、腹痛、皮疹及白细胞暂时性减少等;极少出现神经系统症状,如肢体麻木、感觉异常、共济失调或惊厥等,如发生应立即停药。

【禁忌证】 器质性中枢神经系统疾病及血液病患者、妊娠三个月内及哺乳期妇女禁用;服药期间应禁酒,以免出现急性乙醛中毒。

【用药护理】 ①应告知患者服用甲硝唑后,尿液可能呈深红色,不用过分惊慌。②应告诫患者用药期间要戒酒,因饮酒后可能出现腹痛、呕吐、头痛等症状。③原有肝脏疾病患者剂量应减少;出现运动失调或其他中枢神经系统症状时应停药;重复一个疗程之前,应做白细胞计数检查;厌氧菌感染合并肾功能衰竭者,给药间隔时间应由 8 h 延长至 12 h。④注意药物间相互作用:能抑制华法林和其他口服抗凝药的代谢,加强其作用,引起凝血酶原时间延长;同时应用苯妥英钠、苯巴比妥等诱导肝微粒体酶活性的药物,可增强甲硝唑的代谢,使其血药浓度下降,而苯妥英钠排泄减慢;同时应用西咪替丁等抑制肝微粒体酶活性的药物,可减缓甲硝唑在肝内的代谢及排泄,延长其血浆半衰期,应根据血药浓度测定的结果调整剂量;能干扰双硫仑代谢,两者合用患者饮酒后可出现精神症状,故 2 周内应用双硫仑者不宜再用甲硝唑;可干扰转氨酶和乳酸脱氢酶的测定结果,使胆固醇、甘油三酯水平下降。

(二)抗肠内阿米巴病药

卤化喹啉类

本类药物包括喹碘方(chiniofon)、双碘喹啉(diiodohydroxyquinoline)、氯碘羟喹(clioquinol)。口服吸收少,肠内浓度高,能直接杀灭肠腔内滋养体及包囊。用于慢性阿米巴痢疾及无症状包囊携带者的治疗。常见不良反应有恶心、腹泻,碘过敏者用后可出现发热、皮疹、唾液腺肿大等。氯碘羟喹大剂量应用可引起亚急性脊髓-视神经病,许多国家已禁止或限制使用。

二氯尼特(diloxanide)

二氯尼特为目前最有效的杀包囊药。对急性阿米巴痢疾,先用甲硝唑控制症状后,再用本药可肃清肠内包囊,有效防止复发。临床可与甲硝唑合用,用于肠内阿米巴病的根治,为治疗无症状包囊携带者的首选药。对肠外阿米巴病无效。本药不良反应轻,偶见胃肠道反应和皮疹。

(三)抗肠外阿米巴病药

氯喹(chloroquine)

氯喹为抗疟药,对阿米巴滋养体有强大的杀灭作用。口服后肝脏内药物浓度比血浆药物浓度高 200~700 倍,而肠壁分布很少,故仅用于肠外阿米巴病的治疗,对肠内阿米巴病无效,应与抗肠内阿米巴病药合用,以防止复发。

二、抗滴虫病药

抗滴虫病药用于治疗阴道毛滴虫感染引起的阴道炎、尿道炎和前列腺炎。甲硝唑是治疗滴虫病的首选药。但耐甲硝唑虫株日益增多,替硝唑是甲硝唑的衍生物,也是高效、低毒的抗滴虫药,也可用乙酰胂胺或抗生素曲古霉素等。

乙酰胂胺(acetarsol)

乙酰胂胺能直接杀灭滴虫,对耐甲硝唑虫株可考虑改用乙酰胂胺。局部用药有轻度刺激作用,可使阴道分泌物增多。

情景三 阿米巴病患者的用药基础

案例导引

患者,男,61 岁,农民。因腹泻 8 年,不规则发热及右上腹疼痛半年,咳血痰 10 天来医院就诊。腹泻为血黏液便,反复发作,无里急后重,既往无肝炎、结核病病史,无血吸虫疫水接触史。

查体：T38.5 ℃，P40 次/分，慢性消耗病容，右侧下胸部肋间隙饱满，局部呈凹陷性水肿，有明显压痛；叩诊右边第 4 肋间以下为实音，右下肺呼吸音低，肝肋下 3 cm，质较硬，无结节感，有压痛及叩击痛，双下肢凹陷性水肿。进一步检查确定是慢性阿米巴痢疾，并有阿米巴肺脓肿及肝脓肿。此种情况应如何制订治疗方案？作为护士，应如何进行用药护理？

针对阿米巴病的特点，临床上对于阿米巴病患者的治疗，主要包括一般及对症治疗、病原治疗、合并症治疗三个方面。

一、一般及对症治疗

首先给予胃肠道隔离，直至症状消失或大便连续 3 次找不到滋养体及包囊为止；给予流质或半流质饮食，注意补充热量和维生素；急性期应卧床休息；暴发型给予输液、输血等支持治疗；慢性型应加强营养，增强体质。

二、病原治疗

主要给予抗阿米巴病药物。

（一）治疗原则

先用抗肠外阿米巴病药杀灭组织型滋养体，再用抗肠内阿米巴病药杀灭肠腔型滋养体或直接给予肠内、外阿米巴病药；经多次复查未找到阿米巴原虫时，方可认为治愈（治疗后半年内应逐月复查大便）；对无症状排包囊者，可单用肠腔型滋养体杀灭剂。

（二）常根据症状给予不同的给药方案

(1) 无症状型和轻型：给予二氯尼特、双氯喹啉、喹碘方或甲硝唑治疗。

(2) 普通型：一般采用甲硝唑，治愈率可达 90%，如加用四环素或巴龙霉素等抗生素能提高疗效；如有包囊排出，可加用二氯尼特或双碘喹啉、喹碘方。

(3) 暴发型：可静脉给予甲硝唑，同时与抗生素如四环素等联用，并给予对症治疗。

(4) 慢性型：根据病情轻重，适当选用甲硝唑、双氯喹啉或喹碘方，亦可选用二氯尼特治疗。

三、合并症治疗

在积极有效的抗阿米巴药物治疗下，肠道合并症可获得缓解。暴发型患者常合并细菌感染，应加用有效抗生素；大量肠出血者可输血；肠穿孔伴腹膜炎者应在甲硝唑和广谱抗生素控制下进行手术治疗。

阿米巴病一般预后良好。有肠道合并症和治疗不彻底者都易复发；暴发型患者预后较差，有严重肠出血、肠穿孔、弥漫性腹膜炎等合并症者预后不良。因此，预防阿米巴病的传播和流行才是最有效的根本措施。

情景四 滴虫病患者的用药基础

滴虫病是由毛滴虫寄生于泌尿生殖系统、肠道或口腔等引发的寄生虫疾病。主要通过性生活或通过公共浴池、游泳池、衣物等传染。临床上对滴虫病的治疗遵循以下用药原则。

(1) 为彻底治愈，已婚者夫妇双方应共同用药。

(2) 为彻底消灭滴虫，应全身及局部治疗同时应用。全身用药主要为口服甲硝唑、替硝唑等，局部用药主要是在感染部位使用甲硝唑等药物。

(3) 为提高局部药物的疗效，用药前宜用酸性药物冲洗局部。

(4) 应注意个人卫生，注意不用公共浴盆及坐厕，外阴洗涤用具及衬裤应予以隔离及煮沸（5~10 min）消毒，治疗期间避免性生活。

|任务三　抗血吸虫病药和抗丝虫病药|

一、抗血吸虫病药

血吸虫病是由血吸虫寄生于人体引起的慢性寄生虫病。成虫寄生于人或其他哺乳动物的肠系膜静脉和门静脉的血液中,严重危害人类健康。在人体内寄生的血吸虫有日本血吸虫、曼氏血吸虫、埃及血吸虫等,我国流行的是日本血吸虫病。

吡喹酮(praziquantel)

吡喹酮是人工合成的吡嗪异喹啉衍生物。

【体内过程】　口服后易在肠道迅速吸收。可分布于多种组织中,如肝、肾、胰、肾上腺、骨髓及脑垂体、颌下腺等。在肝内迅速代谢,经肾和胆道排泄。部分血吸虫患者因存在不同程度的肝脏病变,从而降低了吡喹酮的降解能力,使得血药峰浓度提高,血浆半衰期延长。

【作用与用途】

1. 抗血吸虫　对各种血吸虫的成虫具有迅速而强大的杀灭作用,对幼虫作用较弱。可使虫体失去吸附能力而从肠系膜静脉迅速"肝移"或死亡。吡喹酮适用于急性、慢性、晚期及有并发症的血吸虫病患者,是一种目前临床广泛应用的高效、低毒、口服的新型广谱抗血吸虫病药物,也是治疗血吸虫病的首选药。

2. 抗绦虫　对多种绦虫的成虫及幼虫均有强大的杀灭作用,用于各种绦虫病的治疗。

3. 其他　对其他吸虫如华支睾吸虫、姜片吸虫、肺吸虫和肝吸虫有显著杀灭作用。

【不良反应】　不良反应较多,但较轻微,主要见于神经系统和消化系统,如头晕、头痛、多梦、乏力、肌肉震颤,以及食欲减退、恶心、腹胀等,少数可见心电图异常。

【禁忌证】　眼囊虫病患者禁用。

【用药护理】　①药物不良反应的监护,因吡喹酮在杀灭虫体后释放出大量的抗原物质,如有发热、嗜酸性粒细胞增多、皮疹甚至过敏性休克等症状出现应及时通知医生,采取应对措施,有明显头昏、嗜睡等神经系统反应者,治疗期间与停药后 24 h 内勿进行驾驶、机械操作等工作。②哺乳期妇女服药后,直至停药 72 h 以内不宜哺乳。③评估有无禁忌证:严重心、肝、肾疾病患者及有精神病史者慎用,合并眼囊虫病时,须先手术摘除虫体,而后进行药物治疗。

二、抗丝虫病药

丝虫病是由丝状线虫寄生于人体淋巴系统引起的疾病。寄生于人体的丝虫有八种,在我国流行的有班氏丝虫和马来丝虫两种。丝虫病早期主要表现为淋巴管炎、淋巴结炎,晚期出现淋巴管阻塞的症状如淋巴水肿和象皮肿等。目前,我国已基本绝迹。

乙胺嗪(diethylcarbamazine)

乙胺嗪对班氏丝虫和马来丝虫的微丝蚴均有杀灭作用,可使微丝蚴的肌组织产生弛缓性麻痹,而从宿主的周围血液迅速"肝移",并被网状内皮细胞吞噬,起到阻止传播和减轻症状的作用。对成虫亦有毒杀作用,需较大剂量和连续数年反复治疗才能彻底杀灭。乙胺嗪是治疗丝虫病的首选药。乙胺嗪本身毒性较低,不良反应轻微,主要为胃肠道症状,治疗过程中因大量虫体死亡,释放出大量异性蛋白,可引起过敏反应。

情景五　血吸虫病患者的用药基础

根据患者的感染程度、免疫状态、营养状况、治疗是否及时等因素,血吸虫病的治疗因人而异,一般分为急性血吸虫病、慢性血吸虫病和晚期血吸虫病三期。临床上,吡喹酮是治疗血吸虫病的首选药,可用于治疗各型血吸虫病。

1. 慢性血吸虫病 一般用吡喹酮 40 mg/kg 一次顿服或一日 2 次分服。

2. 急性血吸虫病 一般用吡喹酮 120 mg/kg(儿童 140 mg/kg)6 天疗法,病情较重者可先用支持和对症疗法改善机体状况后再做病原治疗。

3. 晚期血吸虫病 主要是根治病原,改善症状,控制和预防并发症。常见并发症有上消化道出血、高度腹水和肝性脑病等。一般可以吡喹酮总量 60 mg/kg,于 1～2 日内分 3～6 次口服。并发症治疗可采用中、西医,内、外科结合的综合疗法。

情景六　丝虫病患者的用药基础

丝虫病呈世界性分布,我国主要分布于沿海地区及长江流域。近年来,由于有效的防治,发病已明显减少。临床上,对丝虫病患者的治疗主要包括病原治疗和对症治疗。

一、病原治疗

(一)乙胺嗪

乙胺嗪为首选药物,对微丝蚴有杀灭作用,对马来微丝蚴的疗效优于班氏微丝蚴,较大剂量及较长疗程时,亦能杀死成虫。须间歇多个疗程治疗,才能获得良好疗效。可根据丝虫种类、感染程度和患者对药物耐受程度及体质强弱,选择用药剂量及疗程。

1. 短程疗法 1.5 g 晚上一次顿服,或 0.75 g/d,连服 2 日,用于治疗体质强的马来丝虫病患者。

2. 中程疗法 每日 0.6 g,分 2～3 次口服,连服 7 日,适用于治疗班氏丝虫病,并可杀灭成虫。

3. 间歇疗法 0.5 g,每周 1 次,连服 7 周,总量 3.5 g,适用于治疗班氏丝虫病;0.3 g,每周 1 次,连服 6 周,总量 1.8 g,适用于治疗马来丝虫病。此法虽然疗程较长,但副作用小,适用于体弱、对药物反应较重的患者。

以上疗法治疗丝虫病均需连续 3 个疗程,每个疗程间隔 1～2 个月。

(二)伊维霉素

伊维霉素为广谱抗寄生虫病药,单剂 400 μg/kg,口服,微丝蚴血症减少率可达 90% 以上。

(三)呋喃嘧酮

对两种丝虫的微丝蚴和成虫均有效,剂量 20 mg/(kg·d),分 2～3 次,于饭后 30～60 min 服用,连服 7 日为一个疗程。

二、对症治疗

1. 淋巴结炎和淋巴管炎 可对症处理,用保泰松 0.2 g,每日 2 次。必要时可用泼尼松 5～10 mg,每日 3 次,如有细菌感染可加用抗生素。

2. 乳糜尿 应适当卧床休息,限制脂肪及蛋白质食物的摄入,久治不愈者可用 12.5% 碘化钠或 1%～2% 硝酸银 6～10 mL 做肾盂内冲洗,有一定效果。

3. 象皮肿和淋巴水肿 采用以绑扎为主的综合疗法,治疗效果不好者可采用外科手术治疗。

任务四　抗肠道蠕虫病药

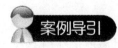 案例导引

患儿,男,1 岁 4 个月。家长担心孩子因感染蛔虫病而营养不良,向护士咨询是否可给孩子服用肠虫清。护士应如何进行解释?

寄生在人体肠道的蠕虫包括线虫、绦虫和丝虫。在我国肠道蠕虫病以肠道线虫(蛲虫、蛔虫、钩虫、鞭虫)感染最为普遍。近年来,随着高效、广谱、低毒的抗肠蠕虫药不断问世,多数肠蠕虫病已得到有效治疗和控制。

甲苯达唑(mebendazole,甲苯咪唑)

【作用和用途】 甲苯达唑为高效、广谱驱肠虫药,可抑制虫体对葡萄糖的摄取,减少 ATP 的生成,最终导致能量耗竭而死亡。能杀灭各种线虫和绦虫的成虫,对蛔虫卵、钩虫卵、鞭虫卵及幼虫也有杀灭和抑制发育作用。临床主要用于治疗蛔虫、蛲虫、钩虫、鞭虫、绦虫和粪类圆线虫等肠道蠕虫的单独或混合感染。

【不良反应】 口服吸收少,首关消除明显,不良反应轻,少数患者可见短暂的腹痛、腹泻。大剂量偶见粒细胞减少、血尿及脱发等。孕妇、两岁以下小儿以及肝肾功能不全者禁用。

阿苯达唑(albendazole,丙硫咪唑)

【作用和用途】 阿苯达唑是高效、广谱、低毒的驱肠虫药,作用机制、不良反应同甲苯咪唑相似。口服吸收迅速,对多种肠道线虫、绦虫和吸虫的成虫及虫卵有杀灭作用,用于蛔虫、蛲虫、钩虫、鞭虫、绦虫感染及多种线虫的混合感染,疗效优于甲苯咪唑,是抗肠线虫的首选药。此外,也可用于包虫病、囊虫病、肺吸虫病、肝片吸虫病等肠外寄生虫病的感染。

【不良反应】 不良反应较少,偶见胃肠道反应、头晕、头痛等,少数病例可出现血清转氨酶升高,一般停药后可恢复。

【禁忌证】 孕妇、两岁以下小儿以及肝肾功能不全者禁用。

【用药护理】 ①临床上不同虫种所采用的剂量及疗程相差悬殊,护士应正确指导患者选择适用的剂量;②与噻嘧啶合用,可消除因虫体移动造成的不良反应,如呕吐、腹痛、胆道蛔虫、口吐蛔虫等,同时可增强驱虫效果。

噻嘧啶(pyrantel)

噻嘧啶为广谱驱肠虫药,可抑制虫体胆碱酯酶,使乙酰胆碱堆积,肌肉兴奋性增高,肌张力提高,使虫体出现痉挛性麻痹,不能吸附肠壁而被排出体外。口服吸收少,肠腔内浓度高。对蛔虫、蛲虫、钩虫及绦虫都有较高疗效,用于蛔虫、蛲虫、钩虫的单独或混合感染。不良反应少,偶见腹部不适、发热、头痛、皮疹等,少数病例可见血清转氨酶升高,肝功能不全者禁用。孕妇、两岁以下小儿禁用。

左旋咪唑(levamizole)

左旋咪唑可选择性抑制虫体肌肉中的琥珀酸脱氢酶的活性,进而使虫体能量产生减少,导致虫体肌肉麻痹,不能吸附肠壁而随粪便排出体外。驱蛔虫效果好,对钩虫和微丝蚴也有效,对其他肠道蠕虫作用弱。此外,尚有免疫调节作用。

不良反应少,主要表现为胃肠道反应、头晕等,偶见肝功能减退、粒细胞减少等。妊娠早期、肝肾功能不全者禁用。

哌嗪(piperazine)

哌嗪为常用驱蛔虫药,作用机制为阻断神经肌肉接头,导致虫体肌肉弛缓性麻痹,不能吸附肠壁而随粪便排出体外。主要用于治疗肠道蛔虫、蛔虫所致的不完全性肠梗阻和早期胆道蛔虫病。偶见胃肠道反应,大剂量可致神经系统反应如眩晕、嗜睡、眼球震颤、共济失调、肌肉痉挛等。神经系统疾病者、孕妇、肝肾功能不全者禁用。

氯硝柳胺(niclosamide)

氯硝柳胺口服不易吸收,在肠内浓度高,对猪肉绦虫、牛肉绦虫的成虫均有杀灭作用,尤以牛肉绦虫最为敏感。不能杀死虫卵,死亡节片被消化分解后,释出虫卵,有致囊虫病的危险,所以服药 1~3 h 内应服用硫酸镁导泻。不良反应少,偶见胃肠道反应、头晕、乏力、皮肤瘙痒等。

情景七　肠道蠕虫病患者的用药基础

蠕虫病是我国的常见病、多发病,特别在农村及儿童发病率较高。致病原因和患病严重程度

NOTE

除与寄生虫数量有关,寄生虫与宿主间相互作用也很重要。目前,临床上对常用肠道蠕虫病的合理选药见表9-6。

表 9-6 常用肠道蠕虫病的合理选药

寄生虫	首选药物	次选药物
蛔虫	甲苯达唑、阿苯达唑	噻嘧啶、哌嗪、左旋咪唑
蛲虫	甲苯达唑、阿苯达唑	噻嘧啶、哌嗪
钩虫	甲苯达唑、阿苯达唑	噻嘧啶
鞭虫	甲苯达唑	
绦虫	吡喹酮	氯硝柳胺
包虫	阿苯达唑	吡喹酮、甲苯达唑
囊虫	吡喹酮、阿苯达唑	

常用制剂和用法

氯喹 片剂:0.075 g、0.25 g。注射剂:0.129 g/2 mL、0.25 g/2 mL。间日疟:首剂 1.0 g,6 h后 0.5 g,口服,第 2、3 日各服 0.5 g。恶性疟:第 1 日 1.5 g,第 2、3 日各 0.5 g,静脉滴注。抑制性预防疟疾:一次 0.5 g,一周 1 次。抗肠外阿米巴病:一次 0.5 g,一日 2 次,连续服用 2 日后一次 0.5 g,一日 1 次,疗程为 3 周。

奎宁 片剂:0.3 g。一次 0.3～0.6 g,一日 3 次,连续口服 5～7 日。

甲氟喹 片剂:0.25 g、0.5 g。用于耐多药恶性疟治疗:成人一次 1.0～1.5 g,儿童 25 mg/kg;用于耐多药恶性疟预防:一周 0.25 g,连续口服 4 周,以后一周 0.125 g。

青蒿素 片剂:0.1 g。胶囊剂:0.25 g。首剂 1 g,6 h后 0.5 g,口服,第 2、3 日各服 0.5 g。

蒿甲醚 注射剂:80 mg/mL。片剂或胶囊剂:40 mg。成人一次 80 mg,一日 1 次,首剂加倍,连用 5 日。儿童 1.6 mg/kg,首剂加倍,连用 5 日。

青蒿琥酯 片剂:50 mg。首剂 100 mg,第 2 日起,一次 50 mg,一日 2 次,连续口服 5 日。注射剂:60 mg。首次 60 mg,加入 5% 碳酸氢钠注射液 0.6 mL,振摇 2 min,待完全溶解后,加入 5% 葡萄糖注射液 5.4 mL 稀释,缓慢静脉滴注,于首次给药后 4 h、24 h、48 h 后各重复注射 1 次。危重患者可首剂加倍,3 日为一疗程,总剂量 240～300 mg。

伯氨喹 片剂:13.2 mg。根治间日疟:一次 13.2 mg,一日 3 次,连续口服 7 日。消灭恶性疟原虫配子体:一次 26.4 mg,连续口服 3 日。

乙胺嘧啶 片剂:6.25 mg、25 mg。预防疟疾:成人一次 25 mg,儿童 0.9 mg/kg,一周 1 次。进入疫区前 1 周开始用药,服至离开疫区后 4 周。

双碘喹啉 片剂:0.2 g、0.6 g。一次 0.6 g,一日 3 次,连续口服 14～21 日。

二氯尼特 片剂:0.25 g、0.5 g。一次 0.5 g,一日 3 次,连续口服 10 日。

复方乙酰胂胺 片剂:每片含乙酰胂胺 0.25 g、硼酸 0.03 g。一次 1～2 片,塞入阴道穹隆部,一日 1～3 次,连续用药 10～14 日为 1 个疗程。

吡喹酮 片剂:0.25 g。血吸虫病:一次 10 mg/kg,一日 3 次,连续口服 2 日或一次 20 mg/kg,一日 3 次,服药 1 日。驱猪肉绦虫、牛肉绦虫:一次 20 mg/kg,清晨顿服,1 h 后服用硫酸镁导泻。驱短膜壳绦虫:一次 25 mg/kg,顿服。

枸橼酸乙胺嗪 片剂:100 mg。一日 1.5 g,一次或分 3 次口服;或一次 0.2 g,一日 3 次,连续口服 7 日。

甲苯达唑 片剂:50 mg、100 mg。蛔虫和蛲虫感染:一次 200 mg,顿服。钩虫和鞭虫感染:一次 200 mg,一日 2 次,连续口服 3 日。绦虫感染:300 mg,一日 3 次,连续口服 3 日。

阿苯达唑 片剂:0.1 g、0.2 g。肠道线虫感染:一次 0.4 g,一日 1～2 次,连续口服 3 日。绦虫感染：一次 0.3 g，一日 3 次，连续口服 3 日。

噻嘧啶　片剂：0.3 g。一次 5～10 mg/kg，一日 1 次。钩虫感染：顿服，连续口服 2～3 日。蛔虫感染：连续口服 1～2 日。蛲虫感染：连续口服 1 周。

左旋咪唑　片剂：25 mg，50 mg。蛔虫感染：0.1～0.2 g，顿服。钩虫感染：一日 0.2 g，连服 3 日。丝虫感染：一日 0.2～0.3 g，分 2～3 次口服，连服 2～3 日。

枸橼酸哌嗪　片剂：0.25 g，0.5 g。蛔虫感染：成人一次 3.5～5 g(极量一日 4 g)，儿童一次 0.15 g/kg(极量一日 3 g)，睡前顿服，连服 2 日。蛲虫感染：成人一次 1.0～1.2 g，儿童 60 mg/kg，一日 2 次，连服 7 日。12 岁以下儿童用量减半。

氯硝柳胺　片剂：0.5 g。清晨空腹服 1 g，1 h 后再服 1 g，2 h 后服硫酸镁导泻。

思考与练习

A₁ 型题

1. 驱蛔虫的首选药物是(　　)。
A. 阿苯达唑　　B. 哌嗪　　　　C. 噻嘧啶　　　D. 左旋咪唑　　E. 氯硝柳胺

2. 对于抗疟疾药物的应用，下列叙述正确的是(　　)。
A. 奎宁可根治良性疟疾　　　　　　　　B. 氯喹对阿米巴囊肿无效
C. 乙胺嘧啶能引起急性溶血性贫血　　　D. 伯氨喹可用作疟疾的病因性预防
E. 青蒿素治疗疟疾易复发

3. 具有抗滴虫和抗阿米巴原虫作用的药物是(　　)。
A. 氯喹　　　　B. 甲硝唑　　　C. 哌嗪酮　　　D. 喹碘仿　　　E. 巴龙霉素

4. 抗血吸虫高效、低毒的药物是(　　)。
A. 氯喹　　　　B. 吡喹酮　　　C. 硝硫氰胺　　D. 呋喃丙胺　　E. 乙胺嗪

5. 可引起金鸡纳反应及心肌抑制的药物是(　　)。
A. 氯喹　　　　B. 奎宁　　　　C. 青蒿素　　　D. 伯氨喹　　　E. 乙胺嘧啶

6. 对红细胞内期裂殖体有杀灭作用，并兼有抗阿米巴原虫作用的抗疟药是(　　)。
A. 氯喹　　　　B. 伯氨喹　　　C. 青蒿素　　　D. 乙胺嘧啶　　E. 奎宁

A₂ 型题

7. 患者，男，是耐氯喹的脑型疟患者，应选用(　　)。
A. 奎宁　　　　B. 乙胺嘧啶　　C. 伯氨喹　　　D. 青蒿琥酯片　E. 以上均不是

8. 患者，男。因患脑型恶性疟疾昏迷，入院抢救，可静脉滴注的是(　　)。
A. 哌嗪　　　　B. 氯喹　　　　C. 奎宁　　　　D. 伯氨喹　　　E. 乙胺嘧啶

9. 患者，男。因钩虫感染入院，首选的驱虫药物是(　　)。
A. 左旋咪唑　　B. 甲苯达唑　　C. 噻嘧啶　　　D. 哌嗪　　　　E. 阿苯达唑

(李　婷)

模块九

抗恶性肿瘤药的用药基础

项目四十一　抗恶性肿瘤药的用药基础

 导学

在各种致癌物质、致癌因素的作用下,癌症的发病率、死亡率在逐年上升,已经成为威胁人类生命的重要疾病。抗恶性肿瘤药是治疗癌症的主要药物,在临床应用过程中发挥着巨大的作用,因此学好这类药物对今后的工作有着重要的意义。

 项目目标

1. 掌握抗恶性肿瘤药的分类和主要不良反应。
2. 熟悉抗恶性肿瘤药作用及临床应用。
3. 了解抗恶性肿瘤药的应用原则。
4. 学会观察和预防抗恶性肿瘤药的不良反应,能够利用用药护理知识,综合分析判断,正确进行用药指导。

任务一　概　　述

恶性肿瘤俗称癌症,是一类严重危害人类健康的常见病、多发病,其危害性仅次于心血管疾病。目前防治恶性肿瘤的研究已成为生命科学领域的重要课题。抗恶性肿瘤药在肿瘤的治疗过程中占有重要的地位,已经从原来的姑息性治疗迈向根治性治疗,有些恶性肿瘤可以通过应用抗恶性肿瘤药达到治愈的目的。但大部分抗恶性肿瘤药的治疗无法达到满意的疗效,究其原因主要有两个:①由于肿瘤细胞和正常细胞没有本质区别,抗肿瘤药在干扰肿瘤细胞分裂过程的同时,也会不可避免地杀灭正常细胞,特别是分裂旺盛的细胞,因此会出现多种严重的不良反应,从而限制了药物的应用;②在治疗过程中存在的另一个棘手问题是肿瘤细胞容易产生耐药性。

近年来主要采取抗恶性肿瘤药、外科手术、放射治疗、免疫治疗、基因治疗等相结合的综合治疗,给药途径从传统的口服或注射全身给药转变成介入或腔内局部给药,使恶性肿瘤的药物治疗效果显著提高,同时明显减少了不良反应和耐药性的发生。

一、抗恶性肿瘤药的基本作用

根据肿瘤细胞的增殖特点,将肿瘤细胞分为两类。

1. 增殖细胞群　增殖细胞群是指一类不断以指数分裂增殖的细胞群,是肿瘤增长和判断化疗效果的指标。这部分细胞与所有肿瘤细胞的比例称为生长比率(growth fraction,GF)。GF 值越接近 1,表明肿瘤增长越快,但对抗恶性肿瘤药越敏感,治疗效果越好;GF 值越小(为 0.01~0.5),表明肿瘤细胞增长越慢,而对抗恶性肿瘤药越不敏感,治疗效果越差。

2. 非增殖细胞群　非增殖细胞群主要包括两类:①静止期(G_0 期)细胞;②无增殖能力或已分化的细胞。静止期细胞虽有增殖能力,但暂不增殖。当增殖周期的细胞被药物大量杀灭时,静止期细胞进入增殖周期。静止期细胞对药物不敏感,是肿瘤复发的根源,因此彻底杀灭这类细胞是根治肿瘤的关键所在。

知识链接

细胞增殖周期(或细胞周期)是指细胞从一次分裂结束开始生长,到下一次分裂结束所经历的过程。细胞增殖周期可分为两个时期,即间期和有丝分裂期(M 期)。细胞分裂以后进入间期,在此期间细胞进行着结构上和生物合成上复杂的变化。与 DNA 分子复制有关的各项活动是间期活动的中心。间期又包括以下三个分期:DNA 合成前期(G₁期)、DNA 合成期(S 期)、DNA 合成后期(G₂期)。

二、抗恶性肿瘤药的分类

(一) 按抗恶性肿瘤药对细胞增殖周期的作用特性分类

1. 细胞周期非特异性药物 细胞周期非特异性药物是指对增殖周期细胞群各期细胞,甚至 G_0 期细胞均有杀灭作用的抗恶性肿瘤药,如环磷酰胺、白消安和多柔比星等。

2. 细胞周期特异性药物 细胞周期特异性药物是指仅对增殖周期中的某一期肿瘤细胞敏感的抗恶性肿瘤药,如作用于 S 期的甲氨蝶呤,作用于 M 期的长春新碱等。

(二) 按抗恶性肿瘤药的化学结构和来源分类

(1) 烷化剂:环磷酰胺等。

(2) 抗代谢药:甲氨蝶呤、阿糖胞苷等。

(3) 抗肿瘤抗生素:柔红霉素、博来霉素等。

(4) 抗肿瘤植物药:长春新碱、三尖杉酯碱等。

(5) 激素类:雄激素、雌激素等。

(6) 其他类:顺铂等。

(三) 按抗恶性肿瘤药的生化作用分类

1. 干扰核酸生物合成药 此类药分别在不同环节阻止核酸的生物合成,属于抗代谢药,如氟尿嘧啶、甲氨蝶呤、巯嘌呤、阿糖胞苷等。

2. 破坏 DNA 结构与功能药 此类药通过破坏 DNA 结构或抑制拓扑异构酶活性,影响 DNA 的结构和功能,如环磷酰胺、顺铂、羟基喜树碱、博来霉素等。

3. 干扰转录过程和阻止 RNA 合成药 此类药可嵌入 DNA 碱基对之间或 DNA 双螺旋链中,干扰转录过程,抑制 RNA 合成,如多柔比星、柔红霉素、放线菌素 D 等。

4. 影响蛋白质合成与功能药 此类药通过影响微管蛋白合成、干扰核蛋白体的功能或影响氨基酸供应,使肿瘤细胞生长受到抑制,如长春碱类、三尖杉酯碱、L-门冬酰胺酶等。

5. 调节体内激素平衡药 某些肿瘤如乳腺癌、前列腺癌、宫颈癌等与相应的激素失调有关,因此可通过应用某些激素或其拮抗药,改变激素平衡失调,以抑制这些激素依赖性肿瘤的生长,如雌激素、雄激素、糖皮质激素等。

6. 其他类 促进细胞分化,诱导肿瘤细胞凋亡,如三氧化二砷;诱导骨髓细胞分化,损伤其分化能力,如维 A 酸。

三、抗恶性肿瘤药的常见不良反应

目前临床使用的抗恶性肿瘤药多为高危药品,由于对肿瘤细胞和正常细胞缺乏选择性作用,在杀灭肿瘤细胞的同时也会对正常组织细胞产生不同程度的破坏作用,因此将抗恶性肿瘤药的毒性反应分为近期毒性反应和远期毒性反应两种。近期毒性反应又包括共有毒性反应和特有毒性反应,前者主要发生于增殖旺盛的组织如骨髓、消化道黏膜、淋巴组织、毛发、生殖细胞等,出现较早;后者常见于长期大量用药后,可累及心、肝、肾、肺等重要器官,发生较晚。而远期毒性反应主要见于长期生存患者,包括第二原发恶性肿瘤、免疫抑制、肺纤维化、生长迟缓、不育和畸形等。主要的不良反应如下。

1. 局部反应 在注射给药的过程中,如有药物外渗或浸润到皮下组织,会出现局部反应,严重者可出现化学性静脉炎。根据临床表现不同,将静脉炎分为以下三类:①红热型静脉炎,主要表现为沿给药静脉血管走向区域发热、肿胀和疼痛;②栓塞型静脉炎,主要表现为沿给药静脉走向变硬,呈条索状硬结,皮肤有色素沉着,血流不畅伴疼痛;③坏死型静脉炎,主要表现为沿静脉穿刺部位出现剧痛,局部皮肤坏死发黑,甚至侵犯到肌肉层。发生原因与抗肿瘤药的组织刺激性有关。

2. 过敏反应 发生率较高,局部表现为沿静脉走向出现风团、荨麻疹或红斑;全身表现为面部发红,荨麻疹、发绀、低血压等,患者主诉有瘙痒、胸闷、说话困难、恶心、眩晕等。常在给药后 15 min 内出现。严重者可致死。

3. 消化系统反应 用药后常出现食欲不振、恶心、呕吐、腹痛、腹泻及口腔黏膜溃疡等,严重者可引起胃肠出血、消化道黏膜广泛溃疡。化疗后最初的不良反应为食欲不振,多在化疗后 1～2 天出现,一般无需特殊处理。

4. 骨髓造血功能抑制 大多数细胞毒性抗肿瘤药都对骨髓造血功能有抑制作用,表现为红细胞、白细胞、血小板减少及全血细胞下降,严重时还可发生再生障碍性贫血。一般多发于用药后的 7～14 天,恢复时间为之后的 5～10 天。长春新碱骨髓毒性小,博来霉素、L-门冬酰胺酶等无骨髓毒性。

5. 脱发 多数抗肿瘤药会损伤毛囊上皮细胞,导致不同程度的脱发。常见于给药后的 7～14 天,停药后毛发可重新生长。

6. 心脏毒性 心脏毒性可分为急性心脏毒性和延迟性心脏毒性。急性心脏毒性具有可逆性,一般多发生于用药后的数小时至数天,停药后数天至 2 个月即可恢复正常,但有少数会出现心包炎;延迟性心脏毒性具有难逆性,一般多发生于用药后的 1～6 个月后,表现为心肌炎、心肌缺血、心肌损伤、心功能衰竭等,其中多柔比星引起的心脏毒性与该药累积用药总量大于 550 mg/m² 密切相关,与心脏本身疾病无关。

7. 肺毒性 最常见的表现为非特异性间质性肺炎、肺纤维化。主要症状为胸闷、呼吸困难、干咳、疲倦等,多发生于用药后的数周至数月。最常见的药物为博来霉素、亚硝脲类、丝裂霉素。

8. 肝毒性 多为急性损伤,表现为肝肿大、黄疸、肝功能减退等,严重者可致肝硬化。

9. 泌尿系统毒性 多发生于用药后的 7～12 天,一个月左右恢复,少数不可恢复。可致血尿、蛋白尿、血尿素氮升高、血清肌酐升高等。发生原因为抗肿瘤药在杀伤肿瘤细胞时,肿瘤细胞崩解形成尿酸沉积,造成排尿障碍,导致肾功能损伤,如顺铂。故用药期间应注意监测患者的肾功能变化。大剂量环磷酰胺可引起急性出血性膀胱炎。

10. 神经系统毒性 神经系统毒性可分为外周神经毒性和中枢神经毒性。外周神经毒性主要表现为指、趾麻木,肌无力,腱反射抑制,听力损害等。有神经系统毒性的药物主要有长春新碱、顺铂等。

11. 生殖系统毒性 主要影响生殖功能,可出现精子减少、闭经、不育症、畸胎等。

12. 免疫系统毒性 抗肿瘤药物对机体的免疫功能都有不同程度的抑制,导致机体抵抗力下降,易诱发感染。

四、抗恶性肿瘤药的用药护理

1. 用药前沟通 ①了解患者的基本情况:包括肿瘤的种类、分期、分级;有无转移、扩散;有无其他疾病或合并症等。②了解患者身体状况:包括体重、营养状况、白细胞计数、血小板计数、肝肾功能及电解质等。③心理护理:多与患者交流沟通,消除其紧张、恐惧心理,帮助患者树立战胜疾病的信心,积极配合治疗。

2. 用药后护理

(1) 局部反应的护理 抗肿瘤药多次注射或外渗可引起静脉周围组织局部反应,表现为红、肿、热、痛,甚至组织坏死。因此在用药时应注意:①每次更换注射部位。②刺激性强的药物采用大血管注射。③静脉注射前要先用生理盐水冲洗,以确保针头在静脉内才能给药,给药后再用生理盐水冲洗后再拔针。一旦发生外渗,应采取必要处理措施:①立即停止注入,不要立即拔针头,应在原位回抽 $3 \sim 5$ mL 血液。②用生理盐水及 0.5% 普鲁卡因局部封闭;24 h 内冷敷,以防扩散,24 h 后用 $MgSO_4$ 湿敷以增加吸收。

(2) 过敏反应的护理 用药后,如果发生局部过敏反应,不需停药,但需要密切观察或待治疗好转后继续用药;如果发生全身过敏反应,应立即停药,同时应给予组胺受体拮抗剂、糖皮质激素、升压药联合对症处理。为了预防过敏反应发生,可以在给予抗肿瘤药物前一天,给予扑尔敏、地塞米松等预防。

(3) 消化系统反应的护理 患者常出现食欲不振、恶心、呕吐、腹泻、便秘、口腔溃疡等。用药后 $1 \sim 2$ 天出现食欲不振,一般无需特殊处理。如果出现恶心、呕吐,应采取以下措施:①观察呕吐的时间、状况及规律,注意观察呕吐物的性质等,及时报告医生,根据患者的个体反应给予止吐药(甲氧氯普胺、昂丹司琼等)处理;②鼓励患者进食,必要时可输液,以调节电解质平衡。如果出现腹泻,应采取以下措施:①停用抗肿瘤药;②避免进食刺激性、产气性食物;③排便后用温水及软性肥皂清洗肛门。如果出现便秘,应采取以下措施:①给予含纤维素丰富的食物及新鲜蔬菜和水果;②必要时可给予泻药(酚酞、开塞露等)。如果出现口腔溃疡,不仅给患者带来痛苦、影响进食,且易感染引起败血症,故应采取以下措施:①应注意告知患者加强口腔卫生及护理常识;②进食后 30 min 给予漱口液(1% 双氧水、2.5% 碳酸氢钠等)漱口,每日漱口 $3 \sim 4$ 次;③忌烟酒,避免过热、过凉、辛辣的刺激性食物;④必要时给予抗口腔溃疡药(冰硼散、锡类散、珍珠散等)治疗。

(4) 骨髓造血功能抑制的护理 白细胞、血小板对抗肿瘤药物最为敏感,常作为监测骨髓抑制的重要指标,因此应定期检查血常规。当白细胞计数下降至 2.0×10^9/L 或血小板计数下降 10.0×10^9/L 时,应停用抗肿瘤药,采取必要措施,如进行保护性隔离、严格限制探视、注意无菌操作等,以预防感染,并给予促血细胞生成药等辅助治疗。有感染征兆者可用抗生素预防和治疗。

(5) 脱发的护理 大多数抗肿瘤药可致脱发,影响患者形象,引起患者情绪不快,尤其是女性患者,应给予患者精神上的抚慰,让患者化疗前做好接受戴帽子或假发的准备。

(6) 心脏毒性的护理 蒽环类药物导致的心脏毒性最常见,多柔比星导致的心脏毒性最严重。因此在使用这些药物时,应注意密切监测心电图、心功能等。同时联合使用辅酶 Q10、维生素 C、维生素 E 等药物,降低心脏毒性。

(7) 肺毒性的护理 导致肺毒性最常见的药物有博来霉素、亚硝脲类、丝裂霉素。因此在使用这些药物时,应注意观察患者的肺功能、动脉血氧分压(PaO_2)、动脉血二氧化碳分压($PaCO_2$),一旦出现肺功能降低,PaO_2 小于 60 mmHg 和(或)$PaCO_2$ 大于 50 mmHg,应及时报告医生,采取相应措施处理。

(8) 肝毒性的护理 某些抗肿瘤药如环磷酰胺、长春新碱、氟尿嘧啶、阿糖胞苷、甲氨蝶呤、多柔比星可致肝毒性,因此应采取以下措施:①了解患者肝功能,给予抗肿瘤药前、后应注意监测肝丙氨酸转氨酶、碱性磷酸酶、γ-谷氨酸转氨酶等血清酶;②告知患者注意调节饮食,避免食用加重肝脏负担的高糖、高脂食物。

(9) 泌尿系统毒性的护理 环磷酰胺、顺铂、甲氨蝶呤等可致泌尿系统毒性,因此使用这些药物时应注意:①监测患者的肾功能变化,血尿素氮、血肌酐、尿 β_2-微球蛋白为常用的监测指标;②监测患者尿量,每日尿量应不小于 3000 mL;③抗肿瘤药在杀灭肿瘤细胞时,产生大量尿酸,所以应同时给予碳酸氢钠促进尿酸排泄或者给予别嘌呤醇抑制尿酸合成;④大剂量环磷酰胺可引起急性出血性膀胱炎,用药期间应注意监测患者尿液的颜色,一旦出现尿液颜色异常,应报告医生及时处理。

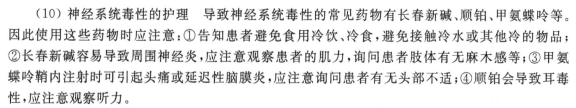

（10）神经系统毒性的护理 导致神经系统毒性的常见药物有长春新碱、顺铂、甲氨蝶呤等。因此使用这些药物时应注意：①告知患者避免食用冷饮、冷食，避免接触冷水或其他冷的物品；②长春新碱容易导致周围神经炎，应注意观察患者的肌力，询问患者肢体有无麻木感等；③甲氨蝶呤鞘内注射时可引起头痛或延迟性脑膜炎，应注意询问患者有无头部不适；④顺铂会导致耳毒性，应注意观察听力。

（11）强化治疗指导 嘱患者遵医嘱按疗程进行治疗、复查。应特别交代不可遗漏药物，如因故漏服，不可下次加倍补上。

（12）实施健康教育 教会患者家属如何照顾患者，如饮食、起居的照顾，不良反应的观察以及精神关怀等。

3. 用药护理评价 评估药物疗效。抗恶性肿瘤药多为高危险药品，应加强对药物不良反应的监测和用药护理。

任务二 常用抗恶性肿瘤药

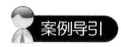

患儿，男，7岁。头痛。化验：血红蛋白 82 g/L，网织红细胞 0.5%，白细胞 2.5×10^9/L，原幼细胞 20%，血小板 29×10^9/L。诊断为急性白血病。给予抗肿瘤药 4 个疗程后，出现头痛、呕吐、颈项强直、抽搐，同时脑脊液中发现肿瘤细胞，诊断为中枢神经系统白血病，给予鞘内注射甲氨蝶呤和地塞米松。请为患者家属解释为什么给予甲氨蝶呤和地塞米松？护士应该怎么解释鞘内注射？鞘内注射后应注意什么事项？

一、干扰核酸生物合成药

干扰核酸生物合成药又称抗代谢药，化学结构与机体正常核酸代谢必需物质如叶酸、嘌呤碱、嘧啶碱等相似，从而特异性干扰核酸生物合成，抑制细胞的分裂和增殖。这类药物主要作用于 DNA 合成期（S 期），属于细胞周期特异性药物。

甲氨蝶呤（methotrexate，MTX）

【理化性质】 甲氨蝶呤为橙黄色结晶性粉末。不溶于水、乙醇、氯仿或乙醚；易溶于稀碱溶液。

【体内过程】 口服吸收好。主要经肝脏代谢为谷氨酸盐，还有一部分经胃肠道细菌代谢。主要经肾脏排泄，部分经胆汁排泄。

【药理作用】 甲氨蝶呤是一种叶酸还原酶抑制剂，因其化学结构与叶酸相似，进入机体后主要抑制二氢叶酸还原酶，阻止二氢叶酸还原成有生理活性的四氢叶酸，从而阻止嘌呤核苷酸和嘧啶核苷酸的生物合成过程中所需要的一碳单位的转移，导致 DNA 的生物合成受阻。

【临床用途】 主要用于治疗儿童急性白血病和乳腺癌、绒毛膜上皮癌及恶性葡萄胎等。鞘内注射用于中枢神经系统白血病的预防和缓解治疗。

【不良反应】

1. 消化系统反应 消化系统反应为最常见的不良反应，主要表现为口腔溃疡、腹泻、胃炎等。

2. 骨髓造血功能抑制 骨髓造血功能抑制为最明显的不良反应。主要表现为白细胞降低，严重时可表现为全血细胞降低、皮肤或内脏出血。

3. 肝肾毒性 长期大剂量应用可导致肝肾毒性。肝毒性主要表现为转氨酶升高、药物性肝炎或肝硬化。肾毒性主要表现为血尿、蛋白尿，严重时可导致氮质血症、尿毒症。

4. 生殖系统毒性 少数患者会出现月经延迟及生殖系统功能减退。妊娠早期使用可致畸胎、死胎。

【用药护理】

1. 用药前沟通 ①护士尽量与患者多沟通,多鼓励患者,争取患者的配合。②注意药物间的相互作用:与抗叶酸作用药物如氨苯蝶啶、乙胺嘧啶等合用,可增加其毒副作用;与乙醇和其他对肝脏有损害的药物合用,可增加其肝脏的毒性;与保泰松和磺胺类药物同用后,因竞争与蛋白质的结合,会导致其血清浓度的增高而导致毒性反应出现。③评估有无禁忌证,妊娠妇女禁用。

2. 用药后护理 ①为预防口腔溃疡,用药后患者应注意口腔卫生,进食后 30 min 给予漱口液(1%双氧水、2.5%碳酸氢钠等)漱口,以保持口腔清洁,必要时给予抗口腔溃疡药(冰硼散、锡类散、珍珠散等)治疗;②为预防骨髓造血功能抑制,大量使用甲氨蝶呤后,应及时注射甲酰四氢叶酸钙,直接补充四氢叶酸,减轻骨髓细胞的毒性反应;③鞘内注射甲氨蝶呤后,注意告知患者去枕平卧 4~6 h,同时应注意观察患者有无头痛、发热等并发症。

3. 用药护理评价 评估药物疗效。注意观察患者的症状和体征是否减轻。

氟尿嘧啶(fluorouracil,5-Fu)

氟尿嘧啶是 5-氟尿嘧啶溶于注射用水并加氢氧化钠的无菌溶液。

【作用和用途】 氟尿嘧啶是尿嘧啶的同类物,而尿嘧啶是核糖核酸的一个组分。其作用机制是氟尿嘧啶在细胞内转化为有效的 5-氟尿嘧啶脱氧核苷酸后,抑制脱氧胸腺苷酸合成酶,阻断脱氧核糖尿苷酸转化为脱氧胸腺苷酸,从而干扰 DNA 的生物合成。氟尿嘧啶同样可以干扰蛋白质的合成,因其伪代谢产物 5-氟尿嘧啶核苷掺入 RNA 中干扰蛋白质合成,所以对其他周期肿瘤细胞也有一定程度的抑制作用。临床主要用于结肠癌、直肠癌、胃癌、乳腺癌、卵巢癌、绒毛膜上皮癌、恶性葡萄胎等。

【不良反应和用药护理】 不良反应主要是消化系统反应,严重时可出现血性腹泻或便血,应立即停药,同时给予相应对症处理措施,否则会危及生命。有明显骨髓造血功能抑制,主要表现为白细胞和血小板减少,用药期间应注意观察患者有无发热及出血等表现。也可导致脱发、皮肤色素沉着等。

羟基脲(hydroxycarbamide,HU)

羟基脲的作用机制为通过抑制核苷酸还原酶,阻止胞苷酸向脱氧胞苷酸转化,抑制 DNA 合成。临床主要用于有显著疗效的慢性粒细胞白血病,也可对黑色素瘤有暂时缓解作用。主要不良反应为骨髓造血功能抑制,主要表现为白细胞和血小板减少,停药 1~2 周后可恢复。消化系统反应轻。可导致畸胎,故孕妇禁用。肾功能不全者慎用。

阿糖胞苷(cytarabine,Ara-C)

阿糖胞苷在体内经脱氧胞苷激酶磷酸化后转变为三磷酸胞苷和二磷酸胞苷,前者抑制 DNA 聚合酶的合成,后者抑制二磷酸胞苷转变为二磷酸脱氧胞苷,从而抑制细胞 DNA 聚合及合成,还可掺入 DNA,干扰其复制,导致细胞死亡。临床主要用于急性白血病:对急性粒细胞白血病疗效最好,对急性单核细胞白血病及急性淋巴细胞白血病也有效。骨髓抑制和胃肠道症状严重,偶可致脱发、肝功能损害等,静脉注射可致静脉炎。

巯基嘌呤(mercaptopurine,6-MP)

巯基嘌呤的作用机制:6-MP 的化学结构与次黄嘌呤相似,6-MP 通过竞争性抑制次黄嘌呤-鸟嘌呤磷酸核糖转移酶,使 5-磷酸核糖-1-焦磷酸分子中的磷酸核糖不能转移至鸟嘌呤及次黄嘌呤,阻断嘌呤核苷酸的补救合成途径;6-MP 还可以在体内经酶的催化生成硫代核苷酸,抑制肌苷酸转化成腺核苷酸和鸟核苷酸,阻断嘌呤核苷酸的从头代谢,阻止 DNA 合成。不仅对 S 期细胞有作用,还对 DNA 合成前期(G_1 期)的增殖有延缓作用。临床主要用于急性白血病的治疗,对儿童急性淋巴细胞白血病效果较好,对慢性粒细胞白血病也有效;用于绒毛膜上皮癌和恶性葡萄胎。另外,对恶性淋巴瘤、多发性骨髓瘤也有一定疗效。肿瘤细胞易对 6-MP 产生耐药性。有较强的免疫抑制作用,消化系统反应和骨髓抑制多见。偶见肝功能损伤。

干扰核酸生物合成药的比较见表 9-1。

表 9-1 干扰核酸生物合成药

药 名	主要作用及用途	不良反应及用药护理
甲氨蝶呤 (methotrexate,MTX)	抗叶酸代谢。对儿童急性白血病疗效好;对绒毛膜上皮癌、乳腺癌、头颈部肿瘤、恶性葡萄胎有一定疗效	主要是骨髓抑制作用和胃肠道反应;口腔溃疡是毒性反应的首发特征之一;可致肝、肾损害;妊娠早期可致畸胎、死胎。注意保持口腔卫生,定期检查血常规及肝、肾功能;孕妇禁用
氟尿嘧啶 (fluorouracil,5-Fu)	抗嘧啶代谢。对消化系统肿瘤和乳腺癌疗效好;对绒毛膜上皮癌、恶性葡萄胎、卵巢癌等也有效	胃肠道反应,严重者可出现血性腹泻;有骨髓抑制、脱发、皮肤色素沉着等。需监测血常规及肝功能
羟基脲 (hydroxycarbamide,HU)	对慢性粒细胞白血病有显著疗效,对黑色素瘤有暂时缓解作用	主要毒性为骨髓抑制;肾功能不良者慎用,孕妇禁用
阿糖胞苷 (cytarabine,Ara-C)	抗嘧啶代谢。用于成人粒细胞和单核细胞白血病	骨髓抑制、胃肠道症状、脱发、肝功能损害等,静脉注射可致静脉炎
巯基嘌呤 (mercaptopurine,6-MP)	抗嘌呤代谢。主要用于儿童急性淋巴细胞白血病,大剂量对绒毛膜上皮癌也有较好效果	骨髓抑制和消化系统反应,偶有肝损害,孕妇禁用

二、破坏 DNA 结构与功能药

本类药物直接与 DNA 结合,破坏 DNA 的结构与功能,对肿瘤细胞和正常细胞均有杀伤作用,属周期非特异性药物。

环磷酰胺(cyclophosphamide,CTX)

【药理作用】 环磷酰胺在体外无抗肿瘤活性,进入体内后在肝脏经微粒体细胞色素氧化酶转化成醛磷酰胺,而醛磷酰胺不稳定,在肿瘤细胞内分解成具有较强烷化作用的酰胺氮芥及丙烯醛,前者使 DNA 烷化,破坏 DNA 结构,导致细胞死亡。CTX 还有较强的免疫抑制作用。作用特点有:①缓慢而持久;②抗肿瘤谱广。

【临床用途】 临床用于恶性淋巴瘤、多发性骨髓瘤,对白血病、乳腺癌、卵巢癌、宫颈癌、前列腺癌、结肠癌、支气管癌、肺癌等均有疗效。也可用于类风湿关节炎、儿童肾病综合征等自身免疫疾病的治疗。

【不良反应】 常见的不良反应为骨髓造血功能抑制、脱发、消化系统反应等。骨髓造血功能抑制在给药后 10~14 天白细胞达到最低,多在第 21 天恢复正常。大剂量使用可导致出血性膀胱炎,严重者有血尿。有致畸、致突变作用。妊娠及哺乳期妇女禁用。

【用药护理】 用药前注意告知患者可能会出现脱发和血尿,以消除患者的恐慌。脱发时,告知患者可以戴帽子或假发,停药后可以恢复。为了预防血尿,告知患者多喝水和同时使用美司钠。

破坏 DNA 结构与功能药的比较见表 9-2。

表 9-2 破坏 DNA 结构与功能药

药 名	主要作用及用途	不良反应及用药护理
氮芥 (chlormethine,HN2)	主要用于霍奇金病、非霍奇金淋巴瘤等,尤其适用于纵隔压迫症状明显的恶性淋巴瘤患者	毒性大,对骨髓抑制作用持久,应注意监测

药　　名	主要作用及用途	不良反应及用药护理
环磷酰胺 (cyclophosphamide,CTX)	对恶性淋巴瘤疗效显著,对多发性骨髓瘤效果好,对急性淋巴细胞白血病、卵巢癌等均有一定疗效;可用于多种自身免疫性疾病	骨髓抑制;脱发;出血性膀胱炎,多饮水及同时使用美司钠可预防发生;注意监测血常规、尿常规及肝肾功能
噻替派 (thiotepa,TSPA)	用于卵巢癌、乳腺癌、膀胱癌、肝癌、恶性黑色素瘤等	可引起骨髓抑制,白细胞和血小板减少等;药液出现混浊不可使用
白消安 (busulfan,马利兰)	慢性粒细胞白血病的首选	消化道反应;骨髓抑制;再生障碍性贫血;久用可致闭经、睾丸萎缩、肺纤维化等
卡莫司汀 (carmustine,BCNU)	脂溶性高,易透过血脑屏障。主要用于治疗脑瘤和恶性肿瘤脑转移	骨髓抑制、胃肠道反应及肺部毒性等

三、干扰转录过程和阻止 RNA 合成药

放线菌素 D(actinomycin D,更生霉素)

【药理作用】　放线菌素 D(dactinomycin D)又称更生霉素,是多肽类抗恶性肿瘤抗生素。分子中含有一个苯氧环结构,通过它嵌入到 DNA 双螺旋链相邻的鸟嘌呤和胞嘧啶碱基之间,与 DNA 形成复合体,阻碍 RNA 多聚酶的功能,抑制 RNA 的合成,特别是 mRNA 和蛋白质的合成,从而抑制肿瘤细胞的增殖。属于细胞周期非特异性药物。主要作用于 DNA 合成前期(G_1 期)。作用特点:抗肿瘤谱窄。

【临床用途】　临床用于霍奇金病、绒毛膜上皮癌、横纹肌肉瘤、肾母细胞瘤和神经母细胞瘤等。

【不良反应】　常见的不良反应是消化系统反应,主要表现为恶心、呕吐、口腔炎,骨髓抑制表现为血小板减少,继而全血细胞减少。静脉注射可引起静脉炎,漏出血管可引起疼痛、局部硬结及破溃。少数患者会出现脱发、皮炎和畸胎等。

【用药护理】

1. 用药前沟通　①注意药物间的相互作用:应避免与加重骨髓抑制药(氯霉素、磺胺类、氨基比林)合用。②评估有无禁忌证:孕妇、哺乳期妇女、水痘及带状疱疹患者及小于 6 个月的婴儿禁用。

2. 用药后护理　①为预防口腔炎,应告知患者注意口腔卫生,每次饭后注意及时用漱口液漱口;②应注意告知患者避免剧烈活动,以防出血;③若不慎漏出血管外,应立即停止给药,用氯化钠注射剂稀释,或用 1% 普鲁卡因注射剂局部封闭,先冷敷,24 h 后改为温湿敷以促进吸收,发生皮肤破溃后按溃疡处理。

3. 用药护理评价　评估药物疗效。注意观察患者的症状和体征是否减轻。

干扰转录过程和阻止 RNA 合成药的比较见表 9-3。

表 9-3　干扰转录过程和阻止 RNA 合成药

药　　名	主要作用及用途	不良反应及用药护理
放线菌素 D (actinomycin D,更生霉素)	对恶性葡萄胎、霍奇金病、绒毛膜上皮癌、恶性淋巴瘤、肾母细胞瘤和神经母细胞瘤疗效较好	消化道反应和骨髓抑制作用较明显;少数患者出现脱发、皮炎和畸胎等。注意监测血象、尿常规及肝肾功能、药液勿漏出血管外

续表

药　名	主要作用及用途	不良反应及用药护理
多柔比星 (doxorubicin,阿霉素) (adriamycin,ADM)	广谱,疗效高,用于急性淋巴细胞白血病或粒细胞白血病、恶性淋巴肉瘤及多种实体瘤如乳腺癌、肺癌、肝癌等	最严重的毒性反应为心肌退行性病变和心肌间质水肿,此外还有骨髓抑制、消化道反应、皮肤色素沉着。注意监测血常规、心电图,药液勿漏出血管外
柔红霉素 (daunorubicin,DNR)	主要用于耐药的急性淋巴细胞白血病或急性粒细胞白血病	同多柔比星,但心脏毒性较重。注意监测血常规、心电图,药液勿漏出血管外

四、影响蛋白质合成与功能药

长春新碱(vincristine,VCR)

【理化性质】　长春新碱是从夹竹桃科植物长春花中提取的有效成分,因抗肿瘤作用良好,目前其制剂可作为临床抗肿瘤药物。

【体内过程】　长春新碱吸收后迅速分布于全身各组织,神经细胞内浓度较高,几乎不透过血脑屏障,血浆蛋白结合率约75%。在肝脏代谢,大部分主要随胆汁排出,在胆汁中浓度最高,少部分随尿排泄。长春新碱能选择性地集中在癌组织,可使增殖细胞同步化,进而使抗肿瘤药物增效。

【药理作用】　长春新碱的作用机制为干扰纺锤丝微管蛋白的合成,抑制肿瘤细胞的有丝分裂,从而使细胞的有丝分裂终止于有丝分裂期(M期),是作用于M期的细胞周期特异性药物;长春新碱还能干扰蛋白质合成、抑制RNA聚合酶,阻碍RNA合成。

【临床用途】　主要用于急性白血病、恶性淋巴瘤、生殖细胞肿瘤、小细胞肺癌、尤文肉瘤、肾母细胞瘤、神经母细胞瘤、乳腺癌、慢性淋巴细胞白血病、消化道癌、黑色素瘤及多发性骨髓瘤等。

【不良反应】

1. 神经系统毒性　神经系统毒性是最突出的不良反应。主要表现为外周神经系统症状,如指或趾感觉异常、肌无力、腱反射抑制、外周神经炎等。发生原因主要与剂量有关,神经毒性常好发于40岁以上者,儿童的耐受性好于成人。

2. 局部反应　局部组织刺激性强,静脉注射部位可发生静脉炎。药液不能外漏,否则可引起局部坏死。

3. 其他　骨髓抑制不明显,消化系统反应较轻,可见脱发。

【用药护理】

1. 用药前沟通　注意药物间的相互作用:与苯妥英钠合用,可降低其吸收;与L-门冬酰胺酶合用,可增强神经系统及血液系统的不良反应;与伊曲康唑合用,可增加肌肉神经系统的副作用。

2. 用药后护理　①神经系统毒性好发于40岁以上的患者,给药后注意观察患者的肌力、腱反射,询问患者的感觉有无异常;②因其局部组织刺激性强,给药后应注意避免漏出血管外,一旦漏出,为避免局部组织坏死,应立即采取相应措施处理。

3. 用药护理评价　评估药物疗效。注意观察患者的症状和体征是否减轻。

抑制蛋白质合成与功能药详见表9-4。

表9-4　抑制蛋白质合成与功能药

药　名	主要作用及用途	不良反应及用药护理
长春碱 (vinblastine,VLB)、 长春新碱(vincristine,VCR)	VLB主要用于急性白血病、恶性淋巴瘤及绒毛膜上皮癌。VCR主要用于儿童急性淋巴细胞白血病	VLB主要为骨髓抑制,偶有周围神经炎、消化道反应、脱发以及注射局部刺激等。VCR主要对外周神经系统毒性较大,表现为面瘫、指(趾)麻木、肌无力等,应注意观察

续表

药　名	主要作用及用途	不良反应及用药护理
紫杉醇 (paclitaxel,taxol)	对转移性卵巢癌和乳腺癌有独特的疗效,对肺癌、大肠癌、黑色素瘤、食管癌等也有一定疗效	不良反应相对较少,可有骨髓抑制、神经毒性、心脏毒性和过敏反应
三尖杉酯碱 (harringtonine) 高三尖杉酯碱 (homoharringtonine)	对急性粒细胞白血病疗效显著;对急性单核细胞白血病也有一定疗效	主要不良反应为骨髓抑制、胃肠道反应,偶见心动过速、心肌损害等
L-门冬酰胺酶 (L-asparaginase)	主要用于急性淋巴细胞白血病	有消化道反应和精神症状如头昏、嗜睡、精神错乱等。偶见过敏反应,应做皮试。有致畸胎作用,妊娠早期应禁用

五、调节体内激素平衡药

调节体内激素平衡药详见表 9-5。

表 9-5　调节体内激素平衡药

药　名	主要作用及用途	不良反应及用药护理
肾上腺皮质激素类	对急性淋巴细胞白血病、恶性淋巴瘤疗效好,也用于慢性淋巴细胞白血病、霍奇金及非霍奇金淋巴瘤。不用于其他肿瘤	最突出的特点无骨髓抑制
雌激素类	主要用于前列腺癌,也可用于治疗绝经期乳腺癌	雌性化作用:男性乳房发育等
雄激素类	主要用于乳腺癌晚期,尤其对骨转移疗效更佳。对其他肿瘤无效	雄性化作用:痤疮,毛发增多,男性性欲增强等;肝功能损害,停药后恢复,用药后定期检查肝功能

常用制剂和用法

甲氨蝶呤　片剂:2.5 mg、5 mg、10 mg。注射剂:50 mg/2 mL、500 mg/20 mL、1000 mg/10 mL。白血病:成人口服 2.5~10 mg/次,总量 50~150 mg。儿童 1.5~5 mg/d。绒毛膜上皮癌:10~20 mg/d,肌内注射或口服,亦可静脉滴注,5~10 日为一疗程,总量为 80~100 mg。

氟尿嘧啶　注射剂:0.25 g/10 mL。单药静脉注射:10~20 mg/(kg·d),连用 5~10 日,每疗程总量 5~7 g。静脉滴注:300~500 mg/(m² · d),连用 3~5 日,每次静脉滴注时间不得少于 6~8 h。

羟基脲　片剂:0.5 g。胶囊:0.25 g,0.5 g。20~40 mg/(kg·d),1 次或分 2 次口服,或 60~80 mg/kg,每 3 日 1 次,4~6 周为一疗程。

环磷酰胺　片剂:50 mg。注射剂:100 mg/瓶,使用前溶解。成人常用量:口服 2~4 mg/(kg·d)。儿童常用量:口服 2~6 mg/(kg·d),连用 10~14 日,休息 1~2 周后重复。单药静脉注射每次 1.2~2.5 g/m²,联合用药静脉注射每次 1.2~2.0 g/m²,连续 5 日为一疗程。每一疗程间歇 3~4 周。

丝裂霉素　粉针剂:2 mg/瓶、4 mg/瓶、8 mg/瓶。静脉注射:一次 2 mg,1 次/日或一次 10 mg,1 次/周。总量 60 mg 为一疗程。

放线菌素 D　注射剂:0.2 mg。静脉注射:0.2 mg/d,10～14 日为一疗程。

长春新碱　注射剂:1 mg。静脉注射:每次 0.02 mg/kg,1 次/周,总量 20～30 mg 为一疗程。

三尖杉酯碱　注射剂:1 mg/mL。静脉滴注:0.1～0.2 mg/(kg·d),7～10 日为一疗程,每一疗程间歇 2 周。

思考与练习

A₁型题

1. 具有抗肿瘤作用的抗生素是(　　)。

A. 罗红霉素　　　　　　　　B. 红霉素　　　　　　　　C. 柔红霉素

D. 乙酰螺旋霉素　　　　　　E. 四环素

A₂型题

2. 患者,女,32 岁。因突发下腹疼痛 1 天急诊来院,剖腹探查中发现右侧卵巢囊实性肿大,包膜完整。切除后快速病理提示未成熟畸胎瘤,分化Ⅱ级。术后给予环磷酰胺化疗,护士应告知患者(　　)。

A. 尿液颜色　　B. 肝功能　　C. 呼吸　　D. 心率　　E. 血压

A₃型题

(3～5 题共用题干)

患者,女,30 岁。以中枢神经系统急性淋巴细胞白血病收入院,给予患者鞘内注射甲氨蝶呤和地塞米松。

3. 鞘内注射后嘱患者去枕平卧,目的是(　　)。

A. 预防低血压　　B. 预防出血　　C. 预防头疼　　D. 预防窒息　　E. 预防呕吐

4. 治疗时,为了减少细胞毒性,应同时给予(　　)。

A. 甲酰四氢叶酸钙　　　　　　B. 叶酸　　　　　　　　C. 维生素 B₁₂

D. 铁剂　　　　　　　　　　　E. 维生素 C

5. 给药后,为了预防尿酸性肾病,应同时给予(　　)。

A. 氯化铵　　B. 维生素 K　　C. 碳酸氢钠　　D. 维生素 C　　E. 维生素 A

案例分析

1. 患者,女,45 岁。主诉无力,食欲减退。经胃镜检查,医生诊断为中期胃癌,后进行手术切除,发现部分淋巴结转移。现给予西咪替丁 400 mg/d,静脉滴注至化疗后 3 日停止,卡铂 100 mg 静脉滴注,用 1～5 天,丝裂霉素第 1 天 20 mg,第 2 天 10 mg 静脉滴注,化疗前后昂丹司琼 8 mg/次,3 次/日。

请思考:①昂丹司琼是针对什么症状的? ②卡铂和丝裂霉素最主要的不良反应是什么?

2. 患者,男,40 岁。肝炎病史 20 余年,近 2 个月来出现右侧持续胀痛,伴厌食、乏力和腹胀。查体:右侧肋缘下可触及肿大的肝脏,质地坚硬,边缘不规则;AFP>1000,伴胀痛。诊断为原发性肝癌。给予氟尿嘧啶治疗。

请思考:①氟尿嘧啶的主要不良反应是什么? ②如果出现脱发,护士应如何指导?

3. 患者,男,6 岁,被诊断为急性淋巴细胞白血病。医生给予长春新碱和泼尼松的化疗方案。患儿出现了指端麻木感、腱反射迟钝和排便困难等症状。

请思考:①患者为什么出现这些症状? ②在注射过程中若出现药液外渗护士应如何处理?

(王中晓)

模块十

其他类药物的用药基础

項目四十二　调节免疫功能药物的用药基础

 导学

免疫系统包括参与免疫反应的各种细胞、组织和器官,如胸腺、淋巴结、脾、扁桃体以及分布在全身体液和组织中的淋巴细胞和浆细胞。这些组分及其正常功能是机体免疫功能的基本保证,任何一方面的缺陷都将导致免疫功能障碍,丧失抵抗感染能力或形成免疫性疾病。机体免疫系统在抗原刺激下所发生的一系列变化称为免疫反应。影响免疫功能的药物有两类:免疫抑制药(immunosuppressive drug),能抑制免疫活性过强者的免疫反应;免疫增强药(immunopotentiating drug),能扶持免疫功能低下者的免疫功能。学好这类药物对指导今后的临床用药工作有着重要的意义。

 项目目标

1. 掌握常用免疫抑制药如环孢素、肾上腺皮质激素类等,以及常用免疫增强药如卡介苗、干扰素等药物的药理作用、临床用途和不良反应。

2. 熟悉影响免疫功能的药物的作用机制和其他常用免疫抑制药和免疫增强药的特点。

3. 了解常用调节免疫功能药物的制剂和用药。

4. 学会观察和预防能调节免疫功能药物的不良反应,能够利用用药护理知识,综合分析判断,正确进行用药指导。

任务一　免疫抑制药

 案例导引

小刘因尿毒症入院治疗,在接受肾移植手术后,使用了环孢素进行抗排异辅助治疗,以确保移植器官顺利存活,但是小刘的家属对这种药物感到陌生,担心药物不良反应会很强烈,于是前来找你咨询,你该如何向小刘的家属解释呢?

临床常用的免疫抑制药有环孢素、肾上腺皮质激素类、烷化剂和抗代谢药等,它们大多是非特异性免疫抑制药,因此普遍缺乏选择性和特异性,对正常和异常的免疫反应均呈抑制作用。故长期应用后,除了各药的特有毒性、副反应外,尚易出现降低机体抵抗力而诱发感染、肿瘤发生率增加及影响生殖系统功能等不良反应。

一、免疫细胞抑制作用

环孢素、硫唑嘌呤、环磷酰胺等免疫抑制药可针对某些免疫细胞发挥抑制作用,如抑制 T 淋

·用药基础(临床案例版)·

巴细胞(简称 T 细胞)、B 淋巴细胞(简称 B 细胞)等淋巴细胞增殖,或者抑制其功能,发挥免疫抑制作用。

二、免疫机制抑制作用

激素类免疫抑制药和抗淋巴细胞蛋白等药物可对免疫过程中的各环节造成影响,中断或干扰免疫机制而发挥作用,起到免疫抑制的效果。

环孢素(ciclosporin,cyclosporin A,环孢菌素)

环孢素是霉菌(*Tolypocladium inflatum*)生成的一种脂溶性环状十一肽化合物。它可选择性地作用于 T 细胞活化初期。辅助性 T 细胞被活化后可生成增殖因子白细胞介素-2(interleukin-2,IL-2),环孢素可抑制其生成;但它对抑制性 T 细胞及吞噬细胞无影响。它的另一个重要作用是抑制淋巴细胞生成干扰素。因而环孢素不同于细胞毒类药物的作用,它仅抑制 T 细胞介导的细胞免疫而不会显著影响机体的一般防御能力。现已能人工合成。

【体内过程】

1. 吸收 口服环孢素吸收慢且不完全,其生物利用度仅 20%～50%。单次口服后 3～4 h 血浆浓度达峰值。

2. 分布 有 5% 的药物游离于血浆,50% 被红细胞摄取,4%～9% 与淋巴细胞结合,30% 与血红蛋白结合。

3. 代谢 环孢素主要经肝脏代谢,有明显肝肠循环,体内代谢会出现个体差异,$t_{1/2}$ 为 14～17 h。

【作用和用途】 环孢素在临床上主要用于防止异体器官或骨髓移植时发生排斥等不利的免疫反应,广泛用于肝、肾、胰、心、肺、皮肤、角膜及骨髓移植等,常和糖皮质激素合用。在治疗自体免疫性疾病方面,临床应用主要于其他药物无效或难治性疾病,如类风湿性关节炎、系统性红斑狼疮、银屑病、皮肌炎等。

【不良反应】 发生率较高,严重程度与用药剂量、持续时间及个体差异等均有关。其毒性反应主要在肝与肾,一般多为可逆性毒性。肾毒性为最常见,约 70%,肝毒性常见于用药早期,多为一过性,故在应用过程中宜监测肝、肾功能。继发感染也较常见,多为病毒感染。继发肿瘤发生率为一般人群的 30 倍左右,以淋巴瘤和皮肤瘤最多见。此外,还有胃肠道反应、过敏所致变态反应、牙龈增生等。

【用药护理】

1. 用药前沟通 进行健康宣教,告知患者及家属环孢素的功能和使用原因,并说明常见不良反应。

2. 用药后护理 ①因肾毒性和肝毒性常见,用药过程中必须监控肝、肾功能,采取必要的保肝护肾措施;②饮食起居护理,注意预防病毒性疾病感染,防寒保暖,营养均衡;③注意患者可能出现的过敏反应等,及时采取护理措施,减轻患者不适。

3. 用药护理评价 评估药物疗效。器官移植排斥反应或自身免疫反应得到有效控制说明本药起效,若出现严重过敏反应或其他不良反应强烈应停用或调整治疗方案。

抗淋巴细胞球蛋白(antilymphocyteglobulin,ALG)

抗淋巴细胞球蛋白是直接抗淋巴细胞的抗体,现已能用人淋巴细胞或胸腺细胞、胸导管淋巴细胞或培养的淋巴母细胞免疫动物(马、羊、兔等),利用单克隆抗体技术获得血清提纯蛋白,特异性高,安全性好。它可与淋巴细胞结合,在补体的共同作用下,使淋巴细胞裂解。可用于器官移植的排斥反应,多在其他免疫抑制药无效时应用。

【药理作用】 本品为直接抗淋巴细胞的抗体,可选择性地与淋巴细胞结合,在补体的共同作用下使淋巴细胞裂解。主要杀伤 T 细胞,起到抑制免疫功能的作用。能有效抑制各种抗原引起的初次免疫应答,对再次免疫应答作用较弱。

【作用和用途】 防止器官移植的排斥反应,与其他免疫抑制药合用还可预防肾移植或骨髓

· 362 ·

移植排斥反应,临床还用于白血病、多发性硬化症、重症肌无力、溃疡性结肠炎、类风湿性关节炎和系统性红斑狼疮等疾病。

【不良反应】 常见不良反应有寒战、发热、血小板减少、关节疾病和血栓性静脉炎等。静脉注射可引起血清病及过敏性休克,还可引起血尿、蛋白尿等,停药后可消失。重复肌内注射可使局部发生剧烈疼痛,可配合使用局部麻醉药,或者少量多次深部肌内注射,也可用理疗、超声波、按摩等手段加速药物分布以减少疼痛。

【用药护理】

1. 用药前沟通 进行健康宣教,告知患者及家属此类药物的功能和使用原因,并说明常见不良反应。

2. 用药后护理 因肌内注射时的不良反应常见,给药过程中必须注意药量和给药速度,或配合局部麻醉药、理疗等手段减轻不良反应,对其他不良反应采取心理疏导、辅助护理等应对措施。

3. 用药护理评价 评估药物疗效。器官移植排斥反应未出现或者已出现反应但得到有效控制说明本药起效,若出现严重过敏反应或其他不良反应应停用或调整治疗方案。

他克莫司(tacrolimus,FK506)

他克莫司是从链霉素属分离提取的大环内酯类抗生素,作用机制与环孢素相似。他克莫司口服吸收快,口服生物利用度为 25% 左右,达峰时间 1~2 h,$t_{1/2}$ 为 5~8 h,经肝脏代谢后排出体外,主要用于肝、肾、心及骨髓移植,不良反应同环孢素。

肾上腺皮质激素类

常用的有泼尼松、泼尼松龙、地塞米松等,它们对免疫反应的许多环节均有抑制作用。主要是抑制巨噬细胞对抗原的吞噬和处理;抑制白细胞介素-1 的合成和分泌;也阻碍淋巴细胞 DNA 合成和有丝分裂,破坏淋巴细胞,使外周淋巴细胞数量明显减少,并损伤浆细胞,从而抑制 T 细胞的细胞免疫反应和 B 细胞的体液免疫反应,减轻效应器的免疫性炎症等反应对人体的损害。临床多用于器官移植的排异反应和自身免疫性疾病。

烷化剂

常用的有环磷酰胺、白消安、噻替派等。此类药物能选择性地抑制 B 细胞,大剂量也能抑制 T 细胞。还可抑制免疫母细胞,从而阻断体液免疫和细胞免疫反应。不影响已经活化的巨噬细胞的细胞毒性。环磷酰胺作用明显,副作用较小,且可口服,故常用。临床用于防止排异反应和移植物抗宿主反应,以及激素类药物不能长期缓解的多种自身免疫性疾病。不良反应有骨髓抑制、胃肠道反应、出血性膀胱炎及脱发等。

抗代谢药类

常用的有 6-巯嘌呤与硫唑嘌呤。它们主要抑制 DNA、RNA 和蛋白质合成。硫唑嘌呤的毒性较小,故较常用。本类药物能选择性地对 B 细胞进行抑制,大剂量也可抑制 T 细胞,并可抑制两类淋巴母细胞,故兼能抑制细胞免疫和体液免疫反应,但不抑制巨噬细胞的吞噬功能。用于肾移植的排异反应和自体免疫性疾病如类风湿性关节炎和全身性系统性红斑狼疮等。不良反应主要有骨髓抑制、胃肠道反应、口腔食管溃疡、肝损害等。

来氟米特(leflunomide)

来氟米特,又名爱若华、妥抒,为抗增生活性的免疫抑制药。本药口服吸收后在肠道和肝脏内迅速转化为活性代谢产物,并通过此代谢产物影响 DNA、RNA 的合成,阻断淋巴细胞的分裂、增殖,减少体液免疫抗体合成,不仅有免疫抑制作用,还有明显的抗炎作用。$t_{1/2}$ 为 9 天,血药浓度稳定。临床主要用于治疗类风湿性关节炎、抗移植排斥反应及其他自身免疫性疾病。不良反应较少,主要有腹泻、可逆性转氨酶升高、皮疹等。

霉酚酸酯(mycophenolatemofetil,MMF)

霉酚酸酯是霉酚酸(mycophenolic acid,MPA)的酯类衍生物,现通称吗替麦考酚酯(骁悉,Cellcept),具有独特的免疫抑制作用和较高的安全性。

【体内过程】 口服吸收迅速,吸收率平均为 94.1%。单剂口服后 40 min~1 h 血浆药物浓度达高峰,血浆蛋白结合率高达 98%,只有少量游离的 MPA 发挥生物学活性。经肝脏代谢,绝大部分代谢产物随胆汁排入小肠,在肠道细菌作用下重新转化为 MPA,经门脉入血形成肝肠循环,$10\sim12$ h 出现第二次血药浓度高峰,$t_{1/2}$ 为 $16\sim17$ h。代谢产物主要经肾脏排出,严重肾功能不全者应减少 MMF 用量。

【作用和用途】 临床用于预防肾移植患者的排斥反应及治疗难治性排斥反应,可与环孢素和肾上腺皮质激素同时应用。用于银屑病和类风湿性关节炎疗效较好,对系统性红斑狼疮并发血管炎、重症 IgA 肾病也有一定效果。优点是无明显的肝肾毒性。

【不良反应】 常见不良反应有胃肠道反应,表现为恶心、呕吐、腹泻、腹痛等,通过调整剂量即可减轻;贫血和白细胞减少,多为轻度,通常发生在 $30\sim120$ 天,大部分病例在停药一周后可得到缓解;机会感染轻度增加;可能诱发肿瘤。动物实验证明 MMF 有致畸作用,而且 MMF 可分泌到乳汁中,因而育龄妇女应用时要注意避孕。

【禁忌证】 对本药过敏者禁用,孕妇及哺乳期妇女慎用。避免与影响肝肠循环的药物合用。

情景一　类风湿性关节炎患者的用药基础

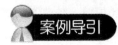
案例导引

患者,男,45 岁。既往体健。2013 年 12 月底曾有发热(38 ℃)、咳嗽,经抗生素治疗 3 天体温降至正常。2014 年 1 月初,间断出现双肩、肘、膝和足踇趾关节痛,无肿胀和活动受限,服吲哚美辛等药物几天关节痛可缓解,但易复发。2014 年 6 月底相继出现双手、腕、踝、足踇趾关节和右膝关节持续性疼痛和肿胀,但无明显关节活动受限,晨僵 1 h,不伴发热、皮疹和指端变色。

该患者就医咨询:①需要使用哪些药物缓解症状?②除缓解症状所用药物外,治疗性药物有哪些?

类风湿性关节炎(rheumatoid arthritis,RA)是一种主要侵犯关节,以慢性、对称性、周围性多关节炎性病变为主要特征的全身性自身免疫性疾病。多为外周性、对称性关节疼痛、肿胀,久之关节畸形,早期有游走性的关节肿痛和运动障碍,晚期出现关节僵硬和畸形,导致关节功能丧失。我国 RA 的患病率为 $0.32\%\sim0.36\%$,任何年龄均可发病,以 $35\sim50$ 岁为发病高峰,发病率女性比男性高 $2\sim3$ 倍,多发生于更年期女性,怀孕期间症状减轻。

晨僵是指患者晨起后或经过一段时间停止活动后,病变关节出现僵硬、活动受限,可影响翻身、扣衣扣、握拳等活动,需经过肢体缓慢活动后这种感觉才消失。

类风湿性关节炎常用药物分类及对比见表 10-1。

表 10-1　类风湿性关节炎常用药物分类及对比

分　类	常　用　药	优　点	缺　点
非甾体类抗炎药	吲哚美辛、布洛芬、双氯芬酸、西乐葆	起效快,抗炎镇痛效果好	不能控制病程,停药易复发,胃肠道反应严重,不适于长期使用,易出现肾损害
抗风湿药	甲氨蝶呤、柳氮磺吡啶、帕夫林、来氟米特、羟氯喹	控制病程,疗效持久	起效慢(至少三个月到半年),抑制免疫系统
激素类	泼尼松、地塞米松、泼尼松	起效快,抗炎作用明显	不能控制病程,停药易复发,抑制免疫系统

【用药护理】

1. 用药前沟通 进行健康宣教,讲解废用综合征的后果,并说明用药常见不良反应,取得患者及家属的配合。注意用药护理和心理护理、健康宣教需配合进行,以发挥更好的治疗效果。

2. 用药后护理 减轻药物使用的不良反应,合理应对。①心理护理,与患者接触中态度要和蔼,采取心理疏导、鼓励等方法,告知患者不良心态对康复不利,应鼓励患者自我护理。建立社会支持,提供合适的环境使患者表达悲哀的情绪,尽量减少外界刺激,鼓励患者积极参与集体活动,建立社会支持网。对关节畸形致残的患者鼓励其发挥健康肢体的作用。②晨僵护理,晨起用热水浸泡僵硬的关节,睡眠时戴弹力手套保暖,疼痛者可服消炎止痛药。③宜给予足量蛋白质、高维生素、营养丰富的饮食,宜清淡、易消化、忌辛辣、刺激性食物。④休息与体位,急性活动期限制关节活动,保持关节功能位,不宜绝对卧床。⑤预防关节废用,症状控制后,鼓励患者早日下床活动,但活动要适度。⑥可配合其他药物如中草药等治疗,常用其他药物还有云克(锝-亚甲基二磷酸盐)、白芍总苷胶囊(TGP,帕夫林)、正清风痛宁(青藤碱)等。

3. 用药护理评价 评估药物疗效。症状明显减轻,且不良反应得到明确控制,即说明药物起效。

情景二 系统性红斑狼疮患者的用药基础

案例导引

患者,女,31岁。2014年初因常感疲乏无力和发低烧多次入院就诊,治疗后前述症状均无缓解。2014年4月1日因两日前面部皮肤出现蝶形红斑,伴类荨麻疹样皮肤反应且全身水肿、恶心、呕吐入院就诊。常规检验结果:蛋白尿(+),白细胞计数减少。生化检验提示丙氨酸转氨酶(ALT)和门冬氨酸转氨酶(AST)等升高。组织学检验:皮肤狼疮带试验阳性。

该患者就医咨询:①所患何种疾病?②治疗过程中如何用药?③有哪些可能的不良反应?

系统性红斑狼疮(SLE)是一种多发于青年女性的累及多脏器的自身免疫性炎症性结缔组织病,早期、轻型和不典型的病例最为多见。有些重症患者(除患有弥漫性增生性肾小球肾炎者外),有时亦可自行缓解。有些患者呈"一过性"发作,经过数月的短暂病程后疾病可完全消失。经大量研究显示,遗传、内分泌、感染、免疫异常和一些环境因素都与本病的发病有关,在各种因素相互作用下,导致T细胞减少、抑制性T细胞功能降低、B细胞过度增生,产生大量的自身抗体,并与体内相应的自身抗原结合形成相应的免疫复合物,沉积在皮肤、关节、小血管、肾小球等部位,在补体的参与下,引起急性或慢性炎症及组织坏死(如狼疮性肾炎),或抗体直接与组织细胞抗原作用,引起细胞破坏(如红细胞、淋巴细胞及血小板壁的特异性抗原与相应的自身抗体结合,分别引起溶血性贫血、淋巴细胞减少症和血小板减少症等),从而导致机体的多系统损害,其症状依发病部位不同而各有表现,且症状多样。发病男女之比为1:(7~9),发病年龄以20~40岁最多,幼儿或老人也可发病。

【用药护理】

1. 用药前沟通 进行健康宣教,并对患者及家属提供心理安慰及精神支持,针对网络和民间流传的谣言、误解进行耐心沟通,辟谣勘误。治疗前告知用药常见不良反应,嘱患者避免日晒或紫外线照射,配合预防和治疗合并症,依据病情选用适当的锻炼方式。

2. 用药后护理

(1)非甾体类抗炎药(NSAIDS)适用于有低热、关节症状、皮疹和心包及胸膜炎的患者,有血液系统病变者慎用。

(2)抗疟药氯喹或羟基氯喹,对皮疹、低热、关节炎、轻度胸膜和心包炎、轻度贫血和血白细胞计数减少及合并干燥综合征者有效,有眼炎者慎用。长期应用可帮助减少激素剂量、缓解病情。主要不良反应为心脏传导障碍和视网膜色素沉着,应定期行心电图和眼科检查。

(3)糖皮质激素应根据病情选用不同的剂量和剂型,避免长期大量使用。不良反应有库欣综合征、免疫力低下并发的各种感染及儿童生长发育迟缓或停滞等。

(4)免疫抑制剂:①环磷酰胺(CTX),对肾炎、肺出血、中枢神经系统血管炎和自身免疫性溶血性贫血有效。不良反应有消化道不适、骨髓抑制、肝损害、出血性膀胱炎、脱发、闭经和生育能力降低等。②硫唑嘌呤,口服,对自身免疫性肝炎、肾炎、皮肤病变和关节炎有帮助。不良反应有消化道不适、骨髓抑制、肝损害及过敏反应等。③甲氨蝶呤(MTX),静脉输液或口服,对关节炎、浆膜炎和发热有效,肾损害者需减量,偶有增强光过敏的不良反应。④环孢素 A(CSA),口服,目前主要用于对其他药物治疗无效的 SLE 患者。⑤长春新碱,静脉滴注,对血小板减少有效。大剂量免疫球蛋白冲击、血浆置换,适用于重症患者、常规治疗不能控制、不能耐受或有禁忌证者。如出现狼疮性肾炎,除常规治疗外还可应用抗凝剂、全身淋巴结照射及中药治疗,肾功能不全者可行透析治疗。

3. 用药护理评价　评估药物疗效。症状明显减轻,且不良反应得到明确控制或消减,即说明用药有效。

情景三　系统性硬化症患者的用药基础

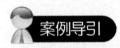

　　患者,女,46 岁。2012 年 12 月因皮肤不适入院诊断。主诉常觉手指皮肤冰凉、苍白,指关节僵硬,有麻木和针刺感,随后手指皮肤颜色发红甚至发紫,局部有血管跳动感。入院后检查并无明显异常指标,拒绝接受生化检查,离院。2014 年 6 月因胃烧灼感、吞咽困难、面部肿胀并频繁发热入院求诊,并主诉手指皮肤较以往有明显增厚,且手指关节僵硬,活动受限。一般检查无异常,免疫学检查显示血清 ANA 阳性。既往病史提示曾有雷诺现象。

　　该患者就医咨询:①这是什么疾病? ②该如何治疗? ③所用药物有何不良反应?

　　系统性硬化症(SSc)也称为硬皮病,是一种以局限性或弥漫性皮肤增厚和纤维化为特征的全身性自身免疫病。病变特点为皮肤纤维增生及血管洋葱皮样改变,最终导致皮肤硬化、血管缺血。本病临床表现除皮肤受累外,也可影响心、肺和消化道等器官,作为一种自身免疫病,往往伴多种自身抗体。本病以女性多见,发病率约为男性的 4 倍,儿童相对少见。研究表明其发病可能与遗传及环境因素有关。

　　雷诺现象和雷诺病合称雷诺综合征,因最早由 Raynaud 医生报道而得名,是一种以皮肤苍白、青紫而后潮红为特征的疾病。病因尚不明确,多有寒冷、情绪波动以及其他诱发因素,是由于间歇性末梢小动脉痉挛、管腔狭窄引起的一种血管疾病。雷诺病是指找不到任何潜在病因,仅仅是局部功能异常,症状和病程缓和的血管疾病;而出现雷诺现象的患者则一般患一种或几种疾病,症状和病情比较严重,二者均与免疫功能缺陷有关。本病发作与温度有关,好见于秋、冬季节,患者多是 20～40 岁之间的女性。

　　【用药护理】

　　1. 用药前沟通　进行健康宣教,本病尚无特效药物。治疗前说明早期治疗的目的在于阻止新的皮肤和脏器受累,而后期治疗的目的在于改善已有的症状。告知即将使用药物的常见不良反应,取得患者及家属的配合。注意用药护理和心理护理配合进行,以发挥更好的治疗效果。

　　2. 用药后护理

　　1)一般治疗护理　甲氨蝶呤口服或肌内注射,可改善系统性硬化症相关的皮肤病变进展。糖皮质激素和免疫抑制剂对本病疗效不显著,但对肌肉、肺部早期炎症,如水肿、关节痛和肌痛都有一定疗效。激素类剂量为泼尼松 30～40 mg/d,连用 3～4 周,渐减至维持量 10～15 mg/d。免疫抑制剂对皮肤关节和肾脏病变有一定疗效,与糖皮质激素合并应用,常可提高疗效和减少糖皮质激素用量。一般治疗药物用药后应严密监测血压和肾功能。

　　2)对症治疗护理

　　(1)雷诺现象:进行健康宣教,勿吸烟,手足避冷保暖。如症状较重,有坏死倾向,医嘱可能会加用内皮素受体拮抗剂波生坦或西地那非。静脉用前列腺素类似物也可缓解雷诺现象,并用于治疗指端溃疡。手指坏疽可考虑交感神经阻断术。

（2）胃肠道受累常用：①质子泵阻滞剂；②胃肠动力药；③抗生素。护理应注意抗生素的合理使用。

（3）硬皮病相关肺动脉高压常用：①波生坦；②西地那非；③依前列醇。

（4）硬皮病相关肺纤维化导致的相关间质性肺病，可选用环磷酰胺静脉冲击或每日口服治疗。

3）其他治疗护理　外周造血干细胞移植治疗，费用昂贵，移植不良反应风险较高，用于难治性患者，护理原则以尽量减轻患者痛苦和减少不良反应为主。

3. 用药护理评价　评估药物疗效。症状明显减轻，且不良反应得到明确控制，即说明用药有效。

任务二　免疫增强药

免疫增强药又称免疫调节药，因大多数免疫增强药可能使过高的或过低的免疫功能调节到正常水平，临床主要用其免疫增强作用，治疗免疫缺陷疾病、慢性感染和作为肿瘤的辅助治疗药物。常用药物有卡介苗、干扰素、白细胞介素-2、转移因子、左旋咪唑、胸腺素等。传统中草药如雪莲、人参、黄芪、五味子、枸杞子、党参、冬虫夏草、灵芝和银耳等也具有提高免疫功能的作用。

卡介苗(Bacillus Calmette-Guérin,BCG)

卡介苗是用于预防结核病的疫苗，具有免疫佐剂的作用，能增强巨噬细胞的吞噬作用，促进 IL-1 产生，促进 T 细胞增殖，增强抗体反应和抗体依赖性淋巴细胞介导的细胞毒性，增强天然杀伤细胞的活性。临床除用于预防结核病外，还用于肿瘤的辅助治疗，如白血病、黑色素瘤和肺癌等，也可用于膀胱癌术后灌洗，预防肿瘤复发。本药局部注射可见红斑、硬结和溃疡，也可出现寒战、高热、全身不适、过敏等。瘤内注射频繁可发生过敏性休克和肉芽肿性肝炎，甚至死亡。严重免疫功能低下的患者，可致播散性 BCG 感染。剂量过大，可降低免疫功能，甚至促进肿瘤生长。皮内注射用药应绝对避免注射至皮下，皮上划痕菌苗严禁用于注射。

干扰素(interferon,IFN)

干扰素是一类糖蛋白，它具有高度的种属特异性，故动物的干扰素对人无效。干扰素具有抗病毒、抑制细胞增殖、调节免疫及抗肿瘤作用。在抗病毒方面，它是广谱抗病毒药，临床可用于病毒感染性疾病，如疱疹性角膜炎、病毒性眼病、带状疱疹等皮肤疾病，以及慢性乙型肝炎等。其免疫调节作用在小剂量时对细胞免疫和体液免疫都有增强作用，大剂量则产生抑制作用。IFN 的抗肿瘤作用在于它既可直接抑制肿瘤细胞的生长，又可通过免疫调节发挥作用。临床数据统计表明，它对肾细胞癌、卡波西肉瘤、多毛细胞白血病，以及某些类型的淋巴瘤、黑色素瘤、乳癌等有效，而对肺癌、胃肠道癌及某些淋巴瘤无效。在临床应用时常见的不良反应有发热和白细胞减少等，偶见变态反应、肝功能障碍、注射局部疼痛红肿等。少数患者快速静脉注射时可出现血压下降。约 5% 的患者用后可产生干扰素抗体。过敏体质、严重肝肾功能不全、白细胞及血小板减少患者慎用。

白细胞介素-2(interleukin-2,IL-2)

白细胞介素-2 又名 T 细胞生长因子(T cell growth factor,TCGF)，诱导 TH(辅助性 T 细胞)和 TC(细胞毒性 T 细胞)分化增殖，也可促进 B 细胞、自然杀伤细胞、抗体依赖性杀伤细胞和淋巴因子激活的杀伤细胞等分化增殖。临床主要用于抗恶性肿瘤(如黑色素瘤、肾细胞癌、霍奇金淋巴瘤等)，控制肿瘤发展，减小肿瘤体积并延长患者生存时间，还可用于免疫缺陷病和自身免疫性疾病的治疗。常见不良反应为发热、寒战、厌食、肌痛、关节痛、神经系统症状等。

转移因子(transfer factor,TF)

转移因子是从正常人的淋巴细胞或淋巴组织、脾、扁桃体等制备的一种核酸肽。它可将供体细胞免疫信息转移给受体的淋巴细胞，使之转化、增殖、分化为致敏淋巴细胞，从而获得供体样的免疫力。由此获得的免疫力较持久,一般为六个月左右,且特异性免疫和非特异性免疫能力皆可获得。本品可起到免疫佐剂的作用,但不会诱导体液免疫,不起抗体作用。临床主要用于先天性或获得性免疫缺陷病的治疗,还用于难以控制的病毒性和霉菌感染以及麻风及恶性肿瘤等的辅助治疗。

左旋咪唑(levamisole,LMS)

左旋咪唑为四咪唑的左旋体。它有免疫增强作用,可对抗体产生双向调节作用,能使抗体恢复正常水平,但对免疫功能正常的人或动物抗体形成没有影响。也能使受抑制的巨噬细胞和 T 细胞功能恢复正常。临床常用于免疫功能低下者,恢复免疫功能后,可增强机体的抗病能力,如用于慢性反复发作的细菌感染如麻风病、布氏菌感染等。也可用于化疗药的辅助用药,治疗多种肿瘤,在肿瘤进行手术及放射治疗后使用左旋咪唑可以延长缓解期,减低复发率,延长寿命。肺癌手术合用左旋咪唑可延长无瘤期,减低复发率及肿瘤死亡率。对鳞癌较好,可减少发生远处转移。用于多种自身免疫性疾病,如类风湿性关节炎、系统性红斑狼疮等用药后均可得到改善。其不良反应主要有胃肠道症状,神经系统反应如头痛、头晕、失眠等,变态反应如过敏、多汗、全身不适等。少数患者有白细胞及血小板减少,停药后可恢复。偶见肝功能异常,肝炎活动期患者忌用。

胸腺素(thymosin,胸腺多肽)

胸腺素为胸腺分离出的一种小分子活性物质,除提纯外可利用基因工程合成。可促进 T 细胞分化成熟,即诱导前 T 细胞(淋巴干细胞)转变为 T 细胞,并进一步分化成为具有特殊功能的各亚型群 T 细胞,调节胸腺依赖性免疫应答反应。临床主要用于胸腺依赖性免疫缺陷疾病(如艾滋病),某些自身免疫性疾病、病毒感染和晚期肿瘤。除少数过敏反应外,一般无严重不良反应。

任务三 计划免疫药

计划免疫(planed immunization)是根据某些特定传染病的疫情监测和人群免疫状况分析,按照规定的免疫程序,有计划、有组织地利用疫苗进行免疫接种,以达到提高人群的免疫水平,预防、控制乃至最终消灭相应传染病的目的。

计划免疫药是指各种可刺激人体产生特异性免疫功能,并使人体免疫系统获得一定的免疫能力及免疫记忆的药物。该类药物主要为疫苗。疫苗是将病原微生物(如细菌、立克次体、病毒等)及其代谢产物,经过人工减毒、灭活或利用转基因等方法制成的类毒素等用于预防传染病的自动免疫制剂。疫苗保留了病原刺激人体免疫系统的特性,当人体接触到这种不具伤害力的病原后,免疫系统便会产生一定的保护物质,如免疫激素、活性生理物质、特殊抗体、记忆淋巴细胞等,当动物再次接触到这种病原时,免疫系统便会依循其原有的记忆,制造更多的保护物质来阻止病原的伤害,防止疾病发生。1992 年国家把乙肝疫苗纳入计划免疫范畴以来,我国计划免疫工作的主要内容是"五苗防七病"。五苗是卡介苗、脊髓灰质炎疫苗、百白破三联疫苗、麻疹疫苗和乙肝疫苗,七病主要是结核病、脊髓灰质炎、百日咳、白喉、破伤风、麻疹和乙肝。2007 年国家扩大了计划免疫免费提供的疫苗种类,在原有的"五苗七病"基础上增加到 15 种传染病。新增了甲型肝炎疫苗、乙脑疫苗、流脑多糖疫苗、风疹疫苗、腮腺炎疫苗、钩体病疫苗、流行性出血热疫苗和炭疽疫苗。

【不良反应】

1. 一般反应 接种 24 h 内在接种局部出现红、肿、热、痛等炎性反应,有时可能同时伴有发热、头晕、恶心、腹泻等全身反应。这些一般属正常免疫反应,不需任何处理,1~2 天内可消失。

2. 异常反应 少数人在接种后出现并发症,如晕厥、过敏性休克、变态反应性脑脊髓膜炎、过敏性皮炎、血管性水肿等。这些反应虽然发生率很低,但其后果很严重,如不及时抢救,可危及生命。

3. 偶合病 偶合病是与预防接种无关的反应,只是因为在时间上的巧合而被误认为由疫苗接种引起。

【禁忌证】 WHO规定具有以下情况者作为常规免疫的禁忌证:

(1) 免疫缺陷、恶性疾病(肿瘤、白血病)及应用放射治疗或抗代谢药而使免疫功能受到抑制者,不能使用活疫苗。

(2) 接种对象正在患有发热或明显全身不适的急性疾病,应推迟接种。

(3) 以往接种疫苗有严重的不良反应者,不应继续接种。

(4) 有神经系统疾病的患儿,如癫痫、婴儿痉挛等,不应接种含有百日咳抗原的疫苗。

(5) 接种过活疫苗(麻疹疫苗、乙脑疫苗、脊髓灰质炎糖丸等)需间隔4周后才能接种死疫苗(百白破、乙肝、流脑及所有二类疫苗等)。

【用药护理】

1. 用药前沟通 进行健康宣教,告知接种者及家属常见不良反应与注意事项。

2. 用药后护理 ①服用脊髓灰质炎糖丸后40 min内避免热饮、热食;②注射百白破疫苗当天严禁洗澡,24 h后注射部位出现红肿、硬痂必须热敷,3～5次/日,至消肿为止;③注射乙肝疫苗当天严禁洗澡,患急性疾病时暂缓注射;④经过某种疫苗接种后,如果出现严重的不良反应,如虚脱、休克、痉挛、脑炎或脑病,重度的过敏反应,停止给予随后的接种或者随后针次的加强免疫;⑤有神经系统疾病的儿童,例如癫痫或者脑病,不应该给予含有全细胞的百日咳疫苗、流脑疫苗、乙脑疫苗等;⑥有免疫缺陷病或使用免疫抑制剂者,不应接种活的疫苗;⑦儿童在患传染病期间甚至传染病恢复期暂缓接种;⑧有严重器质性疾病,如活动性结核及严重的肝脏、肺脏、肾脏等疾病暂缓接种;⑨发热期间暂缓接种。

3. 用药护理评价 评估药物疗效。当出现严重过敏反应或其他强烈不良反应时,应停用或调整给药方案。

知识链接

计划免疫程序,是指需要接种疫苗的种类及接种的先后次序与要求,主要包括儿童基础免疫和成人或特殊职业人群、特殊地区需要接种疫苗的程序。国家规定强制免疫的疫苗(2006年3月1日执行),即强制免疫、免费,一般流程如下:

(1) 出生24 h内,接种卡介苗和第一针乙肝疫苗。

(2) 1个月月龄,接种第二针乙肝疫苗。

(3) 2个月月龄,接种(服)第一次脊髓灰质炎疫苗。

(4) 3个月月龄,接种第二次脊髓灰质炎疫苗和第一次百白破疫苗。

(5) 4个月月龄,接种第三次脊髓灰质炎疫苗和第二次百白破疫苗。

(6) 5个月月龄,接种第三次百白破疫苗。

(7) 6个月月龄,接种第三针乙肝疫苗和第一次A群流脑疫苗。

(8) 8个月月龄,接种麻疹疫苗和乙脑疫苗(非活第一、二次,减活第一次)。

(9) 9个月月龄:接种第二次A群流脑疫苗。

(10) 1.5～2岁,第四次百白破加强接种和麻疹疫苗,乙脑疫苗(非活第三次,减活第二次)。

(11) 3岁:接种第三次A群流脑疫苗。

(12) 4岁:复服脊髓灰质炎疫苗。

(13) 6岁:接种乙脑疫苗(非活第四次,减活第三次)、第四次A群流脑疫苗。

(14) 7岁:复种卡介苗、麻疹疫苗、乙肝疫苗,加强接种白破二联疫苗(精白破)。

(15) 16岁:复种第二次精白破。

常用制剂和用法

环孢素　口服,一日 10～15 mg/kg。于器官移植前 3 h 开始应用并持续 1～2 周,然后逐渐减至维持量 5～10 mg/kg。静脉滴注时可将 50 mg 以生理盐水或 5‰葡萄糖注射液 200 mL 稀释后于 2～6 h 内缓慢静脉滴注,剂量为口服剂量的 1/3。

阿司匹林　片剂:0.05 g、0.1 g、0.3 g、0.5 g。肠溶片:0.3 g。抗风湿:一日 4～6 g,分 4 次饭后服,症状控制后逐渐减量。

来氟米特　每日口服 50～100 mg,3 日后改为每日 20 mg,连续服用可改善类风湿关节炎的各种症状。

卡介苗　注射剂 0.5 mg/mL、1.5 mg/2 mL。皮肤注射或者皮肤划痕接种。

盐酸左旋咪唑　治疗肿瘤:每 2 周用药 3 天或每周 2 天,3 次/日,每次 50 mg。自身免疫性疾病:2～3 次/日,每次 50 mg,连续用药。

胸腺素(猪胸腺素)　肌内注射,一次 2～10 mg,一日一次或隔日一次。

转移因子　肌内注射,一次 1 mL,相当于 10^8 个淋巴细胞(或 1 g 扁桃体),1～2 次/周。

白细胞介素-2　注射剂 10 万 U、20 万 U、40 万 U、100 万 U。静脉滴注:一次 50～200 万 U,一日一次,一周 5 次,连续给药 2～6 周。体腔给药:一次 50 万～200 万 U,一周 2 次。

思考与练习

A₁ 型题

1. 环孢素的主要不良反应是(　　)。

A. 肝、肾毒性　　B. 消化道反应　　C. 神经系统反应　D. 肌肉反应　　E. 呼吸系统反应

A₂ 型题

2. 患儿,女,足月新生儿。注射第二次乙肝疫苗时出现皮肤红肿、过敏、高热。错误的做法是(　　)。

　　A. 清洗注射部位　　　　　　　　B. 抗过敏治疗　　　　　　　　C. 停止注射

　　D. 休克时抢救　　　　　　　　　E. 暂缓随后所有疫苗接种

3. 新生儿时期应预防接种的疫苗是(　　)。

　　A. 乙肝疫苗、乙脑疫苗　　　　　B. 麻疹疫苗、卡介苗　　　　　　C. 卡介苗、乙肝疫苗

　　D.百白破疫苗、脊髓灰质炎疫苗　　E. 脊髓灰质炎疫苗、乙脑疫苗

A₃ 型题

(4～5 题共用题干)

患者,女,52 岁。患类风湿性关节炎,膝关节功能障碍已数年,行走不便。

4. 应首选的治疗药物是(　　)。

　　A. 来氟米特　　B. 布洛芬　　C. 阿司匹林　　D. 干扰素　　E. 泼尼松

5. 为避免出现废用综合征,护理内容不包括(　　)。

　　A. 晨僵关节多做剧烈运动　　　　　　　　B. 鼓励患者合理锻炼

　　C. 鼓励患者参加社会活动　　　　　　　　D. 给予心理疏导

　　E. 晨僵关节用热水浸泡

案例分析

1. 患者,女,52 岁。心脏移植术前 3 h,遵医嘱开始应用环孢素 10～15 mg/kg,术后持续用药,每日 5～10 mg/kg,维持 1～2 周。患者无过敏史。

请思考:①患者选用药物需做哪些器官功能监护? ②作为护士应如何进行用药指导?

2. 患者,男,50 岁。有类风湿性关节炎病史 5 年。因病情反复,左手指关节严重畸形,全身

关节有不同程度的功能障碍,晨僵频发。患者心理状态低迷,不愿与人沟通,整日待在家中不愿外出,不配合治疗。

请思考:①作为护士该如何与患者沟通? ②除用药外,还需注意哪些方面的护理和健康宣教?

(张晓宇)

项目四十三 解毒药的用药基础

导学

解毒药(antidote)是指能排除或中和毒物,对抗毒性作用,减弱毒性反应,解除或减轻中毒症状,降低中毒死亡,以治疗中毒为目的的药物。临床常见各类中毒,必须掌握这类药的应用,及时挽救患者生命,这对今后的工作有极大的帮助。

项目目标

1. 掌握常见重金属中毒、氰化物中毒解毒药的药理作用、临床用途和不良反应。
2. 熟悉灭鼠药中毒和蛇毒中毒解毒药的作用机制及特点。
3. 了解各类解毒药的给药途径和剂量。
4. 学会观察和预防解毒药的不良反应,能够利用用药护理知识,综合分析判断,正确进行用药指导。

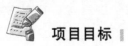

任务一 常用的解毒药

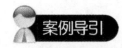

小徐因误食杀鼠灵出现恶心、呕吐、鼻衄、血尿等症状。护士给予维生素 K_1 治疗,并嘱咐小徐休息、避免外伤。小徐症状减轻后向护士说出了心中的疑惑:维生素 K_1 为什么是解杀鼠灵毒的药物? 护士该如何向小徐解释呢?

解毒药可分为特异性药物和非特异性药物两种,前者为特效解毒药,后者称为通用解毒药。下面以特效解毒药为主要内容进行展开。常见特效解毒药是针对不同中毒原因和毒物分类进行选择使用的,例如二巯丙磺钠、二巯丙醇钠可治疗砷中毒,胆碱酯酶复活剂可治疗有机磷农药中毒,它们均为特异性解毒药。

常见中毒类型有重金属及类金属中毒、氰化物中毒、灭鼠药中毒、蛇毒中毒等,主要毒源可以是化学物质、生物物质、体内化学反应、药物等。因而常用解毒药为针对常见中毒类型的生化制剂、天然提纯物等,可分为重金属及类金属中毒解毒药、氰化物中毒解毒药、灭鼠药中毒解毒药、蛇毒中毒解毒药等。因中毒表现多样化,很容易和一些疾病的症状混淆,需要护士在工作中广泛积累经验,遇病情多观察、多思考,及时发现中毒和解救中毒。

一、重金属及类金属中毒解毒药

二巯丁二钠(sodium dimercaptosuccinate,Na-DMS)

二巯丁二钠与金属离子有较强亲和力,能结合为不易解离的无毒环状化合物,随尿液排出。

该药与金属离子结合后仍有一定程度的解离,如排泄慢,游离的金属仍能产生中毒现象。因此需强调早期用药,反复用药。临床主要用于治疗酒石酸锑钾中毒,效果明显;对汞、砷、铅中毒有明显促排泄作用;对铜、钴、镍等中毒也有效;对急性镉中毒有保护作用;对肝豆状核变性病也有明显的排铜和改善症状作用。该药毒性较小,可出现口臭、头痛、恶心、乏力、四肢酸痛等反应。

二巯丙醇(dimercaprol)

二巯丙醇的解毒机制类似二巯丁二钠,二巯丙醇活性很强,甚至能夺取已与组织中酶系统结合的金属离子。临床对砷、汞及某些重金属的中毒有解救作用,但对慢性汞中毒效果差。对锑中毒的作用因锑化合物的不同而异,它能减轻酒石酸锑钾的毒性而增加锑波芬与新斯锑波散等的毒性。能减轻镉对肺的损害,但是由于它能影响镉在体内的分布及排出,增加了它对肾脏的损害,故使用时要注意掌握。它还能减轻发泡性砷化合物所引起的损害。不良反应主要因其有收缩小动脉作用,可使血压上升,心跳加快。大剂量时能损伤毛细血管,而使血压下降。其他还有恶心、头痛、流涎、腹痛、口咽部烧灼感、视力模糊、手麻等反应,对肝、肾有损害,肝、肾功能不良者应慎用。

青霉胺(penicillamine)

青霉胺为青霉素的水解产物,含有巯基,可与铜、汞、铅等金属络合。临床用于慢性金属中毒,或者重金属离子中毒,也用于类风湿性关节炎、硬皮病、原发性胆汁性肝硬化及慢性活动性肝炎、肝豆状核变性病等。本品不良反应有头痛、恶心、乏力、皮疹、药热等。本药使用前需做皮试,青霉素过敏者禁用。长期使用应补充维生素 B_6,以免引起视神经炎。

依地酸钠钙(calcium disodium edetate,依地钙,解铅乐,依地钙钠)

依地酸钠钙能与多种金属离子形成稳定而可溶的络合物,与钙、镁、钡等络合较牢固,与铅、镉、钴、镍、铵、铜等离子的络合物最为稳固。针对无机铅中毒解毒效果好。临床主要用于治疗急、慢性铅中毒,以及镉、钴、镍、铵、铜、锰中毒。对镭、铀、钚、钍等放射元素对机体的损害也有一定防护效果。不良反应常见短暂头晕、恶心、关节酸痛、腹痛、乏力等,静脉滴注过快会引起低钙性抽搐,一般静脉滴注每分钟用量不超过 15 mg,大剂量会损害肾。用药期间应检查肾功能,尿常规如出现蛋白尿、血尿或无尿必须停药。禁用于严重肾病、无尿者。慎用于肾功能不全、有痛风史的患者。

二、氰化物中毒解毒药

氰化物是作用迅速、毒性强烈的毒物。氰化物进入人体后析出氰离子(CN^-),与细胞线粒体内氧化型细胞色素氧化酶的三价铁(Fe^{3+})结合,阻止氧化酶中的三价铁还原,妨碍细胞正常呼吸,组织细胞不能利用氧,造成组织缺氧,导致机体陷入窒息状态,若救治不及时将很快导致死亡。另外某些氰化物的分子本身具有直接对中枢神经系统的抑制作用。职业性氰化物中毒主要是通过呼吸道,在高浓度下也能通过皮肤吸收。生活性氰化物中毒以口服为主,口腔黏膜和消化道都能充分吸收毒物。

知识链接

氰化物拥有令人生畏的毒性,然而它们绝非化学家的创造,恰恰相反,它们广泛存在于自然界,尤其是生物界。氰化物可由某些细菌、真菌或藻类制造,并存在于相当多的食物与植物中。在植物中,氰化物通常与糖分子结合,并以含氰糖苷形式存在。比如,木薯中就含有含氰糖苷,在食用前必须设法将其除去(通常靠持续煮沸)。水果的核中通常含有氰化物或含氰糖苷。如杏仁中含有的苦杏仁苷,就是一种含氰糖苷,故食用杏仁前通常用温水浸泡以去毒。人类的活动也会导致氰化物的形成,汽车尾气和香烟的烟雾中都含有氰化氢,燃烧某些塑料和羊毛也会产生氰化氢。

亚硝酸钠(sodium nitrite,NaNO₂)

亚硝酸钠能使血红蛋白变成高铁血红蛋白,该蛋白中的三价铁(Fe^{3+})可竞争性与氰离子(CN^-)结合,且亲和力较强,易形成毒性较低的复合物,故能清除血液中游离的 CN^-,并可夺取已经与高铁离子结合的 CN^-,恢复细胞色素氧化酶活性,解除氰化物中毒症状,作用较亚甲蓝强。但形成的氰化高铁血红蛋白本身能逐渐解离出 CN^- 而使症状重现,故应用亚硝酸钠的同时还应给予硫代硫酸钠,使氰化物转化为基本无毒的硫氰酸盐,随尿液排出。临床主要用于治疗氰化物中毒。不良反应主要为因亚硝基的扩血管作用引起的恶心、呕吐、眩晕、头痛、低血压等。大剂量应用本药可引起高铁血红蛋白血症,表现为发绀、呼吸困难、晕厥、循环衰竭等。本药禁用于孕妇。

知识链接

亚硝酸钠暴露于空气中会与氧气反应生成硝酸钠。若加热到 320 ℃以上则分解,生成氧气、氧化氮和氧化钠,接触有机物易燃烧爆炸。亚硝酸盐是食品添加剂的一种,起着色、防腐作用,广泛用于熟肉类、灌肠类和罐头等动物性食品。由于其具有咸味且价钱便宜,常在非法食品制作时用作食盐的不合理替代品。亚硝酸钠有毒,含有工业盐的食品对人体危害很大,有致癌性。鉴于亚硝酸盐对肉类腌制具有多种有益的功能,现在世界各国仍允许用它来腌制肉类,但对用量需严加限制。

三、灭鼠药中毒解毒药

灭鼠药种类很多,解毒药具有针对性,常用药有如下几类。

(一)抗凝血类灭鼠药中毒解毒药

抗凝血类灭鼠药常用的有敌鼠钠、杀鼠灵、鼠得克、大隆等,毒理作用是破坏机体凝血功能及损失小血管,引起出血等。人误服后,中毒症状多缓慢出现,可在数小时至 20 天内开始出现恶心、呕吐、食欲减退及精神不振,其后可发生鼻衄、齿龈出血、皮肤紫癜、咯血、便血、尿血等,并可有关节痛、腹痛及低热等,严重者可发生休克。患者可有贫血,出凝血时间及凝血酶原时间均延长。特效解毒药是维生素 K_1。

维生素 K_1

本品与抗凝血类灭鼠药化学结构相似,可对抗并解除这类毒物对凝血酶原活性的抑制,使凝血恢复正常。可同时给予足量维生素 C 及糖皮质激素辅助治疗。

(二)磷毒鼠药中毒解毒药

磷毒鼠药有磷化锌和毒鼠磷。

1. 磷化锌中毒的解救 磷化锌作用于神经系统,轻度中毒时有头痛、头晕、乏力、恶心、呕吐、腹痛及腹泻等消化道症状,以及胸闷、咳嗽、心动过缓等。中度中毒时,除上述症状外可有意识障碍、抽搐、呼吸困难、轻度心肌损害。重度中毒时,尚有昏迷、惊厥、肺水肿、呼吸衰竭、明显的心肌损害及肝损害等。

磷化锌口服中毒者应立刻催吐、洗胃。洗胃用 0.5%的硫酸铜溶液,每次 200～500 mL 口服,使磷转变为无毒磷化铜沉淀,直至洗出液无磷臭为止。再用 0.3%过氧化氢溶液或者 0.05%高锰酸钾溶液持续洗胃,直至洗出液澄清为止。然后口服硫酸钠 15～30 g 导泻。禁用油类泻药。忌食鸡蛋、牛奶、动植物油类。呼吸困难、休克、急性肾功能衰竭及肺水肿时,应及时对症治疗。

2. 毒鼠磷中毒的解救 毒鼠磷的毒理主要是抑制胆碱酯酶活性,使突触处乙酰胆碱过量积累,使胆碱能神经支配的效应器产生一系列反应,如平滑肌兴奋、腺体分泌增加、瞳孔缩小、骨骼肌兴奋收缩等,与有机磷中毒表现一致,故解救主要用阿托品、胆碱酯酶复活药(如氯解磷定)等药物。

（三）有机氟灭鼠药中毒解毒药

有机氟灭鼠药常用的有氟乙酸钠、氟乙酰胺、甘氟等，中毒后经 0.5～6 h 的潜伏期出现症状。主要表现为中枢神经系统及心脏受累。轻者出现恶心、呕吐、头痛、头晕。重者出现烦躁不安、阵发性抽搐、心律失常。严重者出现呼吸抑制、血压下降、心脏骤停及呼吸衰竭。

乙酰胺（acetamide）

乙酰胺又名解氟灵。用于氟乙酰胺、甘氟中毒的救治效果较好，能延长氟乙酰胺中毒的潜伏期、解除氟乙酰胺中毒症状而挽救患者的生命。

（四）毒鼠强中毒解毒药

毒鼠强在我国已被禁止使用，但可能有残余药物散落民间。人误服致死量约为 12 mg。本药物对中枢神经系统，尤其是脑干有兴奋作用，可引起头痛、头晕、乏力、恶心、呕吐、口唇麻木、酒醉感及癫痫样大发作，发作时全身抽搐、口吐白沫、小便失禁、意识丧失。脑电波显示不同程度的异常，病情好转后可恢复正常。

毒鼠强中毒解救措施如下。

（1）首先应清除胃内毒物，可采取催吐、洗胃、灌肠、导泻等方法。

（2）给予对症处理。抗惊厥药苯巴比妥的疗效较地西泮好。烦躁不安、抽搐时，可肌内注射苯巴比妥或地西泮，必要时重复给药。苯巴比妥肌内注射也可用于预防发作。呕吐、腹痛可用山莨菪碱。心率低于 50 次/分者，给予适量山莨菪碱或者阿托品。心率低于 40 次/分者，可考虑体外临时起搏器，在发生阿-斯综合征时进行人工起搏。心肌损害者，静脉滴注 ATP、辅酶 A、辅酶 Q10 等。肝肿大或转氨酶升高者给予护肝治疗。也可给予维生素 C、维生素 E 或 1,2-二磷酸果糖等氧自由基清除剂。

（3）中毒较重者尽快进行活性炭血液灌流。

（4）应用特异性解毒药。中毒后应立即给予二巯丙磺钠，因它能将毒鼠强及其代谢物从体内排出。首次给予二巯丙磺钠 0.125～0.25 g 肌内注射，30 min 后可再反复给予，维持剂量是 0.125～0.5 g，每日可给予 3～4 次。

四、蛇毒中毒解毒药

蛇毒是各类毒蛇所分泌的有毒物质，主要有神经毒和血液毒等，大多是多肽和酶组成的毒性蛋白质，活性可因高温或者酸碱环境改变而破坏。人被蛇咬伤后，蛇毒可侵入人体而引起一系列中毒症状。神经毒可引起肌肉瘫痪、呼吸麻痹等，若抢救不及时可因呼吸麻痹或休克而死亡；血液毒可引起出血、组织坏死等，如出血过多可致失血性休克，抢救不及时可发生严重心衰等循环系统功能障碍致死。因而对毒蛇咬伤必须及时治疗，除一般治疗外还要使用抗蛇毒血清进行解毒。

精制抗蛇毒血清

精制抗蛇毒血清以蛇毒作为抗原，给马或者骡等动物反复注射，使其体内产生抗体后，提取其血清制成，能中和蛇毒，特效、速效治疗相应的毒蛇咬伤。由于毒蛇种类较多，蛇毒特性各异，因此抗蛇毒血清有含单克隆抗体和多克隆抗体之分。我国分布较广且农村常见的是蝮蛇。我国目前常规生产六种精制抗蛇毒血清，可治疗蝮蛇、五步蛇、银环蛇、眼镜蛇、金环蛇、蝰蛇等毒蛇造成的咬伤后中毒。本品早期应足量应用，以发挥较好疗效。

【用药护理】

1. 用药前沟通 详细了解用药史、过敏史，根据毒蛇咬伤情况、适应证和禁忌证，选择合适的治疗方案。告知家属药物使用注意事项和可能的不良反应，请患者和家属配合治疗。

2. 用药后护理 常用静脉注射，也可肌内或皮下注射。每次抗蝮蛇毒血清用 6000 U，抗五步蛇毒血清用 8000 U，抗银环蛇毒血清用 1 万 U；抗眼镜蛇毒血清用 2000 U。上述用量可中和一条蛇毒，视病情可酌情增减。儿童与成人用量相同，不得减少。不管是否被毒蛇咬伤，伤口有污染者，应同时注射破伤风抗毒素 150～3000 U。注射前先做过敏试验，阴性者方可注射全量。

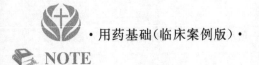

如紧急情况下用药,遇有过敏反应,立即肌内注射马来酸氯苯那敏(扑尔敏)。必要时,应用地塞米松 5 mg(或氢化可的松 100 mg 或氢化可的松琥珀酸钠 135 mg)加入 25%~50%葡萄糖液20~40 mL 中静脉注射,亦可稀释后静脉滴注。

过敏试验法:取 0.1 mL 抗蛇毒血清,加 1.9 mL 生理盐水稀释 20 倍,前臂掌侧皮内注射 0.1 mL,经 20~30 min 判定。可疑阳性者,可预先注射扑尔敏 10 mg(儿童酌减),15 min 后再注射抗蛇毒血清。阳性者则采用脱敏注射法。

脱敏注射法:用生理盐水将抗蛇毒血清稀释 20 倍,分次皮下注射,每次观察 20~30 min,第 1 次注射 0.4 mL,如无反应,酌情增量,3 次以上无反应,即可静脉、肌内或皮下注射。注射前使制品接近体温,注射应慢,开始每分钟不超过 1 mL,以后不超过 4 mL。注射时如反应异常,应立即停止。

3. 用药护理评价 评估药物疗效。蛇毒中毒症状明显得到控制说明药物起效,应观察过敏反应是否出现,根据治疗后患者情况及时调整治疗方案。

任务二 常见药物中毒及解救药物

药物在实际使用中,常因用药者的年龄、性别、身体状况、所在地区等因素的影响,出现用药过量、误服、滥用等导致中毒反应,或因药物保存过程中的异常情况导致药物变质、变性,服用后产生毒性效果。根据药物种类的不同,解毒救治方法和用药也各有不同。

药物中毒首先应区分患者出现毒性症状是由于病情发展所致,还是因用药引起。其次要特别了解患者服药史,用药品种、剂量和时间,还要熟悉常用药物的不良反应,了解患者家族药物毒性反应史。最后要注意,中毒症状潜伏期对诊断的参考意义很大,多数为 1~2 天,最多不超过 10~12 天。一般治疗为去除病因、加速排泄(如催吐、洗胃、灌肠、导泻、利尿等)、延缓吸收(如吸附、胃肠道黏膜保护)、支持疗法、对症治疗。一般治疗解毒药特异性差、效率低,只作解毒时的辅助治疗药,以减轻中毒程度,对维持生命、争取抢救时机、促进康复过程有重要意义。特殊治疗主要是采取针对性的解毒物质。未确定毒物种类、性质之前,可先采取一般处理措施和使用非特异性解毒药,一旦查明毒物,就应及时使用特异性解毒药。

一、阻止毒物吸收、分解毒物药

催吐剂:0.2%~1%硫酸锌、1%硫酸铜、阿扑吗啡。

导泻剂:20%~30%的硫酸镁或硫酸钠。

吸附剂:药用活性炭 50~100 g 内服。

沉淀药:鞣酸、牛奶。

破坏剂:碳酸氢钠、高锰酸钾(1∶5000)。

二、加速毒物排泄药

利尿药:呋塞米、甘露醇、山梨醇。

碱化尿液药:碳酸氢钠、乳酸钠。

三、呼吸兴奋药

尼可刹米、多沙普仑、贝美格(美解眠)。

四、中枢兴奋药

哌甲酯、苯丙胺、胞二磷胆碱。

NOTE

五、其他对症治疗及保护性治疗药物

保护胃肠黏膜药(氢氧化铝、胃舒平)、强心药(肾上腺素、强心苷)、镇静药(苯巴比妥、氯丙嗪、地西泮)、缓解症状药(抗过敏药、消炎药、止痛药等)。

常用制剂和用法

二巯丙醇钠　注射剂:250 mg/5 mL。一次 5 mg/kg,肌内注射,第 1 日 4~6 h 1 次,第 2 日 2~3 次,以后视病情而定,可持续用药 1 周左右。慢性中毒:一次 2.5 mg/kg,肌内注射,给药次数视病情而定。

二巯丁二钠　注射剂:0.5 g、1 g。急性中毒:一次 1 g,一日 2~4 次,于 10~15 min 内缓慢静脉注射,连续用药 3~4 天,酌情减量或停药。慢性中毒:一次 1 g,缓慢静脉注射,一日 1 次,连续 3 天,间隔 4 天为一疗程,一般用药 2~4 疗程。

青霉胺　片剂:125 mg。用药前应做青霉素过敏试验。治疗肝豆状核变性病:一日 1~1.5 g,一般一日不超过 2 g,分 4 次口服,症状改善后,剂量减半,一个疗程 6~7 天,停药 2 天后方可进行另一疗程。

依地酸钠钙　注射剂:1 g/5 mL。治疗铅中毒采用短程间歇疗法:一次 0.5~1.0 g,一日 2 次,静脉滴注,用 5%~10% 的葡萄糖注射液或 0.9% 氯化钠注射液稀释成 0.25%~0.5% 浓度,一日总剂量不得超过 30~50 mg/kg,一疗程 3~5 日,停药 3~4 日再用,一般可连续 3~5 个疗程。铅中毒诊断用药:一日 1 g,肌内注射,连续 3 日,一次留尿做铅检查。

亚硝酸钠　注射剂:0.3 g/10 mL。3% 溶液 10~15 mL,或 6~12 mg/kg,静脉注射,每分钟 2 mL。当收缩压降低时,应停药。

精制抗蝮蛇毒血清　注射剂:10 mL(1 mL 可中和蝮蛇毒 6 mg)。一次 10~20 mL。使用前先做皮试,阴性者用 0.9% 氯化钠注射液等量稀释后缓慢静脉注射。皮试阳性者,可在 10% 葡萄糖注射液内加氢化可的松 100~200 mg(地塞米松 5~10 mg),再加抗蛇毒血清 1~2 mL,缓慢静脉滴注(10~20 滴/分),观察 30 min,若未见反应,将所需抗蛇毒血清加入滴液中,继续并加快滴注速度。

思考与练习

A₁ 型题

1. 重金属中毒时不作为解毒药的药物是(　　)。

A. 亚硝酸钠　　B. 二巯丙醇钠　C. 二巯丁二钠　D. 青霉胺　　E. 依他酸钠钙

A₂ 型题

2. 患者,女,19 岁。因蛇咬伤入院,家属所拍伤人蛇照片经确认为蝮蛇。治疗前需要优先进行的是(　　)。

A. 做抗蝮蛇毒血清皮试　　　　B. 清洗伤口　　　　　　　C. 包扎伤口

D. 高温烧灼伤口　　　　　　　E. 镇痛

A₃ 型题

(3~4 题共用题干)

患者,男,38 岁。全身关节疼痛数日,家属反映其长期在排放硫酸镉化工厂附近湖泊钓鱼回家食用,除骨骼关节痛外,生化检验结果为贫血、低分子蛋白尿、镉中毒。

3. 应首选的治疗药物是(　　)。

A. 二巯丁二钠　B. 亚硝酸钠　　C. 硫酸镁　　　D. 布洛芬　　E. 叶酸

4. 应用该药宜采用(　　)。

A. 静脉注射　　B. 肌内注射　　C. 皮下注射　　D. 皮内注射　　E. 口服

(张晓宇)

项目四十四 糖类、盐类及调节酸碱平衡药物的用药基础

 导学

水、糖类、盐类（电解质）与酸碱平衡是维持人体正常生理代谢所必需的。休克、创伤、代谢病、营养失衡、中毒等常影响上述平衡，适当补充治疗或限制摄入可予以预防和纠正。临床常使用各类糖类、盐类溶液作为调节电解质与酸碱平衡的药物。掌握这类药物的应用，及时补充或纠正患者失衡的机体内环境，对患者的健康非常重要。

 项目目标

1. 掌握常用调节电解质平衡药物、调节酸碱平衡药物的药理作用、临床用途。
2. 熟悉常用调节电解质平衡药物和调节酸碱平衡药物的不良反应及护理方法。
3. 了解各类常用糖类、调节电解质平衡药物和调节酸碱平衡药物的给药途径与剂量。
4. 学会观察和预防此类药物的不良反应，利用用药护理知识，综合分析判断，正确进行用药指导。

任务一 糖类药物

糖类化合物广泛存在于生物体内，对细胞间及生物大分子间的相互识别起着复杂的生物学作用，如参与生物体内的免疫、细胞分化、衰老和胚胎的发育等复杂的生理过程。对糖生物学功能的认识，奠定了糖类药物研究的分子和生物学基础，因此糖被认为是目前糖类药物发现的重要先导化合物之一。

葡萄糖(glucose)

常用注射剂有 5%、10%、25%、50% 等规格。

【作用和用途】 葡萄糖是人体重要营养物质和主要的热量来源。

1. 补充能量和体液 25% 葡萄糖静脉注射，用于某些原因进食减少或不能进食的患者；5% 葡萄糖静脉滴注用于等渗性失水；5%～25% 葡萄糖静脉滴注，每日 100 g 葡萄糖可基本控制严重的饥饿性酮症；葡萄糖还是全静脉营养疗法最重要的能量供给物质。

2. 低糖血症 50% 葡萄糖 20～40 mL 静脉推注用于严重的低血糖。

3. 高钾血症 应用 10%～25% 葡萄糖注射液，每 2～4 g 葡萄糖加 1 U 正规胰岛素输注，可降低血清钾浓度。但此疗法仅使细胞外钾离子进入细胞内，体内总钾含量不变。如不采取排钾措施，仍有再次出现高钾血症的可能。

4. 组织脱水 50% 葡萄糖高渗溶液 20～50 mL 快速静脉注射，可提高血浆渗透压，使组织细胞脱水，用于水肿，但作用短暂，目前少用，应注意防止高血糖。

5. 其他 还可用于稀释药物、配制腹膜透析液及静脉葡萄糖耐量试验。用于调节腹膜透析液渗透压时，50% 葡萄糖注射液 20 mL（即 10 g 葡萄糖）可使 1 L 腹膜透析液渗透压提高 55

$mOsm/kgH_2O$。

【不良反应和用药护理】 口服浓度过高或服用过快,可出现恶心、呕吐等胃肠道反应。长期单独应用,易出现低钾、低钠及低磷血症。高渗葡萄糖注射液静脉注射时易致静脉炎,注射液外渗可致局部肿痛,甚至组织坏死。老人、小儿或心功能受损者补液过快,可引起心悸甚至急性左心衰竭。糖尿病、重度心力衰竭并发水肿和高血糖非酮症昏迷者禁用。

本药注射剂为弱酸性,不能作为青霉素、磺胺嘧啶、呋塞米、肝素钠、维生素 B_6 等药物的溶媒,也不能溶解生物制剂和多数抗肿瘤药物。

任务二 盐类药物

盐类药物对人体电解质平衡起非常重要的作用。常见的药物有氯化钠(食盐的主要成分)、氯化钾、氯化钙等。

氯化钠(sodium chloride,NaCl)

正常人体内平均总钠量为 150 g,钠是细胞外液的主要阳离子,是保持细胞外液渗透压和血容量的主要成分,也是细胞形成静息电位和动作电位的离子基础之一,钠还以碳酸氢钠的形式构成体液、缓冲系统中的主要缓冲碱。失钠过多,可发生低钠综合征,表现为全身虚弱、精神倦怠、表情淡漠、肌肉阵挛、心动过缓甚至死亡。

【作用和用途】 ①长期厌食、手术禁食患者或上消化道出血患者需禁食时,可适量补充 0.9%氯化钠或高渗氯化钠(3%～5%)溶液,避免出现低钠综合征。②频繁呕吐、严重腹泻或服用利尿药后大量排尿患者,钠丢失过多,应及时补充适量氯化钠。③防止脱水或休克时,输入适量氯化钠溶液,增加血容量起到扩容作用。④0.9%氯化钠溶液可用于外伤伤口冲洗、洗眼如眼外伤或眼异物等。

【不良反应】 可引起高氯性酸中毒及高钠血症。

【禁忌证】 禁用于肺水肿,慎用于高血压、心力衰竭、肾炎、肝硬化腹水及长期使用肾上腺皮质激素的患者。

【用药护理】 输入高渗氯化钠溶液时,滴速宜缓慢,输入量每小时不能大于 100 mL。注意观察有无高血钠症状,如出现应立即停止静脉滴注并及时报告医生。监测血钾、钠、氯的浓度,测尿比重若大于 1.020、血清钠大于 146 mmol/L 时应立即报告医生。

氯化钾(potassium chloride,KCl)

钾离子是细胞内液的主要阳离子,是维持细胞内渗透压的重要成分。钾离子与细胞外氢离子交换,参与调解酸碱平衡,还参与包括神经传导、肌肉收缩和糖代谢等酶促反应与生理过程,是细胞能兴奋产生动作电位的重要离子之一。临床上钾离子主要用于防治强心苷中毒及长期服用排钾性利尿药和糖皮质激素等引起的低血钾症。

口服氯化钾对胃肠刺激性强,可引起上腹不适、腹痛、恶心、呕吐、胃十二指肠溃疡穿孔等。饭后服用可以减轻胃肠刺激。禁用于肾功能严重减退、挤压综合征、急性脱水、术后未排尿及高热惊厥者。慎用于酸中毒、大面积烧伤等患者。本药严禁静脉注射。静脉滴注也需缓慢,一般滴速为每小时不超过 1 g。常用葡萄糖注射液或糖盐水稀释成 0.2%～0.4%浓度。若输液速度过快,血钾浓度短时间内会显著上升,可抑制心肌,严重时导致心跳骤停。

氯化钙(calcium chloride,CaCl₂)

钙为维持人体毛细血管通透性,神经、肌肉、骨骼系统和细胞膜正常功能的必需物。钙作为许多酶促反应的关键激活剂,对神经冲动传递、肌肉收缩、血液凝固等许多生理过程起着重要作用。可用于治疗因钙过低所致的手足抽搐、肠绞痛、肾绞痛、荨麻疹、血管神经性水肿和软骨症,也可作为妊娠及哺乳期妇女钙盐的补充。

本品对组织有强烈刺激性,注射液若漏出血管外可引起局部剧烈疼痛或者组织坏死,可用

要点提示:0.9%氯化钠溶液又称生理盐水,其渗透压接近人体内环境晶体渗透压,常作为临床药物注射或者输液的溶剂。注意某些药物会和氯化钠发生化学反应,此时不能用氯化钠溶液作配液溶剂,可使用 5%葡萄糖溶液替代。

要点提示:心功能不全及某些心血管疾病患者如需使用氯化钾,必须注意给药速度和剂量,避免出现心肌抑制。另外某些食物中钾含量较高,如香蕉等,心血管疾病的患者应避免过多食用。

0.5%普鲁卡因局部封闭。静脉滴注时可出现全身发热感,若静脉滴注速度过快或浓度过高可引起心跳加快、心律失常甚至心跳骤停。钙剂能增强强心苷对心脏的毒性,故服用强心苷期间禁用钙剂。禁用茶水送服钙片,以免影响钙的吸收。

知识链接

护士在临床工作中需注意,某些常用注射液不得在针头挂有液滴的情况下实施注射,如去甲肾上腺素、多巴胺、钙剂、碳酸氢钠等,此类注射液均对组织有很强刺激性,可导致组织坏死。

任务三　调节酸碱平衡药物

人体内的酸碱度稳定对正常的生理功能执行起着重要的作用,许多疾病常伴发酸碱失衡,某些药物使用不当也可导致酸碱失衡,造成酸碱平衡有关的机能障碍,严重的甚至可致死。调节酸碱平衡药物在临床应用广泛,常用的药物有碳酸氢钠、乳酸钠、氯化铵等。

碳酸氢钠(sodium bicarbonate,$NaHCO_3$)

【作用和用途】

1. 治疗代谢性酸中毒　碳酸氢钠为弱碱性药物,能直接增加机体内的碱储备,使血浆中HCO_3^-浓度升高,从而纠正酸中毒。

2. 治疗高血钾　碱化细胞外液,使血清钾离子转入细胞内而降低血清钾浓度。

3. 作为辅助用药　碱化尿液,可减少磺胺类药物的肾毒性,加速巴比妥类等弱酸性药物自肾排出,增强庆大霉素等抗生素对尿路感染的疗效。

4. 其他　局部洗胃及用于口腔或阴道真菌感染的辅助治疗,也可用作全静脉内营养及配制透析液。

【不良反应】　过量可产生碱血症,引起厌食、腹痛、恶心、呕吐、烦躁、抽搐、呼吸抑制,加重水钠潴留和缺钾等。本品呈弱碱性,注射时切勿漏出血管外。治疗酸中毒时,须观察患者呼吸情况,如呼吸困难缓解或呼吸加深加快则必须停药。忌与酸性药物配伍。

知识链接

碳酸氢钠俗称小苏打,面制食品常用其作为膨松、碱化添加剂,因其遇热会产生二氧化碳气体,使面食膨大、松软。若添加过量,可常出垫舌感的咸味。

乳酸钠(sodium lactate)

乳酸钠在体内有氧条件下,经肝氧化、代谢可转化为碳酸氢钠,发挥纠正酸中毒的作用。应用过量可致碱血症。肝功能不全和休克时禁用。

氯化铵(ammonium chloride)

氯化铵进入体内,铵离子迅速经肝代谢形成尿素并很快由尿排出,而氯离子和氢离子则形成酸,可中和体内过量的碱储备,用于重度碱血症。过量可引起高氯性酸血症。禁用于溃疡病患者。

常用制剂和用法

葡萄糖　注射剂:12.5 g/250 mL、25 g/500 mL、50 g/1000 mL、25 g/250 mL、50 g/500 mL、100 g/1000 mL、5 g/20 mL、10 g/20 mL、12 g/10 mL。粉剂:250 g、500 g。静脉滴注含本药5%～10%的水溶液200～1000 mL,同时静脉滴注适量生理盐水,以补充体液的损失及钠的不足。静脉滴注50%溶液40～100 mL,用于血糖过低症或胰岛素过量,以保护肝脏。静脉滴注25%～50%溶液用于降低眼压及因颅压增高引起的各种病症。

氯化钠　注射剂:0.9%(生理盐水):10 mL、250 mL、500 mL、1000 mL;10%(浓氯化钠注射液),临用前稀释。静脉滴注:用量与浓度视病情需要而定。

氯化钾　片剂:0.25 g、0.5 g。一次1 g,一日3次。注射剂:1 g/10 mL。一次1～1.5 g,用5%～10%的葡萄糖注射液500 mL稀释后缓慢静脉滴注(每小时不宜超过1 g)。

氯化钙　注射剂:0.3 g/10 mL、0.5 g/10 mL、0.6 g/20 mL、1 g/20 mL。一次0.5～1 g,用25%葡萄糖注射液10～20 mL稀释后缓慢静脉注射(每分钟不超过2 mL)。

碳酸氢钠　片剂:0.3 g、0.5 g。一次0.5～1 g,一日3次,餐前服。注射剂:20 mL,5%;200 mL,4%。静脉滴注:剂量视病情需要而定。

乳酸钠　注射剂:2.24 g/20 mL、5.6 g/50 mL。用5倍量10%葡萄糖注射液稀释后静脉滴注。

氯化铵　注射剂:500 mL(1%)。静脉滴注:剂量视病情需要而定。

思考与练习

A₁型题

1. 频繁呕吐导致钠丢失过多时,常用的钠补充药物是(　　)。

A. 氯化钠　　　B. 二巯丙醇钠　C. 二巯丁二钠　D. 硝酸钠　　　　E. 硫酸钠

2. 钙剂静脉注射时应首先注意的是(　　)。

A. 避免针头挂液滴或注射时漏液　　　　B. 局部消毒

C. 加热注射液　　　　　　　　　　　　D. 嘱患者勿动

E. 与普鲁卡因合用

A₂型题

3. 患者,男,55岁。慢性肾小球肾炎10年,1周前受凉后出现食欲减退、恶心、呕吐,晨起明显,且夜尿增多。内生肌酐清除率30 mL/min。为了维持水、电解质、酸碱平衡,下列护理措施不正确的是(　　)。

A. 食用含钾高的食物　　　　　　　　　B. 限制磷的摄入

C. 补充活性维生素D₃　　　　　　　　　D. 限制水、钠摄入

E. 补充钙、铁

(张晓宇)

项目四十五　维生素及酶类药物的用药基础

导学

　　维生素是人体维持正常的生理功能而必须从食物中获得的一类微量有机物质,在人体生长、代谢、发育过程中发挥着重要的作用。各种维生素的化学结构以及性质虽然不同,但它们却有着以下共同点:①维生素均以维生素原形及活性形式存在于食物中;②维生素不是构成机体组织和细胞的组成成分,它也不会产生能量,它的作用主要是参与机体代谢的调节;③大多数的维生素,机体不能合成或合成量不足,不能满足机体的需要,必须经常通过食物获得;④人体对维生素的需要量很小,但一旦缺乏就会引发相应的维生素缺乏症,对人体健康造成损害。

　　酶是一类以蛋白质为主的有机活性物质。酶类药物在早期,主要用于治疗消化道疾病、烧伤及感染引起的炎症疾病,现在国内外已广泛应用于多种疾病的治疗,其制剂品种已超过700余种。

 项目目标

　　1. 掌握常用维生素和酶类药物的药理作用、临床用途。
　　2. 熟悉常用维生素和酶类药物的不良反应及护理方法。
　　3. 了解各类常用维生素和酶类药物的给药途径与剂量。
　　4. 学会观察和预防此类药物的不良反应,利用用药护理知识,综合分析判断,正确进行用药指导。

任务一　维生素类药物

　　维生素(vitamin)是个庞大的家族,目前所知的维生素就有几十种,大致可分为脂溶性和水溶性两大类。有些物质在化学结构上类似于某种维生素,经过简单的代谢反应可转变成维生素,例如 β-胡萝卜素能转变为维生素 A,7-脱氢胆固醇可转变为维生素 D 等。以下选取常用维生素类药物展开,水溶性维生素主要为 B 族维生素、维生素 C、维生素 PP(维生素 B_3)、维生素 M(维生素 B_9)等,脂溶性维生素主要为维生素 A、维生素 D、维生素 E、维生素 K。

维生素 A(vitamin A)

　　维生素 A 属脂溶性维生素。由于人体或哺乳动物缺乏维生素 A 时易出现干眼病,故又称为抗干眼醇。已知维生素 A 有维生素 A_1 和维生素 A_2 两种,维生素 A_1 存在于动物肝脏、血液和眼球的视网膜中,又称为视黄醇,天然维生素 A 主要以此形式存在。维生素 A_2 主要存在于淡水鱼的肝脏中。维生素 A 的主要生理功能为:维持视觉(调节视网膜感应外界光线能力)、促进生长发育、维持上皮结构健全、增强免疫力、清除自由基等。临床主要用于维生素 A 缺乏引起的各类疾病,也可用于辅助治疗溃疡病、良性乳腺肿瘤、扁平疣、月经过多、早产婴儿发育不良、婴儿呛奶、痤疮、小儿反复呼吸道感染等。主要不良反应为过量使用导致皮肤干燥、粗糙,停药即可恢复。

维生素 B(vitamin B)

B 族维生素是一个庞大的家族,主要存在于谷物表皮及新鲜蔬菜中。其中与人体代谢关系密切且必需的有:维生素 B_1(硫胺素)、维生素 B_2(核黄素)、维生素 B_3(烟酸、维生素 PP)、维生素 B_5(泛酸、遍多酸、烟碱酸、尼古丁酸)、维生素 B_6(吡哆醇类,包括吡哆醇、吡哆醛及吡哆胺)、维生素 B_7(生物素、维生素 H)、维生素 B_9(蝶酰谷氨酸、叶酸、维生素 M)、维生素 B_{12}(钴胺素、氰钴胺、辅酶 B_{12})。

B 族维生素的主要作用如下。

(1)维生素 B_1 是糖代谢过程中关键性的物质。如缺乏,肌肉和神经最易受累。神经细胞正常时能量充沛,可缓解忧虑、紧张,增加对噪音等的承受力,缺乏维生素 B_1 导致应对压力的能力衰退,甚至引发神经炎;心肌由于缺乏维生素 B_1,导致丙酮酸、乳酸沉积,影响心功能。缺乏维生素 B_1,肠胃匮缺能量,蠕动无力,消化功能减弱,且产生便秘。严重缺乏时还会引发脚气病,所以维生素 B_1 也称作抗脚气病维生素。缺乏维生素 B_1 常表现为体虚、疲倦、烦躁、情绪低落、便秘、神经炎、心力衰竭、水肿等。

(2)维生素 B_2 和糖、蛋白质、脂肪的代谢密切相关,能维持和改善上皮组织的健康,如眼睛的上皮组织、消化道黏膜组织等。严重缺乏时会有视力疲劳、角膜充血、口角炎等。

(3)维生素 B_3 在体内构成脱氢酶的辅酶,在碳水化合物、蛋白质、脂肪的代谢中起重要作用,严重缺乏时引起神经、皮肤、消化道病变,称为癞皮病,表现为皮炎、腹泻和痴呆。

(4)维生素 B_6 为某些辅酶的组成成分,参与氨基酸脱羧等多种代谢反应。缺乏时可有食欲不振、呕吐、衰弱。临床可用于脂溢性皮炎、动脉硬化、脱发、低血糖症等。

(5)维生素 B_9、维生素 B_{12} 缺乏将影响胸腺嘧啶、嘌呤等的合成,引起 DNA 合成障碍。最终导致红细胞的细胞核不成熟,即巨幼红细胞性贫血。

(6)妊娠头 3 个月内缺乏叶酸,可导致胎儿神经管畸形,从而增加裂脑儿、无脑儿的发生率。

(7)B 族维生素可帮助身体组织利用氧气,促进皮肤、指甲、毛发组织获氧,去除或改善头皮屑,解除酒精和尼古丁等毒素,舒缓头痛、偏头痛,保护肝脏。缺乏 B 族维生素会因胃肠蠕动无力、消化液分泌不良,造成便秘、口臭、大便奇臭。B 族维生素(主要是维生素 B_1 与维生素 B_2)具有一种特殊的气味,是蚊子最讨厌的维生素,因而具有一定程度的驱蚊效果。

B 族维生素临床主要用于各类因其缺乏而导致的疾病或症状的治疗,也可辅助一些疾病的治疗,如癌症、皮肤疾病、神经疾病等。因 B 族维生素多为水溶性,过量可经由肾脏随尿液排出体外,罕见中毒。B 族维生素某些类型有颜色,多见黄色、橙色等,会因代谢随体液排出,用药前需提前告知患者。

维生素 C(vitamin C)

维生素 C 又称 L-抗坏血酸,是水溶性维生素,能够捕获体内自由基,预防和治疗坏血病,在新鲜绿色植物中含量很高。维生素 C 的主要功能是帮助人体完成氧化还原反应,大剂量维生素 C 对预防感冒和抗癌有一定作用。但因其酸性较强,对胃肠有较大刺激性,过量使用会导致腹泻、肾结石等,应用时需注意。禁与碱性药物配伍。

维生素 D(vitamin D)

维生素 D 为类固醇衍生物,属脂溶性维生素,与骨骼的钙化有关,故又称为钙化醇,具有抗佝偻病的作用。在动物的肝、奶及蛋黄中含量较多,尤以鱼肝油含量最丰富。临床主要用于各种原因导致的钙缺乏辅助治疗,如神经功能障碍、炎症、骨质增生、软骨病、佝偻病等。主要不良反应是血钙过多,早期征兆主要包括痢疾、便秘、头痛、食欲降低、头昏眼花、走路困难、肌肉疼痛、心律不齐等,严重时出现皮肤发痒、肾功能下降、骨质疏松、体重下降、肌肉和软组织钙化等。

维生素 E(vitamin E)

维生素 E 又名生育酚,是一种脂溶性维生素,主要存在于蔬菜、豆类之中,在麦胚油中含量最丰富,也可人工合成。维生素 E 在体内可起到抗氧化作用,在外用时能起到保湿的作用,抗氧化作用较弱。临床少见维生素 E 缺乏症,仅见于肠道吸收脂类不全时。维生素 E 在临床上应用范围较广泛,并对某些病变有一定防治作用,如贫血、动脉粥样硬化、肌营养不良症、脑水肿、男性或女性不育症、先兆流产等,也可用维生素 E 预防衰老。

维生素 K(vitamin K)

维生素 K 属脂溶性维生素。由于它具有促进凝血的功能,故又称凝血维生素。常见的有维生素 K_1 和维生素 K_2。维生素 K_1 在绿叶植物中较丰富,维生素 K_2 由微生物合成,人体肠道细菌也可合成维生素 K_2。现代维生素 K 已能人工合成,人工合成的维生素 K_3 和维生素 K_4 是水溶性的,可用于口服或注射。在临床上主要用于各种原因导致的维生素 K 缺乏,如胆道梗阻、脂肪痢、长期服用广谱抗生素以及新生儿等,也可用于与双香豆素等抗凝剂的对抗治疗。过大剂量维生素 K 有一定的毒性,如新生儿注射维生素 K 30 mg/d,连用三天可引起高胆红素血症。

任务二　酶 类 药 物

主要的酶类药物有助消化酶类、消炎酶类、与纤维蛋白溶解作用有关的酶类、抗肿瘤的酶及其他药用酶。

1. 助消化酶类　胃蛋白酶、胰酶、胰蛋白酶、胰淀粉酶、胰脂肪酶、纤维素酶、脂肪酶(微生物发酵)、麦芽淀粉酶。

2. 蛋白水解酶类　糜蛋白酶、溶菌酶、胰 DNA 酶、菠萝蛋白酶、无花果蛋白酶、木瓜蛋白酶、枯草杆菌蛋白酶、黑曲霉蛋白酶、胶原蛋白酶、弹性蛋白酶、胰腺、颌下腺及尿激肽释放酶。

3. 凝血酶及抗栓酶　凝血酶(猪、牛血)、凝血酶致活酶、立止血、纤溶酶、尿激酶、链激酶、蛇毒凝血酶(ancrod,国内称溶栓酶、抗栓酶)、蚓激酶、曲纤溶酶。

4. 抗肿瘤酶类　L-门冬酰胺酶、甲硫氨酸酶、组氨酸酶、精氨酸酶、酶氨酸氧化酶。

5. 其他酶类　细胞色素 C、超氧化物歧化酶(SOD)、RNA 酶、DNA 酶、青霉素酶、玻璃酸酶、抑肽酶(膜蛋白酶抑制剂)。

6. 辅酶　辅酶 A、辅酶 Q10、黄素单核苷酸(FMN)、黄素腺嘌呤二核苷酸(FAD)。

(张晓宇)

项目四十六　消毒防腐药的用药基础

 导学

　　消毒药是指能迅速杀灭病原微生物的药物。理想的消毒药应能杀灭所有的细菌、芽胞、霉菌、滴虫及其他感染的微生物而不伤害人体组织。但目前的消毒药,抗菌谱都有一定限制,且对人体有较强的损害作用。

　　防腐药是指能抑制病原微生物生长繁殖的药物。它对细菌的作用较缓慢,但对人体组织细胞的伤害也较小,因此适用于皮肤、黏膜及伤口的防腐,有些可用于食品和药剂。

 项目目标

> 1. 了解各类常见消毒防腐药物的种类及常用药的使用方法。
> 2. 学会综合分析判断,正确进行使用。

　　根据使用对象不同,消毒防腐药可分为下述三类。

　　第一类主要用于厩舍和用具的消毒药,包括酚类、醛类、碱类、酸类、卤素类、过氧化物类,如苯酚(石炭酸)、煤酚皂溶液(来苏儿)、克辽林(臭药水)、升汞(二氯化汞)、甲醛溶液(福尔马林)、氢氧化钠、生石灰(氧化钙)、漂白粉(含氯石灰)、过氧乙酸(过醋酸)等。

　　第二类为主要用于畜禽皮肤和黏膜的消毒防腐药,包括醇类、表面活性剂、碘与碘化物、有机酸类、过氧化物类、染料类,如乙醇、碘、松馏油、水杨酸、硼酸、新洁尔灭、消毒净、洗必泰等。

　　第三类为主要用于创伤的消毒防腐药,如过氧化氢、高锰酸钾、甲紫、利凡诺等。

　　环境消毒防腐药根据化学结构不同,又可分为下述几类。

　　(1) 酚类消毒药:如石炭酸等,能使菌体蛋白变性、凝固而呈现杀菌作用。

　　(2) 醇类消毒药:如70%(质量分数)或75%(体积分数)乙醇等,能使菌体蛋白凝固和脱水,而且有溶脂的特点,能渗入细菌体内发挥杀菌作用。

　　(3) 酸类消毒药:如硼酸、盐酸等,能抑制细菌细胞膜的通透性,影响细菌的物质代谢。乳酸可使菌体蛋白变性和水解。

　　(4) 碱类消毒药:碱类消毒药如氢氧化钠,能水解菌体蛋白和核蛋白,使细胞膜和酶受到破坏而死亡。

　　(5) 氧化剂:如过氧化氢、过氧乙酸等,一遇有机物即释放出初生态氧,破坏菌体蛋白和酶蛋白,呈现杀菌作用。

　　(6) 卤素类消毒剂:如漂白粉等容易渗入细菌细胞内,对原浆蛋白产生卤化和氧化作用。

　　(7) 重金属类:如升汞等,能与菌体蛋白结合,使蛋白质变性、沉淀而产生杀菌作用。

　　(8) 表面活性剂:如新洁尔灭、洗必泰等,能吸附于细胞表面,溶解脂质,改变细胞膜的通透性,使菌体内的酶和代谢中间产物流失。

　　(9) 染料类:如甲紫、利凡诺等,能改变细菌的氧化还原电位,破坏正常的离子交换机能,抑制酶的活性。

　　(10) 挥发性溶剂:如甲醛等,能与菌体蛋白和核酸的氨基、烷基、巯基发生烷基化反应,使蛋白质变性或核酸功能改变,呈现杀菌作用。

消毒防腐药物在临床应用广泛,使用时应根据不同种类的药物特点做好个人防护,注意观察环境。环境消毒防腐药物避免接触人体,皮肤表面消毒药避免全身使用。

思考与练习

A₁型题

1. 临床常用于促凝血治疗的维生素类药物是( )。

A. 维生素 K   B. B 族维生素   C. 维生素   D. 维生素 D   E. 维生素 E

2. 肝性脑病患者禁用的维生素是( )。

A. 维生素 A   B. 维生素 E   C. 维生素 C   D. 维生素 B_1 E. 维生素 B_6

3. 治疗外阴炎时,使用 1∶5000 高锰酸钾溶液坐浴的主要作用是( )。

A. 杀菌   B. 止痒   C. 止痛   D. 消肿   E. 除臭

4. 在做纤维胃镜消毒时,常选择的化学消毒方法是( )。

A. 75%乙醇擦拭   B. 2%的戊二醛溶液浸泡   C. 3%过氧化氢浸泡

D. 0.2%过氧乙酸熏蒸   E. 含有效氧 0.2%的消毒液浸泡

5. 8 个月男婴,在社区准备接种麻疹疫苗,护士在为其消毒时,应采用的消毒剂是( )。

A. 2%碘酊   B. 0.5%碘伏   C. 生理盐水   D. 75%乙醇   E. 90%乙醇

A₂型题

6. 患者,女,25 岁。诊断为滴虫性阴道炎,询问用自助冲洗器灌洗阴道的方法,护士应告知她最适宜的冲洗液为( )。

A. 5.5%醋酸溶液   B. 1%高锰酸钾溶液   C. 生理盐水

D. 1%乳酸溶液   E. 2%碳酸氢钠溶液

(张晓宇)

实训1 药物常用剂型及药品说明书的临床应用

【实训目的】

1. 能够正确认识药物的剂型、规格、批号、有效期等内容。

2. 能根据药品说明书正确选药、配药和用药。

【实训地点】 模拟药房。

【实训材料】 各种剂型样品,如:红霉素片剂、注射剂和软膏;阿托品片剂、注射剂(0.5 mg/mL、1 mg/2 mL、5 mg/mL);青霉素 G 钾(或钠)80 万 U 注射剂;骨化三醇胶囊;达克宁霜;胃酶合剂;伤湿止痛膏;沙丁胺醇气雾剂;硝苯地平缓释剂;胰岛素笔等。

【实训方法】

(一) 辨认剂型

1. 固体制剂:片剂、丸剂、散剂、颗粒剂、胶囊剂、滴丸剂、栓剂、冲剂、膜剂、海绵剂。

2. 半固体制剂:软膏剂、糊剂、流浸膏剂、浸膏剂、眼膏剂。

3. 液体制剂:芳香水剂、溶液剂、合剂、混悬剂、糖浆剂、酊剂、醋剂、擦剂、洗剂、涂剂、乳剂、煎剂、滴鼻剂、滴耳剂、滴眼剂、注射剂。

4. 气体剂型:气雾剂、吸入剂。

5. 新型制剂:微型胶囊、长效剂、缓释剂、控释剂、定向制剂。

(二) 正确阅读药品说明书

1. 药品的名称:通用名、商品名、化学名。

2. 成分、化学名称、化学结构式、分子式、相对分子质量。

3. 形状、颜色、剂型等,实物与标示不符时为变质药品。

4. 适应证。

5. 规格药品的单剂量标准。

6. 用法用量。

7. 不良反应。

8. 禁忌证。

9. 注意事项:①慎用:谨慎使用,注意观察。②忌用:避免使用,最好不用。③禁用:禁止使用。

10. 孕妇及哺乳期妇女用药。

11. 儿童用药。

12. 老年用药。

13. 药物相互作用:配伍禁忌、协同作用、拮抗作用。

14. 药物过量:药物过量出现的临床表现、治疗措施。

15. 药理毒理。

16. 药代动力学。

17. 储藏。

18. 包装。

19. 有效期表示方法:直接标明有效期、直接标明失效期、标明有效年限。

20. 执行标准。

21. 批准文号格式:国药准字＋1 位拼音字母＋8 位数字。

22. 批号:通常以生产日期表示,国内多采用 6 位数字表示。

23. 生产企业:该药的生产企业,承担责任的单位信息,信息不全的药品需慎用。

【实训过程】

1. 选取不同规格和剂型的药物。

2. 辨认剂型并进行药物制剂质量的外观检查。

3. 正确辨认药品说明书中的信息。

4. 按说明书模拟指导患者用药,并说明有关注意事项。

【考核标准】 见实训表 1-1。

实训表 1-1 药物基本知识考核表

班级:_____ 学号:_____ 姓名:_____ 总分:_____

项　目	操作步骤	评分等级					总　分	备　注
		A	B	C	D	E		
辨认处方	正确辨认、核对处方	20	15	10	5	0		
取药,辨认剂型	随机取药,说出剂型	20	15	10	5	0		
外观检查	观察制剂的质量,作出正确判断	10	8	6	4	0		
阅读药品说明书	药物名称、规格、形状、注意事项、药物相互作用、批准文号、生产厂家、生产日期和批号	20	15	10	5	0		
用药指导	介绍药物作用及不良反应;向患者介绍用药注意事项;听取患者疑问,核对并解释清楚	30	24	16	8	0		
总分								

考核教师:_____ 考核日期:_____年____月____日

(叶　新)

实训 2　药物的处方与用药医嘱的执行

一、药物处方

(一) 处方的意义

处方是由医生根据患者的病情需要开写给药房,要求配方和发药的书面文件,并作为患者用药凭证的医疗文书。处方直接关系到患者的健康。处方具有法律、技术和经济的意义。由开写处方、调配处方或执行处方引起的差错,处方可作为法律凭证。《处方管理办法》已于 2006 年 11 月 27 日经卫生部讨论通过,自 2007 年 5 月 1 日起执行。

(二) 处方的结构

1. 处方前记　处方前记包括医疗机构名称及患者的自然状况等,还包括患者的姓名、性别、年龄、科别、住院或门诊号、临床诊断、处方日期。

2. 处方正文

（1）处方上项都以"R"或"Rp"标示，它是拉丁文"Recipe"的缩写，意为"请取"。

（2）处方中项包括药物名称、剂型、规格和数量、用法、用量。药名与剂型一起写，每药占一行。

（3）处方后记包括医生签名或加盖专用签章、药品金额、审核、调配、核对、发药药师签名或加盖专用签章。

（三）处方颜色

1. 普通处方为白色印刷用纸。

2. 急诊处方印刷用纸为淡黄色，右上角标注有"急诊"。

3. 儿科处方印刷用纸为淡绿色，右上角标注有"儿科"。

4. 麻醉药品和第一类精神药品处方印刷用纸为淡红色，右上角标注有"麻、精一"。

5. 第二类精神药品处方印刷用纸为白色，右上角标注有"精二"。

（四）处方书写规则及注意事项

1. 书写处方必须认真，字迹应清楚，按规定用钢笔或圆珠笔书写，不得用铅笔书写，以免模糊不清。

2. 每张处方限于一名患者的用药。

3. 处方不得随意涂改，如有涂改，医生必须在涂改处签字，以示负责。

4. 处方中每药写一行，药名与剂型一起写，规格和数量写在药名右侧，用药方法写在药名下面。开写药物较多时，应按药物所起作用的主次顺序书写。

5. 西药和中成药可以分别开具处方，也可以开具一张处方，中药饮片应当单独开具处方。

6. 处方中药物剂量常采用药典规定的常用量，一般不应超过极量，如病情特殊需要超过极量，医生应加签名或用注意符号如"!"，以示负责。

7. 药名可用中文或英文书写，剂型名称常用中文或拉丁文缩写，注意剂量和剂型规格相配合。数量一律用阿拉伯数字写。计量单位固体以"克"（g）为单位，液体以"毫升"（mL）为单位。一般情况下不必写出克（g）和毫升（mL）。需用其他单位时，如毫克（mg）、微克（μg）、国际单位（IU）时则需注明。药量小于 1 U 时，在小数点前必须加零（如 0.5），以免产生误差；整数后无小数，也必须加小数点和零（如 3.0）予以准确。

8. 标记的作用是告诉患者用药方法。通常用"Sig."或"S."作标记开头，也可用中文"用法"作开头，后写具体应用方法，依次书写每次用药剂量、每天用药次数、给药途径及给药时间。一般书写可用拉丁文缩写或中文。"口服"可省去给药途径，"饭后服用"可省去给药时间。

9. 处方中的药物总量，一般以 3 日为宜，7 日为限。慢性病或特殊情况可适当增加剂量。麻醉药品与毒性药品不得超过 1 日量。第一类精神药品每张处方不超过 3 日常用量，第二类精神药品每张处方不超过 7 日常用量。有些地区规定开写麻醉药品一定要用红色处方，以示区别，引起注意。

10. 急需用药时，应使用急症处方，若用普通处方，应在其左上角写上"急"或"cito"字样，以便药剂人员优先发药。

11. 数种药物同时使用时，应注意药物配伍禁忌。

12. 处方书写后核对无误方可交于患者，并向其作必要说明。

二、医嘱

医嘱是由医生拟订并由护理人员执行的治疗计划，包括长期医嘱、临时医嘱、备用医嘱和停止医嘱。医嘱必须由医生写在医嘱单上，然后由护士按医嘱种类分别转抄至医嘱执行单上。医嘱必须经医生签名后方生效，护士一般不执行口头医嘱，在抢救或手术过程中医生下达的口头医嘱，护士必须复诵一遍，双方确认无误后方可执行，事后应及时补记。用药医嘱与处方书写格式的不同点是医嘱无 Rp（请取）、Sig.（用法）字样，无需写出规格量、总量，其余相同。

1. 用药医嘱的开写格式:药名、剂型、每次剂量、给药次数、途径、时间、部位。

2. 医嘱示例:

例1:青霉素钠盐注射剂　80万U　2次/日肌内注射

例2:异烟肼片剂　0.1 g　一日3次饭后服

例3:泼尼松片剂　10 mg　一日3次饭后服

3. 医嘱执行过程:①核对用药医嘱;②严格按要求配药;③正确按医嘱要求给药。

4. 护士执行医嘱注意事项:

(1) 执行医嘱前,必须了解患者病历及目前状况,医生用药目的。

(2) 执行医嘱时必须核对药物:药名、剂量、给药途径、给药时间。核对患者:床位、姓名等。静脉配药时输液瓶上应有床号、姓名、主要药名、配药护士执行者签字。用药时要注意配伍禁忌。

(3) 静脉给药过程中,开始每30 min巡视1次,之后1 h巡视一次并填写巡视记录卡:输液开始及结束时间、输液过程中的反应;对有输液反应的情况,应及时查出原因并分析处理。

(4) 对医嘱有疑问应与医生及药师联系后方可执行。护士要熟知患者所用药物的作用、不良反应、配伍禁忌。对有过敏反应的药物,掌握过敏试验方法、观察要点、过敏试验液的配制方法。

(5) 用药前注意注射剂的外观检查及其处理原则:①应有明显标签及有效期;②除混悬剂等外,必须澄明、无变色及沉淀异物;③包装有破损及瓶口松动者,不应使用。

三、处方、医嘱常用外文速写与中文对照表

见实训表2-1。

实训表2-1　处方、医嘱常用外文速写与中文对照表

外文	中文	外文	中文	外文	中文
q. d.	每天1次	q. o. d.	隔日1次	a. c.	饭前
b. i. d.	每天2次	q. h.	每小时	p. c.	饭后
t. i. d.	每天3次	q. 6 h.	每6 h 1次	p. r. n.	必要时
q. i. d.	每天4次	q. 8 h.	每8 h 1次	s. o. s.	需要时
q. m. 或 o. m.	每晨	i. m.	肌内注射	stat!	立即
q. n.	每晚	i. d.	皮内注射	cito!	急速地
h. s.	睡前	i. h.	皮下注射	Rp 或 R	请取
a. d.	加至	i. v.	静脉注射	co	复方
a. m.	上午	i. v. gtt.	静脉滴注	sit. 或 s.	用法
p. m.	下午	i. p.	腹腔注射	lent!	缓慢地
p. o. 或 o. s.	口服	d. c.	停止	IU	国际单位

四、处方实训

【实训目的】　能够正确辨认和执行处方。

【实训地点】　模拟药房、病房。

【实训材料】　处方、地高辛片、维拉帕米片、普萘洛尔片、硝酸异山梨酯、复方磺胺甲噁唑片、阿司匹林片、硫酸亚铁片、维生素 B_{12} 针剂。

【实训方法】

1. 将班级同学分为4组,每组取一张处方。

①处方1:

Rp:

地高辛片　0.25 mg×12

用法:0.25 mg 每日 2 次口服

维拉帕米片 40 mg×24

用法:80 mg 每日 2 次口服

②处方 2:

Rp:

普萘洛尔片 10 mg×20

用法:10 mg 每日 3 次口服

硝酸异山梨酯 5 mg×20

用法:10 mg 每日 3 次口服

③处方 3:

Rp:

复方磺胺甲噁唑片 0.5×30

用法:1.0 b.i.d. 口服

阿司匹林片 1.0×30

用法:1.0 t.i.d. 口服

④处方 4:

Rp:

硫酸亚铁片 0.3×20

用法:0.3 t.i.d. pc

维生素 B_{12} 针剂 0.25 mg×5

用法:0.25 mg i.m. q2 d

2. 练习辨认处方。

3. 严格按处方配药。

4. 按处方要求执行。

【考核标准】 见实训表 2-2。

实训表 2-2 处方辨认和执行考核表

班级:_____ 学号:_____ 姓名:_____ 总分:_____

项 目	操作步骤	评分标准					总 分	备 注
		A	B	C	D	E		
辨认处方	正确辨认、核对处方	10	8	6	4	0		
备药	按要求准备药物,检查药物质量	10	8	6	4	0		
配药	严格按要求配药,执行"三查七对"	20	15	10	5	0		
评估患者	既往病史、用药史、过敏史,有无药物禁忌证;辅助检查结果;心理社会情况;合作程度、经济状况、药物依赖性;疾病和用药知识等健康知识	20	15	10	5	0		
执行处方	按要求执行处方	20	15	10	5	0		
用药指导	介绍药物作用及可能发生的不良反应;向患者或家属交代用药注意事项;耐心听取患者的疑问,再次核对无误后解释清楚	20	15	10	5	0		
总分								

考核教师:_____ 考核日期:_____ 年____月____日

(叶 新)

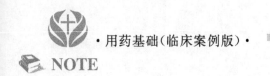

实训3 药物的相互作用及配伍禁忌

一、药物的相互作用

两种或两种以上的药物同时或先后使用,引起药物作用和效应的变化,称为药物的相互作用。联合用药时,若使原有作用增强则称为协同作用,若使原有作用减弱则称为拮抗作用。

药物相互作用发生的途径,既可通过影响药动学发生,如影响血浆蛋白结合率,影响药酶活性、影响吸收等;也可通过影响药效学发生,如影响与受体的结合、影响递质的释放等。药物相互作用的结果是双向的,既可能产生对患者有益的结果,使疗效增强或毒性降低,也可能产生对患者有害的结果,使疗效降低或毒性增强,有时会带来严重后果,甚至危及生命。

二、配伍禁忌

配伍禁忌通常是指体外配伍时直接发生物理、化学相互作用,出现使药物中和、水解、破坏失效等理化反应,发生混浊、沉淀,产生气体及变色等外观异常现象。注射剂在混合使用或大量稀释时易发生化学或物理改变。因此静脉滴注时应特别注意配伍禁忌,避免发生严重后果。以下情况也属配伍禁忌:药物配伍使药物的治疗作用减弱,导致治疗失效;药物配伍使副作用或毒性增强,引起严重不良反应;药物配伍使治疗作用过度增强,超出了机体所能耐受的能力,也可引起不良反应,甚至危害患者等。

三、配伍禁忌实训

【实训目的】 学会查阅配伍禁忌表,观察常用药物之间的配伍后产生的现象,能说出配伍禁忌的临床意义。

【实训地点】 模拟药房。

【实训材料】 水、松节油、液体石蜡、盐酸四环素注射液、磺胺嘧啶注射液、5%氯化钙溶液、碳酸氢钠溶液、稀盐酸 5 mL、碳酸氢钠片剂、青霉素 G 钾、维生素 C 注射液、庆大霉素、乳糖酸红霉素、生理盐水、5%葡萄糖注射液、注射用水、玻璃试管、配伍禁忌表、各种型号注射器、试管。

【实训方法】

(一)查阅配伍禁忌表

(二)进行药物的配伍禁忌试验

1. 物理性配伍禁忌

(1) 松节油 1 mL 与水 1 mL 混合,观察现象。

(2) 液体石蜡 1 mL 与水 1 mL 混合,观察现象。

2. 化学性配伍禁忌

(1) 盐酸四环素注射液 2 mL 加磺胺嘧啶注射液,振荡混匀,观察现象。

(2) 5%氯化钙溶液 3 mL,加 5%碳酸氢钠溶液 3 mL,振荡混匀,观察现象。

(3) 5%碳酸氢钠溶液 3 mL,加入青霉素 G 钾,稀释混匀,观察现象。

(4) 维生素 C 注射液 2 mL 与磺胺嘧啶注射液 2 mL 配伍后,观察现象。

(5) 磺胺嘧啶注射液 2 mL 与庆大霉素 2 mL 配伍后,观察现象。

(6) 维生素 C 注射液 2 mL 稀释乳糖酸红霉素,观察现象。

(7) 稀盐酸 5 mL,加 2 g 碳酸氢钠,观察现象。

3. 不同溶媒对药物溶解度的影响

将 3 瓶乳糖酸红霉素分别编号为 1、2、3,然后分别加入 5 mL 生理盐水、注射用水、5%葡糖糖注射液,充分混合后,观察溶解情况。

【实训结果】 见实训表 3-1、实训表 3-2。

实训表 3-1 药物的配伍禁忌实验

配伍禁忌实验	项 目	现 象
物理性	① 松节油 1 mL 与水 1 mL 混合	
	② 液体石蜡 1 mL 与水 1 mL 混合	
化学性	① 盐酸四环素注射液 2 mL 加磺胺嘧啶注射液,振荡混匀	
	② 5%氯化钙溶液 3 mL,加 5%碳酸氢钠溶液 3 mL,振荡混匀	
	③ 5%碳酸氢钠溶液 3 mL,加青霉素 G 钾,稀释混匀	
	④ 维生素 C 注射液 2 mL 与磺胺嘧啶注射液 2 mL 配伍	
	⑤ 磺胺嘧啶注射液 2 mL 与庆大霉素 2 mL 配伍	
	⑥ 维生素 C 2 mL 注射液稀释乳糖酸红霉素	
	⑦ 稀盐酸 5 mL,加 2 g 碳酸氢钠	

实训表 3-2 不同溶媒对乳糖酸红霉素溶解度的影响

红霉素编号	溶 媒	溶解情况
1	生理盐水	
2	5%葡糖糖注射液稀释	
3	注射用水	

(叶 新)

实训 4 感染性休克的抢救及用药护理

【实训目的】

1. 能准确判断感染性休克的临床症状。

2. 能准确评价抗感染性休克药的疗效。

3. 能模拟感染性休克的抢救。

4. 能正确指导临床合理应用抗感染性休克药并进行用药护理分析。

【实训地点】 模拟病房、实训室。

【实训材料】 感染性休克抢救录像,医嘱,间羟胺、头孢曲松、地塞米松、低分子右旋糖酐、5%碳酸氢钠、甘露醇、654-2、复方丹参注射液等药物,吸氧设备、血压计、听诊器、手电筒等。

【实训方法】

1. 组织同学观看感染性休克抢救录像,并复习相关理论知识后,回答下列问题。

(1) 感染性休克的临床症状有哪些?

(2) 如何评价抗感染性休克药的疗效?

(3) 间羟胺与 654-2 在感染性休克抢救中有什么作用?

(4) 在抢救感染性休克中如何正确使用间羟胺与 654-2?

2. 案例分组讨论及角色扮演。

(1) 案例:患者,男,45 岁。发作性右上腹痛 13 年,寒战、高热伴皮肤黄染 1 天。13 年前开始右上腹疼痛,多在进食油腻性食物后发作,经 B 超证实为胆囊多发性结石,曾进行中药排石治疗,但效果较差。近 1 个月以来,腹痛发作次数频繁,伴寒战、高热及皮肤黄染。昨日晚饭进食大量猪肉,饮酒较多,于当晚夜间腹痛再次发作,伴恶心、呕吐、寒战、高热,晨起发现皮肤及巩膜黄染。急诊入院。既往无心血管病病史,也无肝炎、结核病病史。查体:体温 40 ℃,脉搏细弱,呼吸微弱,血压 70/50 mmHg,神志不清,皮肤黄染,心率 85 次/分,余未见异常。腹部稍胀,未见肠蠕动波,右上腹有压痛,有中度肌紧张及反跳痛。右肋下缘可触及囊性包块,Murphy 征阳性。实验室检查:血红蛋白 140 g/L,白细胞 28.2×10⁹/L,总胆红素 31.0 μmol/L,直接胆红素 25.0 μmol/L。诊断:胆囊结石、胆囊急性感染并发感染性休克。医嘱:

间羟胺注射液 5 mg　静脉注射立即执行!

地塞米松注射液 15 mg　静脉注射立即执行!

低分子右旋糖酐溶液 500 mL　静脉滴注

5%碳酸氢钠溶液 200 mL　静脉滴注

甘露醇注射液 250 mL　静脉滴注

654-2 注射液 2 mg　静脉注射

复方丹参注射液 40 mL　溶于 5%葡萄糖溶液 250 mL　静脉滴注

头孢曲松钠注射液 2 g　溶于 5%葡萄糖溶液 250 mL　静脉滴注

(2) 同学讨论医嘱制订的依据和用药护理原则,制订相应的护理措施。

(3) 同学分成若干组,分别扮演患者、医生、护士。

(4) 同学模拟护士执行医嘱,观察临床表现、用药后变化。

(5) 护士进行用药指导。

【实训考核】

1. 各组汇报讨论结果:本案医嘱制订的依据、用药护理原则、护理措施,如何进行用药指导。

2. 选取两组同学为全班进行角色表演,由同学进行评判。

3. 教师对小组代表和全班活动进行点评。

(高建岭)

实训 5　心跳骤停的抢救及用药护理

【实训目的】

1. 能准确判断心跳骤停的临床症状。

2. 能够用心电图机准确识别心跳骤停的心电图特征。

3. 能模拟心跳骤停的抢救。

4. 能正确指导临床合理应用抢救心跳骤停药物并进行用药护理分析。

【实训地点】　模拟病房、实训室。

【实训材料】　心跳骤停抢救录像,医嘱,肾上腺素、利多卡因、阿托品、普鲁卡因胺、硫酸镁注射液等药物,除颤器、气管插管、心电监护仪、吸氧设备、听诊器、血压计等。

【实训方法】

1. 组织同学观看心跳骤停抢救录像,并复习相关理论知识后,回答下列问题:

(1) 心跳骤停的常见原因有哪些? 一旦发生,其典型临床症状是什么?

(2) 心跳骤停的典型心电图特征是什么?

(3) 肾上腺素为什么可以抢救心跳骤停? 利多卡因可纠正室性心律失常的原因是什么?

(4) 肾上腺素在抢救心跳骤停时如何正确使用?

2. 案例分组讨论及角色扮演。

(1) 案例:患者,女,52 岁。因右下腹疑似肿物进行性增大 3 年余伴全身乏力消瘦,于 2012 年 8 月 15 日入院。既往体健。查体:血压 115/75 mmHg,脉搏 80 次/分,呼吸 18 次/分,体温 36.5 ℃。患者精神、发育正常,呼吸音清,心界无明显增大,心率 80 次/分,律齐。肝略大。右下腹可触及约 3 个月妊娠大小的肿块。双下肢轻度水肿。术前诊断为子宫肌瘤,拟施连续硬膜外麻醉全子宫切除术。麻醉前用药:苯巴比妥、阿托品,于手术前 1 h 肌内注射。局部麻醉药为 2%

利多卡因。入室后血压 120/80 mmHg,脉搏 80 次/分,呼吸 20 次/分。患者取右侧卧位,选择 $T_{12}\sim L_1$ 作穿刺点行硬膜外麻醉。麻醉中持续经鼻导管供氧。手术进行到 115 min 时,血压降至 95/65 mmHg,患者主诉不适,于是在硬膜外注入同样麻醉药 7 mL,立即测血压,即刻降到 64/40 mmHg。此时输入全血、生理盐水 50 mL。从静脉滴注麻黄碱 15 mg。此时再测血压已听不到,患者呼吸表浅,立即紧闭面罩供氧。5 min 后,呼吸停止,立即进行气管内插管,患者瞳孔已扩大,心电监护示心跳骤停,立即停止手术行胸外心脏按压,人工控制呼吸,静脉注射肾上腺素 1 mg,3 min 后重复一次,再摸颈外动脉搏动明显,此时血压 130/80 mmHg。但有室性心动过速,静脉注射一次利多卡因 1 mg/kg 后室性心动过速消失。心跳恢复后 15 min 自主呼吸恢复。20 min 后瞳孔及对光反射逐渐恢复,意识恢复正常。

(2) 同学讨论医嘱制订的依据和用药护理原则,制订相应的护理措施。

(3) 同学分成若干组,分别扮演患者、医生、护士。

(4) 同学模拟护士执行医嘱,观察临床表现、用药后变化。

(5) 护士进行用药指导。

【实训考核】

1. 各组汇报讨论结果:本案医嘱制订的依据、用药护理原则、护理措施,如何进行用药指导。

2. 选取两组同学为全班进行角色表演,由同学进行评判。

3. 教师对小组代表和全班活动进行点评。

(高建岭)

实训 6　有机磷酸酯类农药中毒及其解救用药护理

【实训目的】

1. 能准确判断有机磷酸酯类农药中毒的临床症状。

2. 能准确判断有机磷酸酯类农药中毒的临床分型。

3. 能模拟有机磷酸酯类农药中毒的抢救。

4. 能正确指导临床合理应用阿托品及胆碱酯酶复活药并进行用药护理分析。

【实训地点】　模拟病房、实训室。

【实训材料】　有机磷酸酯类农药中毒动物实验录像,医嘱,阿托品、氯解磷定注射液等药物,吸氧设备、血压计、听诊器、手电筒等。

【实训方法】

1. 同学观看动物实验录像片,并复习相关理论知识后,回答下列问题:

(1) 有机磷酸酯类农药中毒的机制是什么? 临床症状有哪些?

(2) 有机磷酸酯类农药中毒的临床分型有哪些?

(3) 有机磷酸酯类农药中毒的特效解毒药是什么?

(4) 如何正确使用阿托品及胆碱酯酶复活药?

2. 案例分组讨论及角色扮演。

(1) 案例:患者,女,38 岁。昏迷 1.5 h。患者 1.5 h 前因与家人吵架,情绪激动,自服药水 125 mL,随即把药瓶打碎扔掉,家人发现后 10 min 患者开始腹痛、恶心,并呕吐 2 次,呕吐物有浓郁大蒜味,逐渐神志不清,急打"120"入院,病后大小便失禁,汗多。既往体健,无肝、肾、糖尿病病史,无药物过敏史。

查体:平卧位,神志不清,呼之不应,皮肤湿冷,肌肉颤动,巩膜不黄,瞳孔针尖样,对光反射存在但弱,流涎,两肺存在哮鸣音和散在湿啰音,心界不大,心率 70 次/分,律齐,无杂音,腹硬,肝脾未触及,下肢无水肿。T 36.2 ℃,P 70 次/分,R 25 次/分,BP 105/75 mmHg。化验:Hb

120 g/L,WBC 6.5×10⁹/L。确诊:有机磷酸酯类农药重度中毒。

医嘱:

硫酸阿托品注射液　8 mg　静脉注射立即执行!　每20 min重复1次

阿托品化后　1 mg　静脉注射　每2 h重复1次

氯解磷定注射液首次1 g　静脉注射立即执行!　如无好转重复1次

好转后　0.25 g/h　静脉滴注

洗胃、吸氧、吸痰、维持呼吸循环

(2) 同学讨论医嘱制订的依据和用药护理原则,制订相应的护理措施。

(3) 分成若干组,分别扮演患者、医生、护士。

(4) 同学模拟护士执行医嘱,观察临床表现、用药后变化。

(5) 护士进行用药指导。

【实训考核】

1. 各组汇报讨论结果:本案医嘱制订的依据、用药护理原则、护理措施,如何进行用药指导。

2. 选取两组同学为全班进行角色表演,由同学进行评判。

3. 教师对小组代表和全班活动进行点评。

(高建岭)

实训7　解热镇痛药的退热作用及用药护理

【实训目的】

1. 能准确判断发热的临床症状。

2. 能准确说出解热镇痛药的退热作用特点。

3. 能模拟发热患者的降温退烧治疗。

4. 能指导临床合理应用解热镇痛药。

【实训地点】　模拟病房、实训室。

【实训材料】　动物解热作用或发热患者临床治疗录像、医嘱、复方阿司匹林片、体温表等。

【实训方法】

1. 同学观看录像片,并复习相关理论知识后,回答下列问题:

(1) 复方阿司匹林片由哪些药物组成? 各药的作用分别是什么?

(2) 复方阿司匹林片主要有哪些不良反应? 有哪些用药注意事项?

(3) 与氯丙嗪比较,试分析复方阿司匹林片降温特点与应用。

2. 案例分组讨论及角色扮演。

(1) 案例:患者,女,26 岁。发热2天。查体:体温39.8 ℃。医嘱:复方阿司匹林片,一次1~2片,必要时服。观察体温。

(2) 同学讨论医嘱制订的依据和用药护理原则,制订相应的护理措施。

(3) 同学分成若干组,分别扮演患者、医生、护士。

(4) 同学模拟护士执行医嘱,观察临床表现、用药后变化。

(5) 护士进行用药指导。

【实训考核】

1. 各组汇报讨论结果:本案医嘱制订的依据、用药护理原则、护理措施,如何进行用药指导。

2. 选取两组同学为全班进行角色表演,由同学进行评判。

3. 教师对小组代表和全班活动进行点评。

(姚苏宁)

实训 8　吗啡成瘾性、急性中毒及用药护理

【实训目的】

1. 能准确判断吗啡成瘾性的临床症状。

2. 能准确判断吗啡急性中毒的临床症状。

3. 能模拟吗啡急性中毒的抢救。

4. 能指导临床合理应用吗啡类成瘾性镇痛药。

【实训地点】　模拟病房、实训室。

【实训材料】　吗啡成瘾性,急性中毒动物实验录像,医嘱,吗啡、盐酸纳洛酮注射液、尼可刹米注射液等药物,吸氧设备、补液设备等。

【实训方法】

1. 同学观看录像片,并复习相关理论知识后,回答下列问题:

(1) 吗啡连续用药为何会产生成瘾性? 临床症状有哪些?

(2) 吗啡急性中毒会出现哪些特殊体征?

(3) 吗啡急性中毒的特殊解毒剂是何药?

(4) 尼可刹米在抢救吗啡引起的呼吸抑制时应如何正确使用?

2. 案例分组讨论及角色扮演。

(1) 案例:郭××,男,1972 年 9 月 6 日出生,初中文化程度,有 7 年吸毒史,采取静脉注射海洛因方式吸毒。2011 年 2 月 12 日,因在一网吧中吸食海洛因被公安机关强制送隔离戒毒 2 年,经脱瘾、心理治疗,符合戒毒成功标准获准回家。1 h 前,与原吸毒朋友相聚,期间未能抗拒诱惑,重新注射海洛因 3 g,10 min 后因感觉呼吸困难,有强烈窒息感入院。

查体:消瘦,浅昏迷状态,瞳孔极度缩小,呈针尖样大小,两侧对等,呼吸 5 次/分,心率 36 次/分,血压 70/40 mmHg,反射迟钝。询问随行人员,有吸毒史并复吸。确诊:阿片类药物急性中毒。

医嘱:

盐酸纳洛酮注射液　1 mg　静脉注射立即执行!　15 min 后重复 1 次

尼可刹米注射液　0.5 g　静脉注射立即执行!　1 h 后重复 1 次

吸氧、补液

(2) 同学讨论医嘱制订的依据和用药护理原则,制订相应的护理措施。

(3) 同学分成若干组,分别扮演患者、医生、护士。

(4) 同学模拟护士执行医嘱,观察临床表现、用药后变化。

(5) 护士进行用药指导。

【实训考核】

1. 各组汇报讨论结果:本案医嘱制订的依据、用药护理原则、护理措施,如何进行用药指导。

2. 选取两组同学为全班进行角色表演,由同学进行评判。

3. 教师对小组代表和全班活动进行点评。

(叶　新)

实训9 利尿药的用药护理

【实训目的】

1. 能根据病情正确应用利尿药并会判断联合用药中利尿药应用的合理性。

2. 理解利尿药的作用特点和常见的不良反应。

3. 会观察、监控药物的不良反应,能熟练进行用药护理和健康宣教。

【实训地点】 模拟病房、实训室。

【实训材料】 利尿药相关案例,呋塞米、氢氯噻嗪、螺内酯、氯化钾等。

【实训方法】

1. 给每个实训小组发利尿药呋塞米、氢氯噻嗪、螺内酯和脱水药甘露醇,请同学以小组为单位辨识药物,并讨论和回答下列问题:

(1) 详细解释药物的分类?

(2) 说出这些药物在临床上常用于治疗何种疾病,首选用于治疗何种疾病。

(3) 说出这些药物常见的不良反应,并制订用药护理计划。

2. 案例分组讨论。

(1) 案例1:患者,女,68岁。急性肾炎,水肿,高血压,并发左心衰竭,医生给予呋塞米治疗。近3天,因少食、多饮多尿、乏力,出现呼吸困难2 h而入院。查体:神志不清,口唇发绀,腹膨隆,肠鸣音消失,四肢呈弛缓性瘫痪。血钠140 mmol/L(正常值135～145 mmol/L),血钾2.31 mmol/L(正常值3.5～5.5 mmol/L),血氯97 mmol/L(正常值98～107 mmol/L)。

治疗过程:除补液与抗炎外,静脉输注0.3%KCl,6 h后出现呼吸困难缓解,10 h后四肢瘫痪消失,神志转清。此时血钾3.5 mmol/L,继续补钾5天,痊愈出院。

(2) 案例2:患者,男,45岁。因上消化道大出血来诊,入院诊断为肝硬化门脉高压,食管胃底静脉破裂出血,立即给予手术治疗,术后持续导尿监测2 h,尿量不足20 mL,医嘱给予呋塞米和螺内酯联合应用。

3. 角色扮演。

(1) 同学分成若干组,分别扮演患者、医生、护士。

(2) 模拟医护人员回答患者疑问。

(3) 模拟护士对患者进行用药指导。

【实训考核】

1. 各组汇报讨论结果,教师根据实训表9-1打分。

实训表9-1 利尿药实训考核表

班级:＿＿＿＿ 学号:＿＿＿＿ 姓名:＿＿＿＿ 总分:＿＿＿＿

项　目	操作步骤	评分标准					总　分	备　注
		A	B	C	D	E		
判断药物	正确辨认药物分类和用药的合理性,并说出依据	40	30	20	10	0		
评估患者	用药中应注意观察的反应;结合案例的具体症状作出相应说明	20	15	10	5	0		
用药指导	介绍药物作用及可能发生的不良反应;向患者或家属交代用药注意事项;耐心听取患者的疑问,再次核对无误后解释清楚	40	30	20	10	0		
总分								

考核教师:＿＿＿＿ 考核日期:＿＿＿＿年＿＿月＿＿日

2. 选取 2 组同学为全班进行角色表演,由同学进行评判。

3. 教师对小组代表和全班活动进行点评。

(于　雷)

实训 10　抗心律失常药的用药护理

【实训目的】

1. 能准确判断心律失常的临床症状。

2. 能准确判断金鸡纳反应的临床症状。

3. 能正确观察和预防抗心律失常药的不良反应,能够利用用药护理知识,综合分析判断,正确进行用药指导。

4. 培养良好的职业道德,培养较强的与人沟通能力。

【实训地点】　模拟病房、实训室。

【实训材料】　药物抗心律失常作用视频,医嘱,奎尼丁、盐酸利多卡因注射液、生理盐水等药物,血压计、心电图机等。

【实训方法】

1. 同学观看录像片,并复习相关理论知识后,回答下列问题:

(1) 利多卡因抗心律失常的治疗作用有哪些?

(2) 长期服用奎尼丁会出现哪些特殊体征?临床上将其称为什么?

(3) 临床应如何正确使用奎尼丁?

2. 案例分组讨论及角色扮演。

(1) 患者,男,62 岁。因间断胸闷、心悸 25 年,加重 1 周入院。曾在当地多家医院就诊,完善相关检查,未见明显心脏器质性病变。平日,心悸发作时服用"普罗帕酮、稳心颗粒、麝香保心丸"治疗可好转。入院 1 周前劳累后出现心悸、气短症状,服用上述药物缓解不明显。

检查:心电图示窦性心律,频发室性期前收缩;超声心动图示心内结构与功能大致正常,左室射血分数 77%。心电图踏车试验:运动前可见偶发室性期前收缩,运动中仍可见,但较运动前减少。

诊断:心律失常、频发室性期前收缩。

治疗过程:入院后给予胺碘酮(200 mg,bid)加美托洛尔(25 mg,bid)治疗 2 天,因出现乏力不能耐受停用;遂改用胺碘酮(200 mg,bid)加比索洛尔(2.5 mg,qd)治疗 2 天,患者仍无法耐受,故停用比索洛尔而加用地尔硫䓬(30 mg,tid),症状改善不明显,仍间断出现心悸。经多科会诊,考虑功能性心脏病可能性较大,建议患者用普罗帕酮(150 mg,tid),随后患者的室性期前收缩、室性心动过速减少,未出现心悸等不适。

(2) 同学讨论医嘱制订的依据和用药护理原则,制订相应的护理措施。

(3) 同学分组讨论胺碘酮、普罗帕酮是何药,适应证有哪些,常用剂量如何,有什么主要不良反应。

(4) 同学分成若干组,分别扮演患者、医生、护士。

(5) 同学模拟护士执行医嘱,观察临床表现、用药后变化。

(6) 护士进行用药指导。

【实训考核】

1. 各组汇报讨论结果:本案医嘱制订的依据、用药护理原则、护理措施,如何进行用药指导。

2. 选取两组同学为全班进行角色表演,由同学进行评判。

3. 教师对小组代表和全班活动进行点评。

(高仁甫)

NOTE

实训 11　抗心绞痛药的用药护理

【实训目的】

1. 能准确判断各型心绞痛的临床症状。

2. 能准确评价抗心绞痛药的药物疗效。

3. 能为不同的患者选择合理有效的抗心绞痛药,并在用药过程中识别药物的不良反应,正确进行用药护理。

【实训地点】　模拟病房、实训室。

【实训材料】　药物抗心绞痛作用录像、视频等多媒体资料,医嘱,硝酸甘油片、硝酸异山梨酯片、硝苯地平片、普萘洛尔片等药物,血压计,心电图机等。

【实训方法】

1. 组织同学观看录像片,并复习相关理论知识后,回答下列问题:

(1) 心绞痛的临床症状主要有哪些?

(2) 如何评价抗心绞痛药的药物疗效?

(3) 临床中如何根据患者的症状和体征,联合使用抗心绞痛药?

2. 案例分组讨论。

(1) 案例1:患者,男,66岁。因活动后心前区疼痛2年,加重2个月入院。患者2年前开始上4层楼时出现心前区疼痛,呈闷痛,伴左上肢酸痛,每次持续几十秒至1 min,休息约1 min可缓解,每个月发作1~2次。2个月前开始在用力、情绪激动时出现心前区闷痛,持续达10 min,伴冷汗、头昏、乏力,同时有整个左上肢酸痛或不适,心前区疼痛与左上肢疼痛同时发作、消失,有时左上肢疼痛较心前区疼痛先发作1~2 min,经休息或含服速效救心丸或硝酸异山梨酯片3~5 min方可缓解,每个月发作5~6次。有原发性高血压病史10年,血压控制不详。嗜烟(20支/天,30年),少量饮酒。

请写出治疗方案:①治疗原则;②用药指导;③用药护理。

(2) 案例2:患者,男,54岁。有反复发作性劳累后前胸部压榨性疼痛史,休息或口服硝酸甘油即可缓解。2 h前晨起活动时突发左前胸部压榨样疼痛,自服硝酸甘油1片,未见好转,遂来院急诊。查体:心率84次/分,血压150/90 mmHg。

医嘱:禁止活动,绝对卧床休息。

硝酸甘油片 0.6 mg　舌下含服　st!

普萘洛尔片 10 mg×9　s.i.g.　10 mg　t.i.d.　p.o.

硝酸异山梨酯片　5 mg×9　s.i.g.　5 mg　t.i.d.　p.o.

住院经过:入院后含服硝酸甘油,10 min后症状减轻,住院治疗1周后康复出院。

请思考:①患者本次突然发作的原因有哪些? ②入院前用硝酸甘油无效的原因可能有哪些? 舌下含服硝酸甘油为什么可以缓解症状? ③入院后联合用药是否合理? 为什么? 说出此联合用药的依据及用药指导。

3. 角色扮演。

(1) 同学分成若干组,分别扮演患者、医生、护士。

(2) 同学模拟护士执行医嘱,观察临床表现、用药后变化。

(3) 模拟护士对患者进行用药指导。

【实训考核】

1. 各组汇报讨论结果:本案医嘱制订的依据、用药护理原则、护理措施,如何进行用药指导。

2. 选取两组同学为全班进行角色表演,由同学进行评判。

3. 教师对小组代表和全班活动进行点评。

(高仁甫)

实训 12　强心苷类药的用药护理

【实训目的】

1. 能熟练说出强心苷类药正性肌力作用机制及临床应用。

2. 能准确判断强心苷类药中毒的临床表现。

3. 能模拟强心苷类药中毒的治疗。

4. 能说出预防强心苷类药中毒的措施及治疗方法,能够根据不同病因和病情程度选择合理有效的药物并正确进行用药指导。

【实训地点】　模拟病房、实训室。

【实训材料】　药物抗慢性心功能不全录像、强心苷药物中毒视频、患者症状展示图片,医嘱,地高辛片、西地兰片、利多卡因、阿托品、异丙肾上腺素等药物,血压计、心电图机、心电监护仪等。

【实训方法】

1. 同学观看录像片,并复习相关理论知识后,回答下列问题:

(1) 慢性心功能不全有哪些临床表现? 常用的强心苷药有哪些?

(2) 强心苷类药正性肌力作用机制及临床应用有哪些?

(3) 强心苷类药中毒的预防措施及治疗方法有哪些? 如何根据不同病因和病情程度选择合理有效的药物并正确进行用药指导?

2. 案例分组讨论。

(1) 案例:患者,女,62 岁。于 15 年前因子宫肌瘤手术入院检查出原发性高血压,长期服用降压药控制血压。近半年来无明显诱因出现头晕、乏力、心慌不安,并伴有下肢水肿,到当地三甲医院就诊,诊断为高血压病合并慢性心功能不全。

请思考:①针对患者的症状,如何选择合适的给药方案? 为什么? ②同学分组讨论患者的病情和用药,并制订相应的护理措施。

(2) 案例:患者,女,55 岁。5 年前体检发现心脏增大,未行系统诊治。2 年前因劳累出现反复胸闷、气短、咳嗽、咳粉红色泡沫样痰。立即于当地医院就诊,给予纠正心力衰竭对症支持治疗后病情好转,此后病情反复发作,可因劳累或感冒诱发。

请思考:①针对上述情况,患者应选用何种药物? ②作为护士如何进行用药护理?

3. 角色扮演。

(1) 同学分成若干组,分别扮演患者、医生、护士。

(2) 同学模拟护士执行医嘱,观察临床表现、用药后变化。

(3) 模拟护士对患者进行用药指导。

【实训考核】

1. 各组汇报讨论结果:本案药物选择的依据、用药护理原则、护理措施,如何进行用药指导。

2. 选取两组同学为全班进行角色表演,由同学进行评判。

3. 教师对小组代表和全班活动进行点评。

(高仁甫)

实训 13　铁剂的用药护理

【实训目的】

1. 能准确判断铁剂胃肠道反应的临床症状。

2. 能准确判断铁剂急性中毒的临床症状。

3. 能指导临床合理应用铁剂。

【实训地点】 模拟病房、实训室。

【实训材料】 铁剂胃肠道反应、急性中毒动物实验录像,医嘱,右旋糖酐铁注射液。

【实训方法】

1. 同学观看录像片,并复习相关理论知识后,回答下列问题:

(1) 铁剂胃肠道反应的临床症状有哪些?为什么会出现这些症状?

(2) 铁剂急性中毒会出现哪些临床表现?

(3) 铁剂急性中毒的特殊解毒剂是什么?

(4) 除了特殊解毒剂还可以采取什么措施?

2. 案例分组讨论及角色扮演。

(1) 案例:患者,女,25岁。因面色苍白、头晕、乏力1年余,加重伴心慌1个月来诊。1年前无明显诱因出现头晕、乏力,家人发现面色不如从前红润,但能照常上班,近1个月来加重伴活动后心慌,曾到医院检查,结论为血红蛋白低(具体不详),给予硫酸亚铁口服,因胃难受仅用过1天,病后进食正常,不挑食,大小便正常,无便血、黑便、尿色异常、鼻衄和齿龈出血。睡眠好,体重无明显变化。既往体健,无胃病史,无药物过敏史。结婚半年,月经初潮14岁,7天/27天,末次月经半个月前,近2年月经量多,近半年来更明显。

查体:T 36 ℃,P 104次/分,R 18次/分,BP 120/70 mmHg,一般状态好,贫血貌,皮肤黏膜无出血点,浅表淋巴结不大,巩膜不黄,口唇苍白,舌乳头正常,心肺无异常,肝脾不大。

化验:Hb 60 g/L,RBC $3.0×10^{12}$/L,MCV 70 fl,MCH 25 pg,MCHC 30%,WBC $6.5×10^9$/L。分类:中性分叶核粒细胞70%,淋巴细胞27%,单核细胞3%,PLT $260×10^9$/L,网织红细胞1.5%,尿蛋白(−),镜检(−),大便潜血(−),血清铁8.95 μmol/L(正常值男性11~30 μmol/L,女性9~27 μmol/L)。

医嘱:

右旋糖酐铁注射液0.5 mL 皮试

右旋糖酐铁注射液50 mg 肌内注射

(2) 同学讨论医嘱制订的依据和用药护理原则,制订相应的护理措施。

(3) 同学分成若干组,分别扮演患者、医生、护士。

(4) 同学模拟护士执行医嘱,注意观察注射铁剂的不良反应、症状和急性中毒的表现。

(5) 护士进行用药指导。

【实训考核】

1. 各组汇报讨论结果:本案医嘱制订的依据、用药护理原则、护理措施,如何进行用药指导。

2. 选取两组同学为全班进行角色表演,由同学进行评判。

3. 教师对小组代表和全班活动进行点评。

(王中晓)

实训14 平喘药的用药护理

【实训目的】

1. 能准确判断支气管哮喘的临床症状。

2. 能准确判断哮喘持续状态的临床症状。

3. 能指导患者正确使用气雾剂。

4. 能指导临床合理应用平喘药。

【实训地点】 模拟病房、实训室。

【实训材料】 支气管哮喘、哮喘持续状态实验录像,医嘱,沙丁胺醇气雾剂、丙酸倍氯米松气雾剂等药物。

【实训方法】

1. 同学观看录像片,并复习相关理论知识后,回答下列问题:

(1) 为什么选用气雾剂?

(2) 怎样正确使用气雾剂?

(3) 气雾剂吸入给药后应注意什么?

(4) 哮喘持续状态应如何急救?

2. 案例分组讨论及角色扮演。

(1) 案例:患者,男,35 岁。咳嗽、发热 2 周,喘息 5 天。2 周前受凉后出现咽痛、咳嗽、发热,以干咳为主,体温 37.8 ℃。口服感冒药后发热症状明显改善,但咳嗽症状改善不明显。5 天前出现喘息,夜间明显,自觉呼吸时有"哮鸣音",常于夜间憋醒。接触冷空气和刺激性味道症状加重。既往有过敏性鼻炎 5 年,经常使用抗过敏药。

查体:体温 36.2 ℃,呼吸 24 次/分,心率 80 次/分,血压 120/80 mmHg,意识清楚,口唇无发绀,颈静脉无充盈。双肺可闻及散在哮鸣音。诊断:支气管哮喘。

医嘱:

沙丁胺醇气雾剂 1～2 揿　吸入给药立即执行!　4～8 h 后重复 1 次

丙酸倍氯米松气雾剂 1～2 揿　吸入给药立即执行!　6～8 h 后重复 1 次

(2) 同学讨论医嘱制订的依据和用药护理原则,制订相应的护理措施。

(3) 同学分组讨论沙丁胺醇的作用、不良反应、用药护理。

(4) 同学分成若干组,分别扮演患者、医生、护士。

(5) 同学模拟护士执行医嘱,观察临床表现、用药后变化。

(6) 护士进行用药指导。

【实训考核】

1. 各组汇报讨论结果:本案医嘱制定的依据、用药护理原则、护理措施,如何进行用药指导。

2. 选取两组同学为全班进行角色表演,由同学进行评判。

3. 教师对小组代表和全班活动进行点评。

(王中晓)

实训 15　糖皮质激素类药的用药护理

【实训目的】

1. 能严格把握糖皮质激素类药使用的适应证和禁忌证,合理使用糖皮质激素类药。

2. 能准确判断处方用药的合理性并执行处方。

3. 能正确指导患者合理用药。

4. 培养良好的职业道德,培养较强的与人沟通能力。

【实训地点】 模拟病房、实训室。

【实训材料】 糖皮质激素类药介绍录像,糖皮质激素相关案例、患者症状展示图片,医嘱,强的松片等药物,听诊器、血压计等。

【实训方法】

1. 同学观看录像片,并复习相关理论知识后,回答下列问题:

(1) 糖皮质激素有哪些药理作用?

(2) 糖皮质激素会引起哪些不良反应？

(3) 列举糖皮质激素的禁忌证。

2. 案例分组讨论。

(1) 案例：患者，男，36岁。初中文化程度，工人。因发热、心慌、血沉 100 mm/h，诊断为风湿性心肌炎。无高血压及溃疡病病史。入院后接受抗风湿治疗，强的松每日 30～40 mg 口服。

用药至第 12 日，血压上升至 150/100 mmHg。

用药至第 15 日，上腹不适，有压痛。

用药至第 24 日，发现黑便。

用药至第 28 日，大量呕血，血压 70/50 mmHg，呈休克状态。

诊断为糖皮质激素诱发高血压和胃溃疡出血。迅速输血 1600 mL 后，进行剖腹探查，术中发现胃内大量积血，胃小弯部有溃疡，立即做胃次全切除术。

术后停用糖皮质激素，改用其他药物治疗。

患者术后对护士提出三点疑问：为什么选用强的松治疗？为什么会出现高血压和胃溃疡出血？今后应当如何注意？

(2) 同学分组讨论应当如何回答患者疑问，并讨论糖皮质激素的禁忌证和用药注意事项，制订相应的护理措施。

3. 角色扮演。

(1) 同学分成若干组，分别扮演患者、医生、护士。

(2) 模拟医护人员回答患者疑问。

(3) 模拟护士对患者进行用药指导。

【实训考核】

1. 各组汇报讨论结果：本案药物选择的依据、用药护理原则、护理措施，如何进行用药指导。

2. 选取两组同学为全班进行角色表演，由同学进行评判。

3. 教师对小组代表和全班活动进行点评。

(徐胤聪)

实训16　甲状腺危象和甲亢术前准备的用药护理

【实训目的】

1. 能严格把握甲状腺危象的监测和护理，掌握甲亢术前准备用药的注意事项，合理使用抗甲状腺药。

2. 能准确判断处方用药的合理性并执行处方。

3. 能正确指导患者合理用药。

4. 培养良好的职业道德，培养较强的与人沟通能力。

【实训地点】　模拟病房、实训室。

【实训材料】　甲亢相关录像，甲状腺危象相关案例、甲亢术前准备相关案例、患者症状展示图片，医嘱，他巴唑、西地兰、普萘洛尔、氢化可的松、复方碘溶液等药物，听诊器、血压计等。

【实训方法】

1. 同学观看录像片，并复习相关理论知识后，回答下列问题：

(1) 甲状腺危象有哪些临床表现？诊断依据是什么？

(2) 常用的抗甲状腺药有哪些？

(3) 甲亢术前用药有哪些？应如何正确使用？

2. 案例分组讨论

(1) 案例1:患者,女,49岁。怕热、多汗、心悸、消瘦20年,发热、恶心、呕吐2天。

20年前因多汗、乏力、多食、心悸和消瘦等被诊断为"甲亢",并给予他巴唑治疗,每天5 mg。6年前病情加重,体重减少10 kg以上,出现"心房颤动",查T_3、T_4升高,仍坚持服他巴唑5 mg/d。

近2天来北京就诊,坐火车10多个小时,休息不好,心悸加重,并出现发热、恶心和呕吐,不能进食。查体:身高1.54 m,体重34 kg,T 39.8 ℃,BP 110/70 mmHg,HR 162次/分,心律绝对不齐,甲状腺Ⅲ度肿大。无碘剂过敏史。

以下是医生给出的诊断和治疗方案:"甲状腺危象,甲亢性心脏病,心房颤动,心力衰竭"。治疗方案为:静脉给予西地兰0.2 mg,口服普萘洛尔20 mg,静脉给予氢化可的松100 mg,q 8 h,给予他巴唑30 mg,q 8 h,1 h后给予复方碘溶液5 mL + 10%葡萄糖溶液1000 mL。

请分析以下问题:诱发该患者当前病情加重可能的原因是什么? 患者是否已具备初步诊断为甲状腺危象的依据? 医生的治疗方案是否合理? 其所使用的药物的用药目的分别是什么? 给药期间应当如何进行用药指导和护理?

(2) 案例2:患者,女,38岁。最近3个月出现心悸、怕热、多汗、食欲佳、食量大、大便每日2~3次且不成形,体重减轻7 kg。排尿正常。无支气管哮喘。其母亲患桥本甲状腺炎。查体:T 37.3 ℃,P 112次/分,R 18次/分,BP 140/70 mmHg。双眼上睑肿胀、迟落,眼球轻度突出。甲状腺弥漫性Ⅱ度肿大伴细震颤和血管杂音。HR 112次/分,律齐。双侧腱反射活跃。

入院后检查结果:FT_3 10.54 pmol/L(正常值3.5~7.5 pmol/L)、FT_4 20.22 pmol/L(正常值7.1~15.8 pmol/L),血、尿常规和肝功能正常,摄碘率升高且峰值前移。

诊断:甲亢、弥漫性毒性甲状腺肿、窦性心动过速。

治疗方案:忌碘饮食;普萘洛尔10 mg,每日3次;他巴唑10 mg,每日3次。

患者服用他巴唑12周后,甲亢得到控制,FT_3、FT_4正常。3天前开始咽痛。T 38.5 ℃。入院当日呕吐5次、腹泻7次、极度疲乏,烦躁,T 39.5 ℃,BP 115/60 mmHg,R 22次/分,咽部红肿,口腔黏膜多处溃疡。HR 148次/分,律齐。

入院检查血常规示中性粒细胞0.3×10^9/L。

经抗生素、氢化可的松、普萘洛尔、碘剂等对症处理,感染和甲状腺危象得到控制,白细胞4.0×10^9/L,中性粒细胞70%,HR 86次/分,律齐。准备4周后行手术切除大部分甲状腺。

请分析以下问题:患者手术之前应当使用哪些药物? 禁用哪些药物? 制订术前和术中的护理措施。

(3) 同学分组讨论患者的病情和用药,并制订相应的护理措施。

3. 角色扮演

(1) 同学分成若干组,分别扮演患者、医生、护士。

(2) 同学模拟护士执行医嘱,观察临床表现,用药后变化。

(3) 模拟护士对患者进行用药指导。

【实训考核】

1. 各组汇报讨论结果:本案药物选择的依据、用药护理原则、护理措施,如何进行用药指导。

2. 选取两组同学为全班进行角色表演,由同学进行评判。

3. 教师对小组代表和全班活动进行点评。

(徐胤聪)

实训17 抗糖尿病药的用药护理

【实训目的】

1. 能严格把握抗糖尿病药使用的适应证和禁忌证,掌握糖尿病的护理注意事项,掌握治疗糖尿病的常用药物及其用法、用量。

2. 能准确判断糖尿病药物治疗方案的合理性并执行处方。

3. 学会正确推荐和介绍治疗糖尿病的药物,能正确指导患者合理用药。

4. 培养用药指导和用药咨询的能力,培养较强的与人沟通能力。

【实训地点】 模拟病房、实训室。

【实训材料】 胰岛素注射录像、患者症状展示图片,医嘱,胰岛素注射液、二甲双胍片、阿卡波糖片等药物,血糖仪、血糖试纸、听诊器、血压计等。

【实训方法】

1. 同学观看录像片,并复习相关理论知识后,回答下列问题:

(1) 胰岛素注射时在操作上应当注意哪些问题?

(2) 胰岛素注射后可能出现哪些不良反应?应当如何处理?

(3) 常用的口服降血糖药有哪些?

2. 案例分组讨论。

(1) 案例:患者,男,56岁,机关干部。近半年来出现口渴、喜饮水,每日饮水量在 3000 mL 以上,小便次数及每次尿量明显增加,常有饥饿感,食量增加,体重下降 5 kg。偶有心慌、头晕、乏力、出冷汗等表现,每次喝糖水或进食糕饼后症状消失。近半个月来双下肢水肿,睡前明显,晨起消退。三个月前两次查血糖:空腹 8.6 mmol/L、9.0 mmol/L,餐后 2 h 14.6 mmol/L、16.8 mmol/L。确诊为 2 型糖尿病。医生嘱其控制饮食、加强体育锻炼,暂不用药。

1 周前再次复查血糖,空腹及餐后血糖均未下降。

处方用药:二甲双胍片 0.25 g   t.i.d   饭后服

阿卡波糖片 50 mg   t.i.d   餐前即服

并嘱患者定期监测血糖,如有较大波动,应及时告知医生调整剂量。

请分析讨论用药是否合理,护理措施应当如何制订,并说明理由。

(2) 同学分组讨论医嘱制订的依据和用药护理原则,制订相应的护理措施。

3. 角色扮演。

(1) 同学分成若干组,分别扮演患者、医生、护士。

(2) 同学模拟护士执行医嘱,观察临床表现,用药后变化。

(3) 模拟护士对患者进行用药指导。

【实训考核】

1. 各组汇报讨论结果:本案药物选择的依据、用药护理原则、护理措施,如何进行用药指导。

2. 选取两组同学为全班进行角色表演,由同学进行评判。

3. 教师对小组代表和全班活动进行点评。

(徐胤聪)

实训 18   青霉素过敏性休克的抢救及用药护理

【实训目的】

1. 了解青霉素皮试的方法,能准确判断青霉素皮试阳性反应。

2. 能准确判断青霉素过敏性休克的临床症状。

3. 能模拟青霉素过敏性休克的抢救。

4. 能指导临床合理使用青霉素。

【实训地点】 模拟病房、实训室。

【实训材料】 青霉素过敏性休克的模拟抢救实验录像,青霉素钠、0.1%盐酸肾上腺素注射液、地塞米松、氢化可的松、葡萄糖注射液、尼可刹米、右旋糖酐、多巴胺、间羟胺,吸氧设备、补液设备等。

【实训方法】

1. 组织同学观看录像片,复习青霉素的不良反应等相关知识,回答下列问题。

（1）青霉素过敏性休克有哪些临床表现？最初的临床症状是什么？

（2）如何预防青霉素过敏性休克？

（3）青霉素过敏性休克的首选药是什么？

（4）在抢救青霉素过敏性休克时,如何正确使用肾上腺素？

2. 案例分组讨论及角色扮演。

（1）案例：患者,女,60岁。行阑尾切除术后,给予青霉素治疗,皮试阴性,在静脉滴注青霉素 5 min 后,患者出现了胸闷、呼吸困难、声音嘶哑、出冷汗、心慌、面色苍白,随即昏迷,口唇青紫。查体：血压 70/45 mmHg。诊断为过敏性休克,立即抢救。

① 立即皮下或肌内注射 0.1% 盐酸肾上腺素注射液 0.5～1 mg,如症状不缓解,30 min 后重复注射 1 次。

② 立即给予氧气吸入。患者出现呼吸抑制或者喉头水肿时给予对症治疗,可使用呼吸兴奋剂尼可刹米,必要时做气管插管或气管切开等。

③ 根据医嘱选择静脉推注地塞米松 5～10 mg 或氢化可的松 200 mg,加入 5%～10% 葡萄糖注射液 500 mL 静脉滴注。

④ 如血压不回升,根据病情可给予右旋糖酐扩充血容量,必要时可用升压药物,如多巴胺、间羟胺等。如出现酸中毒,可用 $NaHCO_3$ 纠正。

⑤ 发生心跳骤停应立即行胸外心脏按压和人工呼吸。

⑥ 密切观察患者的意识、体温、脉搏、呼吸、血压、尿量和病情变化,做好护理和记录。

（2）同学讨论医嘱制订的依据和用药护理原则,制订相应的护理措施。

（3）同学分成若干组,分别扮演医生、护士和患者。

（4）同学模拟护士执行医嘱,观察临床表现、用药后变化。

（5）护士进行用药指导。

【实训考核】

1. 各组汇报讨论结果：本案医嘱制订的依据、用药护理原则、护理措施,如何进行用药指导。

2. 选取两组同学为全班进行角色表演,由同学进行评判。

3. 教师对小组代表和全班活动进行点评。

（王冬梅）

实训 19　药物的应用和不良反应观察

【实训目的】　能给患者提供常用药物应用的知识并能指导患者合理用药,能及时发现药物的不良反应,正确进行用药护理。

【实训地点一】　模拟病房、实训室。

【实训材料】

（1）案例 1：患者,男,40 岁。因高热、寒战 2 天,伴头痛、乏力、肌肉关节酸痛,伴心悸气短,来院就诊。半个月前曾做扁桃体切除术,既往有风湿性心脏病。查体：体温 38.5 ℃,心率 100 次/分,心律不齐,眼睑及口腔黏膜有散在淤点,双下肢水肿。白细胞 $18×10^9/L$,血沉 23 mm/h,血培养见草绿色链球菌,诊断为感染性心内膜炎。医生开具下列处方：

①硫酸庆大霉素注射液　8万U×6

用法:一次8万U,一日2次,肌内注射

②呋塞米注射液 20 mg

5%葡萄糖氯化钠注射液　500 mL×5

用法:一日1次,静脉滴注

治疗半个月后,患者感染性心内膜炎的症状明显好转。2个月后,患者出现耳鸣、眩晕、听力下降。

请分析:本处方是否合理? 应该如何进行用药护理?

(2)案例2:患者,男,65岁。患有前列腺增生。因过食生冷后出现腹泻、腹痛就诊,医生给予解痉药阿托品0.5 mg,肌内注射,患者腹痛、腹泻等症状得到缓解,但出现视物模糊、口干、排尿困难等症状。

请分析:该治疗方案是否合理? 患者出现不良反应的原因是什么? 如何进行用药护理?

(3)案例3:患者,男,58岁。糖尿病15年,咳嗽数月余。2周前患感冒,此后患者一直感到周身无力、发热,下午体温偏高,有时痰中带血,X线胸片示左肺上野片状模糊阴影,边缘不清,诊断为肺结核。医生开具处方如下:

利福平　　　450 mg　　1次/天×14

异烟肼　　　300 mg　　1次/天×14

格列齐特　　80 mg　　　3次/天×14

患者用药2周后,原有结核病症状如咳嗽、低热开始好转,但食欲逐渐减退,出现饭后恶心、肝区疼痛、肝肿大等症状和体征,血清转氨酶升高,空腹血糖从7.2 mmol/L升至8.5 mmol/L。

请分析:该患者用药后状况产生的原因是为什么? 应该如何进行用药护理?

(4)案例4:患者,男,60岁。患风湿性心脏病二尖瓣狭窄合并关闭不全,近日因心悸、气短、下肢水肿,前来门诊治疗,诊断为慢性充血性心力衰竭。医生开具处方如下:

①地高辛片　　0.25 mg×20

用法:一次0.25 mg,一日1次,口服

②氢氯噻嗪片　25 mg×30

用法:一次25 mg,一日2次,口服

用药初期,症状明显好转。但1个月后,患者开始出现厌食、恶心、呕吐、腹泻、视力模糊、眩晕、失眠。心电图示室性心律。心率65次/分,室性期前收缩二联律。诊断为地高辛中毒。

请分析:该处方中药物的应用是否合理? 有哪些因素会诱发地高辛中毒? 临床上如何才能及时发现地高辛中毒? 如何预防与治疗地高辛中毒?

【实训方法】

1. 全班同学分成4组,以组为单位,讨论分析案例。

2. 每组推选2名同学扮演护士,每人负责1个病例,负责进行用药宣传工作和不良反应的介绍,负责其他同学提出的用药问题。

3. 由教师进行讲评、总结。

【实训地点二】　医院病房。

将全班同学分成若干组,每组由一名临床护理实践指导教师带领,先查看患者病历及护理记录,了解病情和用药情况,然后分别进入医院病房,由指导教师选择病例,询问患者病情变化情况,观察患者用药后出现的不良反应,由学生向患者进行用药说明,所用药物可能出现的不良反应,介绍药物的用药护理,最后由指导教师予以补充纠正。

【实训考核】　填写实训表19-1,对案例进行分析。

实训表 19-1　案例分析结果

案　　例	药物应用	不良反应的观察	用药护理
案例 1			
案例 2			
案例 3			
案例 4			

（王冬梅）

参考文献

[1]　杨宝峰.药理学[M].8 版.北京:人民卫生出版社,2013.

[2]　李俊.临床药理学[M].4 版.北京:人民卫生出版社,2008.

[3]　国家药典委员会.中华人民共和国药典(2010 年版)[M].北京:中国医药科技出版社,2010.

[4]　卫生部教材办公室.国家护士资格考试大纲(2013 年)[M].北京:人民卫生出版社,2013.

[5]　王开贞,于肯明.药理学[M].6 版.北京:人民卫生出版社,2009.

[6]　陈树君.药理学[M].西安:第四军医大学出版社,2006.

[7]　张丹参.药理学[M].北京:人民卫生出版社,1981.

[8]　杨丽珠,阮耀.护理药理学[M].北京:人民卫生出版社,2011.

[9]　姜国贤.护理药理学[M].北京:人民卫生出版社,2010.

[10]　罗跃娥.护理药理[M].北京:高等教育出版社,2004.

[11]　徐红.用药护理[M].北京:高等教育出版社,2013.

[12]　莫玉兰,符秀华.药物应用护理[M].北京:人民军医出版社,2013.

[13]　朱依谆.药理学[M].7 版.北京:人民卫生出版社,2011.

[14]　肖顺贞,孙颂三.护理药理学[M].2 版.北京:北京大学医学出版社,2008.

[15]　余红,韩淑英.药理学概要:临床病例视角[M].石家庄:河北科学技术出版社,2011.

[16]　李玲.药理学[M].2 版.西安:第四军医大出版社,2011.

[17]　马春力.护理药理学[M].西安:第四军医大出版社,2005.

[18]　肖顺珍.护理药理学[M].3 版.北京:北京大学医学出版社,2008.

[19]　金有豫.药理学[M].5 版.北京:人民卫生出版社,2001.

[20]　弥曼,吴国忠.药理学[M].2 版.北京:人民卫生出版社,2010.

[21]　姚苏宁,张健.药物学基础[M].武汉:华中科技大学出版社,2012.

[22]　陈新谦,金有豫,汤光.新编药物学[M].15 版.北京:人民卫生出版社,2003.

[23]　肖顺贞,孙颂三.护理药理学[M].2 版.北京:北京大学医学出版社,2008.

[24]　周红宇,陈醒言.临床药理学与治疗学[M].杭州:浙江大学出版社,2005.

[25]　王迎新,弥曼.药理学[M].北京:人民卫生出版社,2009.

[26]　中华医学会风湿病学会.系统性硬化症诊治指南(草案)[J].中华风湿病学杂志,2004,8(6):377-379.

[27]　于慧敏,张凤山.系统性硬化症发病机制研究进展[J].中华风湿病学杂志,2005,9(6):362-365.

[28]　Broen J C,Coenen M J,Radstake T R. Genetics of systemic sclerosis:an update[J]. Curr Rheumatol Rep,2012,14(1):11-21.

[29]　Kowal-Bielecka O, Landewé R, Avouac J, et al. EULAR recommendations for the treatment of systemic sclerosis:a report from the EULAR Scleroderma Trialsand Research group (EUSTAR)[J]. Ann Rheum Dis,2009,68(5):620-628.

[30]　Radić M,Martinović Kaliterna D,Radić J. Infectious disease as aetiological factor in the pathogenesis of systemic sclerosis[J]. Neth J Med,2010,68(11):348-353.